ケルスス

医学について

西洋古典叢書

凡例

一、底本は、W. G. Spencer, *Celsus: De Medicina*, 3 vols., Loeb Classical Library, Cambridge, Mass. / London, 1935-38（ロウブ版）を用いた。

二、翻訳に際しては、上記ロウブ版にあるスペンサーの英訳のほか、Eduald Scheller, *Aulus Cornelius Celsus: Über die Arzneiwissenschaft in acht Büchern*, 2. Aufl., Braunschweig, 1906（シェーラー）の独訳を参照した。

三、（　）はテクストに表記されているもので、その他、欠落部の補足にも（　）および校訂者を註記した。

四、［　］は、訳者が適宜補ったものである。

五、巻・章・節の番号はロウブ版に従って付した。改行は訳者が適宜補って行なった。各見出しも訳者による。

六、参照文献において、著者名がないものは『ヒッポクラテス全集』に収められた著書である。

七、巻・章・節番号のみ記したものは、本書『医学について』の参照箇所である。

八、テクスト内で紹介されているギリシア語の人名、医学用語、植物名などは、できるだけ元のギリシア語形を表記した。

九、ラテン語・ギリシア語のカタカナ表記は次の原則に従った。

(1) ph (φ), th (θ), ch (χ) と p (π), t (τ), c (κ) を区別しない。
(2) ll (λλ), rr (ρρ) には促音を用いない。
(3) 固有名詞の母音の長音は原則として無視する。

十、植物名については、読みやすい程度に邦訳し、ロウブ版の索引やオックスフォード羅英辞書（*Oxford Latin Dictionary*）に依って、学名などを註（初出のみ）や索引に掲載した。

目次

内容目次（第五—八巻は必要に応じて節の見出しも掲載）

第三巻　全身に関わる病気――各種の熱病・その他の病気と治療法について

第四巻　人体各部位に関わる病気と治療法について

第五巻　各種の薬物と薬剤の処方、および創傷、中毒、侵食性の病気と治療法について

第八巻　骨の障害(骨折や脱臼)について

医学について

石渡隆司
小林晶子
訳

序巻

医学の発展と現状の概説
——理論派・経験派・方法論派の主張とケルススの見解

一　農学が健康な身体に栄養を約束するのと同様に、医学は病気の人に健康を約束する。(1) 医学はどんなところにも存在していて、まったく未開な種族でさえ、傷や病気の手当てに有効な植物やその他の手近な方法を知っている。二　ただし、医学が他のいずれの民族のもとにおけるよりもギリシア人のもとで格段の進歩を遂げたことは確かな事実である。とはいえ、そのギリシア人のあいだにおいてさえ、その進歩は初祖からのものではなく、われわれより数世代前のことにすぎない。

最も古い権威者として広く知られているのはアスクレピオス(2)である。彼はこの学問を、それまでの原始的で粗野ものからより洗練されたものへと、わずかながらも発展させた功績で、神々の仲間に加えられた。三　次いで、彼の二人の息子マカオンとポダレイリオス(3)が、ギリシア全軍の将アガメムノンに従ってトロイア戦争に参加し、戦友たちの手当てに並々ならぬ活躍をした。だが、ホメロスは、この二人はメスと薬とによって傷の手当てを行なったと伝えているだけで(4)、疫病とかその他の治療を行なったとは伝えていない。四　つまり、彼らが試みたのは医学の中でもそうした分野だけで、この分野こそ最も古いものであることが明らかになる。またホメロスを通して、当時は、病気が不死なる神々の怒りに結びつけられており(5)、その治療も神々の力に頼る慣わしであったのを知ることができる。当時は、病気に対する治療手段がほとんどないに等しかったので（多くの人々が病気のせいで死んでいったであろう）(6)。しかし同時に怠惰や贅沢によって損なわれていなかった健全な生活習慣のおかげで、かなりの人々が健康状態にあったことも事実である。五　上の二つの悪弊は、まずギリシアで、次いでわれわれ［ローマ人］のあいだで人々の身体を蝕んでいった。そのため、かつてはわれわれも必要としなかったし、また他の民族では未だに必要とされていない複雑な医学をもってしても、ごくわずかな人だけが老齢まで生き長らえることができるようになったにすぎない。

さて、上述の人々のあと、医学の進歩に貢献した重要な人物が現われたのは、種々の学問研究が以前より一層熱心に行なわれるようになってからのことである。六　何しろ、学問研究は精神にとっては何事にもまして重要なものであるが、身体にとっては有害なものだからである。また、治療に関する学問も、最初は

(1) ケルススは『学術誌』(全六集)の第一集としてすでに、『農学について』を著わしており、この『医学について』はこれに続く第二巻目に当たるとされている。この冒頭の一節は、そうした前著との関連を念頭に置いて書かれたものと思われる。

(2) 医術の祖であり、後に医神となる。蛇杖を持った姿は、今日でも医学のシンボルとして知られている。

(3) ホメロス『イリアス』第二歌七三一―七三二「医師アスクレピオスの二子、ともに名医の誉れも高いポダレイリオスとマカオン」。以下、ホメロスの日本語訳は松平千秋(岩波文庫)による。

(4) ホメロス『イリアス』第四歌二一二―二一九「神さながらの医師はその輪の中に入って、メネラオスの傍らに歩み寄ると、すぐさま締め合わされた帯から矢を抜き取ろうとする。……非情の矢の当った傷口を見ると、血を吸い出した後、……痛みを鎮める妙薬を手際も鮮やかに傷口に塗る」。

(5) ホメロス『イリアス』第一歌四三―五二。

(6) 本書の有力な校訂者であるマルクスは、写本のこの箇所に脱落があると見なし、括弧内を補った。

哲学[1]の一部門と見なされていて、病気の治療も自然の観察も、同じ学者たちのもとで始められた。七　なぜなら、医学を最も必要としたのは、絶え間ない思考や不眠のために体力を消耗した学者たちであったからである。それゆえわれわれは、哲学者たちの多くが医学に精通していたこと、またそうした哲学者の中でも、ピュタゴラス[2]、エンペドクレス[3]、デモクリトス[4]がとくに著名であったことに納得がいく。八　そして、そのデモクリトスの弟子であると一部で信じられているヒッポクラテス[5]こそ、学識と弁証の才に秀で、医学を哲学から独立させることに貢献したことで、真っ先に記憶されなければならない人物である。ヒッポクラテスの後にはカリュストスのディオクレス[6]が、次いでプラクサゴラス[7]やクリュシッポス[8]が、さらにヘロピロス[9]やエラシストラトス[10]が現われ、医学の研究にたずさわり、やがて、それぞれ異なる治療法の研究を進めていった。

九　当時の医学は、摂生法によって治療する部門、薬によって治療する部門、手を使って治療する部門の三つに分けられていた。ギリシア人たちは、第一の部門をディアイテーティケー〔摂生療法〕、第二をパルマケウティケー〔薬物療法〕、第三をケイルールギアー〔手術療法〕と呼んでいた[11]。

これらの部門の中でも、摂生法によって治療する部門の創始者たちがとくに著名であった。彼らはその治療法を少しでも改善しようと、自然に関する知識の習得に努めた。なぜなら、そうした知識がなければ医学は不完全で無力なものになると考えたからである。一〇　彼らの後に出たセラピオン[12]は、理論的学識は医学にとって少しも役に立たないと公言した最初の人で、経験と実践による知識のみを基礎とした医学を提唱した。次いで、アポロニオス[13]とグラウキアス[14]が、少し遅れてタラスのヘラクレイデス[15]が、続いて、経験派を自

(1)「哲学」としたのは sapientia で、「哲学者」は sapientiae professor と表わされている。

(2)前五八〇―四八九年頃。サモス島出身。数を万物の根本原理とした哲学者・数学者・宗教家。

(3)前四九〇―四三〇年頃の哲学者でシケリア島アクラガス出身。彼の四元素(土、空気、水、火)説は、ヒッポクラテスの体液説の基盤となっている。

(4)前四六〇―三七〇年頃。原子論を唱え、感覚や生命をも唯物論的に説明した。

(5)前四六〇年、コス島に生まれる。それまでの医術とは異なり、観察と原因追求を基にして診断法を確立したことから「医学の父」と称されている。体液病理説を唱え、自然治癒力を重んじた臨床治療を行なった。ケルススは本書の中で、ヒッポクラテスを最高の医師と認め、頻繁にその著作を引用している。

(6)前四世紀頃、カリュストス出身。プラクサゴラスの師で、ヒッポクラテスの四体液説を継承した。いくつかの基礎的医学用語の命名者と言われている。

(7)前四世紀前半のコス島派の医師。理論・臨床双方でヒッポクラテス医学を発展させた。

(8)前四世紀のクニドス出身の医学者クリュシッポス。クニドス派の重鎮。解剖学や薬物学上でも重要な役割を果たした。

(9)カルケドン出身で、前四―三世紀に活躍したアレクサンドリア医学の巨匠。主として解剖学上の貢献によって知られる。

(10)前四世紀の終わり頃、ケオス島生まれで、アレクサンドリア医学の巨匠の一人。プネウマ説の創始者。

(11)victus(ギリシア語は *δίαιτα* でダイエットの語源)は、食事、運動、その他生活のすべてに関する規範で、以下「摂生法」または「食事法」と訳す。各療法の名称は、摂生療法 *διαιτητική*, 薬物療法 *φαρμακευτική*, 手術療法 *χειρουργία*.

(12)前三世紀頃のアレクサンドリアの医師で、経験派の創始者の一人。

(13)この名の医師は多いが、ここでは、アンティオキアのアポロニオスではないかとされている。前二、三世紀頃アレクサンドリアで活躍した親子二人のうちのどちらかである。

(14)前二、三世紀頃の最も古い経験主義派の医師。ヒッポクラテスに関する多くの註釈を書いた。プリニウスは、薬物学の祖と記述している。

(15)前一世紀頃、タラス(=タレントゥム)に生まれた経験主義派中最も重要な医師の一人。薬学と外科で活躍。

称する幾人かの優れた学者たちが現われた。一一　こうして、摂生療法の部門も二つに分かれ、一方は理論的医学を、他方は経験だけに頼る医学を重視するようになった。そして上述の人々の後は、アスクレピアデス[1]が治療に関する理論を大きく変えるまで、誰もそれぞれ自分が継承した方法以外のものには手を出さなかった。最近では、アスクレピアデスの弟子の一人であるテミソン[2]が晩年、いくつかの点で師の理論から離れた。健康の保持を使命とする医学という専門分野は、主に上述の人々の努力によって今日に至ったのである。

一二　病気を治療する医学の（三つの）部門のうち、摂生療法が最も難しいと同時に、最もよく知られているものでもあるから、まず最初にこれから述べるべきであろう。この部門は、基本的に異なる二つの見解に分かれていて、ある人々は経験に基づく知識だけが必要であると主張する。それに対し、身体や自然に関する理論を学ばなければ、実践は十分な成果をあげることができないと主張する人々もいる。そこで、われわれ自身の見解をわかりやすく紹介するためにも、まず上述の二学派の概要を述べておくことにしよう。

一三　理論的医学派を提唱する人々は、まず病気を引き起こす隠れた原因についての知識、次に明白な原因についての知識、さらに自然なるものの作用に関する知識、最後に身体内部の知識が必要であるという。

一四　彼らが隠れた原因と呼ぶものは、われわれの身体がどんな元素からできているか、何が健康をもたらし、何が病気を作り出すのか、という問いで求められる原因のことである。彼らの考えによると、[3]「病気の源を知らない人は、どのようにして病気を治療するのが適切であるかがわからない。たとえば、ある哲学者たちのように、健康が損なわれるのは、四元素[4]のうちのいずれかに過不足があるためであるという場合、

一五　あるいは、ヘロピロスのように、すべての患いは体液に起因していると見る場合や、ヒッポクラテスのように、空気［精気］に起因するとして説明する場合、またエラシストラトスのように、空気を送るための脈管(5)に血液が流れ込むとギリシア人がプレグモネー(6)と呼んでいる炎症が生じ、それが熱病のような症状を引き起こすのだと判断した場合、一六　さらにアスクレピアデスのように、微小物体が目に見えない小孔を通過する際に循環路を閉塞してしまうために生ずると主張する場合などがあり、それぞれの説には異なる治療法が求められることになるのは当然である。つまり病気の原因の根本原理を見誤らなかった人だけが、適切な治療を施すことができる」というのである。しかしまた、彼ら理論派も経験の必要性をまったく否定しているわけではなく、ただ、医学が理論をもって探求されたのでなければ、今の段階にまで到達することは

---

(1)前一二四年、ビテュニアのプルサに生まれる。デモクリトス流の原子論を生理学の基礎に置き、固体病理説を唱えた。当時ローマでは人気のある医師で、本書で多数引用される。

(2)前一世紀のラオディケイアの医師でアスクレピアデスの弟子。方法論派の創始者。

(3)本文テクストに「　」は付いていないが、ケルススが各派の論説を引用した部分については、便宜上訳者が括弧を付記した。

(4)自然を「水」「火」「土」「空気」の四つの元素から成るとする説は、エンペドクレスに帰せられている。それぞれの元素に固有な「冷」「熱」「乾」「湿」の四性質と結びつけて、身体構成の原理とした。

(5)脈管と訳したarteriaは現在の動脈のことを指す。当時、動脈はプネウマ（精気）と呼ばれる生命の素を含む空気を運ぶためのものであるという考え方が強かった。というのは、死体を解剖した場合、動脈には血液が残っていないからである。

(6) *φλεγμονή*.

できなかったにちがいないと主張しているのである。一七　彼らによれば、「ずっと昔の人々でさえ、病人に対して決して当てずっぽうに治療法を押しつけたわけではなく、何がその人にとって一番適切な処置であるかを推察し、あらかじめ理論的に導き出した治療法を、経験を通して確かめていったのである。……[1]治療法の多くが経験的に検証されたかどうかはここでは問題ではなく、古の人々が深い考察によって始めたのであれば、そのことが重要なのである。そして実際、数多くの事例がそのようになっている。さらにこれまでの経験からは何一つ教えられることのない新しい病気が発生することも多く、そうすると、それらが何に起因しているのか考察しなければならなくなる。この考察なしには、われわれ死すべき人間は、なぜこの治療法が他の治療法より有効であるのかを知ることはできない」という。こうした理由で、理論派は隠れた原因を絶えず研究し続けている。

一八　明白な原因と呼ばれているものは、病気のきっかけが、暑さなのか寒さなのか、飢えなのか過食なのか、などといった問いで求められる原因のことである。彼らは、このような起因について知らなければ、病気に対抗することはできないはずだと言う。

一九　彼らが身体の自然作用と呼ぶものは、われわれが息を吸ったり吐いたり、食べ物や飲み物を摂取したり消化したり、また、これらのものを身体の各部へ分配するような身体の働きのことである。また彼らは、なぜわれわれの脈管は収縮したり膨張したりするのか、さらに、どんな仕組みで睡眠や不眠を引き起こすのか、を研究する。彼らの考えによると、こうした知識なしには、誰もそれら身体の内部に生ずる病気を抑えたり癒したりすることはできないという。二〇　これらの作用の中でも、彼らはとくに消化作用が医学に最も関係が深いと考えたので、最も力を尽くしてこれを追求している。ある人々はエラシストラトスに従って、食物は胃の中で擦り潰されるのだと主張し、他の人々は、プラクサゴラスの弟子のプレイストニコス(2)にならって、胃の中で腐敗するのだと言い、またある人々は、食物は熱によっていわば調理されるとするヒッポクラテスの説を信じている。加えて、これらの学説のいずれもが空理空論であると公然と非難したアスクレピアデスの熱烈な支持者たちもいる。その者たちは、いかなるものも消化されることなく、飲み込んだときのもともとの物質のまま身体のあらゆる部分へ運ばれるのだと主張する。二一　実際、理論派のあいだでも、消化に関する説は一致を見ていない。したがって、もしある説が正しいとすれば、他の説が正しい場合とは別の食べ物が患者に与えられるべきだということになる。すなわち、もし胃の内部で擦り潰されるのだとすれば、何が最も擦り潰されやすいかが探求されなければならない。もし腐敗説を取るなら、最も速やかに腐敗するものが、さらに熱で調理されるなら、とくに熱を生み出すものが探し求められなければならない。二二　これに対し、もし食べ物が何ら消化されることなく、ほとんど摂取されたままの状態で留まるというのなら、前述のようなことを研究する必要はなくなるであろう。同じ理由で、息苦しいとか、眠気や不眠に悩むとかの場合にも、その症状がどのように起こるかをあらかじめ知っている人だけが、それを治療できる

(1) テクストに欠落がある。マルクスは「たとえ年々新しい治療法が発見されているとしても、彼らが経験にも従っていたことは言うまでもない」の文を補っている。

(2) 前四、三世紀に活躍した医師。

と彼らは考えている。

二三　さらに理論派によれば、「身体内部の諸部位に痛みやさまざまな病気が生じている場合、それらの部位自体に無知な人は誰も治療を施すことができない。したがって、死んだ人の体を切開し、その内臓や腸管を仔細に調べることが必要になってくる」という。そして、これを最も徹底して行なったのはヘロピロスとエラシストラトスであった。この二人は王たち(1)の許しを得たうえで、牢獄から引き出された犯罪者の生きた体を切開し、二四　まだ息のあるうちに、自然が今まで覆い隠していた内部を観察した。すなわち、それらの位置、色、形状、大きさ、配列、硬さ、軟らかさ、滑らかさ、結びつき(2)を、次いで、個々のものの突起と陥没を、また何が他の部分に入り込んでおり、何が他の部分を取り込んでいるかを観察した。二五　理論派は、身体の内部に痛みが生じた場合に、内臓や胃腸がどんなものでどんな部分からなっているかを知らない人は、患者が何に苦しんでいるかを理解できないし、また、その病気が何であるかを知らない人が、その病気を癒すことはありえないと考える。そして「創傷によってある人の内臓が露出した場合、それが健康な人においてはどういう色をしているかを知らなければ、何が健全で、何が損傷を受けているかがわからないし、二六　ましてや損傷部分の手当てをすることができるはずはない。たとえ外側になされる治療であっても、内部諸器官の場所や形態やそれぞれのものの大きさなどを十分に知らなければ、適切な治療を施すことができないであろう。こうしたことは、先に述べたすべての例についても当て嵌まる。したがって多くの人々が言うように、犯罪者を、しかも犯罪者のうち少数の者を処刑することによって、何世代にも及ぶ善良な人々のための治療法を研究することは決して残酷なことではない」と彼らは主張するのである。

二七　これに対して、経験を重視することから自らエンピーリキー［経験派］と名乗る人々は、明白な原因に関する考察は不可欠なものとして受け入れるが、隠れた原因や自然の作用の研究は不要であると主張する。それというのも、彼らは、自然はもともと人間の理解を超えたものであると考えているからである。二八　経験派の見解は以下のようなものである。「隠れた原因や自然の作用が理解不能なものだということは、それらを研究した人たちの意見が一致していないことからも明らかである。実際、それらの事柄に関しては、哲学者たちのあいだだけでなく、医師たちのあいだでさえ意見の一致を見ていない。それでは、人はなぜヘロピロスよりもヒッポクラテスを信じるのであろうか。またなぜアスクレピアデスより彼に信頼を置くのだろうか。二九　その根拠がもし学説にあるとしても、それらはどれも皆もっともらしく見えるわけだし、治療法のゆえだとしても、およそ皆病人たちを健康へと導いているのにはちがいない。したがって理論的論法においても実践の権威においても、いずれを信頼しても問題はなかったはずである。もし理論が信頼度を決めるのであるとすれば、哲学者たちもまた偉大な医師であるということになろう。なぜなら彼らには治療の知識は欠けていても、言葉は豊富だからである。三〇　さらに、治療の方法というものはそれぞれの土地の自然によって異なるものであり、ローマやエジプトやガリアでは、それぞれが違った方法が有効である。し

（1）シェーラーによれば、「王たち」というのは、エジプト王プトレマイオス・ピラデルポスと、プトレマイオス・エウエルゲテスのことである。

（2）テクストは contactum で、いくつかの解釈があり、スペンサーは「結びつき・関係」と訳しているが、シェーラーは「粗さ」と訳し、「滑らかさ」と対照させている。

かし、もしも病気を引き起こす原因がどこでも同じものだとすれば、その治療方法もまた、どこでも同じであるはずだろう。また、たとえば眼炎や外傷などのように原因がはっきりしているものでも、原因が治療法を明らかにしてくれるわけではない。三一　明白な原因が治療上の知識を提供しないことがあるならば、まして疑わしい原因がそのような知識を提供できるはずはない。原因というものが不確実で捉えがたいものであるからには、治療法は確実でよく知られた事柄からより探求されなければならない。それらは、他のあらゆる学術の場合と同様、この治療の分野においても経験が教えてきたものにほかならない。三二　農夫や舵手も、議論によってではなく、実践を通じて一人前になるものだからである。また、思惟思索が医学に少しも貢献しないということは、人々がそれぞれ異なった見解を抱いていたにもかかわらず、結局は病人たちをほぼ同じような健康状態に回復させたことからも知ることができる。実際、彼らがこうした成果を上げることができたのは、彼らのあいだでも見解の異なる隠れた原因や自然の作用の研究によってではなく、もっぱら経験を通して、個々の患者に適合するように治療法を考案したからなのである。三三　医学のその初期においても、決して学理研究に導かれてきたのではなく、むしろ経験によって導かれてきたのである。たとえば、医師にかかることのなかった病人たちのうち、ある人たちは食欲があったので、始めの日からずっと食事をとっていたが、他の人たちは吐き気のために食事を避けていたところ、食事を控えた病人たちのほうがより早く回復した。三四　同様に、ある人たちは発熱の最中に食事をとり、他の人たちは熱の引く少し前に、またある人たちは熱が下がったあとで食べたところ、熱が下がってから食べた人たちが、その後の熱の治まりが最もよかった。さらに、ある人たちは発病初期から普段と同じくらい多くの食事をとり、他の人たちは少し食べたところ、満腹した人たちの病状はより重くなった。三五　これらのことや、これに類したことが毎日起こっているので、注意深い人は、一般に何がより良い結果をもたらすかを知ることができ、やがてそれを患者に適用するようになったのである。このようにして医学は、ある人たちの回復と他の人たちの死とを通して、健康に良いことと悪いことを区別することによって誕生したのである。三六　そもそも人々が理論的研究を始めたのは、治療法が発見されたあとのことである。すなわち、理論のあとに治療法が発見されたのではなく、治療法が発見されたあとで理論が研究されたのである」。

また経験派は、理論は果たして経験が教えるのと同じものを教えるのか、それとも別のものなのか、を問題にする。つまり、もし同じものであるのなら理論は不要であり、別のものだとすれば矛盾することになる、というのである。さらに次のように言う。「最初の段階では、できるかぎりの注意を払って治療法を探すことが必要であった。そして今やそれらは探し出されたのである。新しい種類の病気が発見されることもないし、新しい医学の必要を感じることもない。三七　仮に未知の疾患が生じたとしても、医師はそのために、よくわからない原因についてあれこれ考える必要はない。彼はその症状がどの病気に一番似ているかを察知して、似たような疾患に対してたびたび効果があったものと同じ治療法を試みるであろう。そして、そうした疾患の類似性を通して助ける手立てを発見することができるであろう。三八　しかしだからといって、こうしたことを医師がなんら熟慮することなしにできるとか、あるいは理性を持たない動物でもこの術を扱えるとか言っているのではない。前述のような隠れた事柄についての推論は、医学には無関係であると言っているのである。というのは、何が病気を引き起こすかということではなく、何が病気を取り除くことができるかということこそ重要だからである。同様に、食物がどのようにして消化されるかということ、あるいは、消化がどのような原因によって引き起こされるか、また、いわゆる消化が果たして分解とは異なるものなのかどうか、といったことが問題ではなくて、何が最もよく消化されるのかということこそ重要なのである。

三九　さらに、呼吸はどのようにしてなされるかということではなく、何が重苦しく辛い呼吸を取り除いてくれるかが探求されなければならない。また、何が血管を動かしているかではなく、血管の動き方がそれぞれ何を意味しているかが探求されるべきである。そしてこうした事柄は、すべて経験によって知られるのである。一方の理論的分野においては、異なる見解同士が討論し合うのが常であり、そこでは頭の回転と弁舌の才が勝敗を決する鍵となる。しかし、病気を癒すものは雄弁ではなく、治療法なのである。したがって、たとえ訥弁であっても、実践を通してそれぞれの治療法の違いをよく知っている人がいるとしたら、その人は、経験を積み重ねることもなくただ自分の弁舌を鍛えただけの人より、はるかに優れた医師になるにちがいない」。

四〇　さて、ここまでは経験派が無意味だと主張してきた事柄についてだけ述べてきたが、それ以外にも彼らは次のことを問題にする。すなわち、「人間の健康を保護するべきはずの医学が、生きている人間の腹部や胸部を切り開き、その人間に死を、しかも最も残酷な死をもたらすことは、はなはだ恐るべきことである。その上、このような残虐な手段によって調べられたもののうち、結局あるものはまったく学び知ることができないし、その他のものはそうした悪業によらなくても知ることができる。四一　なぜなら、内臓の色、滑らかさ、軟らかさ、硬さなどはすべて、体が切り裂かれているときと、健全なときとでは同じ状態ではないからである。体がたとえ無傷の状態であっても、不安や苦痛、空腹や消化不良、疲労などはもちろん、その他無数の些細な影響を受けて絶えず変化しているのであるから、ましてや重傷を負ったり殺害されたりすれば、もともと傷みやすく、これまでまったく光に触れたことのない内部器官はすっかり変わってしまうにちがいない。**四二**　したがって、瀕死の状態にある人、あるいはすでに死亡した人の器官を、生きている人のものと同じように考えるのは愚かなことと言うほかない。確かに腹部は、比較的生死に関わるものではないので、人を生かしたまま切り開くことができる。けれどもひとたび、鋏が胸部に近づいて、体の上部と下部を隔てている膜、ギリシア人がディアプラグマ(1)と呼んでいる膜が切り裂かれると、人間はたちどころに命を失う。それゆえ、人殺し同然の医師が観察できるものは、せいぜい死人の胸部や内臓でしかない。すなわち、生きている人のものとは異なった臓器を観察せざるをえないのである。**四三**　したがって、こうした医師は人間を残忍に斬り殺しても、われわれ生きている人間の内臓がどんな様子であるかを知ることができないという結果になる。他方、もし現に息をしている人間のうちで観察されるべきものがあるとすれば、そのための機会は治療に当たる者にたびたび巡ってくる。それというのも、剣闘士が闘技場で、兵士が戦場で、あるいは旅人が追い剝ぎに遭って、それぞれ違う箇所の身体内部が露呈されるような傷を負うことになるからである。こうして注意深い医師は、殺人を犯すどころか、健康を追求しながら身体内部の場所、位置、関係、形状、その他の事柄を学んでいく。すなわち、一部の医師たちがきわめて残酷な仕方で学んでいる事柄

(1) *διάφραγμα*, 横隔膜。

を、患者をいたわりながら学び取ることができるのである。四四　これらのことを考えると、死者たちを切り開くことさえ必要ではないだろう（それは、たとえ残酷ではないとしても、忌まわしいことに変わりはない）。なぜなら、身体内部の多くのものが死者のうちでは異なった様相を呈しているのだし、およそ生きている人間において観察できるものは、治療そのものを通して明らかになるからである」。

四五　さて、以上の事柄は、多くの書物や重要な論争の中で医師たちによってたびたび論じられてきたし、また今なお論じられているので、どのような見解が最も妥当に思われるか、ここで明示しておく必要があろう。それは、先述の二学派の主張のうちのいずれか一方を採るものでなく、また双方の見解からまったくかけ離れたものでもない。つまり、それらの互いに異なる考え方のいわば中間的なものである。偏見をもたず真理を探求する人には、多くの対立し合う意見の中から妥当な見解を見出すことが許されているものである。この場合がまさにそれに当たる。

四六　一体どのような原因が健康状態を作り出したり、病気を引き起こしたりするのか、どのようにして呼気や食べ物が運ばれたり消化されたりするのか、については自然哲学者たちでさえ学識として理解しているわけではなく、憶測によって探求を進めているにすぎない。そして、確かな知識を持っていない者の推論が確かな治療法を見つけるということはありえない。四七　また、治療の実学に関するかぎり、経験以上に参考になるものは何もないように思われる。しかしながら、医学と直接には関わりを持たないような多くの事柄も、医学を実践する者の能力を刺激することによって、医学に貢献するものとなる。同じく、事物の本性についての熟考も、それだけで医師を作り上げることはないとしても、よりふさわしくより完全な医師を医学に帰す役割を果たしているのである。ヒッポクラテスやエラシストラトスは、また彼らに次ぐような何人かの医師は、熱病や潰瘍の処置に明け暮れるだけでは満足せず、多少なりとも事物の本性の探求を行なったはずである。もちろん、彼らはそのことによって医師になったわけではないが、そうした探求がおそらく彼らをより優れた医師にしたのであろう。**四八** たとえ医学は、(明白な原因によって生じた病気の治療に従事するものであり、)[1] 隠れた原因や自然の作用に関わるものではないとしても、医学そのものにとって理論的考察は必要である。それというのも、医学はもともと推論的なものだからである。その上医学の場合には、推論ばかりか経験さえ十分役立たないことさえ多い。すなわち、熱も食事も眠りも、これまでどおりの経過を取らないことがしばしばある。**四九** また、稀であるとはいえ、ときには病気そのものが未知である場合もあり、新しい病気が起こらないと断定することは明らかに間違っている。近頃でも、(あるローマ騎士の夫人で)[2] 生殖器から肉が脱出して干からびていき、[3] 数時間で息を引き取ってしまった女性がいて、最も著名な医師たちでさえ、その病気の種類も治療法も見つけることができなかったという。**五〇** 私は、その医師たちは何も試みなかったのだと思う。高貴な人を診る場合には、もし助けることができないなら、自分が死なせてしまったと見なされるのを恐れて、誰も各自の推論による危険な治療をあえて施そうとはしないものである。医師たちは、おそらく何らかの治療法を考えてみることはできたはずで、上述のような臆病な心さ

(1) マルクスに従って括弧内を補った。
(2) マルクスに従って括弧内を補った。
(3) この症状は、第五巻第二十六章三一Cや第七巻第三十三章一から、ガングライナの症状だと推察されている。

えなければ、誰かの試みが功を奏したかもしれないのである。

五一　このような症例では、必ずしも類似例が役に立つとは限らない。役に立つとすれば、病気や治療法の類似した前例の中でどの治療法を最も有効なものとして用いるべきかを考察することになり、それ自体は理論的な行為である。このようなことが起こるたびに、医師は何らかの方法を、必ずではないにしても、だんだんに発見するようになる。五二　そして医師は新しい治療方針を、隠された事柄――これは曖昧で不正確なものである――からではなく、探求可能な事柄、すなわち明白な原因から求めるであろう。すなわち医師はもっぱら、病気を引き起こしたのが疲労なのか喉の渇きなのか、それとも寒さ、暑さ、不眠、飢えなのか、さらには過食や飲みすぎなのか、房事の不節制なのかに関心を向けるようになる。

五三　医師はまた、患者の体質についても無知であってはならない。すなわち、患者の体が湿性であるか乾性であるか、筋骨たくましいか脆弱か、たびたび病気にかかっているか稀にか、病気にかかるとつねに病状が重くなるか軽く済むか、期間は短いか長いか、について無知であってはならないのである。また、患者の送ってきた生活が、苦労の多いものであったか平穏であったか、放蕩であったか生真面目であったか、についても無知であってはならない。これらの知識やそれに類する情報から、治療の新しい方法は導き出されなければならないのである。

五四　ところで、今述べた見解も、異論を受け付ける余地がないかのように読み過ごされるべきではないだろう。ちなみに、かのエラシストラトスは、ある同じ原因があってもほかの人は熱を出さないとか、また同じ人でもほかのときには発熱しないことがあるという事実から、病気は上述のような明白な原因なるものによって引き起こされるのではないと断言している。また、われわれの時代の医師たちでは、テミソンの権威に従っていると自称する医師たちが、いかなる原因に関する知識も治療の役に立たないと主張している。彼らの考えでは病気のある特定の共通性を観察するだけで十分だというのである。

五五 「その共通性には三種類あり、一つは緊張であり、もう一つは流出、さらにもう一つは両者の混合である。すなわち、病人はときには排出が少なすぎたり、ときには多すぎたりするし、またある部分からは少なすぎたり、別の部分からは多すぎたりする。そしてこれらの種類の病気は急性になったり、慢性になったり、また時によって病勢が亢進したり病状が固定したり、減衰したりする。五六 それゆえ病気がこれらのうち、どれに相当するか確かめたうえで、もし身体が緊張して詰まっているなら解きほぐさなければならないし、流出に悩むなら抑えられなければならない。混合の疾患を持つなら、より重い病状のほうから除去しなければならない。また急性の病気、慢性の病気、亢進しつつある病気、病状の固定している病気、すでに回復に向かっている病気は、それぞれ別々の方法で治療されなければならない。五七 医学とはこのような事柄の観察である」と彼らは言う。彼らは医学を、メトドス［方法論］と名付けられた独特の探求法であると規定し、それは病気の中にある共通なものを調べることにほかならないと主張している。彼らは理論派の中にも、また経験だけに目を向ける者たちにも入れられることを欲しない。その名称［方法論派］のとおり、医学を隠れた事柄の推論に置くことを望まない点で理論派とは相容れないし、経験についての観察だけでは不十分だと信じている点で、経験派とも相容れない。

五八 さて、エラシストラトスに関して言えば、第一に、彼の見解は現実の事象と食い違っている。なぜなら、病気は前述の事象のうちのいずれかのあとでなければ、滅多に生じないからである。（病気をもたらす何かが存在していることは明らかである。）[1] 第二に、あるものがある人に全然作用しなかったからといって、別の人にもまったく無害であるとか、同一の人に対しても、あるときに無害であったからといって、ほかのときにも無害であるということにはならないという事実からである。というのは、身体の虚弱とかその他の何らかの影響を受けて、何かが身体に潜んでいる可能性があるからである。その何かは別の人には存在しないこともあるし、同一の人にもほかのときには存在しなかったりすることがある。しかもそれは病気を引き起こすほどのものではないが、身体を他の有害なものと強く結びつける働きをする。五九　それゆえ、先述の医師たち［理論派］が自分たちの領分だと言い張った事物の本性の観察を、エラシストラトスも十分に行なっていたならば、いかなる事象もたった一つの原因から生ずることはありえず、最も大きな影響を与えたと思われるものが原因として把握されるのだということを知ったはずである。確かに、単独では影響を与えなくとも、他のものと結びつくと非常に大きな力を持つものがある。六〇　さらに付け加えるならば、エラシストラトスは、熱病は脈管に流れ込んでしまった血液によって生じると言い、しかもそれは肥満した身体に起こると言っている。しかし、同じように肥満した二人のうちの一人が病気になり、もうひとりはそうした危険から完全に免れているのはなぜなのか――このようなことは明らかに毎日生じている――を彼はまったく解明していないのである。六一　以上のことから、この脈管への血液の流入が実際に熱病の原因であるとしても、ただ肥満しているというだけの理由で起こるのではなく、何か他の原因と結びついて初めて起こるのだということを知ることができる。

六二　他方、テミソンの弟子たちであるが、もし彼らが自分たちの提唱することこそ普遍的であると思っているなら、彼らは他のどんな人々よりも理論的な学派である。なぜなら、理論派の人々が提唱する教義をすべてきちんと理解していなければ、自分の学問に別の名称をつける必要がないからである。ただし、(これが肝要なことであるが、) 彼らが記録に残った学説だけに頼るのではなく、理論的考察にも依っている場合の話である。六三　ところが逆に、彼らの医学が、一般に広く通用している学説さえひとつも認めていないとすれば――これが一番真相に近いのだろうが――彼らは経験だけに頼っている人々と同じである。病気が患者を緊張させているか、弛緩させているかということくらい、どんな未経験な人にもわかるということを考えれば、なおさらである。しかし、何が緊張した身体を解きほぐし、弛緩した身体を固くするのかを、もし理論的考察によって導き出すのであれば、その医師は理論派であるし、理論派であることを否定する人が経験に従って行動しているのであれば、経験派であることを認めるほかはない。六四　結局、テミソン流の見解によれば、病気に関する学識は医学の外の問題であり、医学は実践の範囲内でなければならないということ。だが、理論派が多くの事柄を考察しているのに対し、経験派はきわめて単純でありふれた事柄しか観察していないのであるから、方法論派たちは経験派の教えに何も付け加えもせず、むしろ取り除いてしまったことになる。六五　たとえば、ヒツジやウマを癒す人たちが、物言わぬ動物からはそれぞれに固有の特性を知ることができないので、共通なものだけを追求するようなものである。また辺境にいる医師も、複雑な医

(1) マルクスに従って括弧内を補った。

学の理論を知らないので共通性だけに目を向けることになる。そして大きな療養所を受け持つ医師も、細心の注意を払ってひとりひとりの患者に対処することができないので、このような共通性へと逃げ込んでしまうのである。

六六　誓って言うが、昔の医師たちもこの問題［個別性と共通性の問題］を知らなかったわけではないし、現状に甘んじていたわけでもない。それゆえ権威者のうちで最も古いヒッポクラテスも、共通なものと個別的なものとの両方を考察しながら治療を行なわなければならないと言明したのである(1)。他方、方法論派の人々は自分たちの学説の中でさえ首尾一貫していなかった。たとえば、緊張の病気にも流出の病気にもいろいろな種類の病気があるとすれば、それらは流出するほうの病気においてより容易に観察される。六七　すなわち、血を吐くこと、胆汁を吐くこと、食べ物を吐くことなどであるが、これらはそれぞれ別個のことである。下痢も疝痛下痢［出血性下痢］も、また、発汗によって弛緩することも癆症で衰弱することも、それぞれ別個のことである。また、目や耳のような部位からも体液が突然流れ出すことがあり、人体のいかなる部分も流出の危険から免れることはできない。だが、これらのどれ一つとして他のものと同じように治療されることはできないのである。

六八　こうして、方法論派はやがて、流出という病気に共通した性質の観察から個別性の観察へと移ることになった。さらにここで、別の個別的な知識が必要となることがしばしば生じる。というのは、類似した症例においてさえも、同じ治療法がすべての患者に有効であることはないからである。もし実際に、多くの症例において腹部を硬くしたり軟らかくしたりする確実な原因が存在するとしても、同じ原因がありながら他の人が受ける作用とは違った作用を受ける人が見出されるものである。このような場合には、共通性の観察は無益であり、個別性の観察だけが健康に有益となる。

六九　さらにまた、原因の評価判断も病気の治療に役立つことがよくある。最近まで存命だった医師で、われわれの時代の中で最も才能のあるカッシウス(2)は、熱と激しい渇きに襲われた人に対して、彼が深酔いした後に苦しみ始めたと知り、冷たい水をひたすら飲ませたのである。すると、飲み干された水と混合することで酒の力が抑えられ、患者はまもなく睡眠と発汗によって解熱した。七〇　つまり、医師カッシウスは、身体が緊張しているか流出しているかということからではなく、先行する原因から時宜を得た療法を施したのである。

また、土地や季節に何らかの個別性が存在することは〔方法論派の〕権威者たちも認めている。彼らは健康な人々が何をなすべきかを論ずる際、不健康な土地や季節においてはとくに寒さ、暑さ、過食、疲労、房事を避けるように指導している。さらに、そのような土地や季節において、体に重苦しさを感じたならば休息を取るように、吐瀉〔吐剤による嘔吐(3)〕によって胃を傷めたり下剤をかけて腸を乱したりしないように指導

(1) ヒッポクラテス『流行病』第一巻一〇に、病気の共通性と個別性についての記述がある。以下、とくに著者名を挙げていない参照著書は、ヒッポクラテスの名のもとに編纂された「ヒッポクラテス全集」に収められているものとする。
(2) 前一世紀末から後一世紀前半頃に活躍したローマの医師。腹痛薬コリコスで有名。
(3) 吐瀉は本来「嘔吐と下痢」の両方の排泄を意味するが、本書では、吐剤による口からの人為的な排泄に「吐瀉」を使うことにする。下剤による排泄は「瀉下」とする。病気等による体の自発的な排泄には「嘔吐」と「下痢」を使う。

しているという。七一　このことは確かに正しい。が、そうなると、気候や季節について考慮しなければならないのは健康な人々であって病人ではない、などという主張を通したいのでもないかぎり、彼らは共通性から個別性へと移行していることになる。発病の責が体の弱さあるならば、なおさら、病人にとってこれらすべての観察は必要なものになるからである。そればかりか、同じ人においてさえ病気の個別性は多様であり、さらには、通常の治療法で治らなかった人が逆の治療法によって治ったりもする。

七二　また、食事を与えることに関しても、非常に多くの違いが見出されている。私はそれらのうちから一例だけ挙げることにする。すなわち、少年より青年のほうが、薄い空気より濃密な空気の中のほうが、夏より冬のほうが、普段昼間にも食べ物をとっている人より一日一回だけの人のほうが、活動的な仕事の人よりそうでない人のほうが空腹に耐えるのが楽である。七三　そして多くの場合、耐えられない人には速やかに食事を与えることが必要である。(1) 以上のことを考えると、その患者の個別性を知らない場合はもっぱら共通性を観察すべきであるが、すでに患者の個別性を知りえた場合は、共通性を軽んずることなしに個別性を追求しなければならないであろうと私は思う。したがって、学識が同程度である場合には、見ず知らずの医師より親しい医師のほうが病人にとって有益であろう。

七四　それでは、私は自分の見解に戻るが、医学は理論的でなければならないと思う。そして医学は、明白な原因によって導かれるとともに、専門家の熟考から提示され、医学そのものから投げ返されるすべての隠れた原因によっても教えられるものであると思う。また、生きている人間の体を切り開くことは残酷であるし無益なことだと思うが、死んだ人間の体を切り開くことは、医学を学ぶ者にとって必要なことであろう。

なぜなら医師は臓器の位置や配列を知らなければならないし、それらをよりよく教えてくれるのは、生きている人や傷ついた人ではなく、死体だからである。七五 そして生きている人においてのみ得られるその他の知識は、負傷者の治療を行なう機会に徐々にではあるが、より穏当に、経験が教えてくれるであろう。

以上を前書きとして、私はまず最初に、健康な人はどのように行動するのが適当であるかについて述べようと思う。そしてそのあと、病気とその治療に関することに話を転ずるつもりである。

(1) 空腹の許容度、食事の与え方などに関しては『箴言』第一章一三や一七など参照。

第一巻　一般健康法、摂生法

第一章　日常の心得

一　健康な人とは十分に活力があり自らを制することのできる人で、規則で縛り付ける必要もないし、医師やマッサージ師を求める必要もない。そのような人は生活に変化を求め、時に応じて郊外や都会や農園で過ごし、また船旅や狩りに出かけるべきである。ときには休息し、だが頻繁に体を動かしておくべきである。実際、怠惰は体を弱め、労働はこれを強くする。前者は老化を早め、後者は長く若さを保たせる。

二　次のようなことも有益である。すなわち、ときどき浴場へ行き、ときには冷水浴をする。塗油は、してもらうこともあれば省くこともある。世間で食べられているようなものは避けることなく食べ、ときには宴会に出席し、ときにはそれから遠ざかる。ときにはいつもより多めに食べ、ときには少なめに食べる。食事は日に一度とるよりは二度とり、つねに消化のできる範囲でできるだけ多く食べるようにする。三　健康人にとって、このような運動や食事は必要であるが、運動選手向けのものは無益である。というのも、市民としての義務などを果たすために規則的鍛錬が中断されれば、かえって体が損なわれるし、選手並に体に栄養が与えられても老化を早め衰弱させるだけだからである。

四　性愛は、求めすぎてもいけないし、臆病になりすぎてもいけない。ときどき交わる程度なら、体を引き締めてくれるが、頻繁な場合は体をゆるめる。ただし、頻繁といっても基準は回数ではなく、自然……(1)、つまり年齢や体の状態によって決まるのであるから、体に衰弱や苦痛が伴わなければ害はないものと思ってよい。日中に行なうことには害があって、夜のほうが安全である。ともあれ、昼の場合なら、直後に食事をとることのないよう、夜の場合は、直後に徹夜の仕事をすることのないようにする。壮健な人は以上のことに注意すべきであり、健康なときこそ、病気に対する備えを浪費してしまうことのないように配慮すべきである。

第二章　一般的な健康法

一　都市に住む人や文学を愛好している人の大部分は病弱であるから、より一層の用心が必要であり、身体や住む場所や仕事の特性が原因で奪われたものを、養生することで回復しなければならない。二　しっかり消化できた者は、朝早く起きても大丈夫である。十分に消化できなかった者は休息をとるべきであるが、朝早く起きる必要がある場合には、後でもう一度眠らなければならない。全然消化できなかった者は完全に休養を取らねばならず、労働も運動も仕事もしてはならない。胸焼けしなかったのに未消化の食べ物を戻し

(1)テクストに欠落があると考えられているが、「自然」を省く校訂もある。

てしまった人は、しばらくしてから冷たい水を飲み、あまり動かないよう自重する。

三　住居は明るくて夏に風通しがよく冬に日当たりの良いところにし、真昼の太陽、朝晩の冷気、川や湖沼の湿気に用心する。曇のときには、雲間から現われる太陽になるべく当たらないようにして、(繰り返し)[1] 寒くなったり暑くなったりしないようにする。[2] 寒暖の差はとくに鼻風邪［鼻づまり］と鼻カタル[3]を引き起こす。以上のことは、疫病が生じやすい不健康な土地では一層守らなければならない。

四　ところで、一日のうち朝方は尿が白っぽくて、そのあと赤っぽくなるなら、体は健康であると判断してよい。前者は消化中であることを、後者は消化が終わったことを示す。朝、目が覚めたら、そのまましばらく時を過ごし、その後、冬期を除き、たっぷりの冷水で顔を洗う。**五**　昼寝は、日が長ければ昼食前に、日が短いときは昼食後にするほうがよい。冬のあいだは一晩中ぐっすり休むことが最もよい。しかし、夜中に仕事をしなければならない場合には食後すぐにではなく、十分消化してからにする。日中、家の仕事や公務で疲れた人は、体を健やかにするための一定の時間を確保するべきである。そして健康増進のため、最初にすべきことは運動であり、つねに食前にしなければならない。労働が軽く、消化が十分にできた人では運動の量を多くし、労働で疲労して消化が不十分な人では少なくする。

六　運動としては、大きな声で朗読すること、武術、球技、ランニング、散歩が有益である。散歩は平らなところを歩くのでは大して効果がない。体が極端に衰弱していないかぎり、登ったり降りたりする変化が体をよく動かすことになるからである。また散歩は、回廊の中よりは野外でするほうがよい。頭が耐えられるなら、日陰より日向を歩くほうがよい。日陰ならば、屋根の下よりも壁や樹木の影のほうがよい。曲がりくねった道よりまっすぐな道がよい。七　多くの場合、運動は、汗をかいたら、あるいは少なくとも疲労に至る前のだるさが生じたら終了すべきである。そして時に応じて少なくしたり多くしたりする。運動選手をまねて頑なに規則を守りすぎたり過酷な練習をしたりしてはいけない。運動したあとには、日光や火に当たりながら油を塗るか、あるいはできるだけ天井の高い明るく広い浴室で入浴するのがよい。しかし塗油と入浴のうち一方だけを続けてはならず、体の状態に応じて、しばしば替えるようにする。そのあとには少し休憩することが必要である。

八　さて、食事の話に移ろう。食べすぎは決して体のためにならないし、節食しすぎるのも有害なことが多い。(4)食べすぎよりは飲みすぎの方が危険は少ない。食事の際には、塩漬けにした魚、野菜やそれに類するものから食べ始めるのがよい。肉はそのあとで食べるべきであり、焼いたものかよく煮たものにする。九

---

(1) 本書の校訂者マルクスに従って subinde（繰り返し）を補って訳す。
(2)『箴言』第三章一参照。
(3) 鼻風邪（鼻づまり）と訳したのは gravedo で、鼻づまりを主な症状とする。鼻カタルとしたのは destillatio で、体液の流れが生じる。両者の区別やギリシア名については第四巻第五章二参照。
(4)『箴言』第二章四参照。

甘漬けの果物[1]はどんなものであれ、次の二つの理由から体によくない。一つには甘さのせいで食べすぎてしまうからであり、もう一つには、たとえ適度な甘さのものであっても消化がよくないからである。デザートは健康な胃では何ともないが、弱い胃では酸っぱくなってしまう。胃があまり丈夫でない人はナツメヤシの実やリンゴ、またはそれに類するものを食事の始めに食べるのがよい。喉の渇きを癒す以上に多量に飲んだあとでは、何も食べてはいけない。また食べすぎたあとに動きすぎてはいけない。

一〇　食べすぎた人は、冷たい水を飲んで食事を終え、しばらくのあいだ起きていてからぐっすり眠れば、消化しやすくなる。昼に満腹になるまで食べた人は、食後に寒さや暑さに身を晒したり、きつい労働をしたりしてはならない。これらのことは満腹の時のほうが空腹の時より体に悪いからである。また、何らかの理由で絶食をする予定がある場合にも、きつい労働はすべて避けなければならない。

第三章　健康時の摂生法および注意事項

一　以上のことはほぼ普遍的な健康法であるが、さらに環境の変化、体質の違い、性別、年齢、季節に関する注意も必要である。たとえば、健康によい土地からそうでない土地へ移動するときはもちろんだが、その逆のときも安全とは言えない。健康によい土地からそうでない土地へ移動するなら冬の初めがよく、健康によくない土地から健康によい土地へ移動するのは夏の初めがよい。

二　長く絶食したあとで食べすぎるのも、食べすぎたあとで絶食するのもよくない[2]。一日に一回であろうと二回であろうと、普段の習慣に反して無節制に食事をとることも危険である。[3] 同様に、過度に働いたあとで突然何もしなくなるのも、まったく何もしない状態から急に労働するのもかなり体に悪い。したがって、何かある変化を望むなら、少しずつそれに慣れていくべきである。[4] 実際、どんな仕事でも、慣れていない成人よりも慣れている子供や年寄りのほうが楽々とこなすものである。[5] 三　したがって、あまりにも無為に時を過ごす生活は体のためにならない。突然、仕事をしなければならないことも生じるからである。慣れない仕事をした場合や、慣れている仕事でも普段よりたくさん働いた場合には、空腹のまま眠るべきである。口の中が苦かったり、目が霞んだり、胃腸の調子が悪いようなときにはとくにそうである。休息しても状態がすぐによくならないなら、単に空腹で眠るばかりでなく、次の日もずっと（安静に）[6] していなければならない。休息が終わったら、起きてゆっくりと軽い散歩をする。適度に仕事をしただけで、上述のような睡眠の必要がない場合でも、同じように歩くのがよい。

四　食事をとる前に疲労してしまった人には、以下のことが共通の健康法である。まず軽く散歩を済ませる。浴場が近くになければ、陽のあたるところとか火のそばなどの暖かい場所で塗油して汗を出す。浴場が

（1）「甘漬けの果物」としたのは condita で、この語がデザートに用いられることは珍しく、一般にはスパイスによるワインの風味付けなどに用いられる。ここでは、文脈と英訳などを参考に訳した。

（2）『箴言』第二章五一参照。

（3）『箴言』第二章五〇参照。

（4）『急性病の摂生法について』第九章参照。

（5）『箴言』第二章四九参照。

（6）マルクスに従って quieto（安静に）を補う。

あるときは、最初に微温浴室(1)に入り、そこで少し休んでから浴槽に浸かるべきである。それからたっぷり油を塗り、やさしくマッサージし、再び浴槽に入る。そのあと顔に湯を、次に冷水を掛ける。**五**　この場合、熱い浴室はふさわしくない。過度に疲労している人は発熱しているようなものであるから、ぬるめの浴室で少し油を加えた湯にお尻まで浸かるくらいで十分である。次いで全身、とくに湯に浸かっていた部分を、よく擦り潰した塩少々とワインを加えた油でやさしくマッサージする。

六　疲労した人はみな、これが終わってから食事をとるのがよい。食事には液状の食べ物を用意し、飲み物は水あるいは薄い水割り、とくに利尿作用のあるものの水割りで満足すべきである。なお、発汗を伴う労働のあとに冷たい飲み物をとることはきわめて危険であるということ、さらに旅の疲れが出た人には、汗が引いたあとでさえ有害だということを知っておくべきである。**七**　アスクレピアデスは、風呂から上がった人にも有害であると考えた。実際、ひどく下痢しやすい人や悪寒戦慄を起こしやすい人は、そのとおりである。しかし、熱くなっている胃を冷たい飲み物で冷やしたり、冷えている胃を温かい飲み物で温めたりするのはむしろ自然なことであるから、すべての場合に当て嵌まるわけではない。とはいうものの、先に挙げた理由から私が忠告できることは、汗をかいている最中には冷たい飲み物を飲むべきではないということである。

八　いろいろな種類の食べ物や水割りの飲み物を大量にとったあとでは、吐瀉［吐剤による嘔吐］(2)が有益になることが多い。翌日は長い休息をとり、それから適度の運動をする。疲労が長引いて辛いときには、水とワインを交互に飲み、風呂にはあまり入らないようにする。また、仕事を変えることも疲労を軽減するし、慣れない仕事で疲れた人も、慣れた仕事に戻れば回復する。

九　疲労を抱えた人には毎日使っている寝床が一番安全である。慣れない寝床は柔らかくても硬くても、疲れさせるからである。[3] 歩き疲れた人には、次のことがとくに役立つ。すなわち、行程の途中でもたびたびマッサージをし、歩き終わったらまず腰を下ろして休息し、塗油をする。それから浴室に入り温水で下半身よりむしろ上半身[4]を温める。

一〇　陽射しに当たって熱くなりすぎた場合には、ただちに浴室に行って、頭と体に油を注ぎ掛ける。次に、しっかり熱い浴槽に浸かり、始めは多量の湯を、次には多量の冷水を頭からかぶる。他方、体が冷えすぎている人は、何かで包まって浴室に行き、汗が出るまでそこに座っている。次に、油を塗ってから入浴し、適度な食事をし、そのあとに水で薄めていない飲み物［ワイン］を飲む。

（1）ローマの浴場（balneum）に設けられた浴室については、時代や場所によって差はあるが、おおよそ次のようなものがある。

apodyterium（脱衣室）、frigidarium（冷水浴室）、tepidarium（微温浴室）、calidarium（温水浴室）、laconicum（蒸し風呂）、sudatorium（発汗室）、elaeothesium（塗油室）

発汗や入浴のしかたについては第二巻一七参照。なお、ケルススは浴場を表わすのにテルマエ thermae という語を使っていない。ちなみに、少し後のプリニウスは『博物誌』において balneum も thermae も用いている。さらに後の大浴場には、競技場や体育室、図書館なども併設された。

（2）吐瀉の用語について、二五頁註（3）参照。

（3）『急性病の摂生法について』第十二章参照。

（4）シェーラーの独訳では、テクストの違いから「上半身より下半身を」となっている。

一一　船旅で船酔いし、胆汁を多量に吐いた人は、食事はまったくとらないか、とっても少しだけにする。酸っぱい粘液を吐き出した場合には、食事をしてもよいが、いつもよりは軽くする。船酔いしても嘔吐しない場合には、絶食するか、食事をしたあとで吐かせる。

一二　輿や観客席に一日中座っていた人は、走ってはならず、ゆっくり歩かねばならない。そして浴室の中でのんびりと過ごし、そのあとで軽い夕食をとるのがよいとされている。浴室でのぼせた人は、口に酢を含み、しばらくそのままにしておくと回復する。酢が手元にないときには、冷たい水を用い、同じようにする。

一三　何よりもまず知っておかねばならないのは、自分自身の体の性質である。ほっそりした人もいるし、肥満した人もいる。体温が高い人も、低い人もいる。湿っている人も乾燥した人もいる。ある人は便秘しがちであるが、ある人は下痢しがちである。体のどこかが悪くないような人はほとんどいない。一四　痩せた人は太らねばならないし、太った人は痩せねばならない。熱の高い人は冷やすようにし、冷たい人は熱くする。体の湿りがちな人は乾かし、乾燥がちな人は湿らせる。下痢気味の人は腸を引き締め、便秘気味の人は腸をゆるめる。治療の手はつねに最も困っている部分に差し伸べられねばならない。

一五　ところで、体を太らすには次のようにする。適度に運動をし、頻繁に休憩する。塗油し、昼食後であれば入浴する。さらに腸を引き締め、冬は適度に冷気に当たり、睡眠は十分に、しかし長すぎないようにし、柔らかい寝床を使い、精神を安定させ、食べ物や飲み物ではとくに甘いものや脂っこいものをとる。食事はかなり頻繁にとり、しかも消化できるかぎりたくさん食べる。

一六　体を痩せさせるには次のようにする。[1] 浴槽に浸かるなら熱い湯、できれば塩分を含んだ湯にする。さらに空腹状態で入浴し、焼け付くような太陽やあらゆる種類の熱に当たる。また、心配事や夜ふかしも体を痩せさせる。睡眠が短すぎたり長すぎたりすること、夏のあいだ硬い寝床に寝ること、走ったり、かなり長い距離を歩いたり、あらゆる激しい運動をすること、吐瀉、瀉下、酸っぱいものや辛いものの摂取も同様である。日に一度だけ食事をし、空腹時にあまり冷えていないワインを習慣的に飲むことでも痩せる。

一七　ところで、私は体を痩せさせるものとして吐瀉と瀉下を挙げたが、これらについては、特別に論述しておかなければならない。私は、アスクレピアデスが『健康の維持について』という著書で吐瀉を否定していることを知っている。[2] アスクレピアデスは、毎日吐瀉することでたくさん食べることができるように企てている人々の習慣に異を唱えているが、それについては私も彼を非難するつもりはない。彼はさらにやや踏み込んで、著書の中から浄化［吐瀉と瀉下］を施すことも排除した。確かに強すぎる薬をかけるのであれば危険である。一八　しかし、この種の薬を全廃すべきだというのは、絶対的なことではないであろう。というのは、適切にしかも必要なときにだけ用いられるなら、体の状態や時機が薬を必要とすることもありうるからである。アスクレピアデス自身も、すでに腐敗してしまったものは排泄されねばならないことは認めるからである。

（1）『健康時の摂生法』第四章参照。
（2）アスクレピアデスの著書『健康の維持について』の題名は、ケルススによって *De tuenda sanitate* と記されている。本書第二巻第十二および十三章参照。またアスクレピアデスの医療法について、プリニウス『博物誌』第二十六巻一四―一七も参照。

ていた。それゆえ、浄化は全面的に否定されるべきではない。ただし、その使用についてはほかにも多くの法則があるので、詳細な考察を加える必要があろう。

一九　吐瀉は夏よりも冬にするほうがよい。(1) 多量の粘液が生じるのも、頭が重くなるのも冬だからである。痩せた人や胃の弱い人にとっては有害であるが、太った人や胆汁の多いすべての人の場合は、食べすぎたときや消化が不十分なときであれば、吐瀉は有益である。というのは、消化しきれないほど食べたなら、それを腐敗させる危険を冒してはならないからである。食べたものがすでに腐敗しているならば、どのような方法を用いるにせよ、まずそれを排出するのが最もよい。二〇　それゆえ、心窩部［みぞおち］のあたりに痛みや圧迫感があって苦いゲップが出たら、ただちに吐瀉に頼らねばならない。(2) 胸焼けがして、やたらとよだれが出たり、悪心のある人、あるいは耳鳴りがしたり、涙が止まらない人、口中が苦く感じる人も同様である。また気候や住む場所の変わった人でもそうである。さらに、心窩部に痛みが生じた人で、数日のあいだ吐瀉をしていなければ同様である。二一　このような場合には休養が指示されるものだが、やるべき仕事がある人をつねに捕まえておくわけにもいかないし、休養の効果も人によってまちまちであるということを私も知っている。私は、美食するための吐瀉は認めないが、健康を目的とした吐瀉はときどき行なわれるなら理にかなっていると、経験上確信している。ただし、元気で長生きしたい人は、日常的に吐瀉をすべきではない。

二二　食事をしたあとで吐きたくなった人は、楽に吐きたいなら、先にただのぬるま湯を飲む。うまく吐けなければ、それに塩かハチミツを少し加える。朝早くから吐き気を催した人は、まず蜂蜜ワインかヒソップ入りワインを飲むか、あるいはハッカダイコンを食べ、それから先述のようにぬるま湯を飲む。これ以外のものは、昔の医師たちが処方しているものであっても、すべて胃に悪い。

二三　吐瀉したあと胃が弱ったら、胃によい食べ物を少しとり、吐瀉のせいで咽喉が荒れていなければ、冷水をコップ三杯飲む。朝に吐いた場合には、散歩したり、塗油をしたりして、そのあとで夕食を食べる。夕食のあとで吐いたのなら、翌日に入浴して浴室で十分に発汗させる。**二四**　その直後の食事は軽めのものにしたほうがよく、前日のパン、水で割らない辛口ワイン、焼いた肉など、すべてできるだけ水分の少ない食べ物を食べる。月に二度吐瀉しようとする場合、あいだをあけた期間に胸の重苦しさが起きないようだったら、一五日ごとに吐くよりは、むしろ二日続けて吐くほうがよい[3]。

二五　排便に関しては、便秘していて便が少ししか出ず、そのせいで鼓腸、目のかすみ、頭痛、その他上半身の不調が増えていくようなら、下剤で促すべきである。実際、休養や絶食をしてもそうした症状が生じるとすれば……[4]、それらは何の役に立っているのであろうか。便通をよくしたいなら、まずそれを促すよう

(1)アスクレピアデス『健康の維持について』五に同様の記述がある。一方、ヒッポクラテスの『箴言』第四章四では「夏に吐剤を、冬には下剤をかけるのが良い」と逆の内容となっている。『健康時の摂生法について』第五章では「冬の六ヵ月のあいだは吐剤を……暑くなったら浣腸剤を用いる」とある。

(2)『箴言』第四章一七参照。

(3)『健康時の摂生法について』第五章参照。

(4)テクストに混乱がある。欠落があるまま訳した。

な食べ物やワインを用いるべきである。あまり効果がなければ、次はアロエをとる。二六　しかし、浄化は必要に任せてあまりたびたび使用すると危険である。体がつねに栄養不足になり、体力が弱まるとあらゆる病気に負けてしまうからである。

二七　体を温めるものは、塗油や塩水、とくに温かい塩水、さらに塩っぽいもの、苦いもの、肉質のものである。食後であれば入浴や、辛口のワインも体を温める。それに対して、空腹状態での入浴や睡眠は、短時間だと体を冷やす。あらゆる酸っぱいもの、非常に冷たい水、水を混ぜたものであれば油もそうである。

二八　体が湿性になるのは、いつもより多く働いたり、頻繁に入浴したり、十分に食べたり飲んだりし、そのあとで散歩や夜ふかしをした場合である。早朝の長めの早歩きはそれだけで、また運動のあとしばらくしてからとる食事も同じ働きをする。また、寒冷で雨の多い湿った土地で採れる食べ物もそうである。二九　反対に、体を乾性にさせるのは、適度な運動、節食、水で薄めずに行なう塗油、暑さ、適度な日光浴、冷たい水、運動直後の食事、および乾燥した暑い土地で採れる食べ物である。

三〇　便を固くするのは、労働、座位、体への陶土の塗布、食べ物の減量や、食事を日に二度する習慣の人が一度にすることである。飲み物をほとんどとらないこと、しかもどんなに食べ物をとっても一緒に飲み物を飲まない場合、また食後の休息にも同じ作用がある。三一　反対に、便をゆるくするのは、いつもより長い散歩、食べ物や飲み物の量を増やすこと、食後に動くこと、ワインを食べ物と交互に飲むことである。なお、吐瀉はゆるい腸を引き締め固い腸をゆるめること、さらに、食事直後の吐瀉は腸を引き締め、時間をおいてからの吐瀉は腸をゆるめる、ということも知っておくべきである。

三二　年齢[1]に関係することに、空腹がある。中年の人たちはごく容易に耐えられるが、若者はそれほど容易でなく、子供と老人ではかなり困難である。[2]空腹に耐えられない年代の者ほど食べる回数を増やすべきである。成長期にある者ではとくにそれが必要である。[3]温湯の入浴は子供にも老人にもよい。ワインは、子供には水で割って与え、老人にはむしろ薄めずに与える。しかし、どちらの年齢の者にも鼓腸を引き起こすようなワインを与えてはならない。三三　青年の場合には、食事や治療の仕方にそれほど注意する必要はない。青年期に下痢気味であった者は、一般に老年期には便秘気味になり、青年期に便秘気味であった者は、しばしば老年期には下痢気味になるものである。[4]しかし、青年期には腸は幾分ゆるめのほうがよく、老年期には

（1）ローマ人は年齢をおおよそ次のように分けていたと考えられる。

infantia　幼年期（infans［乳児］、lactens puer［乳飲み子］、tener［幼児］を含む）

pueritia　少年期（pubes［思春期］くらいまでの、いわゆる子供）

adulescentia　成人期、青年期（iuventas［青年］、若い成人。いわゆる大人）

aetas media　中年期

senectus　老年期

（2）『箴言』第一章一三「絶食に耐えられるのは……老人」と、逆の内容になっている。

（3）『箴言』第一章一四参照。

（4）『箴言』第二章二〇参照。

幾分固めのほうがよい(1)。

三四　季節についても考慮する必要がある。冬には多く食べるほうがよいが、ワインは少なめに、しかし純粋なワインにする。また、たくさんのパンとできればよく煮た肉を食べ、野菜は控えめに食べるのがよい(2)。余程の便秘でないかぎり、食事は日に一度にすべきである。日中にも食事をとるなら、肉も飲み物もとらず、何か乾燥したものを少量とるのがよい。この季節には、すべて熱いものかあるいは熱を生み出すものを選んで食べる。性愛はそれほど有害ではない。

三五　春には食事を少し減らし、飲み物［ワイン］を増やすが、より薄めたものを飲む。また、肉や野菜を多めに食べ、煮たものから焼いたものへと徐々に変えていく。性愛はこの季節が一番安全である。

三六　夏になると、体が飲み物や食べ物を一層要求するようになるので、昼に食事をするのもよい。この季節に最もよいのは、肉や野菜である。ワインはできるだけ薄めたものにし、体を熱くせず、喉の渇きを癒すものにする。冷水浴、焼いた肉、冷たい食べ物とか冷やす作用のある食べ物がよい。三七　食事の回数が増えるので、一度に食べる量は少なくする。

秋は天候の変化が大きいために、最も危険な季節である(3)。それゆえ、とくに寒い日は、外套を着ずに、あるいは［厚手の］靴を履かずに外出すべきではない。夜に野外で寝ることは避けたほうがよいが、でなければ十分に被いを掛けて寝る。食べ物は幾分多めにしてもよいが、ワインは少なめにし、純粋なものを飲む。

三八　果実については、実質的な食べ物を減らさずに一日中たくさん食べていると体に悪いと考える人もいる。しかし、害を及ぼすのは果実ではなく、食べたもの全体が関わっているので、果実だけが他の食べ物より害が多いというわけではない。三九　ただし、果実を他の物より頻繁に食べるのはよくない。またそれを食べるときには、実質的な食べ物をいくらか減らす必要がある。

性愛は、夏にも秋にも有益ではないが、どちらかといえば秋のあいだのほうがよい。夏のあいだは、もしできるならまったく避けるべきである。

第四章　頭部に不調がある人の摂生法

一　次に私は、体のどこかに弱点がある人について語ろう。頭部に不調を抱えている人は、食べたものを十分消化したあと、朝に自分の手で頭をやさしくマッサージする。できるなら頭は布などで覆わずに、頭髪は皮膚のところまで切る。月の光を避け、とくに月が太陽に合流する［朔の］前の月光を避けて、食後は出歩かないほうがよい。(4)　二　頭髪を残しているなら、毎日櫛を入れ、長い散歩をすること。ただしできるなら

（1）『箴言』第二章五三参照。
（2）『健康時の摂生法について』第一章参照。
（3）『箴言』第三章四参照。
（4）マルクスに従って訳した。ただし、この一文全体、ないし前半部を、後代の挿入あるいは無意味な文章として省くテクストがある。

屋内でもなく日向でもないところを歩く。とくに食事や飲酒のあとは太陽の熱を避けるようにする。入浴するよりは塗油するほうがよい。その際、薪の炎のそばは絶対だめで、赤く熱した炭のそばなら、たまにはよい。浴場に行くなら、最初に微温浴室へ行き、衣服を着たまましばらく発汗させ、そこで塗油する。それから温熱浴室へと移って発汗させる、浴槽には入らず、頭から体全体にたっぷりと、熱い湯、ぬるい湯、冷たい水の順で掛ける。頭へはほかの部分よりたっぷりと注ぎ掛け、その後しばらくマッサージをし、最後に拭いて塗油する。三　頭にとって冷たい水ほど有益なものはない。したがって頭に不調がある人は、夏のあいだは毎日、豊富に流れてくる水道の水にしばらく頭を当てるべきである。入浴せずに塗油だけをする人も、また体全体を冷やすことに耐えられない人も、つねに頭には冷たい水を注ぎ掛けなければならない。なお、ほかの部分が濡れるのを嫌がるなら、水が頚まで落ちてこないように頭を十分下げ、目やその他の部分を刺激しないように、(顔には) 手で水をかけるようにすればよい。四　このような人は、食事は控えめで消化のしやすいものにする。もし空腹によって頭が重くなるようなら、昼にも食事をとってよいが、そうでなければ食事は一回のほうがよい。また水を飲むよりも希釈した軽いワインを飲むほうがはるかによい。頭が重くなり始めればワインで気を紛らわすことができるからである。五　しかし総じて、その人にとってはワインも水もそれだけではつねに有益というわけではなく、それらを交互に飲む場合に薬となる。書いたり、読んだり、議論したりすることは有益でなく、とくに夕食のあとはよくない。夕食のあとでは考えることですらまったく安全とは言えない。ちなみに最も悪いのは吐瀉である。

第五章　目や鼻や口に不調がある人の摂生法

一　冷水の使用は、頭部の不調で悩んでいる人だけでなく、頑固なカタル性眼炎、鼻風邪［鼻づまり］、鼻カタル、扁桃腺を病んでいる人にも有益である。そういう人たちは毎日頭に冷水をかぶるだけでなく、顔にもたくさんの冷水を掛けるべきである。これが有効な助けとなるような人は、とくに南風が吹いて天候が重苦しいときにそうするとよい。

二　食事のあとの議論や心の動揺はすべての人にとって有害なのであるから、普段から頭や脈管に痛みのある人や、口に何らかの不具合がある人にとってはなおさらである。また鼻風邪や鼻カタルは、それにかかりやすい人でも住居や水を変えてみると、避けられるか、またはできるだけ最小限にできる。また頭を保護し、太陽に直接照らされることのないように、また突然やってくる雲からの冷気に襲われないようにする。また消化が終わって空腹のときに頭を剃り、食後には読んだり書いたりしないようにする。

第六章　急な便意が頻発する人の摂生法

一　急な便意が頻発する人は次のようにする。球技やそれに類することで上半身を動かす。空腹のときに散歩する。日光を避け、ひっきりなしの入浴も避ける。発汗しないうちに塗油する。雑多な食べ物はとらず、とくに煮込み料理、豆類や野菜、すぐに腹を通過するようなものは食べない。つまり、すべて消化の遅いものを食べるようにする。(1) 二　とくに好ましいのは猟獣の肉とか硬い魚とか家畜の焼いた肉などである。塩分を含んだワインや希釈したワイン、甘いワインは決して適していない。辛口で濃厚で古すぎないものがよい。蜂蜜ワインを飲みたいと思うならば、煮詰めた蜜から作られたものにする。冷たい飲み物も胃腸を乱さないならできるだけ飲んでよい。食事中に何らかの不快を感じた場合には吐瀉し、次の日もそうする。三日目になって、少量のパンをワインに浸けて食べ、壺詰めのブドウ、あるいはシロップなどに漬けたブドウも一緒に食べる。そのあとにいつもの習慣に戻る。食事のあとにはつねに休息し、心を緊張させてはならず、たとえ軽い散歩でもしてはならない。

第七章　鼓腸がある人の摂生法

一　コロン［大腸］と呼ばれる太い腸に痛みを抱えている場合、それが一種の鼓腸にすぎないなら、消化を促すため次のようにする。朗読やその他の運動をし、温かい風呂に入り、温かい食べ物や飲み物をとる。さらに、あらゆる種類の冷たいものを避け、甘いもの、豆類、鼓腸を引き起こすようなものもすべて避ける。

第八章　胃に不調がある人の摂生法

一　胃(2)の具合が悪ければ、大きな声で朗読し、そのあとに散歩をする。それから球や武具などの道具で上半身を動かすような運動をする。空腹のときは、水ではなく温かいワインを飲む。楽に消化ができるなら、一日に二度食事をし、軽くて辛口のワインを飲み、食後にはむしろ冷たい飲み物を飲む。二 胃が虚弱だと顔色が悪く、痩せこけ、心窩部［みぞおち］に痛みがあったり、吐き気がしたり、意思に反する嘔吐があったり、空腹時に頭痛がする。これらの徴候がなければ、胃は健全である。調子の悪いときに、ワインや冷たい水を飲みたがる患者がいて、その欲求を無実の胃のせいにすることがあるが、それを信じてはならない。三 ただし、消化が遅く、そのために心窩部が膨らんだ人や、何らかの熱のために夜中に喉が渇くような人は、寝る前に、二、三杯、細いストローを用いて飲む。消化の遅い人にはさらに、大声での朗読、そのあとの散歩、それに塗油や入浴も有益である。冷たいワインを頻繁に飲み、食後に飲み物を多くとるようにするが、前述のように細い管を用いて飲み、最後に冷たい水を飲んで終わりにする。四 食べた物がすぐ酸っぱくなるような人は、あらかじめ食前にぬるま湯を飲んで吐き出させる。しかし、そのために頻繁に下痢をするようなら、排泄を済ませるごとに冷たい飲み物をできるだけとるべきである。

（1）マルクスでは「避ける（fugere）」とあるが、リンデンに従って「食べる（sumere）」と読む。

（2）ここでの stomachus は、「食道」ではなく、「胃」と解釈される。ケルススは第四巻一―二の人体構造の解説において、この語を「食道」として用い、胃には ventriculus を用いているのだが、ほかにも、文脈などから「胃」を指しているとしか思われない記述が見られる。

第九章　腱筋の痛みと、暑さ寒さに関する摂生法

一　腱筋〔腱や筋肉など〕に痛みが生じやすい人は、足痛症や手痛症になっているものである。それらの痛みにみまわれたところをできる範囲で動かし、痛みが増さないかぎり、その部分を労働や寒さに晒すべきである。戸外での休息は何より好ましい。二　また、性愛はつねに有害である。あらゆる体の疾患の場合と同じように、消化は不可欠である。というのは、消化不良は何にもまして体を傷つけるものであり、全身が害を受けると、病んでいる部分がとくに影響を被るからである。

三　消化はすべての疾患に関係しているが、寒さと暑さはそれぞれ別の疾患に関係がある。各人は自分の体質に応じて寒さや暑さに対処すべきである。寒さは、老人、痩せた人、傷のある人の敵であり、心窩部、腸、膀胱、耳、腰、肩甲骨、生殖器、骨、歯、腱筋、子宮、脳に対してもそうである。四　また寒さは皮膚を青白くし、乾燥させ、硬くし、黒くする。悪寒戦慄や震えも寒さによって起こる。[1] しかし、寒さは若者や太った人には有益である。寒さに対する配慮がなされていれば、心は活気づき、消化はよくなる。五　冷たい水を注ぐことは、頭だけでなく、胃にも有益で、さらに潰瘍がないのに痛みのある関節や、痛みがないのにひどく赤くなっている人にも有効である。[2] 一方、暑さは、寒さが害を及ぼすすべてのものによく、痛みもなく涙も出ない目の炎症や、収縮した腱筋、とくに寒さによってできる潰瘍によい。[3] 六　また血色をよくし、排尿を促す。しかし暑さが度を越すと、体を弱め、腱筋を軟弱にし、胃をゆるくする。[4] 突然の暑さとか寒さ

はそれに慣れていない人にとっては、決して安全ではない。というのも、寒さは側胸部の痛みなどの障害を引き起こし、冷水はストルーマ〔頚部の腺腫〕を引き起こすからである。暑さは消化を妨げ、睡眠を奪い、大量の汗をかかせて、体を疫病にかかりやすくさせる。

第十章　疫病が流行しているときの摂生法

一　これまで疫病が流行しているときに健康で過ごしてきた人も、ずっと安全でいられるとは言えないので、やはり用心は必要である。そういうときには遠方に旅行するか、船旅に出るべきだが、それができない場合には、輿で揺られたり、暑くなる前に戸外で軽く散歩をしたり、軽く塗油したりする。そして、前述したように、(5) 疲労や消化不良、寒さや暑さ、さらに情欲を避け、体のどこかに重苦しさを感じたら、さらに厳しく自制する必要がある。二　そういう時期には、朝早く起きることはやめ、素足で歩くことをせず、少なくとも食事や入浴のあとに歩くことは控える。空腹のときも食後も吐瀉や瀉下をしてはならない。腸が自然

(1)『箴言』第五章一七、二〇、『液体の利用法について』六参照。なお、以下後註(4)まで、ケルススが「寒さ」「暑さ」としているところは、ヒッポクラテスでは「冷水」「温水」となっている。
(2)『箴言』第五章二五参照。
(3)『箴言』第五章二二参照。
(4)『箴言』第五章一六参照。
(5)本巻第九章二、六。

にゆるむようなら、それを引き締める。
三　太っている人はさらに節制する。入浴、発汗、昼寝を避け、とくに食事を先に済ませたときには控える。一日に一度控えめな食事をするのがよく、消化不良を起こさないようにする。ある日には水を、次の日にはワインを、というように交互に飲むようにする。これらのことを守るならば、その他の生活の仕方はできるだけ変えないようにする。**四**　これはあらゆる種類の疫病流行の際に守られるべきことであるが、とくに、南風がもたらす疫病の際にはそうである。不健康な季節に家を出て旅をする人、あるいは不健康な土地に出かけていく旅人にとっても同様である。そして、何らかの事情によってこれらのことが妨げられる場合でも、前述したように、ワインの翌日には水、水のあとにはワインと、交互に飲むということだけは守らなければならない。

第二巻　病気の徴候と一般的な治療法、および食材の効能別分類

序　章

一　病気に襲われる直前には多くの徴候が現われる。それらの徴候を説明するにあたって、私は躊躇なく古《いにしえ》の医師たち、とくにヒッポクラテスの典籍に従う。(1) なぜなら、治療の点では後世の医師たちがさまざまな改善を加えたとはいえ、病気の徴候を見事に予見していたのはやはり古の医師たちであったと認めるからである。二　ところで、病気のおそれがあるのはどのような徴候かを述べる前に、次のことを説明しておくのがよいと思われる。すなわち、季節、天候、年齢について、また、どのような体格が安全であり、あるいは危険であるか、人はそれぞれどのような病気に対して最も気をつけるべきか、などである。どんな季節、どんな天候にしても、あらゆる年齢、あらゆる体つきの者が、すべての種類の病気にかかったり死んだりするわけではない。それぞれ起こりにくい病気もあれば……、(2) より生じやすい病気もある、ということである。それゆえ、人がどの病気に対して、とくにいつ用心すべきかを知ることは重要である。

第一章　病気と季節、天候、年齢、性別、体質との関係

一　健康に最もよいのは春であり、次によいのは冬である。夏は健康によいというよりは危険のほうが多く、秋はさらに危険である。二　天候に関しては、寒い時期でも暑い時期でも安定しているのが最もよい。一番悪いのは、頻繁に変化する天候である。そのため、秋は非常に多くの者に病気をもたらす。というのも一般に昼間は暑く、夜と朝、また夕方も同様に冷えるからである。つまり、夏と、それに続く秋の日中の暑さによってゆるめられた体が、突然の寒さに襲われることになる。このようなことが秋にはとくに生じ、そのたびに害を及ぼす。

三　他方、天候が一定している場合では、晴天が最も健康によく、雨の日は、霧や曇りの日よりはましである。冬では風のまったくない日が最もよく、夏では西風の吹く日が一番よい。その他の風向きの中では、東風や南風よりも北風が健康によい。**四**　しかし、これらはその地方ごとの状況によって変化する。というのも、ほとんどどこでも、風が内陸から吹く場合は健康によく、海から吹く場合はよくないからである。天候の状態がよいときには健康はより確かなものになるだけでなく、以前にかかった病気が再発しても軽くてすみ、素早く止む。病人にとって最も悪い天候は、その病気を引き起こした天候である。それゆえ、たとえ本来的には悪い天候への変化であっても、その人にとっては健康によい変化ということがある。

（1）本巻においては、ヒッポクラテスの参照箇所が極端に多く、すべてを註として付記することが困難なため、主だったものを一覧表にして巻末に載せることにした。

（2）欠落のまま読む。

五　世代では中年が最も安全である。というのも若年の熱さによっても、老年の冷たさによっても害を受けることがないからである。老年は慢性病に、青年は急性病にかかりやすい。体格はがっしりしていて、痩せすぎても太りすぎてもいないのが望ましい。長身は若いときには見た目によいが、老いると縮むものである。痩せた体は病弱であり、太った体は不活発である。

六　春には、体液の動きによって新たに生じる病気にとくに気をつけなければならない。この季節には、カタル性眼炎[1]、膿疱、出血、ギリシア人がアポステーマと呼ぶ膿瘍〔鬱血〕[2]、メランコリアー[3]と呼ぶ黒胆汁、精神疾患、癲癇[4]、アンギナ[5]〔咽喉炎〕、鼻風邪〔鼻づまり〕、鼻カタルが生じるのが常である。またときによって、ひどくなったり治まったりする関節や腱の病気も、とくにこの季節に始まったり再発したりする。

七　夏には、前述した病気の大部分から免れるわけにもいかない上に、持続する熱、激しい熱〔焼灼熱〕、三日熱、嘔吐、下痢、耳の痛み、口の潰瘍、その他の部分とくに陰部に生じる癌〔悪性の潰瘍〕[6]、また発汗によって患者を消耗させる病気が加わる。

八　秋になると、前述の病気のうちで生じないものはほとんどない。しかもこの時期には、不規則な熱、脾臓の痛み、皮下水腫〔水腫症〕、ギリシア人プティシス[7]と呼ぶ癆症〔肺癆〕、ストラングーリアー[8]と呼ぶ排尿困難、イレオス[9]と呼ぶ小腸の病気、レイエンテリアー[10]と呼ぶ腸のゆるみ〔不消化性下痢〕、腰痛、癲癇も生ずる。**九**　この季節は、慢性の病気で消耗した人や、直前の夏に衰弱した人々には死をもたらし、その他の人々を新しい病気で衰弱させる。また、ある人たちを非常に長く続く病気、とくに四日熱に巻き込む。それは冬のあいだ中続く。疫病〔流行病〕はさまざまな仕方で害を及ぼすものであるが、どのような種類の疫病であれ、秋ほどそれに晒される季節はない。

冬は、頭痛、咳、喉や側胸部や内臓に生じるあらゆる病気を引き起こす。

一〇　天候に関して言えば、北風は咳を引き起こし、喉を荒れさせ、便秘させ、排尿を妨げ、悪寒戦慄を起こさせ、側胸部や胸の痛みも引き起こす。一方、健康な体を引き締めたり、動きやすく活発にしたりもす

---

(1) lippitudo, 体液が過剰に流れる症状の眼炎。ただし、arida（乾性の）が付いているところ（本章一四ほか）では「眼炎」とした。

(2) *ἀπόστημα* および abscessus は一般に「膿瘍」と訳されるが、本巻第七章二六および第五巻第二十八章一一Aの記述から、スペンサーは、膿が溜まる前の腫れた状態、鬱血した状態を指すと説明している。訳は「膿瘍［鬱血］」とする。なお、空洞化して膿が溜まった状態には vomica が用いられている。こちらは単に「膿瘍」とする。進行の程度による違いも考えられるが、厳密に使い分けられているか、不明な部分もある。

以下註において、ケルススがギリシア名を紹介しているものについては、テクストでローマ字表記になっているものを含め、できるだけギリシア語を表記する。テクストでは複数形の場合も多いが、基本的にオックスフォード希英辞書（*Oxford Greek-English Lexicon*）に見出しとして載っているものを採用した。

(3) *μελαγχολία*.

(4) ケルススは、あえてギリシア名を用いず、一貫して「議会病」というラテン語の名前を用いている。

なお以下、各病気について、症状や治療法については第三、四巻を中心に詳述されているので、目次や索引を手引きに参照してほしい。

(5) ギリシア語の *ἄγχω*「絞め殺す」から派生した語。

(6) cancer, 腐食したり壊疽になったりするさまざまな潰瘍を含んでいる。訳は「癌」としたが、現在の癌とはかなり意味合いが異なっていると考えられる。

(7) *φθίσις*.

(8) *στραγγουρία*.

(9) *ἰλεός*.

(10) *λειεντερία*.

る。一一　南風は聴覚を鈍くし、感覚を弱め、頭痛を引き起こし、腸をゆるめる。また体全体を不活発にし、湿性にしたり弛緩させたりする。他の風も、南風または北風に類似する程度に応じて、類似した病状をそれぞれもたらす。暑さはすべて、肝臓や脾臓を膨張させ、知性を鈍らせる。その結果、活力が衰え、出血が生じる。一二　寒さは、あるときには腱筋の緊張〔痙攣〕、またあるときには腱筋の硬直を引き起こす。前者はギリシア人によってスパスモス[1]と呼ばれ、後者はテタノス[2]と呼ばれる。また潰瘍の黒色化〔壊疽〕や、発熱時の悪寒戦慄を起こさせる。大気が乾燥しているときには、急性の熱、カタル性眼炎、疝痛下痢〔出血性下痢〕[3]、癲癇、腱筋の弛緩〔麻痺〕（ギリシア人がパラリュシス[4]と呼ぶもの）が生ずる。

一三　現在がどのような天候かということだけでなく、直前の天候がどのようなものであったかというも重要である。乾燥した冬に北風が吹き、さらに春が南風と雨をもたらすならば、一般に、カタル性眼炎、疝痛下痢、発熱などが、とりわけ柔弱な体に、それゆえ女性の体に起こる。一四　冬のあいだずっと南風と雨が支配し、さらに春が寒く乾燥しているなら、出産間近の妊婦は早産する危険がある。実際、彼女たちは出産に際し、虚弱であまり生きられない子を産む。その他の人では、乾燥性の眼炎が生じ、老人では鼻風邪、鼻カタルが悪化する。一五　しかし、南風が冬の初めから春の終わりまで続くと、側胸部の痛みと、プレネーシス[5]と呼ばれる熱を伴う精神疾患が、急に人の命を奪う。暑さが春の初めから始まり、夏にも衰えずに続くようなら、発熱に際して、多くの発汗を伴うのは避けられない。乾燥した夏に北風が吹き、秋に雨が降り南風が吹くと、これに続く冬のあいだずっと、咳、鼻カタル、しわがれ声が生じ、癆症にかかる者もいる。一六　秋が乾燥していて、北風が吹き続けるならば、柔弱な体――それには女性の体が含まれると前に言及した——の者はすべて健康状態がよい。逆に、引き締まった体の人は、乾燥性の眼炎、ある者は急性の発熱、ある者は慢性の発熱、黒胆汁から生じる病気などにかかる可能性がある。

一七　年齢に関しては、子供やこれに近い年齢の者は、春が最も健やかで、初夏が最も安全である。老人は夏と秋の初めが、青年や中年は冬が最も安全である。老人には冬が有害であり、青年には夏が有害である。

一八　有害な時期に体力が弱まるようなことがあれば、とくに乳児や幼児は真っ先に、ギリシア人がアプタイ[6]と呼ぶ口にできる匍行性の潰瘍、嘔吐、不眠症、耳漏、へその周りの炎症にかかる。歯が生え始める時期の子供ではとくに、歯茎の潰瘍、軽い熱、ときには痙攣、下痢が生じる。これらを患うのは、とくに犬歯が生えるときである。かなり肥満した子にはその危険があり、便秘している子はとくにそうである。一九　これに対し、もう少し歳のいった子では、扁桃腺の病気、脊柱にあるいくつかの椎骨の湾曲、腺腫、痛みを伴う種類の疣（ギリシア人はアクロコルドーン[7]と呼ぶ）、その他多くの腫瘍が生じる。

（1）*σπασμός*, ラテン語は distentio nervorum「腱筋の緊張」で「痙攣」を指す。本書で「腱」や「腱筋」と訳す語は nervus で、生命活動の部位と見なされていた繊維質の組織あるいは膜組織を指している。当時「神経」という概念はまだない。よって、現在の腱のほかに、靭帯、神経、筋肉の一部も含むと考えられている。

（2）*τέτανος*.

（3）tormina,「刺すような激しい痛み」を意味する語であるが、ケルススにおいては、ほぼデュセンテリアー *δυσεντερία*（出血性下痢）に対応するラテン語として用いられている。

（4）*παράλυσις*.

（5）*φρένησις*.

（6）*ἄφθαι*, 主に複数形。アフタや鵞口瘡など口にできる潰瘍。

（7）*ἀκροχορδών*.

二〇　思春期の初めには上記のうちの大部分の他に、慢性の熱や鼻血も生じる。幼少期を通じて言うと、初めは生後四〇日目頃、次には七ヵ月目、その次には七年目、その後は思春期がとくに危険である。幼少期に生じる種類の病気が、思春期あるいは最初の性交のときになっても、女性の場合には最初の月経の時になってもなお症状が止まらないなら、それは一般的に慢性化する。しかし少年期の病気はしばらく続いたあとにたいていは止むものである。

二一　青年時代には、急性病、癲癇、とくに癆症にかかる危険に晒される。喀血するのは、一般に青年である。その年齢を過ぎると、側胸部や肺の痛み、昏睡、コレラ[1]、精神疾患、いわゆる血管の口［痔］からの出血（ギリシア人はハイモロイデス[2]と呼ぶ）が生じる。

二二　老年になると、呼吸困難や排尿困難、鼻カタル、関節や腎臓の痛み、麻痺、全身の衰弱［体調不良］（ギリシア人はカケクシアー[3]と呼ぶ）、不眠症、耳や眼や、さらには鼻の慢性的な疾患が生じ、下痢やその結果生じる疾患、疝痛下痢または不消化性下痢、腸のゆるみによるその他の疾患が生じる。

二三　以上の他に、痩せた人は癆症、下痢、鼻カタル、また腹部や側胸部の痛みによって憔悴する。太った人の多くは急性病や呼吸困難により窒息して、しばしば突然死ぬ。それは、痩せた人にはほとんど生じない。

第二章　病気の徴候

一　巻頭で述べたように、病気が生じるのに先立って何らかの徴候が生じる。それらに共通していることは、体の状態が普段とは異なることであり、そのことは体の状態が悪くなるときだけでなく、良くなるようなときにも言える。それゆえ、もしある人が、いつもより肉付き、外見、血色が良くなったとしても、その人は、そのように良くなったことを訝《いぶか》ってみる必要がある。というのも、その状態は同じままにとどまることも、それ以上に良くなることもなく、たいていは、いわばある種の衰退へと逆行するからである。二　とはいえ、いつもとは異なって痩せ衰え、血色や外見が悪くなるのはやはり悪い徴候である。なぜなら、体調がよくなっていた人の場合には、病気によって取り去られるものがまだあるが、そうでない人は、病気そのものに耐えることのできるものが何もないからである。その他では、以下のときにはただちに憂慮しなければならない。手足が重くなったとき、頻繁に潰瘍が生じるとき、体がいつもより熱いとき、ひどい嗜眠《しみん》に悩まされるとき、混乱した夢が生じるとき、いつもより頻繁に目が覚め、それから再び眠りに落ちるときである。また、寝ているときにいつもとは異なる部位、とくに胸、首、足、膝、腰のあたりに汗をかくときもそうである。三　さらには、生気がなくなるとき、話したり動いたりする気が起こらないとき、体が

（1）χολέρα. 現在のコレラ菌によるものに限らず、痛みを伴う広い範囲の胃腸の病気を指すと考えられるが、訳は「コレラ」とする。
（2）αἱμορροΐδες.
（3）καχεξία.

麻痺しているとき、心窩部[1]や胸全体が痛むとき、あるいは、よくありがちな頭痛にみまわれたとき、口が唾液でいっぱいになるとき、目を動かすと痛むとき、こめかみが締めつけられるとき、手足が震えるとき、呼吸がいつもより苦しいとき、額の血管が膨張して脈打つとき、たびたびあくびが出るとき、膝が疲れたように感じるとき、全身に疲労感があるときもそうである。

四 これらのうちの多くはしばしば発熱に先行するが、つねに先行するものもある。最初に考慮すべきことは、これらの徴候のうちいずれかが比較的頻繁に生じたとき、その後身体の異常が生じたか生じなかったか、ということである。それぞれ人間にはいくつかの特性があり、それについての知識がないと、誰に対しても将来の状態を予告することは容易にはできないからである。それゆえ、ある徴候が生じても、その人がこれまでしばしば危険なくやり過ごしてきたものなら、一般に安全である。しかし徴候が新しいものである場合、またはかつて注意を怠ったがゆえに安全でなかったものである場合には、気をつけなければならない。

第三章　危険ではない徴候

一 ある人が発熱したとき、健康な人が横たわるときにたいていするように、これまでどおりに右脇か左脇を下にして足を少し引き寄せて休むなら、危険のないことは明らかである。しばしば寝返りを打ち、夜間はよく眠り、昼は起きていられるときもそうである。呼吸が容易なとき、苦痛がないとき、へそや恥部の皮膚が肉付きよく張りがあるとき、心窩部に痛みがまったくなく、その左右どちら側も一様に柔らかい状態のときもそうである。二　そこが少し腫れていても、指で押すと引っ込み痛みもないなら、この状態がしばらく続くとしても危険が生じることはない。体が一様に柔らかく温かいなら、また一様に全身に汗をかくなら、またその汗で軽い熱が止むなら、安全が約束される。三　よい徴候としては、くしゃみと食欲とがあることで、食欲に関しては初めからずっとあっても、食欲不振のあとに戻ってもよい。その日のうちに止む発熱は心配する必要はなく、熱が下がるまでに長くかかっても、次に起こる発熱までまったく静かなものも同様で、そのような場合には、体は、ギリシア人がエイリクリネース(2)と呼ぶ健康に等しい状態となる。四　嘔吐が生じる場合、胆汁と粘液が混じったものが出るはずである。尿の中に白くて滑らかで均一なものがあって、小さな雲のようなものが泳いでいるような場合、それは下の方に沈む。五　病気になる危険のない人は、柔らかくて形をなした便を、また健康なときにはたいていそうであるように、食べた量に応じた便を出す。下痢が生じるのは悪い。しかしこの場合でも、朝方の便より硬いか、時が経つにつれて次第に硬くなって、茶色で、健康な人の似た便と比べて匂いが悪くなければ、ただちに心配するには及ばない。六　病気の終わりごろに何匹かの回虫が下ってきても害はまったくない。鼓腸が上腹部に痛みと腫れを引き起こす場合、腸の鳴る音がそこから下腹部の方へ下りてくるのはよい徴候である。ガスが便とともにすんなり出るならもっとよ

(1) *praecordia* は、おおむね「心窩部」と訳すが、ヒッポクラテスとの比較から、やや広く三つの部分が含まれると解釈されている。すなわち、横隔膜が覆う部分、心窩部（みぞおちのあたり）、上腹部。

(2) *εἰλικρινής*, 語源的には「太陽の光で調べた」という意味。四体液と四性質の程よい混合と平衡の状態。

い。

第四章　重症になる可能性のある徴候

一　それに反して、次の場合には重い病気になる危険がある。病人が仰向けになって足を伸ばしたまま休む場合、急性病にかかったり肺が苦しいときに上体を起こしたがる場合、夜不眠に悩まされ、昼間に眠ってしまう場合である。この場合、早朝から昼の第四時［およそ午前十時[1]］まで眠るよりも、昼の第四時から夜になるまでのあいだに眠るほうが悪い。二　最も悪いのは昼も夜も眠れない場合である。なぜなら一般にそのようなことは、苦痛が絶え間なく続くときでなければ起こりえないからである。しかし、過度の睡眠を強いられるのもよい徴候ではない。昼も夜も眠気が続けば続くほど、より悪い。三　病気が重い証拠としては、激しく頻繁に息をすること、六日目から悪寒戦慄が始まること、痰を吐くこと、それを吐くのに苦労すること、痛みが絶え間なく続くこと、病気に耐えるのが困難なこと、手足を投げ出すこと、意識しないのに泣くこと、がある。また、ネバネバした液体が歯に固着すること、へそや恥部のあたりの皮膚がやつれること、心窩部に炎症を起こし、痛み、硬さ、腫れ、張りがあり、これらが左より右の部位に多いこと、である。しかもその血管が激しく脈打っている場合は、きわめて危険である。四　また、病気が重い場合には、非常に早く痩せるという徴候を示す。その他、腹部や側胸部が冷たいのに頭や手足が熱いこと、急性病の亢進期に末端部分が冷たいこと、汗をかいたあとに悪寒戦慄［悪寒による震え］が始まること、嘔吐したあとでしゃっくりが出たり目が赤くなること、それまで食欲があったあとで、または熱が長く続いたあとで食事を受け付けなくなること、大量の汗をかくこと、冷たい汗をかくこと、五　または汗が体から均一に出ないで、その汗が熱を止めないこと、熱が毎日同じ時刻にぶり返したり、あるいはつねに同じ程度に熱が上がり三日目になってもなお軽減せずに継続すること、熱が上がる時は急激なのに、下がる時にはほんの少し下がるだけで、体が熱から一向に解放されないことなどもそうである。六　最悪の場合は、熱がまったく下がらずにずっと高熱が続くときである。黄疸(2)が出たあとで発熱し、心窩部の右側が硬くなったままのときも危険である。これらの徴候に苦しんでいるとき、急性の熱はどんなものでも軽視してはならない。七　また、急性熱の最中や睡眠後に生じる痙攣は非常に恐ろしい。睡眠後に不安になるのも重病の徴候であり、発熱後すぐに精神が乱れたり、手足のどれかが麻痺したりするときも同様である。この場合には、たとえ命をとりとめたとしても、一般にその手足は不具になる。嘔吐したものに混じりけがなく、粘液とか胆汁とかも混じっていない場合は危険であり、緑色や黒色がかっているならなお悪い。八　尿に、赤っぽくて滑らかなものが沈んでいるのは悪い徴候である。薄くて白い葉のようなものが沈んでいるのはさらに悪い。最も悪いのは、麩《ふすま》からできている雲片のようなものがある場合である。また、薄くて白い尿は不健全であり、とくにプレネー

---

(1) ローマ人は日の出から日没までを昼と呼び、そのあいだを十二等分して正午を第六時とする、いわゆる不定時法を用いていた。したがって季節により一時間に長短が生じることになる。

(2) 本書で黄疸は morbus arcuatus「虹色病」または morbus regius「王家の病」と記述される。第三巻第二十四章。

シス〔精神疾患〕の人ではそうである。九　便通が完全になくなるのもよくない。熱があるとき、便が流れ出て寝床で休むことができない場合も危険であり、便が水っぽくて、白っぽいか青みがかっていて、泡が出ているのも危険である。その他、便の量が少なく、粘り気があり、滑らかで、白か少し青みがかった色をしている場合も危険を示している。暗青色をし、胆汁が混じっていたり、血が混じっていたり、悪臭がある場合もそうである。また熱が長く続いたあと、体液が混ざっていない便が出るのも悪い。

第五章　長引く可能性のある徴候

一　以上のような徴候が出たあとでは、病気は長引くほうが望ましい。というのも、死ぬような大事に至らなければ、その病気は必ず長引くからである。そして重篤な病気の場合には、病気の発作が襲いかかるのを先へ延ばして避けること、しかも治療の機会が得られるまで延ばすこと、それ以外に生存への期待は持てない。とはいえ、ある病気が致命的ではなく長引くであろうと推論できる徴候はいくつかある。それは次のような場合である。二　急性のものでない熱があるときに、冷たい汗が頭や首の周りにだけ生じる場合、熱が引かずに全身が汗ばむ場合、体が時によって冷たくなったり熱くなったりし、体の色が時によって変わる場合、発熱中にある部位に膿瘍〔鬱血〕が生じ、元の健康な状態に戻らない場合、病状が続いても患者がほとんど衰弱しない場合である。三　また、尿がときには何も混じらず澄んでいて、ときには中に滑らかで白いあるいは赤みがかった沈殿物がある場合、尿にパンくずのようなものがある場合、それに小さな泡が立っている場合もそうである。

第六章　死に至る病気の徴候

一　ここまでは心配な面を述べてきたが、それでも希望が残っていた。しかし、次のような場合には、すでに最終段階に達したことがわかる。鼻が尖り、こめかみが凹み、眼が落ち窪み、耳が冷たくしおれ、その下端が少し反り返り、額のあたりの皮膚が硬くて張っていて、顔色が黒ずんでいるとか、とても青白い場合である。(1)　二　不眠や下痢や食欲不振が先行したわけでもないのにこうなるときはなおさらである。この種の顔つきは、ときには先行原因によって生じることもあるが、その場合には一日で終わる。それゆえ、長く続くものは死の徴候である。

三　長期にわたる病気の際、そのような徴候がすでに三日間も続いているなら、死期が迫っていることを示している。また、その他に以下のような徴候がある場合には決定的である。目が光を避け、涙を流す場合、眼の白いはずのところが赤くなる場合、眼の血管から血の気が失せる場合、眼の表面を流れる粘液が眼角のところにまで付着する場合、一方の眼が他方より小さくなったり、両目がかなり凹んだり腫れ上がったりする場合、睡眠中に瞼が閉じず、その隙間に眼の白い部分が見え、それが下痢によるものではない場合、**四**

(1) 現在でも「ヒッポクラテス死相」「ヒッポクラテスの顔貌」として知られる、死に瀕した患者の容貌である。

瞼が蒼白になり、唇や鼻も青白くなる場合、また、唇、鼻、眼、瞼、眉のどれかに歪みが生じる場合、衰弱のせいですでに患者の耳が聞こえないか、目が見えなくなっている場合である。

五 以下の場合も同様に死を意味する。仰向けに寝ている患者が膝を抱え込むような姿勢になる場合、患者がしばしば寝台の足の方にずれてゆく場合、手や足に熱がないのに剝き出しにしてあちこちに投げ出す場合、口を開けている場合、絶えず眠っている場合、健康なときにはしなかったのに、意識のないときに歯ぎしりをする場合、病気の前か最中に生じた潰瘍が乾いてカサカサになり、青白い色が青黒い色になる場合である。

六 以下の徴候も死を意味する。爪や指が青白く、息が冷たい場合、発熱中や、急性病または精神疾患のとき、あるいは肺や頭に痛みがあるときに、手で掛布の毛をむしったり、縁を引っ張ったり、近くの壁の小さな突起をひっかく場合である。また、腰や下腹部あたりに痛みが生じ、それが内臓の方へ移り突然治まるなら、死が迫っていることを示す。その他の徴候も加わるならなおさらである。

七 次のような患者も助からない。喉に腫れもないのに熱があり、突然息が詰まり、唾液を飲み込むことができない者、熱や体の状態が前者と同じで、首がねじれて同じように何も飲み込むことができない者、熱が続いていて体が極度に衰弱している者、熱が治まらないのに体の表面は冷たく、逆に体の内部は喉が渇くほど熱くなっている者、前者と同様に熱が治まらず、譫妄と呼吸困難とで同時に苦しむ者、ヘレボロスを飲んだあとで痙攣を起こす者、酔って口がきけなくなる者である。八 というのも、そのような者は発熱もせず、酔いがさめてから喋り始めることがなければ、たいてい痙攣で命を失うからである。妊婦は急性病にかかると簡単に命を失う。また、睡眠によってかえって苦痛が増すような者、病気にかかってすぐに上下いずれかから［口か肛門から］黒胆汁の排出が見られる者、また長い期間の病気により体がすでに痩せて衰弱しているときに、黒胆汁が上下いずれかから流れ出る者もそうである。

九　胆汁や膿汁を含んだ痰を吐き出すのは、別々であっても混じったものであっても、死ぬ危険があることを示す。なお、七日目頃にそのようなことが始まった場合、良くも悪くも他の徴候が併発しないなら、おそらく一四日目頃に患者は死ぬであろう。そこに併発する徴候は、それが軽いか重いかに応じて死期が遅いか早いかを知らせる。

一〇　急性熱の際に、冷たい汗が出るのは危機的[1]であり、どんな病気においても、嘔吐によって吐き出されたものの内容や色が多様で、とくに匂いの悪い場合もそうである。熱のあるときに血を吐くのも危機的ある。

一一　他方、赤みを帯びて薄い尿は、一般的にかなり不消化[2]であることを示す。そのような患者はその病気が熱する前に命を失うことがしばしばである。そのような尿が長いあいだ続くことも、死の危険を示す。

---

(1) この章の一〇以降、ケルススは重篤な病気に対して、periculum（危険、致死的）ではなく、pestifer という語を用いる箇所が出てくる。スペンサーは、ヒッポクラテスの『予後』二の *θανατώδης*（致死的）などの語に対応しているものの、必ずしも死の前兆というまでの意味ではないとして、これを noxious と英訳している。本訳書では「危機的」と訳す。

(2) ここの「不消化」は、病気の「煮熟」が浅いことを指している。

しかし、最悪のものでとくに致命的なものは、黒ずんだ濃い、悪臭のする尿である。このような尿は、男性でも女性でも最低である。しかし、子供の場合には、薄くて水っぽいのが最低である。

一二　便が次のような場合は危機的である。それがさまざまのものからできている場合、すなわち小片、血、胆汁、緑色をしたものが、あるときは別々に、またあるときには混じり合っているが互いに識別される状態で含まれている場合である。しかしこの場合にはまだ、少しは病気が長引く可能性がある。一方、便が青黒いとか、黒ずんでいたり白っぽかったりして、脂っぽく、とくに強烈な悪臭を放つ場合は、すでに死の淵にあることを示している。

一三　さてここで、私は誰かに次のように尋ねられるかもしれない。死が近づいているという確実な証拠があって、医師からも見放された患者がしばしば回復するのはなぜであろうかと。葬式の最中に生き返った人がいるという噂もあるではないかと。一四　そればかりか、かの著名なデモクリトスは、医師たちが信用してきた死の徴候は決して確実なものではないと述べたし、まして死が近いという確実な徴候があるなどとは書き残していないではないかと。一五　だが、これらの主張に対して、何らかの徴候を死の徴候に似ていると勘違いしてたびたび失敗するのは、経験の浅い医師たちであって優れた医師ではないからだ、と言うつもりは決してない。また、葬列に出くわしたのがアスクレピアデスだったから、埋葬されかかった人が生きていることを言い当てたのだとか、非難されるべき責任は医学にあるのでなく、専門家たる医師たちのほうにあるのだ、とか言うつもりもない。一六　私はもっと慎重に、医学そのものが推論的な学問であり、多くの場合は期待に応えてくれるが、ときには欺くのがその特徴であることを示唆しておきたい。千の症例のうちわずか一つが欺くからといって、ただちにそれが徴候でなくなるわけではない。なぜなら数多くの人にはそれが当て嵌まるからである。一七　私に言わせれば、そのことは危機的な徴候についてだけではなく、回復の徴候についても当て嵌まる。実際、希望はときには裏切られ、医師が初め大丈夫だといった患者が死ぬことがある。また、治療のために考案されたものが、ときには何か有害なものに変わる。一八　このことは、人間の体があまりにも多様であるという、人間の弱点ゆえに避けることができない。それでも医学はほとんどの場合、非常に多くの病人の役に立つものだと信じるべきである。また、回復や死の徴候が外れるのは、多くが急性病のときであることも無視してはならない。

第七章　さまざまな病気とその徴候

一　すべての病気におおむね共通している徴候については述べたので、次に個々の病気に見られる徴候の叙述へと移ることにする。発熱前あるいは発熱中に現われる徴候で、体内がどのような状態であるか、あるいはどのようになるのかを示してくれるものがある。

二　発熱する前に頭が重かったり、眠りから覚めたときに目がかすんでいたり、あるいは頻繁にくしゃみが出たりする場合には、頭部のあたりを粘液が襲うおそれがある。血液や熱が過剰な状態にある場合には、おそらくどこかの部位で出血が生じるであろう。理由なく痩せる場合には、体がかなり悪い状態になっていくおそれがある。心窩部に痛みがある場合、あるいは鼓腸が激しい場合、あるいは一日中不消化性の［熱していない」尿が出る場合は、消化不良状態であることは明らかである。

三　黄疸ではないのに長いあいだ皮膚の色の悪い者は、頭痛に苦しんでいる人か、土を食べている人[1]のどちらかである。長いあいだ、顔が青白く腫れぼったい者は頭、内臓あるいは腸を患っている。熱が長く続いている子供の場合、便通がなくなり、皮膚の色が変わり、眠れなくなり、いつも泣いているようであれば、痙攣を起こすおそれがある。

四　痩せ細って背の高い人に頻繁に鼻カタルが生じる場合、癆症になるおそれのあることを示す。何日ものあいだ、便通がない場合には、突然の下痢あるいは軽い発熱が生じるおそれがあることを示す。足に腫れが生じ下痢が長く続く場合や、下腹部や腰部に痛みがある場合には、皮下水腫[2]［水腫症］が生じるおそれがある。しかしこの種の病気は、側胸部から生ずるのが常である。五　これと同じ危険は、便を出したくて無理をしても硬い便しか出ない場合、また足に腫れがあり、あるときは腹部の右側に、またあるときは左側に腫れが生じては消える場合にも生じる。この病気は肝臓に由来するように思われる。六　また、へそのあたりで腸が捻れ（これをギリシア人はストロポス[3]と呼ぶ）、腰部の痛みが消えず、時間の経過によっても薬によってもそれが止まらないことも、上と同じ病気の徴候である。

足か手あるいはほかのどこかの部位の関節が熱を持ち、その箇所の腱が収縮したり、あるいは当の部位が少しのことで疲れたり、寒さや暑さによって損なわれる場合は、足痛症や手痛症[4]、あるいは上記の症状が感じられる関節に痛みが生じることを示す。七　子供では、鼻血が出ていたのがすぐに止まると、必ず頭痛に悩まされたり、関節にひどい潰瘍ができたり、他の病気で衰弱したりする。月経が流れ出てこない女性の場合、ひどい頭痛や、どこかほかの部位が病気に冒されることを避けられない。八　同様の危険は、足痛症やそれに類似した病気がないのに、関節に障害、痛み、腫れが生じたり止んだりし、とくにたびたびこめかみが痛み、夜に汗をかく人にも生じる。

額が痒い場合にはカタル性眼炎のおそれがある。出産後に激しい痛みがあり、他に悪い徴候が見られないなら、二〇日目頃に鼻血が出るか、下腹部に何らかの膿瘍［鬱血］が生じるであろう。

九　こめかみと額のあたりにひどい痛みが生じた場合、次の二つのうちのいずれかによって、すなわち若い者ではとりわけ出血によって、歳とった者では化膿によってその痛みは止む。熱が理由もなしに、つまり病状がよくなる徴候もないのに突然止む場合、その熱はたいていぶり返す。一〇　喉が昼も夜も充血しているとき、それに先立って頭痛、心窩部の痛み、咳、嘔吐、微熱があったのでなければ、鼻や喉に潰瘍が見つかるであろう。女性の鼠蹊部に腫れと微熱が生じた場合、その原因がはっきりしていなければ、子宮に潰瘍がある。

（1）土などを食べたくなる症状は、現在では「異食症」として、寄生虫病や鉄欠乏性貧血などの症状と考えられている。ヒッポクラテスは、妊婦にも現われると記している。

（2）ケルススはここの説明で、水腫症にいくつかの種類があることを示唆している。第三巻第二十一章参照。

（3）*στρόφος*.

（4）*ποδάγρα*「足の痛み」と *χειράγρα*「手の痛み」。*ποδάγρα* は「足部痛風」として現在も用いられる医学用語であるが、当時は痛風を含む痛み全般を表わしていた。

一一　尿が濃くてその沈殿物が白い場合には、関節または内臓の周辺の痛みや病気のおそれがあることを示す。尿が緑っぽい場合には内臓に痛みと危険を伴う腫れが生じているか、あるいは少なくとも体が健康ではないことを示す。血液や膿が尿に混ざる場合には、膀胱か腎臓に潰瘍ができている。一二　確実に腎臓が悪いのは次の場合である。尿が濃く、頭髪のような肉片を少しばかり含む場合、泡が立ち悪臭を放つ場合、またときには砂のようなもの、ときには血のようなものが混じる場合、さらに左右の腰部と、そのあいだの恥部の上のところが痛み、ゲップが頻繁に起こり、ときおり胆汁性のものを吐き、体の末端部位が冷え、頻繁に尿意がありながら排尿が困難であり、やっと排泄された尿も、赤みを帯びたあるいは青白い色をした水のようであって、それがやがて少し緩和されると、次いで排便の際に多くのガスが出るような場合である。一三　膀胱に異常があるのは次のような場合である。尿が滴るようにしか出ず、血が混じっていて、血の中に凝固した塊があり、それがなかなか排出されず、恥部の下のあたりが痛む場合。一四　膀胱結石は次の徴候によってわかる。排尿が困難であり、少しずつしか出ず、ときおり尿意がないのに漏れ出し、砂のようなものを含んでいる場合、血や血の塊や膿のようなものが尿とともに排泄される場合。直立しているほうがうまく尿を出せる人もいれば、仰向けになったほうがよい人もいる。とくに、大きな石を持っている人についてはそうである。また、陰茎を引っ張って痛みを和らげながら、前かがみになって排尿する人もいる。一五　結石のある箇所は重い感じがし、その感覚は、走ったりさまざまな運動をしたりすると強くなる。ある者は痛みに苦しんでいるとき、両足を繰り返し相互に絡ませる。女性は陰部を自分の手でかきむしりたい衝動に駆られる。結石が膀胱頸部に押し付けられているときには、指を当ててみると、ときどき石があるのがわかる。

一六　泡立つ血を吐き出す場合には、肺に疾患がある。妊婦が過度の下痢をすると、胎児を押し出してしまうことがある。乳房から母乳が流れ出るようなら、胎児は虚弱である。乳房が硬く張っていれば胎児は健康であるとわかる。

一七　しゃっくりが頻繁に生じ、いつもより長く続く場合、肝臓に炎症があることを示す。潰瘍部に生じた腫れが突然消えた場合、それが背面に生じるなら、痙攣または硬直を起こすおそれがある。それが前面に生じるなら、側胸部に急な痛みが生じるが、精神疾患［精神錯乱］になるおそれもある。一八　このような場合、ときおり下痢が引き続いて起こるが、それはこれらの症状の中で最も安全なものである。血管の口［痔］から普段出血していたのが、急に止む場合には、水腫か癆症が続いて生じる。一九　癆症はまた、側胸部に痛みが生じてから四〇日以内に化膿が浄化されないときにも生じる。長期間にわたって恐怖や不眠を伴う苦悩が続くと、黒胆汁の病気が併発する。

二〇　しばしば鼻血を出す場合には、脾臓が腫れるか頭痛が生じ、その結果、目の前に幻影のようなものがちらつくようになる。二一　脾臓が肥大した者は歯茎を病んでおり、口臭があるか、突然どこからか出血する。以上のうちのどれも起こらなければ、脚部に悪性の潰瘍が生じ、それが黒い瘢痕を残すのを避けられない。痛む原因があるのに、その痛みを感じない場合には、精神が錯乱している。血が腹部に集まると、そこで膿に変化する。

二二　腰部や下腹部の痛みが胸に移る場合、ほかに悪い徴候がなくても、胸部が化膿する危険がある。発熱がないのに、どこかある部位に痛みか痒みがあり、赤みがさして熱い場合には、そこは化膿している。また、健康な人でも十分に澄んでいない尿を出す場合には、耳のあたりが化膿するおそれのあることを示す。

二三　これらの徴候は、熱のないときでも、潜伏している病気や、やがて起こる病気を知らせるものであるが、熱があるときにはそれがより確実になり、さらに他の病気を示す徴候にもなる。二四　それゆえ次の場合には、ただちに精神錯乱に気をつけねばならない。すなわち、健康なときよりも早口になり、また突然多弁になり、その内容がいつもより大袈裟な場合である。また、呼吸がまばらで激しく、心窩部が硬く腫れていて、血管が激しく脈打つ場合もそうである。二五　また、眼が頻繁にキョロキョロすること、頭痛の際の目のかすみ、あるいは痛みがないのに眠れないこと、夜も昼も続く不眠、あるいは腹痛によって強いられたわけでもないのに習慣に反して腹ばいに横たわること、同様に体が丈夫であるのに、普段しない歯ぎしりをすることも精神錯乱の徴候である。二六　膿瘍〔鬱血〕が生じ、まだ熱を持っているのに、化膿することなく引いてしまった場合には、まず譫妄状態に陥る危険が、次いで死の危険がある。急性の耳の痛みに激しい熱が続くと、しばしば精神が錯乱する。このような場合、若い者は七日以内に死ぬことが多く、歳をとった者はもっと後になって死ぬ。というのも、歳をとった者はそれほど激しい熱や錯乱に襲われることがないからで、それゆえ、その状態が化膿に移るまで持ちこたえる。二七　女性の乳房が血で満たされることも、譫妄のおそれがあることを示す。熱が長く続いた者では、どこかに膿瘍〔鬱血〕が生じるか関節に痛みが生じるであろう。熱のあるとき、呼吸が喉のところで妨げられるなら、痙攣が迫っている。咽喉炎が突然止む場合には、その病気は肺に移ったことになる。それは多くの場合七日以内に命を奪う。二八　そうならないときは、引き続きどこかが化膿する。長い下痢のあとには疝痛下痢が、さらにあとには腸のゆるみ［不消化性下痢］が生じる。ひどい鼻カタルのあとには痨症が、側胸部の痛みのあとには肺の疾患が生じ、これらのあとには精神錯乱が生じる。体が燃えるように熱くなったあとには硬直や痙攣が、頭を負傷すると譫妄が、不眠に苦しむと痙攣が、潰瘍の周りの血管が激しく脈打つと出血が生じる。

二九　化膿は多くの病気によって誘発される。確かに、痛みやはっきりした原因もないのに熱が長いあいだ続くと、いずれかの部位に化膿が生じる。しかしそれは若い者の場合である。というのも、歳をとった者では、同じ状態から四日熱になるからである。三〇　同様に化膿が生じるのは、心窩部が硬くて痛みがあり、二〇日目までに死ななかった場合、鼻血が出ない場合であり、それはとくに青年について言えることである。また、初めの段階で目のかすみや頭痛があったときもとくに化膿が生じるのだが、その場合には下腹部のどこかに膿瘍［鬱血］ができる。三一　一方、心窩部に柔らかい腫瘍があり、六〇日以内に治まらず、そのあいだ熱が続くならば、もっと上の部分に膿瘍［鬱血］ができる。また、膿瘍［鬱血］が内臓に生じなければ、それは耳のあたりにできる。長く続く腫れはたいていすべて化膿に進むものであり、その傾向は心窩部のほうが、腹部においてよりも強い。また、へその上部のほうが下部よりも強い。三二　熱を伴った疲労感がある場合には、顎か関節に膿瘍［鬱血］がある。また他の徴候は良いのに、あまりにも長い期間頻繁に薄くて不消化性の尿が出る場合、ギリシア人がディアプラグマ(1)と呼ぶ横隔膜の下部に膿瘍［鬱血］が生じることが

(1) *διάφραγμα*.

多い。三三　また、肺の痛みが喀痰、瀉血、食事の調整によっても止まらないなら、二〇日目、三〇日目、四〇日目、ときによっては六〇日目頃にもそこに膿瘍[1]が引き起こされる。三四　その際、最初に熱が出たとき、悪寒戦慄が生じたとき、あるいはその箇所が重く感じられたときから日数を数えることにする。これらは、あるときは肺から、あるときは反対の側から生じる。[2]どちらの側が化膿しようと、そこから痛みと炎症が生じる。その部位は熱く、健康な側を下にして横になると、重荷を負わされたような感じになる。三五　どんな化膿でも、それがまだはっきり現われていなくても、次のような場合には見つけることができる。すなわち、熱が止まず、日中は熱が和らぎ夜になると高くなる場合、汗がたくさん出る場合、咳をしたくなるが、ほとんど何も喀出されない場合、目が落ちくぼむ場合、頬が赤い場合、舌の下の血管が青白くなる場合、手の爪が曲がる場合、指の先端がとくに熱い場合、足に腫れがある場合、呼吸が困難な場合、食欲がない場合、全身に膿疱ができる場合である。三六　初めからずっと痛みや咳や呼吸困難があると、膿瘍は二〇日目前かそのあたりに破れる。これらの徴候が遅れて始まると膿瘍が増大するのは避けられないし、ゆっくり進行するほど治るのは遅くなる。重症の場合には、足が指や爪まで黒くなるのが常である。死に至らず、他の部位が回復しても、足は脱落する。

第八章　病気ごとの治癒可能な徴候と危険な徴候

一　さて次に、それぞれの病気の種類ごとに希望の持てる場合や危険のある場合を示す固有な徴候について説明することにする。

膀胱に痛みがある場合、膿の混じった尿が出て、それに滑らかで白い沈澱が見られるなら、心配しなくてよい。

二　肺を病んでいる場合、喀出されたものが化膿性のものであっても、喀痰して痛みが和らぐときには、また呼吸や喀痰が楽にでき、その病気に耐えるのが困難でないなら、健康を回復することができる。また喀出したものに何か赤みを帯びたものや血が混じっていても、それがただちに吐き出されるなら、初めのうちは心配する必要はない。

三　側胸部の痛みは、化膿が生じても、それが四〇日以内にきれいになれば止む。
肝臓に膿瘍があっても、均質で白い膿が出てくるなら回復は容易である。というのも、悪いものは被膜の中に入っているからである。

四　化膿については、体の外側に向かって口を開くものは耐えられる。また内側に進行する化膿では、皮膚を傷つけず、痛みもなく、またその周りの部分と同じ色をしているものは程度が軽い。化膿がどこに生じ

(1) vomica はもともと膿瘍の流出を意味し、とくに肺から膿が流出した後の空洞を指す語（ἀπόστημις）に対応すると思われるが、ケルススは肺や肝臓の膿瘍そのものに適用し、膿胸を指すこともある。本書では vomica を「膿瘍」、abscessus を「膿瘍［鬱血］」と訳し分けた。

(2) スペンサーは痛みが初めに生じた箇所の反対側ととる。シェーラーは肋膜と解釈している。

ようと、それが滑らかで、均質で、白ければ心配はいらない。また、膿が出るとともに熱が止み、食欲不振や喉の渇きで患うことがなくなるときもそうである。五　化膿が脚部に下り、喀出したものが赤みを帯びたものから膿の混じったものになった場合も、それほど危険はない。

六　癆症の場合、回復する見込みのある者では、喀出したものが白く、全体が均質で同一の色をし、粘液を含んでいない。頭から鼻へ流れてゆくものについてもそれと同様のはずである。明らかに最もよい徴候は、熱がまったくないことである。次によいのは熱が少ししかなく、食欲が落ちたり喉の渇きがしばしば起きたりしないことである。この病気では、毎日それらしい形の便が出て、食べたものに応じた量が排出されるなら、安全である。体が決して痩せておらず、胸がかなり広くて毛深く、軟骨部が小さく肉付きがよい者も安心してよい。七　癆症に併発するかたちで、女性の月経が停止し、胸や肩に痛みが続く場合、その後突然出血があると、たいていその病気は軽減する。というのも、咳も少なくなり、喉の渇きも軽い熱も止むからである。この場合に出血が戻らないと、たいてい急に膿瘍が生じるが、そこから血が多く出れば出るほどよい。

八　水腫症は、他の病気が先行していなければ、決しておそれることはない。次に心配ないのは慢性病に併発したもので、とくに内臓が丈夫なとき、呼吸が容易なとき、痛みがまったくないとき、体が熱くなく、末端部の痩せ方が一様であるとき、腹部が柔らかいとき、咳も喉の渇きもまったくないとき、舌が睡眠中も乾いていないときである。九　また、食欲があるとき、薬で便通が生じるとき、あるいは自然に通じが生じて、柔らかくて形を成した便を排泄するとき、腹部が膨れていないときもそうである。またワインや飲み薬を変えることによって尿が変化する場合、疲労がなく病気に耐えるのが容易な場合もそうである。以上のような徴候がすべてあればまったく安全であるし、多くが見られれば、希望を持ってよい。

一〇　関節の疾患で、足痛症や手痛症のようなものは、それにかかった者が若くて、硬結が生じなければ治りうる。また、これらの疾患はたいてい、疝痛下痢やどんな種類の下痢であれ、腹を下すことによって和らぐ。

一一　思春期前に生じた癲癇は難なく止む。また、発作の予感は体のどこか一部から起こるものだが、最もよいのは手足から起こる場合であり、次いでよいのは側胸部から起こる場合であり、最もよくないのは頭から起こる場合である。

一二　癲癇の患者に対しきわめて有効なのは、下痢によって排泄が引き起こされることである。下痢そのものは次のような場合には何ら害はない。すなわち、発熱することがない場合、すぐに止む場合、腹に触ってみても動きが感じられない場合、便通の最後にガスが出る場合である。

一三　疝痛下痢を起こして血液や腸粘膜の剝離片が排泄されても、熱やこの病気特有の症状がなければ危険はない。それゆえ、妊婦が助かるだけでなく、胎児が助かることもありうる。またこの病気では、患者がすでに高齢に達しているということも有利に働く。

一四　それに対して腸のゆるみは、若い者のほうが容易に治まる。尿が再び出て、体が栄養をとりはじめる場合はとくにそうである。

同じく若い年代であるということは、腰部や肩の痛み、およびあらゆる種類の麻痺に対しても有利である。腰部の痛みは、ひどい痛みがあってもそこが麻痺しておらず、わずかに冷えている場合には、容易にしかも速やかに治る。また、手足の麻痺は、しっかり栄養を与えれば回復しうる。顔の麻痺は下痢で治る。また、どんな下痢でもカタル性眼炎に有効である。

一五　脈瘤の形成、血管の口〔痔〕からの突然の出血、あるいは疝痛下痢は、精神錯乱を終わらせる。肩甲骨や手の方へと拡がる肩の痛みは、黒胆汁を吐くと治る。また、どんな痛みであれ、下の方へ拡がるものは回復しやすい。

一六　しゃっくりはくしゃみによって止む。

慢性の下痢は嘔吐によって治る。

女性の場合、吐血は月経によって止まる。月経で浄化されない場合は、鼻血が出ればあらゆる危険はなくなる。子宮を患っている女性や難産した女性は、くしゃみをすると症状が軽くなる。

夏に生じる四日熱はたいてい短い。熱や震えのある場合には、譫妄は有益である。脾臓を病んでいる者に疝痛下痢が生じるのはよい。

一七　発熱自体は、きわめて不思議に思われるが、結果的に保護の役割を果たすことがしばしばある。すなわち発熱は、炎症を伴わないならば心窩部の痛みを終わらせ、肝臓の痛みを取り除く。また痙攣や硬直に続いて生じた発熱は、それらを完全に治す。排尿困難から生ずる小腸の病気は、熱が排尿を促す場合には軽くなる。

一八　頭痛に額の痒みを伴う目のかすみや充血が加わる場合には、偶然であろうと人為的であろうと出血によって頭痛は治る。頭と額の痛みが、風、寒さ、あるいは暑さから生じた場合、鼻風邪やくしゃみが生じるとその痛みは止む。

一九　ギリシア人がカウソーデース[1]と呼んでいる激しい熱は、突然の悪寒戦慄で止む。発熱中に耳が聞こえにくくなった場合、鼻血が出たり、腹を下したりすると、その症状はすっかり止む。聾に対して最も有効なのは、胆汁性の便が出ることである。二〇　尿道にピューマ[2]と呼ばれる小さな膿瘍［鬱血］が生じ始めた場合、その箇所から膿が流れ出せば回復する。

……[3]これら回復の徴候は、おおよそ自らの力で生じるのであるから、医学が適用される病気においても自然の力が最大であることがわかる。

二一　他方、発熱を伴って膀胱が痛む場合、便がまったく出ないならば、それは致命的に悪い。七歳から一四歳までの子供ではとくに危険である。

二二　肺の病気の場合、初めのうち痰が出ず、七日目にそれが出始め、さらに七日目を過ぎても続くならば、危険である。痰は、その色で区別できないくらい混じり合っているほど悪性である。しかしながら、より悪いのは、赤みを帯びたもの、血の混じったもの、白みがかったもの、粘着性のもの、青白いもの、あるいは泡立ったもの、これらのうちどれであれ均質なものを喀出することである。そして最も悪いのは黒いも

（1）καυσώδης, 焼灼熱。
（2）φῦμα, 主に小腫瘍を指す語である。
（3）マルクスは欠落部に「以上のものは、各々の病気の場合に回復の望みがある固有の徴候である」を補足している。

のである。この病気では、咳、鼻水、さらに他の病気では有益と見なされるくしゃみまで危険である。その状態で突然下痢が続くのは最も危険である。

おおむね、肺に痛みが生じる場合の徴候は、穏やかなものであれ、激しいものであれ、側胸部に痛みが生じる場合と同じである。

肝臓から血の混じった膿が出る場合は致命的である。

二三　化膿に関しては、内部へ広がり、それとともに外皮を変色させるものが最も悪い。また外に吹き出るものでは、非常に大きく広がっているものが最も悪い。膿瘍が破れるかあるいは膿が流れ出たあとでも、熱が治まらず、治まっても再発するならば、確実に危険である。また喉が渇いたり、食欲がなかったり、腹を下したり、膿が青黒かったり青白かったり、泡立った粘液のほかは何も喀出しない場合もそうである。化膿においては、歳をとっている者はほとんど肺の病気から生じた膿で死ぬが、若い者は他のものから生じた膿で死ぬ。

二四　癆症の際、痩せた体の人にとって、他のものが混じっている化膿性の痰が出て、発熱が続くせいで食事時に食欲をなくし、喉の渇きで苦しむならば、危険が迫っていることがわかる。この病気を長いあいだ引きずっている者は、髪が抜け落ちたり、尿に蜘蛛の巣のような沈澱があり、しかも悪臭を放ったりする場合、とくにこれらのあとに下痢が生じる場合には、ただちに死ぬ。とくに季節が秋の場合には、他の季節を持ちこたえた人もたいてい下痢になってしまう。またこの病気では、痰を吐いていたのに、吐き出すことがまったくなくなるのは致命的である。二五　この病気では、若者でさえ、膿瘍や瘻孔が生じるのが常である。

それらは、そのあとに多くのよい徴候が生じてこなければ簡単に治らない。その他の者では、少女や、癆症のせいで月経が止まった婦人が非常に治りにくい。

健康であった者が突然頭痛を起こし、次いで眠りに陥り、いびきをかき、目覚めることがないようなら、七日目に死ぬ。下痢がそれに先行しない場合、また瞼が閉じず、白目が見えている場合には、なおさらそうである。この場合、発熱によってこの病気が退散しないかぎり、死が訪れる。

二六　水腫症は、急性病のあとに始まった場合、回復に向かうことは稀で、先述したような徴候[1]と逆のことが続く場合にはとくにそうである。同様に、この病気では咳が出ると希望は持てない。上方あるいは下方のいずれかから出血する場合、体の中央が水でいっぱいになる場合も同様である。この病気では、腫れが生じ、次に一度治まってからまた再び腫れる者もいる。この者は注意を怠らなければ、少なくとも上述の者よりも安全である。しかし、たいていは健康が戻ったと過信して自らを滅ぼす。二七　さて、誰もが不思議に思うことだが、われわれの体に害を与えるものが、同時に、多少は体を保全することもある。というのは、体中が水腫でいっぱいの場合、あるいは大きな膿瘍［鬱血］にたくさんの膿が集まっている場合、一度にそのすべてが流れ出すことは、まるで健康な人が傷口から血を失うのと同様に、致命的なこととなるからである。

二八　関節に痛みがある場合、そこに硬結の塊ができると、決して治らない。この障害は、老年に始まっ

（1）本章八―九。

たものであれ、若い時から老年まで続いたものであれ、ときには和らぐことがありうるとしても、決して完全には治らない。

二九　二五歳以降にかかった癲癇は容易に治らず、四〇歳以降にかかったものはさらに難しい。この年齢になると、自然に治るということをいくらか期待できるとしても、医学によってはほとんどその可能性はない。この病気では、体全体が同時に発作に襲われ、体のどの箇所にも予兆を感じないまま不意に倒れたのであれば、年齢にかかわりなくほとんど回復しない。さらに、精神を病むとか麻痺が生じるようなことになれば、医学の入り込む余地はない。

三〇　下痢にも死の危険が潜んでいる。発熱が付け加わったり、肝臓、心窩部、あるいは腹部に炎症があったり、過度に喉が渇いたり、下痢がかなり長く続いたり、便が多様なものからできていたり、便通に痛みが伴ったりする場合である。これらの徴候があるうちに、真性の疝痛下痢[1]が始まった場合は、とくにそうである。この病気はとくに一〇歳までの子供の命を奪う。他の年齢の者は比較的容易にそれに耐える。ただし妊婦は、このような症状が出ると死ぬこともある。たとえ母体が回復しても、胎児を失うことになる。

三一　さらに疝痛下痢は、それが黒胆汁に由来する場合、あるいは疝痛下痢によってすでに衰弱しているときに黒色の便を突然排泄する場合には致命的である。

三二　腸のゆるみは、頻繁に便通があるとか四六時中流れ出る場合には、音が鳴っても鳴らなくても、より危険なものとなる。夜も昼も症状が変わらない場合、排泄されたものが不消化性のものであるとか黒色をしている場合、さらに、滑らかで悪臭のする場合もそうである。また、喉の渇きが激しい場合、飲み物をとったあとに尿が出ない場合（これが生じるのは、飲んだあとにすべての液体が膀胱ではなく腸へと下がっていくからである）もそうである。三三　口に潰瘍ができ、顔色が赤くなり、あらゆる色の斑点のようなものができる場合、腹が発酵したようになった場合、太って[2]皺が多い場合、食欲がなく……[3]もそうである。このようになると、死ぬのははっきりしている。この病気がすでに長いあいだ続いている場合にはもっとはっきりしており、老人の場合にはとくにそうである。

三四　小腸の病気の場合、嘔吐、しゃっくり、痙攣、譫妄は悪い徴候である。

黄疸では、肝臓が硬くなるのが最も有害である[4]。

脾臓の悪い人で、疝痛下痢が生じ、次にそれが水腫症か腸のゆるみに変わるならば、どんな医学であれ危険から救うことはかなわない。

三五　小腸の病気[5]が治らない場合には、七日以内に死ぬ。

出産後の女性は、発熱を伴った激しくて絶え間なく続く頭痛で苦しむならば、死ぬ危険がある。

---

(1) マルクスが vetera（かつての）を vera（真性の）と校訂したのに従った。タルガは vera を削除した。

(2)『予言』第二巻二三にある類似の文から判断して、ケルススが、「汚くなり（ῥυπαρὰς）」を「太って（λιπαρὰς）」と読み違えたとする解釈がある。

(3)『予言』第二巻二三に基づいて、「歩き回ることもできない」を補って読む者もいる。

(4)『箴言』第六章四二との関連から、ここの perniciosissimus は「致死的」ではなく、「最も有害」くらいの意味だとされている。

(5)『箴言』第六章四四や本章一七の記述をもとに、「排尿困難による小腸の病気」と読むべきだという校訂がある。

内臓を覆っている部位[1]に痛みと炎症がある場合、過呼吸になるのは悪い徴候である。

三六　原因がないのに頭部の痛みが長引き、それが頚と肩甲骨へと移り、再び頭部へ戻ってくる場合、あるいは痛みが頭から首や肩甲骨の範囲にまで広がる場合には、なんらかの膿瘍が生じて膿を喀出したり、どこかの部位から出血したり、また頭部に多くのポリーゴー［ふけ］が生じたり、体中に膿疱が生じたりするようなこと[2]がないとするならば、その頭痛は有害である。三七　同様に、知覚麻痺と痒みが、あるときは頭部全体に、あるときはその一部に広がったり、あるいはそこが冷たいように感じられ、その感覚が舌の先まで達したりする場合にはかなり悪性である。この場合も、膿瘍［鬱血］は助けとなりうるものであるから、この症状に引き続いてそれが生じないとなると、回復は一層困難である。

三八　腰部［寛骨部］に痛みがある場合[3]、麻痺がひどく、脚と腰部が冷え、無理強いしなければ便通がなく、排泄された便が粘液性であり、患者がすでに四〇歳を超えているならば、この症状はかなり長引き、少なくとも一年続き、春とか秋でなければ治まらない。

三九　四〇歳以上では、肩の痛みが手に移ったり、肩甲骨にまで広がったり、麻痺や痛みを引き起こすなら、治療は難しく、胆汁を吐かせても症状は軽減しない。

四〇　どの部位であれ、手足が麻痺したまま動かさずに痩せ衰えると、その障害が起きてから時間が経っていればいるほど、また老人であればあるほど元の状態に戻らない。どんな麻痺に対しても冬と秋は治療に適した季節ではない。春と夏にはいくらか希望が持てる。この病気は軽いものであってもきわめて治りにくく、重いものは治らない。

上方に広がっていく痛みはすべて治療しにくい。

四一　妊婦の乳房が突然しぼんできた場合には、流産の危険がある。子供を産んだばかりでもなく、妊娠しているわけでもない女性に母乳が出るなら、月経に異常がある。

四二　四日熱[4]は、夏には短くて済むが、秋には一般に長引く。冬に近づく頃にかかり始めた四日熱はとくに長引く。出血のあと、痙攣を伴う精神錯乱が続く場合には、死ぬ危険がある。下剤をかけたあと、まだ腸が空のときに痙攣を起こす場合、また、腸に激しい痛みがあり末端部分が冷たい場合も同様である。

四三　首を吊って口から泡を吹いている人は、引き下ろしても生き返らない。黒ずんだ血のような黒い便が突然出る場合、熱があろうとなかろうと危険である。

第九章　一般的治療法についてのまえがき

一　以上、われわれに希望を持たせたり、恐れを抱かせたりする徴候を見てきたので、病気の治療に話を

(1)『予後』五との類推から、横隔膜の上の部位を指すと思われる。
(2) 膿や血やふけが出たり膿疱ができることは、病んでいるものが排出されることを示す。
(3) ここでは変形性股関節症や座骨神経痛を指すと思われる。
(4) 地中海の慢性マラリアのことと考えられている。

転じよう。治療のうちには、一般的なものもあり、また特殊なものもある。一般的なものは多くの病気に対し有益であり、特殊なものは一つの病気に対して有益である。初めに一般的なものについて述べるが、そのうちあるものは病気の者だけでなく健康な者にも有益であり、あるものは病気にだけ用いられる。

二　体のために用いられる治療はすべて、体の物質(1)を減少させたり、増加させたり、引き出したり抑えたり、冷やしたり温めたり、また硬くしたり柔らかくしたりする。治療によっては一つの仕方だけでなく、互いに対立しない二つの仕方で効果を高める。体の物質を減少させるには、瀉血、吸玉、瀉下、吐瀉、マッサージ、振搖《しんよう》［揺すられること］、あらゆる運動、絶食、発汗を用いる。これらについてはすぐに述べることにしよう。

第十章　瀉血について

一　血管を切って瀉血することは新しいことではない。しかし、瀉血を施せないような病気はほとんどないという説は新しい。妊娠していない若い女性に瀉血を施すことは古くからのことである。しかし、子供、老人、妊婦に瀉血を試してみることは古いことではない。というのも、昔の人々は、初めと終わりの年頃の者は、この種の治療に耐えられないと考え、妊婦にその治療を施すと流産すると信じていたからである。二　しかし後世になって、瀉血において普遍の法則というものはなく、治療者はもっとほかの観察に注意を払ったうえで瀉血を適用すべきだということが経験によって明らかにされた。年齢がいくつであるかとか、妊娠しているかとかではなく、患者の体力が重要だからである。それゆえ、若くても虚弱な者、あるいは妊娠していなくても元気でない女性に瀉血するのはよくない。そのようにして血をとられると、残っていた体力もなくなるからである。しかしながらこれらの場合、経験の浅い医師は過誤を犯す可能性がある。というのも、上記の年齢の者はもともと体力のないのが普通であり、とくに妊婦はその治療のあとに自分自身のためでなく、胎児を養う体力をも必要とするからである。四　ともかく、精神の集中や慎重さを要することはどのようなことであれ、安易にすぐ行なってはいけない[2]。まさにそこに医学の重き点があるからである。すなわち、単に年齢を数えるのでもなく、妊娠のみを考慮するのでもなく、体力を算定し、それに基づいて、少年や老人が、あるいはまた、母体と胎児とが同時に、それに耐えることができるかどうかを判定する。五　丈夫な体と太った体は異なるし、痩せた体と弱い体は異なる。痩せた体のほうが血は多く、太った体は肉が多い。それゆえ前者の方が瀉血に耐えるのは容易であり、過度に太った者は瀉血によって早く衰弱する。したがって、体力は患者の外見より血管によってより正しく判定される。しかし、以上のことだけが考慮すべきことではなく、いかなる種類の病気なのか、害を及ぼしているのが体の物質の過剰なのか不足なのか、体が損なわれ

（1）materia は、組織や体液など「（体の）物質」や、「（病んでいる）物質」を指す。

（2）non faciendum est（行なってはいけない）を non eiiciendum est（拒絶してはいけない）と読むものもある。

ているのか、健康なのか、といったことも考慮すべきである。六　というのも、体の物質が、不足しているときと健全なときには瀉血は不適当だからである。体の物質が多すぎるときや悪くなっているときには、瀉血よりよい治療法はない。それゆえ、激しい熱がある場合に、体が赤みを帯び、血管が血で満ちて膨れているなら、瀉血が必要である。また、内臓の病気、麻痺や硬直や痙攣がある場合、さらに、呼吸困難を起こして喉を締めつけるものとか、突然声を失わせるものがあるとき、耐えがたい痛みがあるとき、何らかの原因により体の内部に破裂や破砕があるときも同様である。

七　体の衰弱［体調不良］やすべての急性病は、上述したように、虚弱さではなくて過剰によって害をもたらしている。そして、体がほとんど耐えられないように見えるにもかかわらず、病気が瀉血を求めることも起こりうる。ゆえに、ほかには治療法が何もなく、危険の伴う方法を用いてみなければ患者が死ぬような状況であれば、よい医師はまず、瀉血を施さなければ希望はまったくないことを示し、また、その治療には危険がつきものであることを告白すべきである。そして患者が瀉血を求めたら、そのあとに初めて行なうべきである。八　そうなった場合にはもう、瀉血を躊躇すべきではない。いちかばちかの治療でも行なってみるほうが何もしないよりはましだからである。とくにやってみるべき場合とは、麻痺している場合、突然喋れなくなる場合、咽喉炎によって窒息しそうな場合、以前の熱発作でほとんど衰弱しきっている患者に同等の発作がまさに再発しそうで、もはや体力がもたないと思われる場合である。九　消化が終わらないうちは決して瀉血すべきではないが、それもつねに通用するわけではない。事態はいつも消化が終わるのを待ってくれるわけではないからである。それゆえ、高いところから落ちた場合、打撲した場合、その他突発的な理由で血を吐く場合には、たとえ少し前に食事をしたとしても、ただちに体の物質を取り出し、溜まった物質で体を損なわないようにする。窒息させるような他の突然の出来事に対しても同じことが言える。一〇　ただし、病状が許すなら、不消化のものが残っている疑いがなくなってから瀉血をすべきである。それゆえ、健康を損なってから二日目と三日目がその処置に最も適した日のように思われる。ときには最初の日に瀉血しなければならないこともあるのに対し、四日目以降の瀉血は無益である。なぜなら、そのあいだに物質それ自体が吸収されて体を傷つけるので、もはや瀉血は体を衰弱させるだけで、健全にすることはありえないからである。一一　激しい熱に襲われた場合には、発熱の最中に瀉血すると、その者を殺すことになる。それゆえ熱が和らぐのを待つべきである。だが、熱が下がらず、上がるのが止まっただけで和らぐのが期待できない場合には、たとえよくないことであっても唯一の機会を逸してはならない。一二　一般にこの治療法は、必要なときには二日に分けるべきである。初日に患者の病状を軽くしておいて、次の日に十分排出させるほうが、一度に患者のすべての力を消耗させて命を奪うかもしれないよりもよいからである。このことは、膿汁や水腫の水の場合にも当て嵌まるのだから、血液の場合にはなおさらである。

原因が全身にある場合、瀉血は腕からするべきである。体の一部に原因がある場合、瀉血はその部位か、少なくともそこに最も近い次の箇所からする。瀉血はどこからでもできるわけではなく、こめかみ、腕、足首のあたりからしかできないからである。一三　一方、瀉血は傷ついた部位からできるだけ遠いところですべきだと主張する人がいるのを、私も知らないわけではない。そう主張する理由は、そのようにすれば物質の流れが他へ転じるからであり、そうしなければまさに損なわれている部位へと流れが導かれてしまうからだ、ということである。しかしその主張は誤りである。なぜなら、はじめに最も近いところの血が排出されるわけで、出血を続けないかぎり遠いところからの血はやってこない。出血を止めれば引き寄せられないので、もはや血は集まって来ないのである。一四　にもかかわらず、経験そのものの教えによれば、頭部の骨折ではむしろ腕から瀉血し、一方の腕に障害があるときは他方の腕から瀉血すべきであるという。私の思うところでは、ちゃんと流れを作れないと、すでに悪くなっている部位はさらに損なわれやすくなるからであろう。血管が破れたところで瀉血させると、血液の流れがたびたび逸れてしまう。望ましくないところからの出血は、そこで防ぐ手立てをして他に道を作ってやれば止まるからである。

一五　瀉血は、経験のある者ならかなり手早くできるが、経験のない者にはきわめて難しい。血管〔静脈〕には脈管〔動脈〕が繋がっていて、それらには腱筋が繋がっているからである。[1] メスが腱筋に触れると痙攣が生じ、患者に残酷な死をもたらす。脈管を切ると、それは癒合することも治ることもできず、ときには激しく血が噴き出る事態さえ生じる。一六　血管の場合は、たまたま切ってしまっても、両端を圧迫すると血は出ない。また、用心深くメスを入れれば、血管の皮を切り裂いても、管を切断してしまうことはない。血管はときには隠れていて容易に見つからない。このようにさまざまな事情のせいで、経験のある者にとっては非常に易しいことが、経験のない者には難しい。血管は中心部あたりまで切るべきである。血管から血が出てきたら、色と性質に注意しなければならない。一七　なぜなら、血が濃くて黒い場合、それは病んでいるものであるから、流出させるのが有益である。赤く透明感がある場合、それは健康なもので、瀉血は有益ではなく、有害でさえある。これはただちに止めるべきである。もっともこのようなことは、どんな体から瀉血すべきかを知っている医師のもとでは起こらない。一八　瀉血の初日には、同じくらい黒い血がずっと流れ続けるということがよくある。たとえそうであっても、すでに十分な量が流れ出ていたら、瀉血は止めるべきであり、必ず気を失う前に終了としなければならない。そして腕に、冷たい水で絞った傷当てをあてがい、包帯をし、次の日は中指の裏側で叩いて、できたばかりの癒合部を開き、再び血が流れ出るようにする。一九　一日目でも二日目でも、初め濃くて黒かった血が、赤く透明感が出てき始めたら、［病的な］物質は十分引き出されたので、残りは健全である。そうしたら、ただちに腕に包帯をし、小さな傷口がよくなるまでそのままにする。血管の小さな傷は非常に早く固まる。

第十一章　吸玉の使用法について

一　吸玉には二種類、銅製のものと角《つの》製のものがある。銅製のものは一方が開いており、もう片方は閉じている。角製のものは同様に一方が開いているが、もう片方には小さな穴が開いている。銅製の吸玉の中には、火をつけた亜麻布をいったん入れてから、体に吸い付くまで、その口を体に当てて押し付ける。二　角

（1）「血管」vena は現在の静脈。「脈管」arteria は現在の動脈で、肉の一部が含まれる。当時は血液ではなく空気とプネウマ（精気）が運ばれていると考えられていた。「腱筋」nervus には現在の腱、神経、筋

製のものは、そのまま当てて、次に小さな穴の部分から口で空気を吸い出し、それから蠟で穴を塞ぐと、先のものと同じように吸い付く。二つのタイプの吸玉は、どちらとも上記の素材だけでなく、他のどんな素材からでも作ることができる。他の素材もないときは、小さいコップや口の狭い椀であれば、その目的に適う。三　吸玉が吸い付いたところでは、あらかじめ皮膚に細かく傷をつけてある場合には、血が引き出され、皮膚をそのままにしておいた場合には空気が引き寄せられる。(1) それゆえ、体内に害をなす物質がある場合には前者の方法を用い、ガスが溜まっている場合には後者を用いる。吸玉は、全身の病気ではなく体の一部の病気で、それを除去することが健康の回復を確かなものにするような場合に、とくに使用する。四　このことはまさに、メスを用いて手足から瀉血する場合でも損なわれてしまったその箇所から血を出すべきである、という証拠である。なぜなら、血の流れをそこから逸らそうと離れたところに吸玉を当てる者はおらず、誰でも、損なわれていて治すべき当の箇所に当てるからである。慢性病の場合にも、たとえすでに長期化しかかっていても、体の物質が損なわれていたり、体内の空気の状態が悪かったりするなら、吸玉が必要であろう。五　ある種の急性病の場合にも、体を軽くしなければならず、体力が血管からの瀉血を許さないときに用いられる。吸玉はそれほど激しくない治療法であり、比較的安全で、発熱の最中に用いられても不消化の場合に用いられても決して危険ではない。六　したがって、瀉血が必要であるが、血管を切ることがとくに危険であるとか、損なわれた箇所がまだ局所的であるなら、吸玉に頼るべきである。ただし、吸玉は危険がまったくないだけに、効果の少ない治療法であり、激しい病気を除くには、それと同様に激しい治療法でなければ不可能であることも、ここで知っておくべきであろう。

第十二章　瀉下《しゃげ》のための浣腸や飲み薬について

―A　昔の人々はほとんどすべての病気に際し、種々の薬を服用したり、頻繁に浣腸したりすることによって瀉下を図ってきた。彼らが投与したものは、黒ヘレボロス[2]、エゾデンダ[3]、ギリシア人がレピス・カルクー[4]と呼ぶ銅のスケール、一滴をパンに付けるだけで十分に便通効果のある海レタス[5]の乳汁である。あるいはロバかウシかヤギの乳に塩を少し加えて煮詰め、凝固したものを取り去った残りの乳漿のようなものを飲ませていた。―B　しかし、薬〔下剤〕は一般に胃を傷めるものである。激しい下痢をおこしたり、頻繁に通じをつけたりすると、患者は衰弱する。それゆえ、健康状態が悪いときには、決してそのために薬を与えてはならない。たとえば黒胆汁で患っている者、憂鬱を伴う精神錯乱を患っている者、あるいはどこかの腱筋が麻痺している者に黒ヘレボロスを与える場合、もしその病気に熱が伴うなら与えてはならない。―C

(1) 乾燥吸い玉は、体内のプネウマに由来するガスを引き寄せると考えられた。
(2) キンポウゲ科クリスマスローズ属（*Helleborus cyclophyllus*）。なお、植物名、動物名などは馴染みのないものを中心に、初出のみ参考までに科や属、学名をのせる。以降は索引参照。
(3) ウラボシ科エゾデンダ属（*Polypodium vulgare*）。
(4) *λεπὶς χαλκοῦ*.
(5) トウダイグサ科トウダイグサ属（*Euphorbia paralias*）。

熱のあるときは、瀉下のためには、栄養があって、腹部を柔らかくする食べ物や飲み物を与えるのがよい。病気の種類によっては、ミルクによって通じを付けるのがよい。

二A　たいていの場合にはむしろ浣腸が有効である。浣腸は、アスクレピアデスによって制限がかけられて、それが守られてきたのだが、私が見るところ、今日ではなおざりにされているようである。しかしながら、アスクレピアデスが遵守したとされている制限はきわめて妥当なものである。すなわち次のような場合には頻繁に試してはならないが、一度か、多くても二度なら用いてみるべきである。二B　頭が重い場合、目がかすむ場合、ギリシア人がコロン[1]と呼ぶ大腸が病んでいる場合、下腹部あるいは腰部に痛みがある場合、胃に胆汁質のものが溜まったり、さらに粘液または何らかの水に似た液体がそこに集まったりする場合、ガスが出にくい場合、排泄が自然にできない場合、とくに便が肛門近くまで来て内部に溜まっていたり、まったく排便していない患者が自分の息に便の匂いを感じたり、排泄されたものが腐敗している場合、あるいは一回目の絶食で熱が下がらない場合、あるいは瀉血が必要な際に、患者の体力がそれを許さなかったり瀉血の時期を逸したりした場合、病気になる前に大量の酒を飲んだ場合、二C　意識的か偶然的か頻繁に下剤を飲んでいた患者に急に便通がなくなった場合である。しかしながら、以下の事柄に注意しなければならない。すなわち、三日目までは浣腸してはならない。不消化のものが残っていてはいけない。体が衰弱し、長期間の病気で体力が消耗していてはいけない。毎日十分な便通がある人や便がゆるい人であってはならない。また、熱の発作の最中にある人であってもならない。というのも、浣腸の際に注ぎ込まれたものが腸に溜まり、それが頭の方に運ばれると、重大な危険をもたらすからである。

二D　浣腸する前日は絶食し、この治療にふさわしい体にしておくべきである。当日は数時間前に湯を飲ませ、上半身に水分が行き渡るようにする。それから浣腸を行なうが、軽い治療でよいと思う場合には真水を、強いものがよいと思う場合には蜂蜜水を注入する。穏やかなものがよい場合には、コロハ(2)か精白丸麦かウスベニアオイ(3)を煎じた汁を用いる。（収斂するためにはウェルベーナから作ったものを加える。）(4)　二E　海水や水に塩を加えたものは激しい。どちらの場合も煮たほうがよい。オリーブかソーダかハチミツを加えたものは、さらに激しく作用する。作用の激しいものほど排泄させる力も強いが、それに耐えるのは容易でなくなる。注入する液は冷たかったり熱かったりしてはならず、どちらかのせいで害が及ばないようにする。注入されたら、患者はできるだけベッドで横になるべきであり、最初の便意があってもただちにそれに応じてはならない。どうしても排便しなければならなくなって初めてすべきである。二F　一般に、このようにして病んでいる物質が取り除かれると、上半身が軽くなり、病気そのものも緩和する。便意に迫られてそのつど排便して消耗しきった患者は、しばらく安静にすべきである。また体力がなくならないように、とにかくその日のうちに食べ物をとるべきである。その量が多いほうがよいのか、少ないほうがよいのかということは、熱の発作が予想されるか、あるいはその心配がないか、ということに応じて判断しなければならない。

(1) *κόλον.*
(2) マメ科（*Trigonella foenum graecum*）。
(3) アオイ科アオイ属（*Malva rotundifolia, silvestris*）。
(4) タルガは括弧内をのちの註釈として削除している。

第十三章　吐瀉の際の注意と飲み薬について

一　吐瀉は、健康な場合でも、胆汁質の人にはしばしば必要であり、胆汁によって引き起こされる病気の場合にも必要である。発熱する前に悪寒戦慄や震えに襲われた人、コレラにかかっている人、ある種の陽気ささえ伴った精神錯乱の人、また癲癇で苦しんでいるすべての人にとって、吐瀉は必要である。ただし、コレラのような急性病のときや、二　熱があって悪寒がしているときは、先に瀉下のところでも述べたように、作用の激しい薬は不適当である。吐瀉させるには、健康な人が用いるべきと記したもの(1)を用いれば十分である。しかし、癲癇や精神錯乱のように発熱を伴わない慢性の激しい病気では、白ヘレボロス(2)を用いるべきである。この薬を冬や夏に与えるのは正しくない。春に与えるのが最もよく、秋に与えるのは、何とか許容できる。三　その薬を与える場合には、服用する者の体に、前もって十分に水分をとらせるよう注意すべきである。飲み物として与えるこの種の薬はすべて、病人にとってもつねに有益であるとは限らず、健康な者にはつねに有害となることを覚えておかねばならない。

第十四章　マッサージと塗油について

一　マッサージ〔摩擦法〕について、アスクレピアデスは『一般治療法』(3)と題された書物において、あたかも自分がその発明者であるかのように、非常に多くのことを述べている。この書物で彼は、治療法として三つのこと、すなわちマッサージすること、水を飲むこと、揺することについてのみ言及しているが、書物の大部分はマッサージに費やされている。ところで、われわれ後世の人間としては、自ら発見したとか正当に継承したとかいうことで嘘をついてはならず、古い時代の人々のあいだで確立されたことについては、その創始者自身に帰すべきである。二　マッサージに関しては、どんな場合にどのように行なうべきかということについて、より詳細により明確に教示してくれたのがアスクレピアデスであることには疑いの余地はない。しかし彼は、最も古い著述家であるヒッポクラテスの数少ない言葉で表わされたことの他には、何も新しく発見してはいないのである。ヒッポクラテスがマッサージについて語ったこととは、すなわち、強く擦れば体は固くなり、穏やかに擦れば柔らかくなり、回数が多ければ痩せ、適度であれば肥るということである。したがって柔弱な体を引き締める場合にも、強張った体を柔らかくする場合にも、また体内に過剰にあって害を及ぼしているものを消散させる場合にも、痩せていて弱い体に栄養を与える場合にもマッサージをすべきである、ということになる。三（それ以上は医師の関わることではないが、[4]）マッサージのこの多様な働きも、注意深く考察すれば、すべて取り除くという一つの原理に基づいていると容易に理解できるで

（1）第一巻第三章二二。
（2）ユリ科バイケイソウ属（*Veratrum album*）。
（3）*De communibus auxiliis*.
（4）医師ではなく、マッサージ師に任せるべき仕事だという意味であろう。

あろう。というのも、そこに存在しているもの、たとえば弛緩を引き起こしていたものを取り除くと体は引き締められ、硬化を引き起こしていたものを取り除くと体は柔らかくなるからである。また、体が太るのはマッサージそのものによってではなく、マッサージしたあとでゆるめられた皮膚のところまで食べ物が消化されて行き渡るからである。**四**　つまり、異なる結果の理由は、マッサージの程度なのである。

塗油はマッサージとはかなり異なる。というのも、体に塗油して軽くさすることは、急性の病気にかかったばかりのときでさえ、施すべきことだからである。ただし、病状が緩和したときや食前に行なうのがよい。他方、長時間マッサージすることは、急性病や病状が亢進しているときには、精神錯乱患者の眠りに必要な場合を除けば適切でない。**五**　この治療法は、慢性的な、発病時の激しさからはすでに弱まってきた病気にふさわしい。一方、すべての治療は、病気が亢進しているときに必要なのであり、まもなく止みそうなときに必要なのではない、という意見があることを私も知らないわけではない。しかし、そうではない。たとえある病気が自ら終息に向かっているとしても、治療を施せばよりたやすく退けることができるからである。

六　治療は二つの理由、すなわち、まず健康ができるだけ早く回復するように、次に、まだ残っている病気がほんのちょっとした原因で再び悪化しないように、という理由から必要なのである。病気が以前より軽くなってきても、治ったわけではなく、治療を施すことによって退けられるものがまだ残っている可能性もある。**七**　とにかく、マッサージは病気が軽くなってから用いるのが適切で、熱が亢進しているときに用いてはならない。できるならば、体から熱が完全に引いてから、そうでなければ少なくとも軽減してからにする。マッサージは、弱っている者を肥らせるときのように、全身に施す術であるが、体の一部に施すべきときもある。弱っている手足や他のどこかの部位がそれを要求するからである。

八　長引いている頭痛は、頭をマッサージすると軽減する。ただし、痛みの頂点のときにしてはならない。麻痺している手足はマッサージすれば強くなる。ある部位に痛みがある場合には、別の部位をより頻繁に長く摩擦すべきである。とくに体の最上部［頭］あるいは中心部［体幹］から病の物質を引き出したいときには、体の末端部を強く擦る。九　どのくらいやるかについて、回数を限る人に従ってはならない。それは患者の体力によって判定されるべきだからである。すっかり弱っていれば五〇回も摩擦すれば十分であり、かなり丈夫な者であれば二〇〇回してもよく、体力に応じて両者のあいだをとる。それゆえ、女性には男性よりも、また少年や老人には若者よりも、少なく手を動かすことになる。

一〇　特定の手足をマッサージする場合には、数多く力を込めて摩擦することが必要である。というもの、体全体がその一部によって急に弱められることはありえないし、当の手足を軽くする場合であれ、そこを通して他の手足を軽くする場合であれ、できるだけ多くの病んだ物質を散らす必要があるからである。他方、体全体が弱っていて、この治療を全身に施す必要がある場合には、短く軽くしなければならない。皮膚の表面だけを柔らかくし、それによって摂取したばかりの食べ物からできた新しい体の物質が行き渡りやすくなるようにする。一一　前述したように[1]、体の外側が冷たく、内側が熱く喉の渇きを伴う場合には、患者はすでに悪い状態にある。しかし、そのときでもマッサージが唯一の治療手段となる。摩擦によって熱が皮膚の

（1）本巻第六章七。

方へ引き出されたなら、他の治療を施す余地が生じうるからである。

第十五章　振搖（揺すられること）について

一　振搖［揺すられること］も、慢性の病気において、すでに回復期にあるときに非常に適している。また、熱はまったく引いたけれども未だ自分自身で運動のできない者や、執拗な病気の余波が残っていて、他の方法ではそれを追いやることができない者にも有用である。アスクレピアデスは、かかったばかりの激しい熱、とくに燃えるような熱を退散させる場合にさえ、振揺を用いるべきであると言った。二　しかし、それは危険をもたらす。その種の熱の発作に耐えるには静かにしているほうがよい。もしこれを試みようとする者がいるなら、次のようなときに行なう。舌が荒れていないとき、腫れも硬化もないとき、内臓や頭や心窩部に痛みのないとき、である。概して、体に痛みがあるときは、それが体の全体にある場合であれ、一部にある場合であれ、決して揺すってはならない。しかし、腱筋だけに痛みがある場合は例外である。熱が亢進しているときは決して行なわず、緩和しているときに行なう。

三　振揺には多くの種類があって、患者の体力と資産に応じて適用されるべきである。したがって、体力のない者を過度に消耗させたり、資産のない者に施されなかったりすることはない。振揺で最も穏やかなものは、港や川で舟に乗ることで、より激しいものとしては波高い海で船に乗ること、あるいは輿に乗ること、さらに激しいものとしては、馬車に乗ることである。これらは強めたり弱めたりすることができる。四　これらのうちのどれもできなければ、ベッドを吊り上げて揺り動かすべきである。それすらできないときは、ともかくベッドの足どれか一本の下に継ぎ足の台(1)を入れて、両側に揺り動かす。

この種の軽い運動は弱っている者に適していて、もっと強い種類の運動は、熱が止んでからすでに数日を経た者や、重い病気が始まった感じがするのにまだ熱がない者に向いている(これは、癆症、胃の病気、水腫の場合、ときには黄疸の場合にも生じる)。癲癇や精神錯乱のように、熱もなく長いあいだ続く病気のときにもよい。**五**　先に、健康であるが強くない人がどのように自己管理するべきかについて述べたが、そこで取り扱った種類の運動(2)も、こうした病気の人に必要である。

第十六章　絶食と節食について

一　食の制限には二つの種類があり、一つは患者が何も摂取しないもの、もう一つは必要なものだけをとるものである。病気の初めには、まず空腹と渇きが必要とされる。次に病気が緩和したら、有益なものだけを多すぎない程度にとる。というのも、絶食したあとすぐに満腹になるのは適切でないからである。何らかの必要があって絶食した場合に、健康な人にとってさえ害を及ぼすようなことは病人にとってはさらにどれ

(1) クセノポン『ソクラテス言行録』第二巻第一章三〇に *ὑπόβαθρον* というロッキング装置が出てくる。

(2) 第一巻第二章六、ほか。

ほどの害を及ぼすことになるであろうか。二　患っている者にとって、時機を得た絶食ほど有益なものはない。だが、われわれのあいだには自制心のない者がいて、食べ物そのものに関して……時機を……治療者の手に任せ……[1]。他方、別の者は、時機に関しては医師に委ねるが、量に関しては自分自身で決定権を握っておく。さらにもっと自由に振る舞えると思っている者もおり、ほかのことに関しては医師に指図を求めるが、食べ物の種類に関しては気ままにする。まるで彼らにとっては何を医師に任せるかが問題であり、何が患者の健康によいかは問題ではないかのようである。そのような者は、食べることに関し、時機であれ量であれ種類であれ、過ちを犯しては、そのつど重大な害を受ける。

第十七章　発汗と入浴、および温罨法について

一　発汗させるにも二つの方法があり、乾いた熱か入浴によって汗を引き出す。乾いた熱とは、熱い砂、ラコニア風蒸し風呂[2]、かまど風呂[3]、ある種の天然の発汗場の熱である。発汗場とは、バイアエ[4]の上流付近にあるギンバイカ[5]の群生地に作られたような、地中から放出される熱い蒸気が建物の中に閉じ込められているところである。これらの他に、太陽や運動によっても発汗が引き起こされる。この治療法は、体液が体内で害を及ぼし、それを散らさなければないときには必ず有益である。また、ある種の腱筋の病気もそのようにして治すのが最もよい。二　しかし、体の弱い人には他の治療法が適しているかもしれない。太陽や運動は、かなり丈夫な人向きで、病気の初期でも重い病気にかかっている場合でも熱のない人にだけ適している。い

ずれの治療法も熱のあるときや不消化のときには試みないように注意しなければならない。

入浴は二重の意味で有用である。一つは、熱が引いたあと十分な食事とワインをとるための準備になること、もう一つは熱そのものを取り去ることである。また、一般に入浴は、皮膚をリラックスさせ、腐敗した体液を引き出し、体調に変化を与えたい場合に用いられる。三　昔の人々はこれを慎重に用いたが、アスクレピアデスは比較的大胆に用いた。適切な時機の入浴は心配する必要はないが、時機が来る前には有害である。発熱から解放された人は、熱が終わった次の日に一日中発熱がなければ、すぐに入浴しても安全である。発熱が周期的で、三日または四日ごとにぶり返す場合には、熱が引いているあいだは入浴しても安全である。**四**　ずっと熱が続いていても、それがゆっくり穏やかで、すでに長いあいだ患っている場合には、この治療法を試みるのもよい。ただし、心窩部が硬くなく腫れてもいず、舌が荒れておらず、体幹にも頭にも痛みがまったくなく、しかも熱の上昇が見られないときに限る。一定の周期でぶり返す熱の場合には、入浴する時機は二度あり、一度目は悪寒の前、二度目は熱が引いたときである。**五**　ゆっくりした微熱に長いあいだか

(1) マルクスは「その量を自分で決め、もはやその時機も医師に任せない」と補足し、リンデンは「食事の時機は自分で決め、その量は医師に任せる」と補足して読んでいる。
(2) 最初に用いたのはラコニアのスパルタ人であるとされる。ウィトルウィウス『建築について』第五巻第十章参照。
(3) 陶器製の小さなかまどであり、上方に行くにしたがって狭くなっている。治療のため病んだ手足をその中に入れることもある。
(4) 中部イタリアの一地方であるカンパニアの海岸にある古代都市。共和制末期からは保養地として栄え、カエサル、ネロ帝らの別荘があった。
(5) フトモモ科ギンバイカ属（*Myrtus communis*）。

かっている者の場合には、熱がまったく引いたとき、あるいはそういう時間がなくなっているなら、少なくとも熱が緩和しており、体がその種の病気においては可能なかぎりよい状態になっているときが入浴の好機である。体の弱い人が入浴しようとする場合、その前に冷気に当たるのを避けるべきである。

六　浴場に着いたらしばらく休憩し、こめかみが引きつっているかどうか、汗が出ているかどうかを調べる。前者が生じ、続いて後者が生じない場合には、その日の入浴は有害であり、軽く塗油してもらい家に戻り、あらゆる手段で寒さを避け、絶食を行なう。**七**　こめかみが健全であり、まずはじめはそこに、次にほかの箇所に汗が出始めたなら、顔を湯で温め、それから浴槽に身を沈める。そこでは、皮膚が湯に初めて触れたときに身震いするかどうかに注意すべきである。これは上記のことに正しく従っていればほとんど起こりえないことだが、入浴が有害である確実な徴候となる。塗油を、湯に身を沈める前にすべきか後にすべきかは、その人の健康状態に応じて知るべきである。**八**　一般に、あとにすべきであるとわざわざ指示されていないなら、汗が出始めたときに軽く塗油し、それから浴槽に入る。この場合にも体力を考慮しなければならない。患者が熱さでのぼせるまで湯に浸からせておくべきではなく、早めに湯から引き出し、注意深く衣服で包んで冷気に近づけないようにし、また何かを摂取する前にそこで汗をかくようにする。

九　温かい罨法という方法もあって、黍《きび》、塩、砂のうちどれかを温めて亜麻布に包み、それを巻きつける。その他、小さな革袋に温めた油を満たしたものや、その形からレンズ豆と呼ばれる土製の壺に湯を注ぎ入れたものを用いる。**一〇**　また塩を亜麻布に入れ熱い湯にしっかり浸してから、温めるべき手足の上に載せる。……(1)さらには先が少し広くなった鉄の棒二本を火のそばで熱し、そのうち一本を前述の塩に差し込み、その上に水を軽く注ぎ掛ける。それが冷え始めたら再び火に戻し、もう一本の棒も同様にして交互に用いる。こうしていると塩を含む熱い液体が滴り落ちる。これは何らかの病気から生じる腱筋の収縮に効く。

これらの治療法すべてに共通している効能は、心窩部を圧迫しているもの、喉を締めつけているもの、手足に害を及ぼしているものを散らすことである。これらの治療法をいつ用いるかについては、それぞれの病気に関する箇所(2)で述べることにする。

第十八章　栄養の強弱による食材（食べ物や飲み物）の分類

一　以上、取り除くことによって益をもたらすものについて述べてきたので、次は栄養をもたらすもの、すなわち食べ物や飲み物に話を移すことにする。これらは、すべての病気に対して役立つだけでなく、健康の維持にも役立つ共通の補助手段である。そこで、あらゆる飲食物の特性を知っておくことは重要である。そうすれば、まず健康な人がそれらをどのように用いるべきか知識を得られるし、次に病気の治療を記述するにあたり、摂取すべき食材を分類しておくことができるので、個々の食材について繰り返して記述しなくて済む。

(1) マルクスは「また、皿に満たした塩を火にかけ」を補っている。

(2) 第三、四巻。

二　それでは、以下のことを知っておこう。あらゆる豆類、穀物から作られたパン類は、最も強い[1]種類の食べ物である（最も強いと表現したものは、非常に栄養のあるもののことである）。同じ分類に属するものは、すべての四つ足の家畜、ノロシカ、シカ、イノシシ、野生のロバのようなすべての大型の猟獣。ガチョウ、クジャク、ツルのような大きな鳥すべて、あらゆる海の獣、そのうちにはクジラやその類を含む。ハチミツやチーズも同様である。それゆえ、穀物と脂肪とハチミツとチーズから作った焼き菓子が最強の食べ物であることは驚くに当たらない。

三　中くらいの強さの食べ物としては、その根や球根を食用にする野菜を挙げるべきである。四つ足ではウサギ、鳥では最も小さいものからフラミンゴまでのすべての鳥。同様に、塩漬けできない魚から、しっかり塩漬けにする魚まですべての魚が挙げられる。

最も弱い食べ物は、野菜としてはすべての葉茎菜と、茎になるすべての果菜、ウリ、キュウリ、フウチョウソウ[2]。またすべての果実、オリーブ、カタツムリ、貝も同様である。

四　さて、このように分けられたが、同じ分類の中でも大きな差異があり、あるものがより強かったり弱かったりする。

パンにはほかのどんなものより多くの栄養があるとはいえ、小麦は黍より強く、黍は大麦よりも強い。小麦の中ではシリーゴー[3]が最も強く、次はシミラ[4]、次はギリシア人がアウトピューロス[5]と呼ぶ未精製の小麦粉である。ポレン[6]から作ったパンはより弱く、粗末な小麦粉[7]のパンが最も弱い。

五　豆類では、ソラ豆とレンズ豆がエンドウ豆よりも強い。野菜では、カブラやナープス[8]、タマネギやニンニクも含めたすべての球根植物が、パースニップやとくにハツカダイコンと呼ばれるものよりも強い。同様に、キャベツ、ビート、リーキは、レタス、ウリ、アスパラガスよりも強い。六　枝にできる果実では、ブドウ、イチジク、クルミ、ナツメヤシは、本来の意味で果実と言われるもの［柑橘系の果物］よりも強い。これらの中では、果汁の多いもののほうが、乾質でやわらかいものよりも強い。

中くらいの強さに属する種類の鳥では、羽よりも足に依存するもののほうが強い。羽に頼る鳥では、ベカフィーコ[9]やツグミのように小さい鳥より大きい鳥のほうが強い。水中で生活する生き物は、泳ぐ術を知らないものよりも弱い食べ物である。

（1）以下食べ物（食材）について、valens と inbeccilis のほかに、validus と lenis, firmus と infirmus, gravis と levis という対の言葉によって栄養の多寡が表わされているが、特別な場合を除きすべて「強い」「弱い」と訳す。

（2）フウチョウソウ科（*Capparis spinosa*）、花のつぼみのピクルスはケイパーの名で知られている。

（3）柔らかい種類の小麦であり、*Triticum vulgare* と考えられる。最上級の白い上等な小麦粉を指す。

（4）かなり細かい上質の小麦粉である。

（5）*αὐτόπυρος*, パンを表わすこともある。

（6）ふるいにかけた後に残る小麦粉。

（7）荒く挽いた小麦粉に麩《ふすま》を混ぜたもの。

（8）カブラの一種（*Brassica napa*）。

（9）イタリアで、秋に渡ってきて食用にされる小鳥の総称。

七　四つ足の家畜では、ブタが一番弱く、ウシが一番強い。猟獣では、大きい動物ほど、それから得られる食べ物も強くなる。

魚ではわれわれがよく食べるものは中くらいの強さである。しかし、サワラのように塩漬けができるものは最も強い。次は、少しやわらかいけれどもやはり硬い魚で、クロダイ、ホウボウ、スパルス[1]、オクラータ[2]、さらにヒラメのようなものである。これらの次は、もっとやわらかいバス、ヒメジで、その次には岩場に住むすべての魚がくる。

八　さらに、単に食べ物の種類に相違があるだけではなく、その食べ物自体にも相違がある。それは、年齢、部位、土地、気候、生育状況によって生じる。たとえば、すべての四つ足動物は、乳を飲んでいるときにはそれほど栄養を持たないし、同様に鳥小屋のひよこもやわらかいほど栄養はない。魚では、完全な大きさに達していない成長途中のものもそうである。同じブタでも、足、鼻、耳や脳は、また、子ヒツジと子ヤギでも足と頭全体は、他の部位よりいくらか弱いので、中くらいの強さに分類される。九　鳥では首と羽根を弱いものに数え入れてよい。

他方、土地に関しては、穀物は丘にできるもののほうが平野にできるものより強い。魚では、岩場に住むものは砂場に住むものより弱く、砂場に住むものは泥に住むものよりも弱い。それゆえ、同じ種類の魚でも、池、湖、川に住むものはより強くなるし、深いところに住む魚は浅いところに住むものより弱いことになる。野生の動物はすべて、家畜よりも弱く、湿った気候で生長したものは乾燥した気候で生長したものより弱い。さらに、肉はすべて、脂肪の多いものは痩せたものよりも、一〇　新鮮なものは塩漬けのものよりも、新しいものは古いものよりも栄養が多い。そして同じ肉でも、煮込みにしたもののほうが焼いたものよりも栄養が多く、焼いたものは茹でたものよりも栄養が多い。固く煮た卵は非常に強い食べ物であり、やわらかく煮た卵、あるいは生の卵は非常に弱い食べ物である。パンの原料はすべて最も強いものに入るが、スペルト小麦、米、精白丸麦のような穀物を水に浸しておいたものや、それらから作ったソルビティオーあるいはプルティクラ［粥］(3)、また水に浸したパンは、比較的弱いものに数えることができる。

一一　飲み物では、穀物から作られたものすべて、ミルク、蜂蜜ワイン、濃縮ブドウ果汁、干しブドウワイン、甘口のワイン、強いワイン、発酵中のワイン、かなり年数の経ったワインは最も強い種類の飲み物である。それに対し、酢、若いワイン、辛口のワイン、濃厚なワインは、中くらいの強さの飲み物である。それゆえ、弱っている者には、この種類のもの以外は与えない。水はすべての飲み物のうちで最も弱い。穀物から作った飲み物では、穀物そのものが強いほど強くなる。ワインでは、良い土地でできたものは痩せた土地からできたものよりも強く、穏やかな気候のところでできたものは、過度に湿っているとか乾燥しているところでできたもの、あるいは過度に寒いとか暑いところでできたものよりも強い。一二　蜂蜜ワインは、ハチミツを多く含むほど、濃縮ブドウ果汁はよく煮詰めたものほど、干しブドウワインはよく乾燥させたブ

（1）小さな種類のタイ科の魚の総称。

（2）不詳。目のような模様のあるタイの一種と考えられる。

（3）どちらも粥の一種だが、ソルビティオーはかなり薄い粥で重湯に近いと思われる。一般的に食されるプルティクラは「粥」と訳す。

ドウから作ったものほど強い。水では雨水が最も軽く、次いで泉の水、次に川の水、さらに井戸の水、そしてこれらの次には雪や氷からの水が続く。湖の水はこれらよりも重く、沼のものは最も重い[1]。水の性質を探求する人にとって、以上のことを知るのは必要であり、容易でもある。軽いかどうかは重さを量ってみれば明らかだからである。同じ重さのものであれば、早く熱くなったり冷たくなったりするものほど、また豆を入れてみて早く煮えるものほど良質である。

二三　概して言えることは、次のとおりである。強い食材ほど消化は容易でないが、消化されればより多くの栄養を与える。それゆえ食材の質は、患者の体力に応じて用いられるべきであり、その量は質に応じて決めるべきである。弱い患者は弱い食材を摂取すべきで、中くらいの強さの者を養うには中くらいの強さの食材が最もよく、丈夫な者にはかなり強い食材が適している。弱い食材はたくさんとってよいが、強い食材は控えめにしなければならない。

第十九章　その他の分類項目について

一　まだほかにも分類項目がある。よい液汁が含まれているものと、悪い液汁が含まれているものとがあって、ギリシア人はそれぞれをエウキューロス、カコキューロスと呼ぶ[2]。さらに、穏やかなものと、刺激の強いものとがある。体内で粘液を濃くするものと、薄くするもの。胃に適しているものと、適していないもの。鼓腸を引き起こすものと、そうではないもの。体を温めるものと、冷やすもの。二　胃の中ですぐに酸っぱくなるもの、なかなか分解されないもの。便通を促すものと、抑えるもの。排尿を促すものと、妨げるもの。睡眠をもたらすものと、感覚を刺激するもの。以上の一つ一つがそれぞれの体やそれぞれの健康状態に適合しあうということを考えると、これらのこともすべて知っておかねばならない。

第二十章　よい液汁を含む食材

一　良い液汁を含むものは以下のとおりである。小麦、シリーゴー、スペルト小麦、米、澱粉、トラーグム、(3) 精白丸麦、ミルク、軟らかいチーズ、あらゆる猟獣、中くらいの栄養の鳥、前に名を挙げた大きめの鳥、ヒメジやバスのように、やわらかいと硬いとの中間の魚、レタス、イラクサ、(4) ウスベニアオイ、(キュウリ、(5)) ウリ、生卵、スベリヒユ、(6) カタツムリ、デーツ。二　果実では、苦くも酸っぱくもないもの、ワインでは甘いかまろやかなもの、干しブドウワイン、濃縮ブドウ果汁、上の二つのどちらかに漬け込んだオ

(1) 水の重さは、有機物や無機物などの不純物の多さを示している。
(2) エウキューロス *εὔχυλος* は(良い液汁)の意で、消化しやすい。カコキューロス *κακόχυλος* は(悪い液汁)の意で、消化しにくい。
(3) 穀類または粥の一種と思われる。
(4) イラクサ科イラクサ属(*Urtica urens*)。
(5) この語を省くものもある。
(6) スベリヒユ科スベリヒユ属(*Portulaca oleracea*)。

リーブ、ブタの子宮と鼻と足、すべての動物の脂肪質で膠質の肉および肝臓。

第二十一章　悪い液汁を含む食材

一　他方、悪い液汁を含むものは以下のとおりである。黍、粟、大麦、豆類、家畜の痩せた肉とすべての塩漬けの肉、すべての塩漬けの魚、ガルム〔魚醤〕、古くなったチーズ、ムカゴニンジン[1]、ハツカダイコン、カブラ、ナープス、球根植物、キャベツとくにその新芽、アスパラガス、ビート、キュウリ、リーキ、ルッコラ[2]、コショウソウ[3]、タイム[4]、イヌハッカ[5]、キダチハッカ[6]、ヒソップ[7]、ヘンルーダ[8]、ディル[9]、ウイキョウ[10]、クミン[11]、アニス[12]、スイバ[13]、カラシ、ニンニク、タマネギ、脾臓、腎臓、腸、酸っぱい果実や苦い果実。酢、刺激があるもの、酸っぱいもの、苦いもの、油っこいものすべて。また岩場に住む魚、非常にやわらかい種類の魚、あるいはそれとまったく反対に硬くて匂いの強いすべての魚で、一般に池、湖、泥だらけの川に住んでいるものや、非常に大きく成長する魚。

第二十二章　穏やかな食材と刺激の強い食材

一　以下のものは穏やかである。ソルビティオー、粥、パンケーキ、澱粉、精白丸麦、脂ののったゼラチン質の肉。これは一般に家畜に属するすべてのものにあるが、とくにブタの足と足先、子ヤギ、子ウシ、子ヒツジの足や頭、あらゆる動物の脳にある。また、球根植物と呼ばれるもの、ミルク、濃縮ブドウ果汁、干しブドウワイン、松の実。

二　刺激の強いものは以下のとおりである。辛すぎるものすべて、酸っぱいものすべて、塩辛いものすべて。またハチミツもそうであり、良質のものほど刺激がある。ニンニク、タマネギ、ルッコラ、ヘンルーダ、コショウソウ、キュウリ、ビート、キャベツ、アスパラガス、カラシ、ハツカダイコン、エンダイブ(14)、バジル(15)、レタス、ほとんどの香味野菜類。

(1) ここの siser は、カブラギキョウ（*Campanula rapunculus*）の可能性もあるが、スペンサーに従いムカゴニンジン（*Sium sisarum*）とする。
(2) アブラナ科（*Eruca sativa*, など）。
(3) アブラナ科の植物（*Lepidium sativum*）。
(4) シソ科タチジャコウソウ属（*Thymus vulgaris*, など）。
(5) シソ科（*Calamintha nepeta*, など）。
(6) シソ科トウバナ属（*Satureia hortensis*, など）。
(7) シソ科ヤナギハッカ属（*Hyssopus officinalis*, など）。
(8) ミカン科ヘンルーダ属（*Ruta graveolens*, など）。
(9) セリ科の植物（*Anethum graveolens*）。
(10) セリ科（*Foeniculum vulgare*, など）。
(11) セリ科（*Cuminum cyminum*）。
(12) セリ科の植物（*Pimpinella anisum*）。
(13) タデ科ギシギシ属（*Rumex acetosa*）。
(14) キク科チコリウム属（*Cichorium intybus*）。
(15) シソ科メボウキ属（*Ocimum basilicum*）。

第二十三章　粘液を濃くする食材、薄くする食材

一　粘液を濃くするものは、生卵、スペルト小麦、米、澱粉、精白丸麦、ミルク、球根植物、ゼラチン質のもの全般である。

粘液を薄めるのは、すべての塩辛いもの、刺激のあるもの、酸っぱいもの、である。

第二十四章　胃によい食材

一　胃に最もよいのは、すべての苦いものや酸っぱいもので、適度に塩を振りかけたものもそうである。また、酵母を入れていないパン、脱穀したスペルト小麦、米、精白丸麦、すべての鳥や猟獣でどちらも焼くか煮たもの。二　家畜ではウシ。ほかの家畜なら、肥満したものよりも痩せたもの。ブタの足、鼻、耳、子を産んでいない子宮。野菜では、エンダイブ、レタス、パースニップ(1)、煮たウリ、ムカゴニンジン。果実では、サクランボ、クワ、ナナカマド(2)、クルストゥメリア産(3)かメウィア産(4)の乾質でやわらかいナシ、タレントゥム産(5)かシグニア産(6)の保存のきくナシ、丸いリンゴ、スカンディアリンゴ(7)、アメリアリンゴ(8)、マルメロ(9)、ザクロ、壺詰めのブドウ。三　半熟卵、デーツ、松の実、強い塩水に漬けた白オリーブ、酢に漬けたオリーブ、あるいは樹上で十分に熟した黒オリーブ、それを干しブドウワインか濃縮ブドウ果汁で保存したもの。

辛口のワインは、舌触りがざらざらしたものでも、樹脂を混ぜたものでもよい。中くらいの栄養の魚で硬いもの、カキ、ホタテ、アクキガイとムラサキガイ、[10] カタツムリ。食べ物も飲み物も冷たいか熱いもの。ニガヨモギ[11]。

第二十五章　胃によくない食材

一　他方、胃によくないものは以下のとおりである。すべての生ぬるいもの、すべての塩漬け、すべての煮込み、すべての甘すぎるもの、すべての脂っこいもの、ソルビティオー、酵母を入れたパン、同じく黍か大麦から作ったパン、根菜類、オリーブ油かガルムをつけて食べる野菜類、ハチミツ、蜂蜜ワイン、濃縮ブ

---

(1) セリ科。
(2) バラ科ナナカマド属（*Sorbus domestica*）。
(3) ローマ北方にあったサビニ人の町の名。
(4) 地名と思われるが不詳。
(5) 南イタリアにあった町の名。ギリシア名はタラス、現在のタラント。
(6) イタリア南部の国ラティウムにあった町の名。
(7) リンゴの一種であるが、不詳。
(8) 中部イタリアの国ウンブリアにあった町の名。
(9) バラ科（*Cydonia vulgaris*）。西洋カリン。
(10) アクキガイ（*Murex brandaris*）もムラサキガイ（*Purpura haemastoma*）も紫色（深紅色）の染料をとるのに用いられる貝。
(11) キク科ヨモギ属（*Artemisia absinthium*）。

ドウ果汁、干しブドウワイン、ミルク、すべてのチーズ、新鮮なブドウ、青いイチジクと干しイチジク、すべての豆類、鼓腸を引き起こすものすべて。二　タイム、イヌハッカ、キダチハッカ、ヒソップ、コショウソウ、スイバ、ラプサナ、(1) クルミ。

以上のことからわかるように、よい液汁を含むものがただちに胃によく、胃によいものがすなわちよい液汁を含むと解することはできない。

第二十六章　鼓腸を引き起こす食材、軽減する食材

一　以下のものは鼓腸を引き起こす。一般にすべての豆類、すべての脂っこいもの、すべての甘いもの、すべての煮込み、ブドウ果汁やまだ年季の入っていないワイン、野菜ではニンニク、タマネギ、キャベツ、ムカゴニンジンとパースニップを除くすべての根菜類、二　球根植物、干しイチジク、とくに青いイチジク、新鮮なブドウ、松の実を除くすべての堅果、ミルク、すべてのチーズ。さらに、半生状態で食べるもの。以下のものは、ごく軽い鼓腸を引き起こす。猟獣、野鳥、魚、果実、オリーブ、貝。軽く調理した卵か生卵。古いワイン。

ウイキョウやディルは鼓腸を軽減する。

第二十七章　温める食材、冷やす食材

一　以下のものは温める作用がある。コショウ、塩、すべての煮込んだ肉、ニンニク、タマネギ、干しイチジク、塩漬けの魚、ワイン、これは薄めていないほど温める。

冷やす作用のあるものは、キクニガナやレタスのように茎を生で食べる野菜、また、コエンドロ［コリアンダー］(2)、キュウリ、ウリ、ビート、クワの実、サクランボ、酸っぱいリンゴ、乾質でやわらかいナシ、茹でた肉、とくに酢、これは食べ物に浸けても、飲み物としてとっても冷やす。

第二十八章　体内で分解されやすい食材、されにくい食材

一　以下のものは体内で容易に分解される。酵母を入れたパン、小麦以外のもので作ったパン、ミルク、ハチミツ、さらに乳製品やすべての焼き菓子。やわらかい魚、カキ、野菜。チーズは新しくても古くてもよい。よく肥えてやわらかい肉、甘口のワイン、蜂蜜ワイン、濃縮ブドウ果汁、干しブドウワイン。さらに、煮込みにしたもの、過度に甘いものとか薄味のもの。

二　他方、以下のものは体内で非常に分解されにくい。酵母の入っていないパン、鳥ではとくに肉の硬いもの、硬い魚。また、クロダイ、スパルスだけでなく、イカ、エビ、タコ。ウシやすべての硬い肉。肉は痩

（1）アブラナ科（*Sinapis arvensis*, など）。

（2）セリ科（*Coriandrum sativum*）。

せたものや塩漬けのものはさらに分解されにくい。すべての塩漬けの魚、カタツムリ、アクキガイ、ムラサキガイ、辛口のワインか樹脂の香りをつけたワイン。

第二十九章　便通を促す食材

一　以下のものは便通をもたらす。酵母を入れたパン、とくに普通のパンや大麦のパン。キャベツは半生状態のもの。レタス、ディル、コショウソウ、バジル、イラクサ、スベリヒユ、ハツカダイコン、フウチョウソウ、ニンニク、タマネギ、ウスベニアオイ、スイバ、ビート、アスパラガス、ウリ、サクランボ、クワの実、壺詰めのブドウ、すべての熟した果物、干しイチジク、とくに青いイチジク、新鮮なブドウ。二　脂肪質の小鳥、カタツムリ、ガルム、塩漬けの魚、カキ、二枚貝、ウニ、イガイ、小さな貝全般、とくにそれらから作ったスープ、岩場に住む魚とすべてのやわらかい魚、イカの墨。肉を食べるなら、脂肪質のもので煮込みにしたものか茹でたもの、水鳥、生のハチミツ、ミルク、すべての乳製品、蜂蜜ワイン、甘口のワインか塩味のワイン、やわらかい水。すべての甘いもの、生ぬるいもの、脂っこいもの、茹でたもの、塩漬けにしたもの、あるいは水分の多いもの。

第三十章　便通を抑える食材

一　これに対し、以下のものは便通を抑える。シリーゴーやシミラから作ったパン、とくに酵母を入れていない場合、また炙り焼きしたものがそうである。その作用は二度焼くと強くなる。スペルト小麦か粟か黍から作った粥、また同じものから作ったソルビティオーも同様である。それらを前もって炙ってから作ったものは、とくにそうである。レンズ豆の粥に、ビート、エンダイブ、チコリ[1]あるいはオオバコ[2]を加えたもの、とくにそれらを前もって炙った場合。エンダイブそのもの、あるいはそれをオオバコかチコリとともに炙ったもの、小さな野菜、二度煮たキャベツ、二　固くした卵、とくに固茹で卵。小さな鳥、クロウタドリ、ジュズカケバト、とくにそれらを薄めた酢で調理したもの、ツル、飛ぶよりもむしろ走る鳥すべて、ウサギ、ノロシカ、硬い脂肪を持つ動物の肝臓、とくにウシの肝臓あるいは硬脂そのもの。チーズは古くなったり、あるいは海外から入ってきたものに見られるように変化したりして味が強くなったものか、新しいチーズであれば、ハチミツか蜂蜜ワインで調理したもの。三　火を通したハチミツ、熟していないナシ、ナナカマドの実、その中でもトルミナーリア［腹痛薬］[3]と呼ばれるもの、マルメロとザクロ、白オリーブか過熟したオリーブ、ギンバイカの実、デーツ、ムラサキガイ、アクキガイ、樹脂を混ぜたワインかざらざらしたワイン、薄めていないワイン、酢、煮立たせた蜂蜜ワイン、また濃縮ブドウ果汁、干しブドウワイン、生ぬるい水か非常に冷たい水、硬水、すなわちゆっくり腐敗する水、それゆえとくに雨水。すべての硬いもの、痩せたも

（1）キク科（*Intybus erraticus*）。
（2）オオバコ科オオバコ属（*Plantago*）。
（3）tormina（疝痛、出血性下痢）に効くのでそう呼ばれる。

の、辛いもの、刺激の強いもの、焼いたもの、また、同じ肉であるなら煮たものより焼いたもの。

第三十一章　排尿を促す食材

一　以下のものは排尿を促す。アピウム、ヘンルーダ、ディル、バジル、ミント〔ハッカの類〕、ヒソップ、アニス、コエンドロ、コショウソウ、ルッコラ、ウイキョウのような庭に生える植物で良い香りのするもの。これらの他には、アスパラガス、フウチョウソウ、イヌハッカ、タイム、キダチハッカ、ラプサナ、パースニップ、とくに野草、ハツカダイコン、ムカゴニンジン、タマネギ、猟獣ではとくにウサギ。薄いワイン、丸コショウと長コショウ、カラシ、ニガヨモギ、松の実。

第三十二章　睡眠をもたらす食材、感覚を刺激する食材

一　以下のものは睡眠をもたらすのに適している。ケシ、レタス、とくに夏のもので茎がミルク状の液で十分に満たされているもの、クワの実、リーキ。

以下のものは感覚を刺激する。イヌハッカ、タイム、キダチハッカ、ヒソップ、とくにメグサハッカ(1)、ヘンルーダ、タマネギ。

第三十三章　病んだ物質を出す、抑える、温める、冷やすなどの作用のあるもの

一　病んだ物質を確実に引き出す力を持つものは数多くあるが、それらはおおむね外国の薬剤からできていて、摂生法［食事法］によって治る病気ではなく、それ以外の病気により役立てるものである。さしあたり、それらについてはあとに回すこととし、(2) ここでは身近なもので、次の巻(3)において述べる予定の病気に役立つものについて取り上げよう。まずは、体［の皮膚］に腐食作用を及ぼし、そこから病んでいるものを取り去ってくれるものである。このような効力を持つものは、ルッコラやコショウソウやハツカダイコンの種子、また、とくにすべてのカラシ類の種子である。塩やイチジクにも同じ力がある。

二　穏やかに抑えると同時に柔らかくするものとしては、脂肪を含む羊毛に酢かワインと一緒に油をかけたもの、潰したデーツ、麩《ふすま》を塩水か酢で煮たものがある。

抑えると同時に冷やすものは、ナツシロギク（ギリシア人はパルテニオンあるいはペルデイキオンと呼ぶ）(4)、セルピュルム(5)、メグサハッカ、バジル、ギリシア人がポリュゴノンと呼ぶ血止め草(6)、スベリヒユ、

（1）シソ科ハッカ属（*Mentha pulegium*）。

（2）第五巻第十二章など。

（3）第三、四巻。

（4）キク科（*Chrysanthemum parthenium*）。*παρθένιον, περδείκιον*.

（5）シソ科（*Thymus serpyllum*）。タイムの一種。

（6）*πολύγονον* は血を止める作用があることからラテン語では herba sanguinalis と言う。タデ科ミチヤナギ（*Polygonum aviculare*）。

ケシの葉、ブドウの蔓、コエンドロ、ヒヨスの葉(1)、コケ、ムカゴニンジン、アピウム、イヌホオズキ（ギリシア人がストリュクノンと呼ぶもの）(2)、キャベツの葉、エンダイブ、オオバコ、ウイキョウの種子。**三**　潰したナシかリンゴ、とくにマルメロ、レンズ豆。冷水、とくに雨水、ワイン、酢、またこれらのどれかにパン、粗挽き粉、海綿、灰、脂肪を含んだ羊毛、亜麻布を浸したもの。キモロス(3)の白亜土、石膏。マルメロやギンバイカやバラの香油。未熟なオリーブの油。ウェルベーナ(4)の葉をその柔らかい若枝とともに砕いたもの。**四**　同じようにして葉を使うものとしては、オリーブ、イトスギ、ギンバイカ、レンティスクス(5)、ギョリュウ(6)、イボタノキ(7)、バラ、キイチゴ、月桂樹、キヅタ(8)、ザクロ。

冷やすことなく抑えるものは、調理したマルメロ、ザクロの外皮、上述のウェルベーナを煮た湯、ワインの澱の粉末かギンバイカの葉の粉末、苦アーモンド。

五　温める作用のあるものは、どの種類のものでも粉から作った膏薬で、小麦、スペルト小麦、大麦、エルウム、ドクムギ(9)、黍、粟、レンズ豆、ソラ豆、ハウチワ豆、亜麻仁、コロハ、以上のいずれの粉でもよく、それらを煮て温かくして貼る。なお、膏薬に用いる粉はすべて、水で煮るより蜂蜜ワインで煮るほうが、その作用が強くなる。その他では、ヘンナ(10)の油、イリス油、骨髄、ネコの脂肪、オリーブ油、とくに古いオリーブ油。またこれらの油に、塩、ソーダ、ギト［黒クミン］(11)、コショウ、キジムシロ(12)を加えたもの。

六　一般に、強く抑え冷やす効能のあるものは、固くする作用がある。温める働きのあるものは、散らしやわらかくする働きがある。とくにやわらかくするためには、亜麻仁かコロハの種子で作った膏薬がよい。

それにしても、これらすべてが単独であれ混合であれ、医師たちの間でまちまちに用いられているところをみると、確固たる知見として学び取っているわけでなく、それぞれ自分流に取り扱っているという現状が明らかとなる。

(1) ナス科(*Hyoscyamus niger*)。
(2) στρύχνον(*Solanum nigrum*, など)。
(3) キュクラデス諸島中の島の名。
(4) verbena, 二つの可能性があると思われる。スペンサーは、「芳香植物の束」としている。単独の植物名ととると、クマツヅラ科クマツヅラ属の植物。
(5) ウルシ科(*Pistacia lentiscus*)。マスチック。
(6) ギョリュウ科タマリクス属(*Tamarix tetrandra*)。
(7) モクセイ科イボタノキ属(*Ligustrum vulgare*)。
(8) ウコギ科キヅタ属(*Hedera helix*)。
(9) イネ科の植物(*Lolium temulentum*)。
(10) ミソハギ科シコウカ属(*Lawsonia inermis alba*)。
(11) キンポウゲ科のクロタネソウ属(*Nigella sativa*, など)。
(12) バラ科キジムシロ属(*Potentilla*)。

第三巻

全身に関わる病気
——各種の熱病・その他の病気と治療法について

第一章　病気の種類（急性病、慢性病など）と治療の心得

一　すべての病気に共通して言える事柄についてはすでに述べてきたので、次に個々の病気の治療に関することへと話を移すことにしよう。さて、ギリシア人は病気を二つに分類し、その一つを急性病、もう一つを慢性病と名付けた。しかし、病気は必ずしも同じように治療に反応するわけではないので、同じ病気を急性病に分類する人もいれば、慢性病に入れる人もいる。この点から見ても、病気にはもっと多くの種類が存在することが明らかである。二　確かに、にわかに人の命を奪ったり、あっという間に治ったりする短期的な病気があり、反対に、近々治る見込みもなければ、致命的でもないような長期的な病気がある。また三番目の種類として、ときには急性的で、ときには慢性的であったりする病気がある。この種類は、熱がある場合に起こる頻度が最も高いのだが、それ以外のときにも生じることがある。三　これらの他に、さらに第四の種類もある。この種の病気は致命的というわけではないので急性病と呼ぶこともできないし、治療が施されれば容易に治るので慢性病と呼ぶわけにもいかないものである。私は個々の病気について述べるにあたって、どの病気がどの種類に区分されるかを述べることにする。またすべての病気について、全身に陣取って

いると思われるものと、一定の部位にだけ生じているものとに分けることにしよう。まずは、すべての病気についてごく簡単に触れたあと、全身に陣取っている病気から述べ始めることにする。

四　どのような病気においても、運の良し悪しが医学以上に幅を利かせているものである。というのも、自然の力に対抗されてしまえば、医学は何ら効果を上げることができないからである。治療の成果を上げられなかった医師がいたら、慢性病の場合よりも急性病の場合に一層寛大に扱われるべきである。なぜなら、急性病を治療する医師に与えられた期間は短いので、そのあいだに治療が功を奏しないと、患者の命は消えてしまうからである。**五**　それに対して慢性病の場合には、治療法を吟味したり変更したりするだけの時間が許されている。ゆえに、医師が病気の初期から関わっていたとすれば、その指示に従順な患者は、医師の過誤以外で死亡することは滅多にないのである。ただそうは言っても、すでに身体の中に深く居座ってしまった慢性病は、治療の困難さに関しては急性病と同じである。急性病は長引いているものほど治りやすく、慢性病では、かかって間もないものほど治りやすい。

もう一つ無視してはならないことがある。すべての病人に同じ治療法が適しているわけではない、ということである。最高権威者たちは、自分たちの患者に合わせて適用したそれぞれの治療法を唯一無二のものであると主張するものである。**六**　しかしながら、いずれの治療法も適していないような場合には、権威者よりも患者に目を向け、あれこれと異なる治療も試してみるべきなのである。その際、急性病の場合には、効果のない治療法を変えるのは速やかでなければならないのに対して、慢性病の場合には、進行が緩慢であるのと同様に快癒させるにも時を必要とするので、治療法がすぐに効果を上げなかったからといってただちに判断すべきではない。進捗には時間がかかるので、たとえわずかでも役に立つようなら中止すべきではない。

第二章　病気の判別および対処法

一　さて、初期の段階でも、どのような病気が急性のもので、どのような病気が慢性的なものかを識別することは難しくはない。このことは、同じような症状をつねに示す病気ばかりでなく、そのつど異なる症状を呈する病気に関しても同様である。間断なく発熱や苦痛が襲ってくるような病気は急性のものである。それに対して軽度の苦痛か、もしくは軽い発熱があって、熱と熱の間隔が長く、また前巻で述べたような徴候が起こるようであれば、その病気が長引く性質のものであることは明らかである。(1) 二　さらに、病勢が亢進するか、一定の状態のまま持続するか、減衰に向かうかに注意を払わなければならない。というのは、ある種の治療法は亢進中の病気に適しているが、多くの治療法は減衰期に適しているからである。減衰期に適した治療法を亢進中の急性病にかかっている人に用いる場合には、症状が少しでも緩和したときに試すべきである。激しい苦痛や発熱が生じていて、それらが直前の時よりも早く来て、遅く引くようなとき、その病気は亢進期にある。三　このような徴候を示さない慢性病においても、以前より睡眠が不安定になったり、消化が悪くなったり、便がひどく臭かったり、感覚が鈍くなったり、気持ちが落ち込んだり、体の中を寒気や熱気が走り、体が青白くなるようであれば、亢進期にあると知ることができる。逆の徴候があれば減衰期にあることを示しており……(2)。

さて、急性病の場合には、患者に食べ物を与えるのは病気がすっかり衰えるまでゆっくり待ってからにすべきで、まずは激しい勢いを、栄養物質を取り除くことで弱めてやる。慢性病の場合には早めに栄養を与え、分的な疾患にすぎないような場合にも、病んでいる部分の健康に努めるよりも全体的な体力の増強に努めるほうがよい。また、最初から正しい治療を施されるのと、誤って治療されるのとでは大きな違いがある。ただし、誤ったままで時が経過した患者には、正しい治療もほとんど役に立たなくなってしまうからである。根拠のない治療を受けても、体力を損なわずに過ごしてきた患者なら、正しい治療を受けることによってすぐに回復する。

四 続いてやってくる病気の期間、体力が持ちこたえられるようにする。病気が全身に及ぶものでなく、部

五 ところで私は、病気が間近に差し迫ったときの徴候から論じ始めたので、治療についても、同じく時機に注目して述べ始めよう。前述したような徴候(3)のうちどれかが現われたとしたら、何よりもよいのは安静と絶食である。もし何かを飲ませなければならないとしたら、水を与える。この指示は、一日だけで十分な場合もあるが、危険な徴候が引き続いている場合には、二日間続けなければならない。絶食した翌日には、食事は少量にすべきであり、飲み物は水にするが、次の日にはワインも飲ませ、その後一日ずつ、ある日は水を、次の日はワインをという具合に交互に与え、すべての不安要因が消滅するまで続けなければならない。

(1) 第二巻第五章二―三。
(2) マルクスは、ここに欠落があるとだけ指摘している。
(3) 第二巻第二章。

六　多くの場合このような処置によって、差し迫った危険な病気を追い払うことができる。しかし、多くの人々は最初の日に、運動や入浴、下剤や吐剤の使用、発汗やワインの飲用によって、病気をやり過ごせると期待するために過ちをおかすのである。これらの方法はたまたまうまくいくことがないわけではないし、裏切らないこともあるのだが、やはり欺くことのほうが多い。唯一絶食だけが危険なく癒してくれるのである。とくに、病気のおそれの程度に応じて、絶食をゆるめることができればなおさらよい。もしおそれが軽いという兆しが見られたならワインを控えるだけで十分である。ワインを控えることは、食事の一部を取り除くよりも有益である。七　もしいくらか重いような場合でも、水を飲むことを控え、さらに食事から肉を取り除くことは容易であろう。ときには普段よりパンを少なめに食べ、水分の多い食べ物、とくに野菜をとって満足させる。いっさいの食べ物とワインを控え、体を動かすこともすべてやめさせるのは重大な危険の兆しが迫ってきたときだけで十分である。

徴候を見逃さずに、上述のような方法によって速やかに病気と対抗するような人は、病床に伏すことがほとんどないと信じてよい。

第三章　熱の種類

一　以上は、健康状態にある人が、何らかの理由があって病気を心配しているときになされるべき処置である。ここからは、さまざまな熱の治療法、全身の病気、そして一般的によく起こる種類の病気へと続いていく。熱のなかには、毎日発熱するものと、三日目ごと、四日目ごとに[1]発熱するものとがある。またときには、それ以上に長い周期で発熱を繰り返すものもあるが、それらは至って稀である。毎日発熱するものには、病気の種類も治療法も（数多く）[2]ある。

四日熱の症状は比較的単純である。それはほとんどが悪寒に始まり、次いで突発的に高熱が出て、いったん治まったあと二日間は熱のない状態が続き、四日目に熱が再発する。

二　三日熱には二つの種類がある。そのうち一つは、熱の出方や引き方が四日熱と同じ様相を呈する。それが四日熱と違うのは、熱の引いたあとに熱のない期間が一日だけで、三日目には再び発熱するという点だけである。もう一つの種類は、ずっと悪性である。というのも、確かに熱が三日目に再発することは同じであっても、この熱の発作は四八時間のうちほぼ三六時間持続するし（ときにはもっと長かったり短かったりするが）、熱が治まる際にも、完全に引くというのではなく、少し軽くなるというにすぎない。多くの医師たちはこの種類の三日熱をヘーミトリタイオス[3]［半三日熱］と呼んでいる。

三　毎日熱には多くの種類があり、症状もさまざまである。あるものはいきなり高熱で始まるが、寒気［冷え］や悪寒戦慄で始まるものもある。ここで私が寒気と呼ぶものは、四肢の末端が冷たくなることで、

（1）古代の数え方では、三日目ごととは一日おきのことで、四日目ごととは二日おきのことである。
（2）マルクスに従って括弧内を補った。
（3）*ἡμιτριταῖος*「半分＋三日ごとの」の意。

悪寒戦慄と呼ぶものは、全身が震えることを指している[1]。また、あるものは熱が完全に引くという形で治るが、別のものでは、熱がいくらか下がるには下がるが、若干の熱が次の熱発作まで持続する。またときとして、熱がほとんど引かないもの、あるいはまったく引かずそのまま居座り続けるようなものも毎日熱に(入れられている)[2]。**四** 激しい高熱を出すものも、耐えられる程度の熱を出すものもある。あるものは毎日同じ熱を出すが、あるものは毎日違った熱を出し、しかも交互に微熱(と高熱の発作[3])を起こす。翌日も同じ時刻に発熱するものもあれば、前日より遅かったり早かったりするものもある。あるものは発熱と解熱に日中いっぱいとか、あるいは一晩中かかったりするが、もっと短いものも長くかかるものもある。あるものは熱が引く際に発汗を伴うが、あるものは伴わない。発汗によって熱がすっかり治まる場合もあるが、体を一層衰弱させるだけの場合もある。**五** また、熱の発作が一日一回ずつ起こるときと、一日に二回もしくはそれ以上起こるときがある。そうなると、毎日何度も発熱と解熱が生じ、まるでそれぞれが先行するものに呼応し続けているかのようになってしまう。またときとして熱の発作同士が混ざり合い、熱発作の最中なのか、熱と熱のあいだなのかわからなくなるようなものもある。しかし、ある医師たちが言うように、膿瘍か炎症か潰瘍かのいずれかが生じるまで熱発作は不規則なままである、というのは正しくない。もしそれが本当なら、むしろ治療はずっと容易になることだろう。明らかな原因が引き起こすような症状を、隠れた原因が引き起こすこともあるのである。**六** また別の医師の意見では、同じ病気の期間に毎回違った形で熱がぶり返すのは、同じ熱が不規則に起きているのではなく、別個の熱が次々と出ているのだ、ということだが、それはもはや事柄そのものについてではなく、言葉のうえで論争しているにすぎない。そのような説明は、たとえそれが正しいとしたところで、何ら治療の方針には役立たない。熱が引いている時間にしてもさまざまで、同じようには現われないものである。

第四章　熱の治療法、とくに食事の時機についての諸説

一　熱の説明は大体以上である。だが、その治療法には幾通りかの相反する方法があって、それらは何人かの権威者の説に依っている。アスクレピアデスは、「安全に迅速に快適に治療することが医師の務めである」と言っている。それは確かに願わしいことではあるが、過度に急いだ治療や過度に心地よい治療は一般に危険である。できるだけそうした条件を満たすために、どの程度をこころがけるべきかについては、すべてつねに患者の安全を第一にしながら、治療の個々の場面で考慮しなければならない。

二　患者には最初の日に、何よりもまず、どの程度の節制をさせるべきかを検討しなければならない。昔

(1)「寒気（冷え）」と訳したのは frigus, 一方「悪寒戦慄」としたのは horror で、主に悪寒による震えだが、熱性の震えもある。その他、いわゆる震えを表わす語には tremor などがあるが、ケルススの使い分けも厳密ではないように思われる。
(2) マルクスに従って補った。
(3) マルクスに従って補った。

の人たちは、不消化を最も恐れたために、何らかの薬を投与することによって、消化を促進させようとして
いた。そしてそのあとで、疾患を引き起こしていると思われる体の病的物質を、便を排泄することで除去
しようとすることが多かった。アスクレピアデスは薬を用いることを控えていた。ただし、頻繁にはしな
かったが、ほとんどどんな病気にも便を引き出す処置をした。さらに彼は、とくに発熱に対しての治療法と
して浣腸を用いたと公言している。また彼は、患者の体力を、太陽光や不眠や極度の渇きによって減衰させ
るべきだと考えていたので、最初の日には口を洗うことも許さなかった。三　それゆえ、彼の処方がすべて
にわたって快適なものであると思い込んでいた人は、大いに裏切られることになる。アスクレピアデスは患
者に対して、最後の数日にはたっぷりと食事することを認めたものの、最初の数日は拷問吏の役を果たして
いたからである。さて、私の見解だが、薬剤を服用させたり浣腸したりすることは、頻繁でないなら認める
べきだと思う。ただしそれらの処置が病人の体力を減少させるようなことになってはならないと考えている。
なぜなら最大の危機は体力の弱さに由来するからである。四　したがって、新たなものが加わらないかぎり、
浄化は自然にされるように、余分な物質だけが減らされるようにするべきである。というわけで、最初の日
には食事を控えなければならない。もし病人が弱っていなければ、日中は陽に当たるのがよい。そのことに
よっても身体が浄化されるからである。病人はまた、できるだけ（天井が高く、明るくて風通しの良い）部
屋で寝るようにすべきである。次に喉の渇きと睡眠に関して言えば、日中は起きていて、夜はできるだけ休
むように調整するのがよい。飲み物はとらないが、渇きで過度に苦しむことがないようにもする。五　病人
は、たとえ飲み物をとるのに適した時刻でなかったとしても、口が渇いていたり、自分で臭いと感じたりし

たら、口を洗浄してもよい。エラシストラトスが次のように言ったのは適切である。すなわち、身体の内部で水分を欲していない場合でも、ときとして口や喉が欲することがあるが、水分をとることと患者の状態が悪くなることとは関係がないと。一日目には、以上のことが守られなければならない。

六　さて、彼［エラシストラトス］の最高の処方は、食事を適切に与えることであった。彼は、最初の食事をいつ与えるべきかを問題にしている。昔の人たちの多くは、かなり時が経ってから、ときには五日目、ときには六日目に食事を与えている。このことは、おそらくアジアやエジプトの気候と関わりがある。アスクレピアデスは、患者を三日間あらゆる面で憔悴させ、食事は四日目と決めていた。最近の医師ではテミソンが、発熱がいつ始まったかではなく、いつ引いたか、あるいはいつ平熱になったか、という点を考慮に入れた。そして、その時点から数えて三日間待って、もし熱が再発しないようであれば、すぐに食事を与えるし、もし再発するようであれば、それが引いた時に、またもし熱がずっと引かないようであれば、それが確かに下がり始めているときに食事をとらせた。

七　しかし、これらの処方はどれも絶対的なものではない。最初の日に最初の食事を与えるべきだということもあるし、二日目とか三日目に与えることもありうるし、四日目や五日目までは与えないということもないわけではない。さらに、一回目の発熱の後に与えることもありうるし、二回目の後とか何回目かの発熱の後に与えることもありうる。というのも、どんな病気か、どんな体質か、どんな気候か、どんな年齢か、

（1）マルクスに従って括弧内の語を補った。

どんな季節なのかということと関係しているからである。それらの条件には、それぞれ大きな違いがあるので、いつ食事を与えるかに関する指示は決して一様に定められるわけではない。八　患者の体力を消耗させるような病気の場合には、食事は早めに与えなければならないし、より多く消化できるような天候の場合にも同様である。同じ理由から、アフリカではまる一日以上絶食させてはならないという教えは正しいように思われる。また、若者よりは子供に、冬よりは夏に、早く食事を与えるべきである。つねに、どこでも守られるべき唯一のことは、看護する医師は、絶えず患者の体力について観察していなければならないということである。そして、体力が過剰であれば絶食によって浄化し、衰弱のおそれが生じたら食事によって治すようにする。すなわち、余分な物質によって病人に負担をかけないこと、また空腹による衰弱を増大させないようにすることは医師の務めなのである。

九　私はこれと同じことを、エラシストラトスの著作中に見つけている。エラシストラトスは、どの時点で胃を空にし、どの時点で体全体を空の状態にすべきかについてはあまり教えていないが、患者をよく観察し、体が必要とするときに食事を与えなければならないと教えることで、体力が過剰である場合には食事を与えないこと、また衰弱させないよう気を配るべきことを十分に示しているのである。以上のことから、一人の医師が多くの患者の治療に当たることは不可能であること、また、もし治療に熟達している名医がいるとすれば、患者の元から離れずにいる医師こそ、その名に値するということが理解されるであろう。一〇　しかし、利益を上げることに努めているような医師たちは、利益の大半を大勢の一般大衆から得るわけだから、当該の熱心さを必要としないで済む処方を喜んで採用している。患者をよく観察しない医師でも、日数や発熱発作の回数を数えることはたやすいことだからである。他方、患者が食事をとらなくても衰弱せずにいられるのはいつまでか、この唯一見るべきことを見極めるには、医師は患者のそばにいる必要がある。ちなみに、多くの場合、食事の開始は四日目が最も妥当である。

一一　食事を与える日そのものについては、もうひとつ疑問点がある。というのは、昔の医師たちはとくに奇数日を尊重しており、そうした日をあたかも病気の分かれ目でもあるかのように「分利の日」[1]と呼んでいたからである。それらは三日目、五日目、七日目、九日目、一一日目、一四日目、二一日目であり、中でも七日目、一四日目、二一日目が最も重要とされていた。一二　そういうわけで昔の医師たちは次のような仕方で患者に栄養を与えていた。すなわち、患者が奇数日に発熱するのを待って、その後に食事を与えたのである。まるで次に起こる発熱は軽くなると予想していたかのようであった。ヒッポクラテスは奇数日以外の日に熱が止んだりするときには、つねに熱の再発を恐れていたほどである。アスクレピアデスは賢明にも、こうしたやり方を無意味だとして退け、奇数日であるとか偶数日であるとかの理由で危険がより大きくなっ

（1）「分利の日」*κρίσιμος*.「分利」*κρίσις* は、病気が快方に向かうか悪化するかの分かれ目に立つことを意味しており、ヒッポクラテス医学の重要な概念の一つである。『箴言』第二章二三、二四参照。また『分利の日について』一一には、「熱病が分利するのは四日目、七日目、一一日目、一四日目、一七日目、二一日目である」との記述がある。

たり小さくなったりするような日はない、と述べている。ときには偶数日目が悪化する日に当たり、その日の熱発作のあとに食事を与えることが適切なこともある。一三 またときには、同じ病気の期間内にも、発熱の日の間隔がずれて、熱が下がるはずの日にかえって高くなるようなこともある。さらに言えば、昔の医師たちが重要な日として挙げている一四日目という日は偶数日に当たる。その理由は、彼らが八日目を一日目と同じ性質を持つ日であると主張して、八日目から再び日数を七つ数え始めていたためである。しかし、彼らが［二度目の初日に当たる］八日目や、［二度目の三日目に当たる］一〇日目、さらに［二度目の五日目に当たる］一二日目をさほど重要視しないで、最初の発熱日から数えた九日目や一一日目をより重視していることは自説と矛盾している。一四 彼らはこのように、何ら信ずるに足る法則もなしに数えたので、一一日目から一三日目にではなく一四日目に移るのである。またヒッポクラテスの著作には、七日目に熱が下がるであろう人の場合、四日目が一番重いという記述がある。ヒッポクラテスはまた、偶数日に熱が高かったり、予兆が現われたりすることもあると言っている。他の箇所で同じ著者は、四日目ごとの日、すなわち四日目、七日目、一一日目、一四日目、一七日目が、発熱と予兆の両方に関して最も効力のある日であると述べている。一五 彼はこうして奇数日の計算から偶数日の計算へと移行したが、ここでも自分で提唱したことを少しも守っていない。というのも七日目から数えると、一一日目は四日目ではなくて五日目に当たるからである。われわれが数に関するどんな法則を考慮に入れたとしても、この著者の数え方にはいかなる法則性も見出すことができないのは明白である。このような問題が生じたのは、当時非常にもてはやされていたピュタゴラス学派の数論が、人々を惑わせたからにちがいない。ここで医師がしなければならなかったことは、日にちを数えることではなく、発熱発作そのものを観察し、そこからいつ食事を与えるべきかを判断することだったのである。

一六　食事に関しては、脈が十分に鎮まってから与えるべきか、それともまた熱が続いていても与えるべきかを知ることは重要である。昔の医師たちは、患者の体ができるだけ健康なときに栄養を与えるようにしていた。アスクレピアデスは、熱が下がり始めたとき、まだ熱が残っていても与えている。この点に関して、彼が従った理論自体は間違っていたのだが、だからといって、次の発熱がすぐ起こるおそれがある場合、たまにであっても早めに食事を与えてはいけない、というわけではない。ただ、確かに食事はできるだけ健康な体に与えられなければならない。というのも、食べ物は健康な体に取り入れられると腐敗しにくいからである。一七　他方テミソンは、患者の熱が二時間ほど平熱になるようであれば食事を与えるのがよく、そうすればできるだけ健康な体によって消化されると言っているが、それは正しくない。もし食べ物がそれほど早く消化されてしまうのであれば、テミソンの指示は最適であろう。しかし、そのような短い時間は消化のためにはほとんど役に立たないのである。したがって、最初の食事は熱が下がりつつあるときに与えるほうが、次の熱が襲ってきたときに体内に残っている食べ物を消化することになるよりも正しい指示なのである。それゆえ、患者に良好な状態が長く続くようであれば、できるだけ患者が健康になってから食事を与えることが望ましいが、長く続かないようであれば、しっかり健康になる前であっても与えるべきである。ちなみに、健康時と同じような状態になる緩和期は、長引いている熱において、とくに生じるものである。

一八　さらに次のことも問題にしなければならない。すなわち、熱が下がらないあいだはずっと食事を待たなければならないのか、それとも何時間か待って、患者にとって食事が待ち遠しくなる程度の時間が経てば十分なのかということである。(ときには熱がまったく中断しないことがあるかもしれない[1]。) 確かに最も安全なのは、何より、発熱の時間が完全に過ぎ去ってからなのだとはいえ、長期の熱であるようなら、少なくともその時間の半分が過ぎていれば早めの食事を認めてもよい。こうしたことは、今述べたような熱についてだけではなく、すべての熱疾患の場合に守られなければならないことである。

第五章　熱(とくに毎日熱)の患者に食べ物を与える時機

一　以上は、熱のすべての種類に当て嵌まる事柄である。次にそれぞれ個別の熱疾患の記述に移ることにしよう。発熱が一度だけ生じ、やがて治まった場合、その熱が鼠蹊部の腫れ[2]とか疲労、暑気あるいはそれに類する原因によるもので、体の内部の原因について心配がなく、さらに翌日、熱の再発する時刻が何事もなく過ぎ去ったなら、食事を与えてよい。二　しかし、激しい熱感のあとの発熱で、頭部や心窩部に重苦しさが生じ、何がそのような体の衰弱［体調不良］を引き起こしたかが明らかでない場合には、たとえ一度目の熱のあと平熱に戻ったとしても、三日熱のおそれがあるので、三日目を待つべきである。そのうえで熱の再発する時刻が何事もなく過ぎたら食事を与えるのがよい。ただし分量は少なめにすべきである。というのも四日熱のおそれがまだ残っているからである。いよいよ四日目になって体が健康であれば、安心して食事をしてもよい。もし、次の日とか、三日目、四日目とかに熱が再発するようであれば、どの病気であるかを知ることができる。さて、三日熱や四日熱のように周期が一定している熱疾患、すなわち平熱の時間に終わりがあるが、それなりに休息できる時間があるというような熱疾患に対する治療法は、比較的手短に論ずることができるので、それらについては適当な箇所で述べることにしよう。(3)

三　ここでは毎日発熱する熱疾患について説明しよう。さてこの病気の場合には、三日目ごとに「一日おきに」食事を与えるのが最も適当である。つまり、ある一日は熱を下げる日に、次の日は体力を補強するための日にする。しかし、もしその熱疾患が、いったんはすっかり熱の引く型の毎日熱である場合には、平熱になったと同時に食事を与えなければならない。とくに熱発作があるわけでもないのに熱がひたすら続き、日に日に上がって行き、下がるときでも平熱までは戻らないような場合には、とりあえずそれ以上の緩和を期待するのは無理だと思われる状態のうちに食事を与える。熱発作が一日ごとに重かったり軽かったりする場合には、重い日のあとに食事を与える。**四**　一般に、重い熱発作のあった日の夜は症状が軽く、重い発作の日の前夜は苦しいものなのである。(4)熱が続いて少しも下がる時間がないのに食事を与える必要がある場合、いつ与えるかについては見解が大きく分かれている。ある医師たちは、たいていの病人は早朝に比較的熱が

(1) この一文は、のちの挿入とされている。
(2)『箴言』第四章五五参照。
(3) 本巻第十四―十五章。
(4)『箴言』第二章一三参照。

低いのだからその時刻に与えるべきだと考えている。それがうまくいくとすれば、あくまでも与える理由は朝だからというのではなく、その時刻にその患者の熱が比較的低くなるから、である。五　朝であっても患者が休まった状態でないなら、まさに食事には不向きな時刻ということになる。本来は安定する時刻なのに病気のせいでそうならないことがあるからである。また、すぐに昼がやってくるが、昼過ぎにはほとんどの患者の症状が悪化するものなので、これまでより余計に重い症状になるのではないかというおそれが生じうる。そこで、そのような患者には、夜に食事を与えるのがよいと考えている医師たちもいる。けれどもその時刻は、病気を抱えている人にとってはほぼ最悪の時刻であって、何かの処置をとると病状がより悪化するのではないかとの心配が生じる。

六　以上のことを踏まえて、私は食事を与えるのを真夜中まで延ばすのがよいと考えている。すなわち、真夜中はすでに最悪の時刻を過ぎていて、次のその時刻から最も離れていることになるし、ほぼすべての患者が最もよく眠る夜明け前の時刻に連なっており、またそのあとには、病状が本来最も軽くなる朝の時刻が続くからである。もし熱が不安定であるようなら、食後すぐに発熱が起こることも心配されるので、熱発作から解放されたばかりの時を狙って食事をとらせなければならない。七　さらに、もし同じ日のうちにたびたび発熱があるようなら、それらの熱があらゆる点で同じ性質のものなのか――実際にはそのようなことはめったにないのだが――違うものなのかをよく注意してみる必要がある。もしそれらが完全に同じものだとすれば、昼から夕方にかけて下がらなかった熱のあとに食事を与えるのがよい。異なる性質のものだとするなら、どこが違うかを考えてみなければならない。熱が高かったり低かったりするなら、高い熱のあとに与えるのがよいし、長く続いたり短かったりするなら、長い熱のあとに与えるのがよい。あるときには熱が高く、あるときには長く続くような場合には、熱の高さと持続の長さとのどちらが患者をより衰弱させるかを吟味したうえで、より衰弱させる熱のあとに与えなければならない。**八**　熱と熱とのあいだの緩和状態がどれくらい長いか、どんな様子か、も重要である。すなわち、ある熱のあとでは体の震えが残り、ある熱のあとでは体が落ち着いているなら、落ち着いたときのほうが食事に適している。微熱がずっと残っている場合でも、緩和状態がより長く続くことがあれば、その時を選ぶのがよい。熱発作が続いたままであるような場合には、最初の熱が引き始めたときにすぐに食事を与えるのがよい。というのも、治療方針はすべて、予想される次の熱からできるだけ時間の隔たりがあるように食事を与えるということに合わせるのが原則だからである。(1) そしてこの原則が守られるなら、体の状態が一番安定している時に食事を与えることになるからである。**九**　以上のようなことは単に二つの発熱のあいだについてだけでなく、複数の発熱のあいだについても守られるようにする。一日おきに食事を与えるのが最も適した場合であっても、体が衰弱しているなら毎日与えるべきであるし、ましてや熱がまったく引かずに続いているとか、一日に二度、もしくはそれ以上の発熱があるような場合には、それだけ体力が消耗しているのだから、食事を毎日与えるのは当然である。また、もし次のような場合、すなわち脈が急に弱くなったり、それが一日のうちに何度も起こったりするような場合、さらに度重なる発熱で体力が急速に消耗しているような場合には、最初の日からすぐに、そして毎

(1)『箴言』第一章八―一一参照。

日食事を与えなければならない。一〇　ただし、熱が出たあとの食事は少量だけ与えること、またもし体が許容できるようならまったく与えない、という原則が守られなければならない。ともかく、発熱が近づいて、始まり、熱が上がって行き、上がったままの状態が続き、下がってきて、やがて低い状態が持続するか終わるような場合、食事に一番適しているのは、熱の終わったときであることを覚えておかねばならない。次に適しているのは、低い状態に留まっているときで、三番目によいのは——もし必要ならの話だが——下がっている途中である。その他のときはどれも危険である。しかし衰弱のために食事をとる必要に迫られたならば、熱が上がっている最中よりは、上がりきった状態が続いているときに何かを与えるのがよい。また、熱発作が始まってしまったときよりは、近づいているときのほうがよい。しかしこうした場合でも、衰弱しきった患者には時機を選ばずに栄養を補給してあげなければならない。

一一　ヘルクレス神に誓って言うが、医師はただ熱の状態だけを観察していればよいというわけではなく、患者の全身の様子にも目を向け、体力が十分にあるか不足しているか、それとも何かほかの障害が入り込んでいないかを観察したうえで、その患者に適した治療法を決めなければならない。さらに患者はできるだけ不安のないようにしておくことが望ましいのだから、体だけでなく心も煩わせないようにする。食事をとったあとにはなおさらである。したがって、もし患者の心を苦しめるようなことがあれば、病床にあるうちは彼の注意をそらしておくことが最善である。それができないなら、少なくとも患者が食事をとってから眠るまでのあいだはそっとしておいて、起きてから打ち明けるのがよい。

第六章　熱の患者に飲み物を与える時機、脈など身体の条件について

一　食事についての患者との関係性は、それでも比較的簡単である。たとえば、気持ちのうえでは食事を欲していても、患者たちの胃がそれをはね返すことがしばしばある。ところが飲み物に関しては激しい相克があり、熱が高くなるほど激しいものとなる。というのも、高熱は喉の渇きを増大させるゆえに、最も危険なときに最も水を欲しがるからである。したがって患者には、熱が治まれば渇きもすぐに治まるということ、また熱のあるあいだに何か飲食物を与えられれば熱発作を長引かせることになるであろうこと、それゆえ何も飲まないでいれば渇きも結局は早く終わることを教えておかねばならない。二　健康な人たちでさえ、喉の渇きに耐えるよりは空腹に耐えるほうが容易であるのだから、必然的に、患者には飲み物に関してより配慮すべきである。三　さて、発熱した最初の日には、脈が突然に弱ってきて食事を与えなければならないような場合を別にすれば、まったく水分を与えてはならない。しかし、二日目、またそれ以降には、たとえ食事を与えないときでも、喉の渇きがひどくなってきたら飲み物を与えなければならない。四　ゆえに、タラスのヘラクレイデスが提唱した方法、すなわち患者が胆汁や不消化のために病んでいるときには細かく刻まれた新鮮な食べ物を混ぜた飲み物を適宜与えて回復させる、という方法にはちゃんとした理由がある。われわれは、食事に適した時機を選ぶのと同様に、食事を与えないような場合や……(1)、患者を眠らせたいと思う

(1) ここに欠落があるとする校訂者がいる。

場合に、たいていは喉の渇きがそれを妨げるので、飲み物に適した時機を選ぶことを知らなければならない。およそ熱のある人に大量の水分を与えることは不適当であり、とくに出産後に熱が出るようになった婦人には有害であるという点に異論はない。

五　発熱や解熱に関する予測が、食べ物や飲み物を与える時機を提示してくれるとはいえ、患者がいつ発熱するか、いつ快方に向かうか、いつ悪化するかを知ることは容易なことではない。しかし、そうした見通しなしには食べ物や飲み物を差配することはできない。またわれわれが非常に頼りにしている脈も、いたって当てにならないものである。というのも、脈は、年齢や性別や体質によって、早かったり遅かったりするからである。健康ではあるが胃が弱いという人の多くは、たまに熱が出ると脈が少なく弱くなることがあり、普通は虚弱であると見なされるのであるが、次に襲ってくる高熱の発作には、かえって容易に耐えられるようになっている。六　そういうこととは反対に、多くの人にとって、入浴や運動、不安や怒りやその他の心の動揺は脈を激しくさせるものである。それゆえ患者は、医師が初めてやってきたとき、自分の病状をどのように見立てるか心配で不安なために脈が乱れるものである。そのため、経験を積んだ医師たちは、患者のもとに来るやいなや手で腕を摑むようなことをせずに、まずにこやかな顔をして座り、どのような具合かを尋ね、もし患者が怖がっているようなら、優れた話術で不安を和らげ、そのあとようやく患者の体に手を近づけるのである。医師の視線が患者の脈を乱すようなことになれば、いとも簡単に一千もの弊害が生じてしまうことであろう。

七　その他にわれわれが信じているものに熱感があるが、これも同じくあてにならない。というのも、この感覚は暑さ、労働、眠り、恐れ、不安などによって変動させられるからである。そうした事情もよく観察しなければならないし、熱感を信じすぎてもならない。患者の脈がいつもどおりに規則正しくて、温かさも健康時と同じであれば、患者に熱が出ていないことはすぐにわかる。けれども、熱感や脈の乱れがあっても、すぐに熱があると思い込んではならない。熱があるのは、その他に次のような条件が伴っているときだけである。皮膚の表面が部分的に乾燥している場合、額に熱感があって、それが心窩部の奥から生じている場合、鼻から熱い息が吐き出されている場合、肌の色が普段と違って赤みを帯びていたり、青白く変化していたりするような場合、眼に重い感じがあって、すっかり乾いているか、わずかに潤いがあるにすぎないような場合、汗が出ていても、出方が一様でない場合、脈の間隔が一定でない場合である。八　このような観察をするためにも、医師は決して暗がりや患者の頭側に座ることなく、寝ている患者の顔からあらゆる徴候を読み取ることができるように明るい場所で患者と向かい合うように座らなければならない。また熱があった場合には、それが下がったあと、こめかみの辺りか、あるいは体の他の部分に多少の湿り気があるかどうか探ってみるべきである。それは発汗が始まる兆しである。そしてこの徴候が確認されたならば、そのときに初めて湯を飲ませてよい。全身から汗が噴き出てくるようになれば、この処置は健康回復に効果がある。九　そのために、重ねた掛ふとんの中に手も入れさせ、脚部も足も包み込むようにする。しかし多くの医師が間違えて、熱の絶頂期にこれをやって患者を苦しめてしまうことがある。とくにその熱が焼灼性の場合には最悪である。さて、体が汗をかき始めたら、亜麻布を温めて丁寧に各部位の汗を拭き取ってやらねばならない。発汗が終了し、汗が出てこなくなって、食事をとるのにこれまでで最も適していると思われるようなら、寝具をかけたままで軽く塗油し、次に拭き取って、そのあとに食事を与えるべきである。

一〇　熱の患者には液状の食事か、少なくともできるだけ液汁に近いもの、(1)とくに、最も軽い栄養の食材から作るソルビティオー〔薄粥〕が最も適している。それも、高熱があるようならできるだけ薄いものを与えなければならない。浮きかすを除いたハチミツを一緒に加えることは、体により栄養を与えたいときには適している。ただし、ハチミツがその患者の胃に悪いようであれば必要ない。このことはソルビティオーそのものについても言える。その場合には、代わりに温湯に浸した小麦〔パン〕か、挽き割り小麦を与えることができる。もし胃が丈夫で便が固いなら、温湯の代わりにハチミツ水に浸してもよい。それと反対に、胃が弱く便がゆるいようなら、酢と水を混ぜたものに浸してもよい。一一　一日目の食事としてはこれで十分である。二日目には、同じ程度の栄養食材のなかから野菜とか貝類とか果実とかを加えてもよい。熱が亢進しているあいだは以上のものだけが適している。熱がすっかり引いたか、あるいは軽くなった場合でも、つねに軽い食べ物から始めて、その後の患者の体力と病勢との両方を考慮しながら、何か中程度の栄養価のものを加えるべきである。アスクレピアデスが指導しているような、いろいろな食べ物を出すという方法は、患者が食欲不振に陥っていたり、体力が十分足りていなかったりするときに、いろいろな食べ物から少しずつでも味わうことによって空腹を避けさせるという目的があって初めて実行されるべき方法である。一二　もし体力も食欲も欠けていなかったら、消化できる量よりたくさん食べてしまわないように、多くの種類の食べ物で患者を刺激してはならない。アスクレピアデスが多くの種類の食べ物は楽に消化されると言っているのは本当ではない。なぜなら、食べることは容易にできたとしても、消化は食べ物の種類と食べ方によるからである。患者に大きな苦痛があったり、病勢が亢進状態にあったりするときに、満腹になることは決して安全ではない[2]。それが許されるのは、すでにはっきりと回復に向かっているときだけである。

一三　なおその他にも発熱中に観察しなければならないことがある。患者の体が緊縮しているか、弛緩しているか、である。つまり体が詰まっているか、無駄に流れ出ているか、である。このことを唯一の教えとして提唱した者たちがいたことも記しておこう[3]。もし体が緊縮していれば、便を導き出し、尿を誘導し、あらゆる方法で発汗も促さねばならない。こうした病気の際には、瀉血をすること、体を強い振動によって揺らすこと、日光浴をさせること、そしてまず空腹と渇きと不眠を課すことが有益である。一四　また、患者を浴場に連れて行くことも有益である。そこでは最初に浴槽に浸からせ、次いで塗油を施し、その後に再び浴槽に戻し、たっぷりした湯で鼠径部を温める。ときには油を浴槽に入れて湯と混ぜ合わせてもよい。食事は遅い時間に、回数を減らし、薄く、質素に、軟らかく、温かく、量を少なくする。とくに、スイバ、イラクサ、ウスベニアオイのような野菜類、もしくはカキとかムラサキガイとかザリガニのスープを与えること、ただし肉は茹でたものしか与えてはならない。しかし飲み物に関しては、食前でも食後でも、また食事と一緒でもよく、喉の渇きが要求する以上に好きなだけ与えてよい。入浴後には濃厚なワインか甘いワインを飲ませるのもよいし、そのあいだに一、二回ギリ

（1）『箴言』第一巻一六参照。
（2）『箴言』第一巻七―一一参照。
（3）方法論派（序巻五五―五七）。

シア風の塩ワインを飲ませてもよい。

一五　反対に、体が弛緩している場合には、発汗を抑え、暗い部屋で休息を取らせ、眠くなったら眠らせるようにし、体を揺する際には静かに振動させ、病気に応じて手助けをすることが必要である。たとえば、腸がゆるんでいるとか、胃が食べたものを留めておけないような場合には、熱の下がったときに冷たい水をたっぷり飲ませ、嘔吐を起こさせることが必要である。ただし、咽頭や心窩部や側胸部に痛みがなく、病気がまだ慢性化していないことが条件である。一六　もし発汗が患者を悩ませているようなら、ソーダか酢か塩に油を混ぜたものを用いて皮膚を硬くしなければならない。そして、その症状が比較的軽いようなら、体にオリーブ油を塗布するし、激しいようなら、バラ油、マルメロ油、ギンバイカ油のいずれかに酸味の強いワインを加えたものを用いるべきである。もし患者が浴場に入ったときに下痢状態であるなら、まず塗油を施し、そのあとで浴槽に入れるべきである。一七　もし皮膚に何か疾患があれば湯よりむしろ冷水を用いるほうがよい。そして食事時になったら、栄養価があり、冷たく、乾いていて、質素で、分解されにくいもの、たとえば、トーストしたパン、焼いた肉、辛口のワインかやや辛口のワインを与えることが必要である。ワインは、下痢状態にあるなら温かいものを、発汗や嘔吐が起こっているなら冷たいものを飲ませるべきである。

第七章　疫病（流行病）や焼灼熱

―A 熱のうちでは、疫病〔流行病〕によるものに対してとくに注意を払うことが必要である。疫病の場合には、絶食も薬剤も浣腸もほとんど効かないからである。もし体力が許すならば瀉血することが最善の処置であり、とくに痛みを伴うような発熱の場合にはそうすべきである。瀉血があまり安全でないようなときには、熱が引き始めるか、もしくは治まってから、吐瀉によって胸部を浄化すべきである。しかもその場合には、他の病気の場合よりも早めに浴室に連れて行き、温かくて純度の高いワインを飲ませ、食べ物はすべてゼラチン質の多いものとし、その中には同質の肉も加える。―B というのも、その嵐のような熱が早く襲ってくればくるほど、その分だけ早く、たとえ慎重さに欠けるところがあったとしても、治療に着手しなければならないからである。もし患者が子供である場合には、体力が瀉血に耐えられるほど強くはないので、脱水させる処置(1)をとるべきで、便を水もしくは精白丸麦のクレモル〔粥の一種〕の浣腸で排出させ、そのあとに初めて軽い食事で栄養を補給すべきである。一般に、子供たちには治療を大人と同じにしてはならない。―C したがって、その他の種類の病気に関しても、子供の場合には、より慎重でなければならない。すなわち、安易に瀉血したり、不眠や空腹や過度の渇きで苦しめたりしてはならないし、ワインを用いて治療することも適しているとは言えない。熱が引いたあとに嘔吐を促し、そのあとでごく軽い食べ物からなる食事を与え、続いて眠らせるのがよい。次の日にも熱が残っているようなら絶食させなければならないが、三日目には同じような食事に戻す。なすべきことは、できる範囲でふさわしいときに絶食させ、そのあいだにも

(1) リンデンは、ここに「吸玉で」を補うべきだとしている。

ふさわしい食べ物を与えて、栄養を補給させるようにすることであり、他のことは省略する。

二A　焼灼熱で苦しんでいる患者に対しては、どんな飲み薬も服用させるべきではなく、発熱中は、油と水とを白くなるまで手でよく混ぜ合わせたもので、患者の体を冷やすのがよい。たくさんの新鮮な空気を吸い込むことができるように広い部屋に寝かせ、寝具を掛けすぎて息苦しくならないよう、ごく軽い寝具だけを掛けるようにするべきである。さらに、冷たい水に浸したブドウの葉を胃袋の上辺りに置く。二B　過度に喉の渇きで苦しめてはならない。栄養も早めに、すなわち三日目から与えるようにし、食前には前述の油を塗る。もし胃に粘液が溜まってきたら、熱が下がったのを見計らって嘔吐させるように促し、そのあとで冷たい野菜か胃に適した果物を与えるべきである。もし胃が乾いたままであるなら、すぐに新鮮な脂身と一緒に煮た精白丸麦か挽き割り麦か米のクレモルを食べさせる。二C　四日目以降にも熱が非常に高くなり、極度の渇きが先行するようなら、冷たい水をたっぷりと与えて、満腹になってもさらに飲ませる。胃や心窩部が限度を超えるほど水分でいっぱいになり体も十分に冷やされたなら、嘔吐させる。一方、決して嘔吐を要求せずに、もうたくさんというほど冷水を飲ませることだけを治療法として用いる医師たちもいる。どちらかの処置がなされたら、寝具をしっかり掛けて眠りやすい場所に寝かす。多くの場合、喉の渇きや不眠が長く続いたあととか、水を飲めるだけ飲んだあととか、熱が中断したあとには、十分にぐっすり眠れるものである。二D　眠っているあいだには大量の汗が噴き出すが、これは差し当たって有効な助けとなる。ところで、焼灼性の発熱の前に、何ら痛みがなく、心窩部の腫脹も見られない場合には、胸部にも肺にも喉にも何ら問題がなく、潰瘍も、下痢[1]や腹下しも生じない。こうした熱の最中に患者が軽い咳［空咳］をしたときには、[2] 過度の渇きによって苦しめてはならないし、冷たい水を飲ませてもならない。むしろ以前に述べたような、ほかの熱病に対する処方によって治療されなければならない。

第八章　ヘーミトリタイオス（半三日熱）

一　三日熱の一種で、医師たちがヘーミトリタイオス［半三日熱］と呼んでいる熱病には、とりわけ治療を誤らないような注意が必要である。というのは、この熱病は多くの場合、熱が上がったり下がったりすることを何度も繰り返すために、ほかの熱病と思い違いをする可能性があるからである。また、熱が二四時間から三六時間続くので、同じ熱が続いていても同じものとは思われないことがあるからである。二　したがって、間違いなく熱が引いたと判断されたとき以外には食事を与えないこと、またそのときが来たらすぐに与えることがきわめて重要となる。多くの患者たちが、治療者のあれやこれやの間違いのために、突然死亡する事態となっている。特別に障害になるような事情がないかぎり、初期のうちに瀉血をし、その後、発熱を誘発しないような食べ物、なおかつ長引く病気に耐えられるようにする食べ物を与えなければならない。

（1）重複を避けて deiectio（下痢）を defectio（衰弱）と読んだり削除したりする校訂もある。

（2）『箴言』第四巻五四参照。

第九章　緩慢な熱と刺激療法

一　ときには、緩慢な熱が体からまったく引かず、食事を与える機会も治療を加える機会もないことがある。このような場合、医師は病気に変化を起こさせるように配慮しなければならない。そうすることによって、おそらくは治療により適した状況が得られるようになる。そこで、ときどき油を混ぜ合わせた冷たい水で、体をしっかり濡らしてやることが必要である。すると、悪寒戦慄が起こるようになり、それによって新しい［脈の］動きのきっかけが生まれ、だんだん体が温かくなるにつれて熱の降下も見られるようになる。また油と塩を混ぜたものでマッサージするのも効果があると思われる。二　それでも寒気［冷え］が長く続いて麻痺したり、体をばたつかせたりするようなら、熱が出ているとき三、四キュアトゥスのハチミツ入りワインを与えるか、もしくは食事と一緒に十分希釈したワインを与えることが最適である。これによって熱が上がり、より高くなった熱がそれまで続いていた疾患を取り除き、同時にその熱も引くかもしれないという希望が生まれ、さらに治療の望みも生まれるからである。このような治療自体は決して目新しいものではない。たとえば、現代の医師たちも、慎重すぎる医師のもとに長くかかっていた患者を自分のところに引き受けたときに、それまでとは反対の治療法によって治す、というようなことがある。もちろん昔の医師たちのあいだでも、すなわちヘロピロスやエラシストラトス以前で、ヒッポクラテス以後のことであるが、……（このようなやり方はよく知られていた）[1]。実際、かつてペトロン[2]という医師は、熱の患者を引き受けると、高い熱と喉の渇きとを一気に起こさせるために、寝具を何枚も重ねて患者にかぶせるという処置をとった。

三　その後、熱が幾分か下がり始めると冷たい水を飲ませ、汗が出てくると、彼はその患者は治ったと宣言した。汗が出ないようなら、さらに多くの冷水を飲ませ、その後嘔吐させた。いずれかの処置によって熱から解放された患者には、すぐに焼きブタとワインを与え、熱が治まらなかった患者には、塩水を煮立たせて、それを飲ませることによって腹部を浄化しようとした。この医師の治療はすべて、今述べた方法のどれかであったのだが、こうした治療法でも、ヒッポクラテスの後継者たちが回復させることのできなかった患者たちを大いに喜ばせた。そして相変わらず今日でも、ヘロピロスやエラシストラトスの弟子たちの手で長い期間治療を受けてもよくならなかった患者たちを、この手の治療法が喜ばせている。

四　しかし、こうした治療は軽率のそしりを免れるものではない。なぜなら、これらの処置がもし治療開始からすぐに適用されていたならば、多くの患者を殺していたはずだからである。これらは、すべての患者に適しているというわけではなく、おそらくはその無謀なところが、通常の治療では治らなかった人に役立つものなのであろう。したがって、こうした医師たちは自分自身の患者よりも、よそから回ってきた患者をうまく回復させることになる。ともかく、病気を新しく引き起こすとか亢進させるとか、発熱を促したりするようなことも、ときには思慮深い医師がやらざるをえない仕事となる。これまでに行なった治療に反応しなかった患者が、これから行なう治療に反応を示すことはありうるからである。

---

(1) マルクスに従って補った。

(2) ヒッポクラテスの時代のアイギナの医師。ガレノスも、ここの「焼きブタとワイン」の治療法を記録している。

第十章　熱の合併症

一　さらに、熱が単独で生じているのか、それとも何かほかの症状も伴っているのか、すなわち頭が痛いとか、舌が荒れているとか、心窩部に圧迫感があるかどうか、ということも考慮しなければならない。

頭痛があるようなら、バラ油を酢と混ぜ合わせ、それを頭に振りかけてやる。次に、額と同じ幅と長さの二枚の亜麻布を用意し、酢とバラ油の液に浸して交互に額に当てる。未脱脂の羊毛を同じ液に浸して用いてもよい。もし酢が患者の障りになるようなら、バラ油だけを用いればよいし、またバラ油そのものが合わないときには、苦味の強いオリーブ油を用いればよい。二　これらの処置がほとんど役に立たない場合には、干したイリスの根か苦アーモンドか、冷やす力を持った植物を用いて頭をマッサージするとよい。これらを酢に漬けたものは、いずれも痛みを和らげはするが、効能はそれぞれの場合で違ってくる。さらに、ケシの煎じ汁に浸したパン、あるいは鉛白か密陀僧を含んだバラ油に浸したパンを使うのも効果がある。セルピュルムかディルの匂いを嗅ぐことも悪くない。

心窩部に炎症や痛みがあるならば、何よりもまず抑制作用のあるパップをあてがうべきである。あらかじめパップを当ててしまうことで、それ以上に体内の悪い物質が集まることがないようにするためである。その後最初の炎症が引いたなら、そのときになって初めて、そこに居座っている病気の物質を追い散らすために温かく湿ったパップを適用すべきである。三　ところで、炎症には四つの特徴があることが知られている。

すなわち、発赤、腫脹、熱感、痛覚である。[1] この点では、エラシストラトスが発熱は必ず炎症を伴うと言ったのは大いに間違っている。したがって、もし痛みがあっても炎症が伴っていない場合には、パップをすべきではない。ほかならぬ熱そのものがすぐにその痛みを取り去ってくれるからである。さらにもし炎症も熱のないのに心窩部に痛みがある場合には、すぐに温かくて乾いたパップを用いるのがよい。

四　舌が乾いて荒れている場合には、まず湯に浸けた羊毛ガーゼで舌をよく洗い、そのあとでバラ油とハチミツを混ぜたものを塗布するとよい。ハチミツは舌を浄化し、バラ油は舌の荒れを抑えると同時に乾燥するのを防ぐ。荒れていないで乾燥しているだけなら、羊毛ガーゼで洗ったあとでバラ油に少量の蠟を加えたものを塗布するべきである。

第十一章　寒気〔冷え〕が先行する熱

一　発熱の前にいつも寒気〔冷え〕[2]が生じるようなら、その病気は非常に厄介な種類のものである。もしその徴候が現われたら、患者はいっさいの飲み物を絶つべきである。というのも発熱の直前に飲み物をとることは、病気を一層悪くすることになるからである。また、速やかに寝具をたくさんかけてやらなければな

(1) 現代医学でも用いられる「炎症の四大徴候」である。最近では、これに機能障害が加わる。

(2) 本巻第三章三。

らない。それから、熱の原因ではないかと見なされている部位に乾いた熱いパップを当てて、熱が急激に上がり出すことなく、徐々に高くなっていくようにする。二　また、何か熱を出すもの(1)を加えた古いオリーブ油に手を浸して、当の部位をよく擦ってやることが必要である。医師によっては、どんな油でもよいから手に浸けて一度擦るだけで十分だと考えている。また、熱が下がっているあいだに、またときには熱が下がりきっていないあいだに三、四キュアトゥスのソルビティオーを与える医師もいて、その後、熱がはっきりと引いてから、胃を活発にするために冷たくて軽い食事を与えている。私としては、こうした方法は、熱が下がってから一度与えた食事で、効果がほとんど見られなかったときにだけ試されるべきであると考えている。三　熱の緩和期においては、欺かれないよう注意深く観察しなければならない。というのも、この種の病気の場合には、熱が引いたように見えてもまたすぐに高くなることがあるからである。熱の緩和は、その状態がかなり持続していること、また体の揺れや、ギリシア人がオゼー(2)と呼ぶ口の悪臭が消えることによって、ある程度は確かめられる。次のことは一般的にかなり認められている。もし毎日同じような発熱がある場合には、毎日少量の食事を与えること、もし発熱が一様でないようなら、高い熱が出たあとに食事を与え、低い熱のあとにはハチミツを水で割って薄めたものを与えることである。

第十二章　悪寒戦慄が先行する熱

一　発熱の周期が一定で、完全に緩和するような熱病には、ほとんどの場合、悪寒戦慄［悪寒による震え］

が先行するが、これらは最も危険が少なく、治療の効果も大きい。ところが発熱の時期が不定である場合には、浣腸も入浴もワインも、その他の治療も適切に施すことができない。というのも、いつ次の発熱があるかが定まっていないからである。もし突然に熱が出るようなことになると、治療のために講じた手立ての最中に深刻な苦痛をもたらしかねないのである。二　患者が一日目にはきちんと絶食し、そのあとで、最も高い熱が下がったときに食事をとる、ということ以外にはなすすべがない。これに対し、発熱の周期が一定している場合には、どのような治療を試みるのも比較的容易である。容易に熱の上昇期と下降期との交代を予想することができるからである。しかし、これらの熱病が慢性化してしまったときには絶食療法は効き目がない。まず初日だけは絶食法で熱と対決してみるべきだが、そのあとは治療を分けて、最初は悪寒戦慄を、その次に熱を治すべきである。

三　そこで、患者が最初に悪寒戦慄を起こし、やがて悪寒戦慄から熱さに変わったときに、温湯にわずかの塩を加えたものを飲ませ、吐瀉させるようにしなければならない。なぜならこうした悪寒戦慄は多くの場合、胃の中に胆汁が溜まったために起こるものだからである。もし次にまた同じ周期でそれが生じたときには同じ処置をとらなくてはならない。多くの場合、そのようにして悪寒戦慄が取り除かれて、やっとその熱がどのような種類のものであるかを知ることができるからである。そうして次の熱発作が予想されたら、そ

（1）第二巻第三十三章五。

（2）ὄζη, 口の悪臭にこの語を用いているのはケルススのみである。

れは三日目に襲ってくる可能性が高いのだが、患者を浴場に連れて行き、悪寒戦慄が襲ってきたときにはす

でに浴室の中にいるように配慮する。四　もしそこでも（寒気を）感じるようなら、四度目の熱発作が予想

されるときにも同じ処置をとらねばならない。実際、この方法で悪寒戦慄が取り除かれることが多い。だが

もし入浴法の効果がないなら、熱発作の前にニンニクを食べさせるか、コショウを入れた湯を飲ませる。現

に、それらは体内に取り入れられると、悪寒戦慄を抑止する熱を生み出してくれる。次に、寒気 [冷え] が

したときと同じ処方で、襲ってくる悪寒戦慄にあらかじめ対処する。すなわち、体全体にパップを、それも

すぐに、より強力なものを巻きつけるのだが、とりわけ陶片や木の燃えがらなどを包んであてがうのがよい。

五　そこまでしてもなお悪寒戦慄に襲われるようであれば、熱を出す作用の物質を熱した多量の油に加え、

体に巻きつけている布の中に流し込む。そのうえで、患者が我慢できるところまで体を、とくに手足をよく

マッサージするが、そのあいだ患者は息を抑えるようにしていなければならない。また、悪寒戦慄が襲って

きてもマッサージを止めてはならない。多くの場合、マッサージを施す人の忍耐力が体の病気を打ち負かす

のである。六　患者が嘔吐するようなら、ぬるま湯を飲ませたうえで、再び嘔吐させるようにする。そして

悪寒戦慄が終わるまでこれらの処置を行なわなければならない。もし悪寒戦慄があまり長く続くようなとき

には、これらの他に浣腸をかけることも必要である。実際、浣腸は体を軽くすることによってよい効果をも

たらす。これらの処置が取られたあと、最後になすべきことは体を揺らすこととマッサージである。このよ

うな病気の場合、食事はゼラチン質の多い肉のような、便通をよくするものでなければならない。ワインを

飲ませるなら辛口のものにすべきである。

第十三章　毎日熱

一　以上のことはすべての周期性の熱病に当て嵌まる。しかし、それぞれの熱病には異なる性質もあるので、それらを区別する必要がある。もしそれが毎日熱であるならば、最初の三日間はきっちりと絶食させることが重要であり、そのあとは一日おきに食事をさせるようにする。慢性化してしまったら、熱の引いたあとに、入浴とワインを試させる。とくに悪寒戦慄が治まったあともなお熱が残っているような場合に有効である。

第十四章　三日熱

一　熱病が、完全に熱の引く日が中間にある三日熱もしくは四日熱であれば、その中間の日には散歩とか何か運動をさせ、塗油を施してやらねばならない。昔の医師でクレオパントス(2)という人は、この種の病気に対して、熱発作の起こるしばらく前に患者の頭の上から大量の湯を注ぎ(3)、そのあとにワインを与えた。アス

(1)マルクスに従って補った。
(2)前二八〇年頃のギリシアの医師。プリニウスやガレノスも彼に言及している。
(3)『箴言』第七章四二参照。

クレピアデスはこの医師の処方の多くを取り入れていたが、この処方だけは疑わしいと判断し、当然のことながら採用しなかった。二　アスクレピアデスによれば、もし三日熱である場合には三日目の熱発作のあとに浣腸をし、五日目は悪寒戦慄のあとで吐瀉をさせ、そのあとの発熱が過ぎたら、先のクレオパントスの流儀に従って、まだ熱感の残る患者に食事とワインを与え、六日目はベッドに寝かしておき、こうして七日目には発熱の発作が起きないようにするのだ、という。そして多くの場合、そうした結果になるということも事実のようである。しかしわれわれが安全だと思うのは、三つの治療を順番どおりに施すこと、すなわち吐瀉、浣腸、ワインの飲用を三日目、五日目、七日目の三日間で試みることである。ただしワインだけは七日目の熱発作のあとでなければ飲ませてはならない。三　ところで、初期の段階で治すことができずに三日熱が慢性化してしまったら、発熱の予想される日にはベッドに寝かしておいて、熱が終わったあとでマッサージをし、それから食事をとらせ、水を飲ませる。そして熱の出ない翌日には、運動も塗油もせずに水を飲むだけで満足させ、静かに休ませる。これが最もよいと思われる方法だが、もし衰弱が進むようなら、熱発作のあとでワインを飲ませる。熱の出ない中間日には少量の食事をとらせるのがよいであろう。

第十五章　四日熱

一　四日熱の場合にも同じ治療を行なうべきである。ただし、この熱病は初期の段階で治るということがなく、完治するまでにかなりの日数を要するので、その期間に何をやるべきか最初からよくよく考えてかかるべきである。もし熱が悪寒戦慄と一緒に出たり引いたりするようであれば、最初の日と翌日と三日目までは次のような指示を守らせる。すなわち最初の日には、熱発作のあとに湯を飲むだけにし、次の二日間はできることなら湯も飲まないでおく。四日目に熱が悪寒戦慄とともにぶり返したら、先に処方したようにして[(1)]吐瀉をさせ、次に熱のあとで少量の食事と四分の一セクスターリウスほどのワインを飲ませる。二　そのあとは、三日目に当たる日まで絶食させ、もし喉が渇くようであれば、湯だけを飲ませる。七日目には入浴によって寒気に備えておくが、熱が再発したら浣腸をしなければならない。浣腸が終わったら体を横にさせ、塗油をしながら強くマッサージをし、先と同じ分量の食事とワインをとらせる。翌日から二日間は絶食をさせ、マッサージする。一〇日目には再び入浴させ、またもし熱が出たらそのあとで、前と同様によくマッサージをし、ワインをたっぷり飲ませる。これだけ長く絶食を続け、先に示したようなその他の処置も施したならば、大方熱は治まると考えてよい。

三　それでもなお四日熱が続くようなら、まったく違う治療法に従わねばならない。その治療法とは体が楽に耐えられるようにしてやって、長期間耐えさせるというやり方である。それゆえ、最初の日に浣腸し、その後七日目まで絶食させるべきだというタラスのヘラクレイデスの治療法には賛同するわけにはいかない。たとえそれに耐えられる人がいても、熱が下がったときに健康を回復させるだけの体力がなかったら、結局熱が何回か襲うあいだに病気に負かされてしまうであろう。四　もし一三日目になってもまだ熱病が持続し

（1）本巻第十二章三。

そうなら、悪寒戦慄がすっかりなくなるとき以外は、熱の前にも後にも入浴させてはならない。悪寒戦慄そのものは上述の[1]ような手段で取り除かなければならない。そのうえで、熱のあとに塗油を施し、強くマッサージし、次に元気の出る強い栄養の食事と好きなだけのワインを与える。その翌日にはゆっくり休息させたあとで、散歩と体操をさせ、塗油を施し強いマッサージをし、ワイン抜きで食事をとらせ三日目には絶食させる。**五**　熱発作が予想される日には熱の出る前に起き上がらせて運動をさせる。そしてちょうど運動の最中に発熱の時間が来るように調整する。というのも、こうすることで、発熱が抑えられることも多いからである。しかし、運動をしている最中に発熱に襲われたら、すぐに家に戻らなければならない。このような病状において薬となるものは、塗油、マッサージ、食事、ワインである。**六**　もし便秘しているようなら、下剤をかけてやらねばならない。これらの治療は比較的体力のある患者にとっては楽に行なえるが、衰弱している患者の場合には、体操の代わりに揺り動かしを用い、それにも耐えられない場合にはマッサージを適用する。これでも激しくて苦痛が大きいときには、治療法は休息と塗油と食事の範囲に限るべきである。食事の与え方については、消化不良のせいで四日熱が毎日熱に移行してしまわないように配慮しなければならない。四日熱によって患者が死亡することはないが、四日熱から毎日熱に移った場合には、患者の状態は悪化するからである。こうしたことは患者か治療者の過失以外では起こりえない。

第十六章　二重四日熱

一　患者が二重四日熱である場合には、私が先に挙げたような運動療法は適用できない。患者は完全に休ませるか、それが難しければ、軽い散歩をさせるとか、足と頭とを念入りに覆って座らせておく。そして、熱が出たり引いたりするつど、軽い食事とワインとをとらせ、それ以外のときには衰弱が切迫しないかぎり絶食させることが必要である。しかしもし二つの熱がほとんど続いて出たようなときには、そのどちらの熱も出終わったあとで食事をとらせ、その後の熱のない状態のあいだにはいくらか体を動かすようにさせ、塗油のあとに食事をとらせるのがよい。ところで慢性化した四日熱は春の時期以外滅多に治ることがないので、その季節には健康の回復を妨げることが起きないように注意をしなければならない。

二　慢性化した四日熱の際には、ときおり食べ物の種類を変えてみるのも有効である。すなわち、ワインから水に、水からワインに、刺激の弱いものから強いものに、刺激の強いものから弱いものに変化させてみることが有益である。また、ハツカダイコンを食べさせてから吐瀉させる。（貝類か）[2] 雛鳥のスープで便通をよくする、マッサージ用の油に体を温める作用のものを加える。熱発作の前に、二キュアトゥスの酢を飲ませる。あるいはギリシア風の塩ワイン三キュアトゥスに一キュアトゥス分のカラシを入れたもの、もしくはコショウとカストレウム［海狸香］[3] とラーセル[4] とミルラを同じ分量ずつ水の中に溶かしたものを飲ませる。これらの処方か、類似の処方によって、体はそれまでの固定していた状態から変化するように促されるので

（1）本巻第十二章。
（2）マルクスに従って補った。
（3）ビーバーの生殖器付近の腺からとれる油。
（4）セリ科オオウイキョウ属の植物（*Ferula silphium*）。

ある。熱が治まってもしばらくのあいだは、発熱するはずの日を心に留めておくことが必要で、その日には寒さや暑さや不消化や疲労を避けなければならない。健康に不安が残るという人でなくても、しばらくは簡単に熱が再発するからである。

第十七章　四日熱から毎日熱になった場合

一　何らかの過失によって生じることではあるが、四日熱から毎日熱になってしまったときには、二日間は絶食させ、マッサージをし、夕方に水だけを飲ませるという処置をとらねばならない。そうすることで、多くの場合三日目には発熱しないで済むようになる。しかし熱が出ても出なくても、食事は熱発作の起こる時刻のあとに与えなければならない。そしてもし熱が残るようであれば、二日間の絶食を体力が許す範囲で課し、マッサージを毎日しなければならない。

第十八章　三種類の精神疾患――プレネーシス、憂鬱状態、幻想

一　熱病の治療法については以上で説明し終えた。しかし熱に併発するその他の疾病についての説明が残っている。それらのうち、私は最初に、特定の部位に割り当てることができないような疾病について述べることにする。

まずは精神疾患から始めることにしよう。その中でも最初に取り上げるのは、発熱中に急に起こるもので、ギリシア人がプレネーシスと呼んでいるものである[1]。二　ところで、何より先に知っておくべきことだが、患者が熱発作の最中に頭がおかしくなり、わけの分からないことを口走る、ということはときどき起きるものである。このような症状は決して軽いものではないし、激しい高熱の最中でなければ起こらないことである。しかし、それらは必ずしも同じように危険だというわけではない。多くの場合、その状態は短い時間しか続かず、熱が下がり始めると、精神状態も元に戻るからである。この種の病気に対しては、熱病の治療に適用される処置以上のことをする必要はない。三　つまり、精神の異常が長く続き始めたときになって、初めてプレネーシスということになる。それまでは正常な判断力を持っていた患者が、何らかの空虚な幻影を抱くようになり、精神がそうした幻想の手に委ねられてしまったとき、プレネーシスは確実となる。しかしプレネーシスにはさまざまな種類があって、実際、患者の中には沈み込んでいる人もいるし、陽気な人もいる。またある人は、振る舞いはちゃんとしているのに、言葉の点でだけ常軌を逸している。別の人は立ち向かってきて、手で乱暴なことをしようとする。後者のうちでも、何かの拍子に粗暴になるだけの人もいれば、別の人は狡猾に振る舞い、悪さをする機会を捉えても自分はさも正常だといったふりをするが、結果で見破られてしまう。

四　さて、患者たちのうちでも、言葉の点でだけ常軌を逸している人や、手で些細な悪さをするような程

（1）φρένησις.

度の人を、厳しい強制手段で抑圧するのはやりすぎである。しかし、かなり暴力的に振舞うような人に対しては、患者自身や他人を傷つけないためにも拘束することが必要となる。もし拘束された患者が、解放されたい一心で巧妙にかつ同情を誘うような話をしても、それを信じてはならない。そうした言葉はプレネーシス患者に特有なうそだからである。　五　昔の人たちはたいてい、そのような患者を暗いところに住まわせた。

何か対面するものを恐れるのだから、暗がりこそが精神の安定に何らかの寄与をするはずだと考えていたのである。これに反してアスクレピアデスは、暗がりそのものが患者を怖がらせるのだから、むしろ明るいところに住まわせるべきだと述べている。しかしいずれの方法も絶対的なものではない。というのも、ある患者は光によって、別の患者は暗がりによって不安が生じているからである。また、どちらの方法を用いても何ら変わりがなかった患者も見つかっている。したがって、両方を試してみて、暗がりが怖い人は明るい場所に、光が怖い人は暗がりに住まわせることが一番よい。そのような違いがない患者に対しては、体力があるなら明るい場所に、そうでない場合には暗い場所に留めて置くのがよい。

　六　しかし狂乱状態が極度になった時点での治療は無意味である。そのときには熱も亢進しているからである。そのようなときには患者を拘束しておく以外に方法はないが、状況が許すなら速やかに解放してやらねばならない。アスクレピアデスは、そのような患者に瀉血をすることは人殺しと同じであると言った。そ
の理由は、狂乱は高熱のときにしか起こらないが、瀉血に適しているのは熱の引いているときだから、とい
うものであった。　七　ところがアスクレピアデス自身、このような患者に対して長時間マッサージすること
によって眠りを引き起こそうとした。実際には、熱が高くなると眠りが妨げられるし、マッサージは熱の引

いているときにしか有効でないにもかかわらず、である。したがって、彼はこの治療手段も避けるべきであった。では、どのような手段があるのだろうか。深刻な危機にあるときには種々の方法が試みられてよいが、それ以外では控えるべきである。熱が続いている場合でも、そのあいだにはいくつかの時機があり、たとえ熱が引いていなくても、それ以上高くならないようなら瀉血もこの時機にすべきである。治療にとって最適時でないとしても、次善の好機であり、もし患者の体力が許すようなら瀉血もこのときにすべきなのである。浣腸をすべきかどうかについては躊躇する必要はない。

八　さて、一日おいたあとで頭の毛を剃り、それからウェルベーナまたは抑制作用のある植物を煎じた湯で頭を温める［温罨法する］のがよい。あるいは先に温めてから頭を剃り、また再び温める。そして最後に、バラ油を頭と鼻に注ぎ、さらに酢を用いて擦り潰したヘンルーダを鼻に当て、くしゃみを促す成分が入った薬でくしゃみを引き起こさせる。九　ただし、これらのことはまだ体力を失っていない患者に対して行なわれるべきであり、患者が弱っているなら、セルピュルムかそれに類する植物を加えたバラ油で頭を湿らすだけにすべきである。また体力にかかわりなく、イヌホオズキとナツシロギクの二つの植物を一緒に搾った液汁で頭を濡らすことが有効である。熱が引いたときにはマッサージを施すことが必要だが、過度に陽気な患者の場合には、過度に鬱な患者の場合より控えめにしなければならない。

一〇　いかなる精神疾患であれ、患者の心に向き合う場合には、それぞれの病気の性質に応じて行動を進めることが求められる。なかには無意味な怖れを取り除いてやらねばならない患者もいる。たとえばきわめて裕福な患者が貧窮を怖れるような事態になったら、彼にはでたらめでもいいから遺産があることを繰り返し説き続ける。また、暴力を抑制しなければならない患者もいるので、そうなったら彼を抑えるために鞭打つことも適用される。また、時ならぬ笑いを発する患者に対しては、叱ったり脅したりして止めさせる。悲観的な思考を追い払わねばならない場合には、管楽器や打楽器や賑やかな音が役に立つ。一一　愚かしいことを言う患者の場合では、あからさまでなく少しずつよりよい精神状態に導くためには、意見を否定するより同意するほうがよいことも多い。ときには患者の関心を喚起してやる。たとえば、文学に親しんできた人の場合、本を読んであげるとき、楽しんで聞いているようなら正しく読んでやり、面白くなさそうにしていたら間違えて読んでみる。患者にとって間違いを正すことは、精神状態を転換するきっかけとなるのである。さらに、患者が作品を覚えているなら、暗唱するように促してみる。食事さえとろうとしない患者は、食を楽しむ人たちのあいだに席を置いて、食欲を取り戻すよう誘導する。

一二　精神を病んだすべての患者にとって、眠りは困難でもあるが、非常に必要なことでもある。というのも多くの患者は、眠ることによって健康を回復するからである。眠りを促進するために、また精神そのものを鎮めるためにも、サフランの軟膏にイリス香油を混ぜたものを頭に振りかけることが有益である。もしそれでも眠れない場合、ある医師はケシかヒヨス(1)の煎じ汁を飲み薬として与え、またある医師はマンドラゴラ(2)の果実を枕の下に置いて、また別の医師はアモーム(3)やシューカミーノスの涙(4)［滲出樹脂］を額に塗って、眠りを促してきた。一三　私は、最後のものの名前 *sycamini lacrima*［シューカミーノスの涙］を何人かの医師の処方の中で見つけた。ギリシア人たちは morum［クワ］のことを *συκάμινος*（シューカミーノス）と呼んではいるが、クワには滲出樹脂はない。実際にその名前が指していた樹脂は、エジプトに生育する樹木の滲出樹脂であり、現地ではそれを *συκόμορος*（シューコモロス）と呼んでいた。さて、大多数の医師たちは、ケシの外皮を煎じた汁に海綿を浸して、頭を繰り返し温めるように［温罨法］した。[5]）**一四** アスクレピアデスは、これらの処置はいずれも無益であるとした。なぜなら、これらによって患者が嗜眠病に移行してしまうことが多いからだという。そこでアスクレピアデスは次のような処方をしていた。一日目の日中は食べ物も飲み物も、眠りも控えさせておいて、夕方には飲み物として水を与え、そのあと手で強く圧迫しないように優しく体をマッサージする。翌日にも日中はすべてを同じようにし、夕方にはソルビティオーと水を与え、そのあと再びマッサージをする。こうすることで、うまく眠りが近づいてくるであろう、と述べている。**一五** ただし、彼が認めた程度のマッサージでも、長くやりすぎて、嗜眠病の危険をもたらすことがときどきある。さて、このようにしても眠りが生じないならば、いよいよ先述の薬を用意すべきであるが、もちろんここで必要とされる程度の控えめなものとする。患者を眠り込ませようとして、あとから起こすことができないようなことにならないためである。眠りのためにはまた、近くで聞こえる水の落ちる音、食後や夜に体を揺ら

---

(1) ナス科の有毒植物（*Hyoscyamus niger*）。

(2) ナス科の有毒植物（*Mandragora officiarum*）。

(3) ショウガ科（*Amomum cardamomum subulatum*）。

(4) *συκάμινος* はクワ科クワ属の木である。次に続く括弧内の文からシューコモロス *συκόμορος*（エジプトイチジク）との混同があったという。第五巻第十八章七B参照。

(5) 「私は、最後のものの名前を……」からこの箇所までの文章は、ダランベールの編集したテクストからは削除されている。シューカミーノスの名前の混同に関して、後世に書き込みがあったと見なされている。

すこと、なかでもとくに、吊り寝台の揺れが役に立ってくれる。
一六　前もって瀉血がなされておらず、精神が不安定で、なかなか眠ることができないような場合には、後頭部に切開を入れ、吸玉を当てるが唯一の治療法だと言える。[1]この方法は病気を軽くし、眠りを引き起こすことができるからである。その際食事を控えめにすることも付け加えなければならない。狂乱を引き起こさないためには患者を満腹にすべきではない。ただし、体力が弱くなることでカルディアコン［脱水衰弱症］を引き起こさないように、絶食によって苦しめるべきでもない。軽い食事、とくにソルビティオーを与えるべきで、飲み物としては蜂蜜水三キュアトゥスを、冬には日に二度、夏には四度与えれば十分である。
一七　別の種類の精神疾患で、回復に比較的長い時間を要するものがある。大部分は発熱なしに始まり、そのあとに軽く微熱が生じる。患者には、黒胆汁が引き起こしていると思われる憂鬱状態が続く。このような症状に対しては瀉血が有効である。もし瀉血に代わることのできるものがあるとすれば、第一に絶食であり、第二には、白ヘレボロスを用いた吐瀉である。どちらかの処置をしたら、日に二度マッサージを施すことが必要である。もっと体力があるようなら、頻繁に体操をさせ、絶食中でも吐瀉させ、中程度の食材を使った食事をワインなしで与える。ちなみに、私が中程度と指定しているときは、最も弱い食材を与えてもよいのであって、中程度の食材だけを用いるということではないと理解しておいてほしい。しかし最も強い食材だけは避けなければならない。一八　これらの処置に加えて、便をできるだけ軟らかくし、患者の不安を除去し、できるだけ明るい希望を持たせる。また、演劇や試合といった娯楽、とくに患者の精神が健康だったときに喜んでいたものを尋ねてみる。もし何か患者の作品があれば、それを褒めてやり、本人の目の前に置いておくようにする。理由のない憂鬱状態に対しては、軽く窘めるようにし、患者を不安にしているものが心配の種であるよりは喜びの種であることを繰り返し言い聞かせることが必要である。もしも熱が出てくるようであれば、他の熱疾患のときと同じような治療をしなければならない。

一九　精神疾患の三番目のものは、生命を縮めるおそれがないだけに、最も長くかかる種類のものである。これは主に体の丈夫な人に発病する。この精神疾患はさらに二つの種類に分かれる。ある人たちは分別を失うことなく、幻想によって精神を病む。アイアス(2)やオレステス(3)がそのような精神疾患に当たると詩人たちは書き残している。一方、ある人たちはまさに正気を失う。

二〇　もし幻想に惑わされているときには、何よりまず、陰鬱なものか、それとも陽気なものかを見分けなければならない。陰鬱な場合には、下剤として黒へレボロスを、陽気な場合には、吐瀉を促すために白へレボロスを与えなければならない。もし患者が飲み薬の状態では受け付けないときは、パンの中に混ぜると簡単にごまかせる。浄化が適切になされれば症状は大部分治まるものである。それゆえ、たとえ一度へレボロスを与えて十分な効果を得られなかったときでも、時間をおいてからもう一度与えることが必要である。

(1)古代、人々は大脳が詰まっている頭蓋の内部が空虚な空間からなっていると考え、そこに病気の原因となる粘液が集まるので、吸玉によって除去すべきであると信じていたという。

(2)サラミス王テラモンの子。英雄として活躍するが、のちに発狂して自殺する。ソポクレス『アイアス』参照。

(3)ギリシア神話アガメムノンの子。復讐の女神エリニュスたちに追われ、狂気となって諸国をさまよったことがある。エウリピデス『オレステス』参照。

また精神疾患が笑いを伴っているときは、生真面目な表情をしているときよりも軽い[1]ということも知っておくべきである。またすべての病気にも通ずることだが、患者を下から浄化させる場合には、あらかじめ腸をゆるめておかなければならないし、上からの場合には引き締めておかなければならない[2]。

二一　精神疾患の患者から、分別というものがまったく見られなくなってしまったときには、何らかの苦痛を与えるような治療が最善となる。何か間違ったことを言ったり行なったりするようであれば、飢餓や拘束や鞭打ちで抑制することが必要である。そのような患者には強制的に注意を向けさせ、何かを学ばせ、それを覚えさせなければならない。つまり、このような処置をとることによって、患者は恐怖によって少しずつ自分のしていることについて考えるように仕向けられるのである。この病気においては一般的に、突然に怖がらせたり、びっくり仰天させたりすること、また何であれ患者の精神に激しい動揺を与えるようなことが有益である。二二　なぜなら精神が以前の状態から引き離されることによって何らかの変化が起こりうるからである。患者が理由もないのにときどき笑うことがあるとか、嘆いたり沈み込んだりするかどうかも重要である。というのも、常軌を逸した陽気さは、先述したような恐怖を与えたりすることによってかなり回復するからである。もし極度の落ち込みが見られる場合には、日に二度軽くて長いマッサージを行なうこと、また頭から冷やした水を注ぎ掛けること、体を水と油に浸してやることが有効である。二三　精神疾患の患者に対する共通の治療法は、激しい運動をさせること、十分にマッサージをすること、脂身の多い肉やワインをとらせないこと、である。体を浄化したあとに中程度の食材を用いた、できるだけ軽い食事をとらせる。また患者を一人にしておいたり、見知らぬ人たちのあいだや、患者が軽蔑していたり無視したりしている人たちのあいだにおいてはならない。生活環境を変えさせてみたり、もし正気が戻ったら、年に一度、旅に行かせてみたりする。

二四　稀にではあるが、ときには不安がもとで譫妄が生じることがある。この精神疾患にも（同じような種別があり）[3]、同じような摂生法によって治療されるべきである。ただし、この種の精神疾患に限っては、ワインを与えることが適切である。

第十九章　カルディアコン（脱水衰弱症）

一　ギリシア人がカルディアコン[4]［脱水衰弱症］と呼んでいる種類の病気は、前述の精神疾患とはとくに対照的である。精神疾患の患者がこの病気に移行することがあるのも事実ではあるが、精神疾患の患者では正気が失われるのに対して、この病気の患者は正気を保っている。実際、この病気は、胃が弱っているとき

（1）『箴言』第六章五三参照。

（2）『箴言』第七章七一参照。

（3）マルクスに従って補った。

（4）*καρδιακόν*（*πάθος*）（「カルディアーの（病気）」の意）は本来「胸やけ」を指す。*καρδία* は一般的に「心臓」を意味するが、ヒッポクラテスの著作や後世のガレノスでは「胃と噴門部のあたり」の意でも用いられているためである。しかし、ここでのケルススの記述内容から「脱水衰弱症」と訳した。ラテン語での病名は示されていない。

に汗をかきすぎたせいで体が過度に衰弱してしまったという状態以外の何ものでもない。脈が微かで弱々しく、汗の出方が量も時機も普段とは（違っていて）[1]、胸全体から、また首や頭からまで溢れ出ているのに、足や脚だけは乾いて冷たいようであれば、すぐにこの病気であることがわかる。この病気は急性病の一種なのである。

二　最初にすべき治療は抑制作用のパップ剤を胸の上に当てることであり、二番目は発汗を抑えることである。発汗を抑えるには、苦味の強いオリーブ油、バラ油、マルメロ油、またはギンバイカ油のうちのいずれかで体全体に軽く塗布し、そのあと、これらのいずれかから作られた軟膏を塗る。それでもなお発汗が止まないようであれば、その患者には石膏か密陀僧もしくはキモロス産の白亜土のいずれかを塗るか、あるいはそれらの粉末をときどき振りまいてみるとよい。乾いたギンバイカやキイチゴの葉を擦り潰した粉末、あるいは辛口で、良質のワインの澱を乾かしたものを用いても同じ効果が得られる。これらがなくても同じような効果を持つものはほかにもたくさんある。たとえば、道路上にある土の粉のようなもの［塵］を体に撒いても効果がある。三　それらの処置に加えて、体から発汗を少なくするために、薄い寝具でがまんさせ、暑くない場所に寝かせ、患者のところに風が幾分でも通るように窓を開けておくことが必要である。

三番目の治療手段は、臥せっている患者の衰弱を食事とワインで治すことである。食事はたくさんではなく、ただし昼も夜も回数を多く与え、負担にならない程度で栄養をとらせるようにすべきである。その際食事はできるだけ軽い食材で胃に適したものにしなければならない。必要がなければワインを急いで飲ませてはならない。四　もし衰弱があまりに心配なようなら、ワインに浸した砕いたパンと辛口のワインそのもの、ただし弱めで純粋なワインを少し温めてから何度かに分けて、欲しがるだけ与えてよい。そのワインは弱すぎるものでも強すぎるものでもないことが必要である。患者は昼夜合わせて四分の三ヘーミーナほど飲むのが適当である。とくに体格がよい場合には、それより多く飲ませてもよい。食事を受け付けない患者には、あらかじめ塗油を施したあとに冷水をかけ、そのあとで食事を与えてみる。五　もし胃がゆるんで、食べたものを少ししか留めておけないようなら、食前と食後に自力で嘔吐するようにさせ、嘔吐したあとで再び食事をとらせるようにする。もし食べたものをまったく留めておけないならば、一キュアトゥスのワインをちびちび飲み、一時間おいてもう一キュアトゥス飲む。もし胃がワインさえ戻してしまうようであれば、擦り潰したタマネギを全身に擦り込むべきである。それが渇いた頃、ワインを胃の中に保持するための効果を発揮し始め、その結果ワインの熱が全身に行き渡り、脈拍の力が戻ってくる。

治療の最終手段としては、精白丸麦か挽き割り小麦のクレモル〔粥の一種〕を肛門から注入するという方法がある。[2]これもまた、患者の体力を保持してくれるものである。六　体が熱くてまいっている患者には、生気を与えるもの（すなわちバラ油とワイン）を鼻に近づけることが何より有効な処置である。四肢が冷えているようなら油をつけた温かい手でマッサージをする必要がある。これらの処置によって、苛烈な発汗が減少し、生命が長く保たれるような結果を得られたら、すでに時間そのものが援軍となり始めたと言える。

（1）マルクスに従って補った。
（2）栄養物を肛門から注入するという内容の記述は、ケルススのこの箇所が古代最初の記述とされている。

患者の生命が安全になったと思われたら、以前のような衰弱状態にすぐに戻ることがないように気をつけなければならない。そのためにもワインを徐々に減らし、十分な体力が戻るまで栄養価の高い食事を毎日与えることが必要である。

第二十章　レータルゴス（嗜眠病）

一　もう一つ別に、プレネーシスと対照的な疾患が存在する。プレネーシスの場合は睡眠をとることがむしろ難しく、精神はどんな無謀なことにも向かっていく。それに対してこの病気の場合には、気力が消え失せ、眠ることへの欲求に打ち勝つことがまるでできない。ギリシア人はこの病気をレータルゴス[1]［嗜眠病］と名付けた。そのうえこの病気は急性病に属しており、すぐに手当てをしないとあっという間に死亡に至る。ある医師たちは、こうした患者にくしゃみを引き起こさせるようなものや嫌な匂いを出すようなものを繰り返し用いることによって刺激を加えようと努めた。たとえば、未加工のピッチ、未洗浄の羊毛、コショウ、ヘレボロス、カストレウム、酢、ニンニク、タマネギである。二　また患者のそばで、ガルバヌム[2]や鹿の毛もしくは角《つの》を燃やしたりした。（これらがなくても、燃やすと不快な匂いを出すものなら何でもよい[3]。）ところでタリアス[4]という人物は、この病気は熱発作の類に属するもので、熱が引くと軽快することから、繰り返し刺激を与えるようなことは患者にとって無益であり有害なことだと言った。大事なことは、熱の引いているときには患者が目覚めているのか、熱の引かないうちから眠りが迫ってくるのか、それとも熱が引いたあとまで眠りが迫ってくるのかという点である。もし患者が目覚めているのなら嗜眠病として治療することは(5)無意味になる。なぜなら、目覚めていることによって病気がよくなるわけではなく、病気がよくなったのでひとりでに目覚めているのだからである。三　もし絶えず眠気が生じているのならば、刺激を加えなければならないが、排泄や食事ができるように、熱が一番引いているときにすべきである。突然に冷水を掛けることが一番強烈な刺激である。それゆえ、熱が引いたあとで油をたっぷりと体に塗ったうえで、アンポラ［水瓶］(6)三杯か四杯分の冷水を頭から注ぎ掛けてやる必要がある。ただし、この方法は、患者の呼吸が一定していて、心窩部が柔らかであるときにだけ用いることができる。もしそうでないなら、上述した処置のほうが優れている。眠気そのものに関しては以上の方法が最適である。

四　薬剤治療のためには、頭を剃ることが必要である。それから月桂樹やヘンルーダの葉を煎じた酢水で頭を温罨法する。翌日にはカストレウムをあてがう。あるいは酢の中で擦り潰したヘンルーダか、月桂樹の漿果またはキヅタをバラ油と酢に浸したものを用いる。患者を刺激するために鼻にカラシを近づけることも、

(1) *λήθαργος* は、さまざまな意味で用いられる語でもあるが、「嗜眠病」とする。『箴言』第三章三〇では「嗜眠性の（熱病）」として使われている。
(2) セリ科オオウイキョウ属（*Ferulago galbanifera*）。
(3) ダランベールは、括弧内の一文を、後世の挿入として削除している。
(4) 不詳。
(5) テクストに混乱がある。マルクスに従って訳した。
(6) アンポラ（水瓶）の容量は一様ではないものの、二七―三〇リットルと考えられている。

また病気そのものを除去するために頭や額にカラシを塗ることも、きわめて有効な治療である。五　揺り動かすことは、この病気にも有益である。また適切な時機に、すなわち熱の緩和期に与えられる食事は、何より顕著な効果をもたらす。病勢が衰退し始めるまでは、ソルビティオーが最も適している。したがって毎日激しい熱発作があるようなら毎日それを与えなければならない。もし隔日であれば、激しい発作のあとにはソルビティオーを、軽い発作のあとにはハチミツ水を与えるのが良い。適切なときに与えられた食事と一緒に出されるワインもまた少なからず助けとなる。六　長く続いた熱のあとで患者の体に麻痺が起こるようなら、ほかの薬剤も同じように適用してみるべきである。なお熱発作の三、四時間前にカストレウムを使用する。もし便秘しているなら、スカンモニア(1)を混ぜるのが有効である。そうでないならカストレウムに水を加えるだけにする。心窩部が柔らかいなら、食事は比較的十分に与えてよい。もし硬いなら、先に述べたようなソルビティオーにとどめ、抑制すると同時に柔らかくする作用のものを心窩部にあてがうことが必要である。

第二十一章　三種類のヒュドロープス（水腫症）――テュンパネイテース、レウコプレグマティアー、ヒュポ・サルカ、アスケイテース

一　以上、上述の病気はまさに急性のものである。次に述べるのは、慢性化する可能性のある病気で、皮下に水が溜まって、それが初期の段階で散らされないと生じるものである。ギリシア人たちはこの病気を

ヒュドロープス(2)［水腫症］と呼んでいる。またこの病気には三種類ある。すなわち、腹部が激しく緊張することによってたびたび体の中で空気が動くような音がするもの。体中あちこちに腫れが生じて凸凹しているもの。水が体内の一箇所に集まって、体を動かすたびに同じように動き、その動きを観察できるようなもの。二　そしてギリシア人たちは、最初のものをテュンパネイテース(3)［腫脹性水腫症］、二番目のものをレウコプレグマティアー(4)［白粘液水腫症］またはヒュポ・サルカ(5)［体表水腫症］、三番目のものをアスケイテース(6)［奇動性水腫症］と呼んでいる。この三種類の水腫症に共通なのは、体液があまりにも多すぎるという点である。そのせいで、この病気の患者では潰瘍がとても治りにくい。(7)この病気は単独で始まることも多いが、別の慢性病、とくに四日熱に伴って起こることが多い。また、この病気は自由人よりも奴隷のほうが治りやすい。というのも、治すためには、飢えや渇き、その他多数の厄介な治療、そして長い忍耐を必要とするからである。すなわち、強制されることに慣れている者は、無用な自由を持つ人よりも助かりやすい、というわけである。三　ともかく、誰かに従属している立場の人であれ、自分を完全に抑えることのできない人は健康にたどり着くことはできない。例えば次のような話がある。アンティゴノス王の宮廷において、王の友人だが

(1) ヒルガオ科西洋ヒルガオ属（*Convolvulus scammonia*）。
(2) *ὕδρωψ*.
(3) *τυμπανείτης*.
(4) *λευκοφλεγματία*. ケルススの時代頃、成立した名称かと思われる。
(5) *ὑπὸ σάρκα*.
(6) *ἀσκείτης*.
(7)『箴言』第六章八参照。

不摂生な男として有名な人物が、さして重くない水腫症にかかったとき、クリュシッポスの弟子であった著名な医師(1)は自分には治すことができないと断ったという。一方、エペイロスのピリッポス(2)という別の医師が自分には治すことができると請け合った。そのとき、かの医師はこう答えた。ピリッポスが患者の病気に目を向けているのに対して、自分は患者の精神に注目しているのだと。事態は彼の言葉を無意味なものにしなかった。つまり、医師や王までもが細心の注意を払ってその患者を監視したにもかかわらず、患者は自分のパップ剤を食い尽くし、自分の尿を飲んで、自らを破滅に追い込んでしまった、というのである。

四　初期のうちに、渇きと安静と絶食を体に課したなら、この病気の治療は難しいものではない。しかし病気が長引いてしまうと、体内の水を散らすのが非常に困難になる。エピクロスの弟子であったメトロドロス(3)がこの病気にかかったとき、治療に必要な渇きに冷静な心で耐えることができず、しばらくは我慢していたものの、やがて飲み物を飲んでは嘔吐するのを繰り返すようになったと言われている。飲んだものを吐き戻すという場合、渇きの苦しみは大いに取り除かれるが、もし胃の中に残ってしまうと病気が助長されることになる。したがって、誰にでも試みてよいことではない。**五**　また、もし熱もあるようなら、まずもって熱に対処するために、先に処方された処置(4)を適用して熱を下げなければならない。患者の熱が引いたら、そのとき初めてこの病気に対して通常行なわれる治療に進むべきである。ここでも、水腫の種類が何であれ、まだそれほど長い期間が経っていないなら、共通の治療が必要とされる。患者にはたくさん散歩させ、多少は走らせ、また息を止めさせながらとくに上半身を強くマッサージする。**六**　汗は運動によってばかりでなく、熱い砂とか、ラコニア風蒸し風呂やかまど風呂などによって出されるのもよい。とくに自然に囲まれた乾燥した場所、たとえばバイアエ上方のギンバイカの群生地にある発汗場での発汗が有効である。普通の入浴や湿度の高いところは不適当である。空腹の患者には、ニガヨモギとミルラとを二対一の割合で混合した丸薬を与えるのがよい。食事は中程度の栄養価の食材を用い、幾分固めのものがよい。飲み物は生命を維持するために必要な量以上を与えてはならず、排尿を促すようなものが最もよい。**七** 排尿は薬よりは食事によって促されるほうが好ましい。しかし必要に迫られているときには、排尿作用のある薬のうちのどれかを水で煎じて飲ませなければならない。こうした作用を持つと考えられているのは、イリス[5]［の根］、ナルド[6]、サフラン、シナモン[7]、カシア[8]、ミルラ、バルサム[9]、ガルバヌム、ラダヌム[10]、オエナンテ[11]、パナケス[12]、カルダ

（1）マルクスは、ここに医師の名が脱落しているとし、その人物として序巻にも出てくるゼノン（前三世紀）か、アリストテレスの弟子のメノン（前四世紀）を想定している。アンティゴノス王はマケドニアの王で年代的に見て、二世だと思われる。
（2）不詳。
（3）前四世紀の哲学者。
（4）本巻第四―十七章。
（5）アヤメ科アヤメ属（*Iris pallida, florentina*）。
（6）オミナエシ科（*Nardostachys jatamansi*）。
（7）クスノキ科クスノキ属（*Cinnamomum cassia, C. Zeylanicum*）。桂皮、肉桂。
（8）クスノキ科（*Cinnamomum cassia*）。シナモンと同じ植物を指していると思われるが、ケルススはシナモンと併記しており、使う部分が異なるなどの区別があったのかもしれない。
（9）カンラン科ミルラノキ属（*Balsamodendron opobalsamum*）。
（10）ハンニチバナ科ゴジアオイ属（*Cistus villosus Creticus*）。
（11）野生のブドウの花序（の液汁）。
（12）panaces は「万能薬」の意。ここではオポパナクス（セリ科の植物）を指しているとされる。

モン、[1] コクタン、[2] イトスギの種子、ギリシア人がスタピス・アグリアー[3]と呼ぶ黒ブリオニア、[4] ハブロトヌム、[5] バラの葉［花弁］、ショウブ、[6] 苦アーモンド、[7] トラゴリーガヌム、[8] ステュラクス、[9] モッコウ、[10] ユンクスの方形の種子と丸い種子——ギリシア人は前者をキュペロン［キュペロスの種子］、後者をスコイノン［スコイノスの種子］と呼ぶ[11]——がある。ちなみに、私がギリシア名を併記する場合には、それらがこの地に自生するものでなく、香辛料類として輸入されるものであることを示している。

八　さて、最初は最も効果の軽いもの、すなわちバラの葉［花弁］かナルドの穂を試してみるべきである。辛口ワインも有益ではあるが、できるだけ薄いものにする。さらに、紐を胴体に巻いて、下腹部の周りがどのくらいあるかを毎日測り、記録をつけておき、翌日どれだけ太ったか、あるいは痩せたかを見比べることが役に立つ。痩せているとすれば薬が効いたことがわかるからである。また患者の飲んだ量と、尿の量を計ることも有益である。なぜなら摂取した水分よりも多い水分が排泄されていれば、そのときにやっと回復への希望が見えるからである。アスクレピアデスは四日熱から水腫症になった患者に二日間の絶食をさせ、マッサージを行ない、三日目に患者の熱も水分も引いたあとで、食事とワインとを与えたと記録に残している。

九　ここまでに述べた処置は、すべての種類の水腫症に共通するものである。しかし、症状が相当重い場合には、治療法を別々にしなければならない。

したがって、もし鼓腸があって、その痛みが頻繁に起こるような場合には、毎日か、あるいは隔日にでも、食後に吐瀉させることが有効である。また、熱くて乾いたパップを当てるのもよい。こうした処置をしても痛みが止まらないなら、メスを入れない吸玉が必要となる。それでもなお痛みが取れないときには、皮膚にメスを入れ、それから吸玉を当てるようにする。もし吸玉がまったく効果を上げない場合、最後の手段は、熱い湯をたっぷりと腸内に注入し、それを再び排出させることである。一〇　それに加えて毎日三、四回、オリーブ油と体を温める作用のものとを用いて強くマッサージをすることが有効である。ただし、このマッサージのあいだは腸を空にしておかなければならない。また、皮膚が侵食されるまでカラシを繰り返し患部にあてがう。あるいは、腹部の多数箇所に焼灼器で潰瘍を生じさせ、しばらくそのままにしておく。また、煮たカイソウ［海葱］(12)を舐めるのも効果がある。こうした鼓腸のあとは、しばらくのあいだ鼓腸を引き起こすようなものはすべて控えなければならない。

---

(1) ショウガ科（*Elateria cardamomum*）。
(2) カキノキ科カキノキ属の木（*Diospyrus ebenum*）。
(3) σταφὶς ἀγρία, 字義的には「野生の干しブドウ」。キンポウゲ科ヒエンソウ属（*Delphinium staphisagria*）。
(4) ウリ科ブリオニア属（*Tamus cummunis*）の実。スタピス・アグリアーとは別の植物と考えられている。
(5) キク科ニガヨモギ属（*Artemisia abrotonum*）。
(6) ショウブ科（*Acorus calamus*）。
(7) バラ科（*Prunus Amygdalus*）、苦扁桃。
(8) シソ科ハナハッカ属（*Origanum vulgare*）。
(9) エゴノキ属の木（*Storax officinalis*）など。
(10) キク科（*Saussurea lappa*）。
(11) iuncus はイグサ属またはカヤツリグサ属の植物を広く指す。植物名としてのキュペロス κύπερος は *Cyperus longus*, スコイノス σχοῖνος は *Cymbopogon schoenanthus* などを指すと考えられている。
(12) ユリ科（*Scilla urginea maritima*）。

一一　もしレウコプレグマティアー［白粘液水腫症］という名前の疾患である場合には、腫れている部分を日光に当てる必要がある。ただし、熱を出してしまわないよう、あまり長くは当たらない。太陽が強すぎるときには頭を覆ってやり、塩とソーダと少量の油を加えた水に浸しただけの手でマッサージをする。それも子供か女性の手のように優しく撫でるようにするのがよい。患者に体力があれば、午前に一時間、午後に半時間マッサージを行なう。一二　抑える作用のパップを当てることも有益で、なかでも皮膚の柔らかな人によい。切開するときには足の踝の上、手指幅四本分のところで、内側の部位に行ない、数日間頻繁に体液を出し、そのうえで、腫れ自体を深いところまで切開しなければならない。さらに、体を揺さぶりで動かし、その後、傷口が痂皮《かさぶた》で覆われるようにし、体がかつての健康な状態に戻るまでは、運動と食事の量を増やしていくことが必要である。一三　食事は栄養価が高く、ゼラチン質のもの、とくに肉が与えられなければならない。ワインは、胃の状態が許すようであれば甘めのものを、三日ごとに水と交互に飲むようにする。また海辺で大きく育った(1)海レタスの種子を水と一緒に飲ませることも効果がある。受け付ける体力があれば、先述の煮たカイソウを舐めるようにする。膨らませたウシの膀胱で腫れを叩くのがよいという権威者も多い。

一四　腹部に大量の水が集まるような種類の水腫症では、患者は散歩させるべきで、しかも通常よりたくさん歩かせなければならない。散らす作用のパップを腹部に当て、その上に布の帯を三重にかぶせ、あまりきつすぎないように巻きつける。この治療法はタリアスによって考案され、私の見るところ、多くの医師たちによって継承されている。もし肝臓か脾臓を病んでいることが明らかであるなら、完熟イチジクを擦り潰してハチミツを加えたものを上から当てる。こうした治療法を用いても腹部が乾燥せず、相変わらず水分が大量に溜まっているなら、より速効性のある治療法で、水分を腹部そのものから抜いて、乾燥させなければならない。一五　私は、この方法にエラシストラトスが賛同していなかったことを知らないわけではない。彼の考えでは、これは肝臓の病気であり、そこを健康にしなければならないのであって、肝臓が悪ければ水は何度でも溜まってくるから、それを除去することは無意味だ、というのである。しかしながら、第一にこの症状はこの内臓一つの問題ではない。脾臓が冒された場合でも、体全体が悪くなる中で水腫が生じるからである。第二に、もし肝臓から病気が始まっているとしても、不自然に集まった水分は除去されないかぎりそのままであり、肝臓やそのほかの内臓に害を及ぼすことになる。だがいずれにしても、体全体が治療されるべきだというのが妥当であろう。というのも、この病気は体液が除去されれば治るというわけではなく、これまで内部の体液に邪魔されて効かなかった薬剤に力を発揮する場を作る、というだけだからである。

一六　しかも、異論の余地なく、この病気にかかっている人のすべてが、この体液除去という治療を受けられるわけではない。丈夫な若者で、熱がまったくないとか、熱から解放される緩和期が十分確保されているとかの条件を持つ者だけが受けられるのである。すなわち、胃を悪くしている人や黒胆汁によってこの病気にかかった人、また体調の悪くなっている人はこの治療法に適していない。さて、体液が抜かれた初日には、体力が落ちていないようなら食事は不要である。一七　次の日からは、食事と薄めないワインを多すぎない程度に与えることが必要である。そして患者を徐々に、運動、マッサージ、日光浴、発汗、船旅へと誘導し、

（1）ダランベールは「海辺で大きく育った」を後世の挿入として削除した。

また適切な食事を、完全によくなるまで与える。この病気の患者には入浴はほとんど必要でなく、むしろ、空腹時の頻繁な吐瀉が必要である。夏であれば海水浴が有益である。健康を回復してもしばらくのあいだ、性生活は控えねばならない。

第二十二章　三種類の癆《ろう》症――アトロピアー、カケクシアー、プティシス

一　癆症(1)〔消耗症〕にかかると、患者は病的な状態がかなり長期間にわたって続き、危険もより大きくなる。癆症にもいくつかの種類がある。第一のものは、体に栄養が行き渡らず、つねに養分が自然に出ていくだけで、少しも入ってこないために生ずる極度のやつれである。このような癆症は、なにか手を打たないと命に関わってくる。ギリシア人はこれをアトロピアー(2)と呼んでいる。一般に次の二つの理由によって起こる。過度の不安から少ししか摂取しない場合と欲望に任せて必要以上に摂取する場合である。つまり、体が欠乏によって弱るか、あるいはとりすぎによって冒されるか、である。

二　二番目の種類は、ギリシア人がカケクシアー(3)と呼ぶもので、この場合には、体の状態そのものが病的なために、すべての栄養物が流出してしまう。この種のものは多くの場合、長患いのために全身が損なわれてしまった人に起こり、そのような患者はたとえ当の病気から解放されても、健康な体を取り戻すことができない。または、悪い薬のために体が冒されたり、必要なもの〔栄養素〕が長期間不足していたり、風変わりな食べ物や、有害な食事をとっていたり、その他これに類することによっても起こる。この場合には、衰

弱のほかにも、ときとして表皮が頑固な膿疱や潰瘍によってすっかり荒れてしまったり、体のどこかが腫れたりするものである。

三　三番目のものは、飛び抜けて最も危険な種類で、ギリシア人がプティシス[4]〔肺癆〕と呼ぶものである。この種の多くは頭部に始まり、そこから肺に流れ込み、そこに潰瘍ができる。そこから軽い熱が生じ、いったん鎮まってもまたぶり返す。また多くの場合、咳が出て、ときには血の混じった粘液〔痰〕が出る。このとき排出された粘液を火に入れてみると悪臭がする[5]。そこで、この種の病気かどうかを疑っている人は、この方法を目安にしている。

四　癆症の種類は以上であるが、まず患者がどの種類のものにかかっているかに注意する必要がある。次に、患者の体が栄養を吸収していないだけであることがわかったなら、その原因に注目する。もし患者が摂取すべきものよりも少ない食事しかとっていないのであれば、食事を追加する。ただし、たくさん食べるこ

（1）癆症（tabes）は体の衰弱や消耗を引き起こす病気で、糖尿病やウイルスなどを主因とするもの、また肺結核などが対応すると考えられる。

（2）*ἀτροφία*.

（3）*καχεξία*, 老年期の全身の衰弱もカケクシアーと呼ばれる。第二巻第一章二二。

（4）*φθίσις*, いわゆる肺癆（肺結核）

（5）悪臭は、組成に硫黄を含む細気管支や軟骨が冒されていることを示す。『箴言』第五章一一参照。

とに慣れていない体が急に多量に食べて消化不良を起こすことがないように、少しずつ増やさなければならない。反対に、適量よりも多くとることに慣れている患者に対しては食事を一日控えさせ、その後少量の食事をとらせることから初めて、適量になるまで毎日増やしていくようにする。五　さらに、あまり寒くないような場所を、陽射しを避けながら散歩することや、手の運動を行なうことも有益である。それほどの体力がないようなら、体を揺らし、できれば自分自身で塗油を行ない、しかもできるなら一日に何度も、食事の前後に、ときには油に温める作用のものを加えて汗が出るまで強くマッサージする。また皮膚をほぐすため、空腹時に体のあちこちの皮膚をつまんだり引っ張ったりすることが有効である。皮膚の上に樹脂をあてがったり取り去ったりしたあとでそれをするのもよい。六　ときには入浴も役に立つが、それはごく軽い食事をとったあとに限られる。また浴槽の中で少量の食事をとるのもよい。入浴をせずにマッサージをしたのなら、すぐに食事をすべきである。その際には食事は消化しやすいものであること、またとくに栄養価の高いものであることが必要である。それゆえワインも有益であるが、辛口のものにしなければならない。というのも、利尿を促進してくれるからである。

七　もし全身が病的な状態になっている場合には、まず絶食させ、次いで浣腸をし、それから少しずつ食事を与え、運動や塗油やマッサージをさせるようにしていく。このような患者にはたびたび入浴させることが有益で、空腹時に、しかも汗が出るまで入れる。食事はたっぷりと、さまざまな種類の、良い液汁の食材、さらには腐敗しにくい食材から作られたものとする。辛口のワインもよい。瀉血は、そのほかの手段が役に立たないときにだけ行なうが、それでもほかの治療を併せて施す余地があるように、何日もかけ毎日少しずつ行なわなければならない。

八　もしより悪い病気、真性のプティシスなら、初期段階からすぐに立ち向かわなければならない。いったんこの病気が根付いてしまったら、打ち勝つことは容易ではないからである。もし体力が許すなら、長い船旅や環境の変化が必要である。それも、患者が旅立つ場所よりも温暖な環境[1]を求める必要がある。従って一番良いのは、イタリアからアレクサンドリアに行くことである[2]。多くの場合、この病気の初期であれば、船旅に耐えられるにちがいない。それというのも、この病気は大部分、体の最も頑健な一八歳から三五歳のあいだにかかるからである[3]。もし患者の状態がそれに耐えられないようなら、遠くには行かずに船に揺られているのが一番よい。九　何かの理由で船に乗ることができない場合には、輿か何かに乗って揺すられるのがよい。その際には、患者を仕事や精神の動揺をきたすようないっさいの事柄から切り離しておくべきである。眠りにも配慮しなければならない。治療が軽減しようとしていることを台無しにしないためにも、鼻カ

(1) ここで「より温暖な」と訳した densius は、本来は「より濃密な」、「より密集した」という意味の語であるが、独訳者シェーラーの解釈に従って訳した。

(2) プリニウスは『博物誌』第三十一巻六二―六三において、肺の癆症の人にエジプトまで船旅をすることが奨められているのは、エジプトの土地そのものが病気によいからというわけではなく、長い航海のあいだ身体が揺すられることで体質の改善が促されるからであるという趣旨のことを記している。

(3)『箴言』第五章九参照。

タルに用心しなければならない。不消化と直射日光や寒さも避けなければならない。口を保護し、喉を覆い、適切な治療によって咳を止めなければならない。また熱が出ているあいだは、ときには絶食によって、ときには時宜を得た食事をとらせることによって熱を下げなければならない。またそのようなときには水を飲ませることが必要である。一〇 ミルクに関しては、頭痛がするとき、急性熱やそれによって引き起こされた過度の渇きがあるとき、あるいはまた心窩部に腫れのある場合や胆汁性の尿が出たり、出血があったりするときにそれを与えることは、毒を与えるのと同じようなものとされているのだが、それにもかかわらず、プティシスの場合には、すべての慢性的で治癒の困難な熱性疾患の場合と同じように、ミルクを与えることが適切な措置となる。(1) もし熱がまだ出ていないか、すでに引いている場合には、適度の運動、とくに散歩や軽いマッサージに頼るべきである。入浴は適さない。一一 食べ物は、刺激の強いもの、たとえばニンニクやリーキ、またリーキを酢に浸したもの、あるいは同じように酢に浸したエンダイブやバジルやレタスを与え、そのあとには軽めのもので、大麦か挽き割り麦か澱粉のソルビティオーにミルクを加えたものを与えるのがよい。上述のものがなければ、米も挽き割り麦粉も同じく有益である。これらの食材をときどき変えて交互に与えるのも効果的である。また何か中程度の栄養価の食べ物、とくに火で炙った脳や小魚などを加えるのもよい。小麦粉をヒツジかヤギの脂と一緒に混ぜ合わせて煮詰めたものは薬の代わりになる。ワインは軽くて辛口のものをとる。ここまでは、戦うことがさほど困難ではない病状である。

一二 病状がもっと重く、熱も咳も治まらず、体が弱っていくのが見られたなら、一層強力な治療が必要となる。熱した焼灼器で、顎の下と首に一箇所ずつ、胸の両側の二箇所、またギリシア人がオーモプラタイ(2)

と呼ぶ肩甲骨の下の二箇所に潰瘍を形成する。そして、咳が止まらないうちは潰瘍が治らないようにしておく。潰瘍自体が咳にとって癒す薬にもなることは明らかなことである。それから、日に三、四回、手足の先端を強くマッサージすること、胸を手で軽く撫でること、食後一時間おいてから、腕や脚部をマッサージすることが必要である。一三　一〇日間あけながら何度か、油を混ぜた湯の浴槽に入れること、その他の日には水を飲ませ、そのあとでワインを飲ませる。もし咳が出ないなら冷たい飲み物を、咳が出るようなら温めのものを与える。食事は毎日、咳の引いているときに与えるのがよい。これらに加えて、マッサージや揺り動かしも必要である。四日目または五日目には、先述のような刺激性のある食べ物をとらせ、ときには酢に漬けた血止め草やオオバコをとる。一四　オオバコの液汁そのものや、野生ニガハッカの液をハチミツと混ぜて煮立てたものも治療薬になる。前者については一キュアトゥスをちびちびと飲み、後者は一匙分を少しずつ舐めさせる。あるいはテレピン樹脂を半分、ハチミツとバターを半分、混ぜて煮立てたものを舐めさせるのもよい。しかし、これらの治療法のうちでもとくに効果的なものは、摂生法、馬車や船で揺られること、ソルビティオーである。いずれにしても、下痢をしないようにしなければならない[3]。この病気の場合には、頻繁な嘔吐、中でも血を吐くことは危険な徴候である。いくらかよくなり始めた患者には、運動やマッサージや食事の量を増やす。その後、息を止めておいて、胸を自分でマッサージさせる。ワイン、入浴、性交は

(1)『箴言』第五章六四参照。
(2) *ἀμοπλάται*.
(3)『箴言』第五章一四参照。

しばらく控えさせなければならない。

第二十三章　議会病、偉大な病気（癲癇）

一　よく知られた病気のなかに、「議会病」とか「偉大な病気」と呼ばれているもの［癲癇］がある[1]。人が突然倒れ、口から泡を出し、その後時間が経つと正気に戻り、自分で起き上がる。この病気は女性よりも男性に多く起こる。そしてこの病気は一生のあいだ続くが、生命に危険がないのが普通である[2]。しかし、ときとして病気のごく初期には死亡に至ることもある。すなわち、治療に効果がないと、男子では精通期に、女子では初潮期に死亡する人が少なくない。二　患者はあるときには痙攣発作を伴い、あるときには発作なしに倒れる。医師のなかには、癲癇患者を嗜眠病患者と同じようにして目覚めさせようとする者があるが、まったく無意味である。なぜなら、そのような処置は嗜眠病の患者でさえ決して治せないし、まして癲癇患者は目覚めもしない。その上患者を飢え死にさせてしまう結果にもなりかねない。それに、何より癲癇の患者はいずれ我に返るからである。

もし患者が痙攣することなく倒れるなら、瀉血をしてはならないし、またたとえ痙攣があったとしても、ほかに瀉血を促すだけの症状がない場合には瀉血してはならない。三　一方、浣腸か黒ヘレボロスの下剤で浄化をする必要がある。体力が許すようなら浣腸と下剤の両方を併用するのもよい。次に頭を剃って油と酢を振りかける。三日後、発作の起こった時刻が無事に過ぎたら食事を与える。ただしこの病気の患者には、ソルビティオーやその他の柔らかく消化しやすい食事も適していないし、肉も、とくにブタ肉が適していない。よいのは、中程度の栄養の食材で作られたものである。というのも、彼らには栄養が必要であり、かつ不消化は避けなければならないからである。それとともに、日光、入浴、火、またおよそ体を熱くさせるようなものを避け、同じく、寒さ、ワイン、性交、危険を目にする場所、何であれ怖がらせるようなすべてのもの、嘔吐、疲労、心配事、仕事に関することもいっさい避けねばならない。

四 三日目には食事を与え、四日目は中断し、以後一四日目がすぎるまでは食事を一日おきに同じ時間に与える。その期間を過ぎれば、患者から急性の激しい症状が消える。症状がいつまでも残るようなら、もはや慢性病として治療すべきである。もし、最初に発作の起こった日から同じ医師が患者を診てきたわけでなく、頻繁に発作で倒れるような患者をあとから託されたような場合には、ただちに前述の摂生法を適用しながら、患者が発作で倒れる日を待ってみなければならない。それから、先に挙げたような瀉血か浣腸か、または黒へレボロスでの浄化をしなければならない。**五** その翌日からは、前述した用心すべきことをいっさ

(1) ケルススは癲癇に、エピレープシス ἐπίληψις (= ἐπιληψία) というヒッポクラテスも用いているギリシア語の医学用語を使わずに、一貫して「議会病」comitialis morbus や「偉大な病気」maior morbus というラテン語の呼び名を使っている。スペンサーは、ローマでは「エピレープシス」という語が不吉な出来事を予告するように受けとられていたからではないかとしている。「議会病」という名は、議員の誰かがこの病気になると会議の日程が延長されたことに由来する。なお、卒中の発作も含まれていたと思われるが、本書では「癲癇」とする。

(2) 『箴言』第五章七、『予言』第二巻九参照。

い避けて、前に示したとおりの食事によって栄養を補給すべきである。以上の処置によっても病気が治まらないようなら、白ヘレボロスに変更してみる必要がある。そして、あまり日を置かないで三、四回服用するが、発作が起きないならたびたび服用しなくてよい。薬を使わない日には、前述した食事に何かを加えて患者の体力を補強しなければならない。六　朝、目が覚めたときに、頭も含めた患者の体を、腹部だけは除いて、古い油で軽く擦り、その後できるだけ真っ直ぐで長い距離を散歩させる。散歩のあとは、暖かい場所で強く長く、さらに患者に体力があるなら二〇〇回以上マッサージする。次いで、頭に多量の冷水をかけ、少量の食事をとらせ、休ませる。夜になる前にもう一度散歩をさせ、腹部と頭部には触れないようにして再び激しいマッサージをし、その後、夕食をとらせる。三、四日あいだをあけたら、刺激の強い食べ物を一日か二日にわたってとらせることが必要である。

七　それでもまだ病気から解放されない場合には、頭を剃り、酢とソーダを加えた古い油を塗布し、塩水をかけ、空腹時に水で割ったカストレウムを飲ませる。ただし、飲み物としては沸かした水以外を与えてはならない。ある人々は、喉を切られた剣闘士の生温かい血を飲むことによって、この病気を治したという。(1)彼らがこの悲惨な治療手段に耐えうるのは、病気がより悲惨なせいであった。しかし、医師という立場でなしうる最後の手段としては、両足の踝近くから少量の瀉血をする、後頭部に切開を入れ吸玉を当てる、さらに後頭部とその下の、椎骨と頭部が接しているところの二箇所を焼灼器で焼き、そこから有害な体液を排出する、ということである。八　これらによっても病気が終わりそうにないなら、おそらく一生続くような性質のものである。このような場合には、もっぱら症状を軽くするために、運動や念入りなマッサージ、先述した食事を与える、というだけの処置になる。またとくに、行なってはならないと列挙したことはすべて避ける。

第二十四章　虹色病、王家の病（黄疸）

一　同じようによく知られている病気として、人々が「虹色病」とか「王家の病」とか呼んでいるもの［黄疸］がある。(2) ヒッポクラテスはこの病気について、熱を出して七日間以上を過ぎた患者に併発したものは、心窩部の組織が軟らかでさえあれば、安全であると言っている。(3) ディオクレスはきっぱりと、熱のあとに生じたものは良性で、あとから熱の出るものは致命的であると言っている。ところでこの病気であることを知らせるものは、色、なかでも眼の色である。すなわち、本来は白くなければならないところが黄色になるのである。二　そのほか、普通は喉の渇きと頭痛とが加わるが、しゃっくりや心窩部の右側の硬化が見られることも多い。体を激しく動かすと、呼吸困難や四肢の弛緩が見られることもある。また、この病気が長く続くと、全身が青白くなってくる。

（1）プリニウス『博物誌』第二十八巻二参照。

（2）「虹色病」morbus arquatus, または「王家の病」morbus regius という用語で表わされる病気は、ギリシア語では ἴκτερος だが、ケルススは紹介していない。本書では「黄疸」とする。

（3）『箴言』第四章六二、六四参照。

最初の日は患者に絶食させなければならない。二日目には浣腸をし、その後、熱があるならそれに適した摂生法で熱が引くようにする。熱がない場合には、服用薬として、スカンモニアか擦り潰したフダンソウを水に溶いたもの、あるいは苦アーモンドやニガヨモギ、ほんのわずかのアニスの実をハチミツ水で割ったものを与える。三　アスクレピアデスは、利尿作用の薬剤を拒絶して、浄化のために丸二日にわたって塩水を飲ませていた。ある医師たちは、上述の治療法をすべて省いて、利尿剤と栄養の薄い食事だけで同じ効果が得られたと言っている。私としては、患者に十分な体力があるなら強い薬剤を、それほど体力がないならより穏やかな薬剤を選ぶのがよいと思う。**四**　もし浄化をするなら、浄化後の最初の三日間は中程度の食材で作った食事を控えめにとらせ、腸［便］を柔らかくしておくために、塩味のギリシアワインを飲ませることが必要である。次の三日間は、肉も多少は入った強めの食事をとらせ、この期間の飲み物は水だけにとどめる。次にまた、中程度の食事に戻すが、その際には前よりも多めにとらせる。ギリシアワインは省いて、生の辛口ワインを飲ませるようにする。このあいだ、ときには刺激性の強い食べ物を混ぜたり、またときには塩味の強いワインに戻したりしてもよい。**五**　ただし、全期間を通して運動やマッサージ、また冬であれば入浴、夏であれば冷たい水で泳ぐことが必要である。さらに、清潔なベッドと部屋、気晴らしや冗談、芝居やゲームなどによって精神を爽快にしなければならない。この病気が王家の病気と言われているのは、このような治療法のためであろうと思われる。散らす作用のパップを心窩部の上に貼るのは効果的である。もし肝臓や脾臓の具合が悪くなってきているなら、そこに干しイチジクを当てることも有効である。

第二十五章　エレパンティアーシス（象皮病）

一　イタリアではほとんど知られていないが、ある地方ではごく頻繁に見られる病気があって、ギリシア人はエレパンティアーシス(1)［象皮病］と呼んでいる。この病気は慢性病に数えられている。全身が冒されるため、骨も悪くなると言われている。体の表面にさまざまな斑点や腫瘍ができ、それらの赤い色が徐々に黒く変わっていく。皮膚の表面が均一でなく、厚かったり、薄かったり、硬かったり、柔らかかったりし、あたかも何かの鱗のように粗くなり、体がしぼんでくるが、顔やふくらはぎや足が腫れ上がる。二　病気が長引いてくると、手や足の指は腫れの下に隠れてしまうほどになる。少しでも熱が出ると、そうしたひどい状態の病人は簡単に死へと追いやられてしまう。したがってすぐ、初期段階のうちに瀉血を二日間行なうか、あるいは黒ヘレボロスで便通をよくしなければならない。そのあとは、我慢できる範囲で節食する。次に、体力が少し戻ったら浣腸をする。その結果、体が軽くなったところで、運動、とくにランニングをする。三　まず体そのものを動かすことで汗を出し、次いで乾燥した発汗室で発汗を促す。マッサージも適用するが、体力を保つために控えめに行なう。入浴させるのはごく稀にしなければならない。食事では、脂肪分やゼラチン質のものや鼓腸を引き起こすものを避ける。初期段階を過ぎたらワインを与えてよい。体を保護するに

---

(1) *ἐλεφαντίασις*, プリニウス『博物誌』第二十六巻七に象皮症の章があり、大ポンペイウスの時代以前にはイタリアに生じず、元来エジプトのものであると記されている。

はオオバコを擦り潰して塗ることが一番よいように思われる。

第二十六章　アポプレークシアー（卒中）

一　われわれは稀にではあるが、心も体も無感覚になった〔心神喪失〕状態を目にすることがある。それらの状態は、稲妻に打たれてもなるが、病気によってなることもある。ギリシア人はこれをアポプレークシアー(1)〔卒中〕と呼ぶ。これらの患者には瀉血をしなければならない。また白ヘレボロスや浣腸も用いる必要がある。そのあとで、マッサージをし、中程度の食材の、脂肪分をほとんど含まない食事、しかしいくらか刺激性のある食事をとり、ワインは控えなければならない。

第二十七章　パラリュシス（麻痺）、震顫、膿

一A　腱筋の弛緩はどこででも頻繁に見られる病気である。この病気はときには全身を、ときにはその一部を冒す。昔の著述家たちは、前者をアポプレークシアー〔卒中〕、後者をパラリュシス(2)〔麻痺〕と名付けていた。しかし、私はどちらもパラリュシスと呼びたいと思う。ところで、四肢のすべてにわたって激しい麻痺に冒された人は、まもなく死ぬのが普通である。もし死を免れた場合でも、しばらくは生きられても健康を回復するまでになることは稀である。大半の場合には記憶も失われ、あわれに息をするだけとなる。一B

しかし、部分的な麻痺は決して急性のものではなく、慢性のものである場合が多く、治る可能性が高い。もし四肢のすべてが激しい麻痺に冒された場合には、生きるか死ぬかの瀉血を施すことになる。これ以外の治療法によって健康を取り戻すことはほとんどなく、しばしば患者の死を先延ばしにすることはあっても、そのあいだにも命は蝕まれていく。瀉血をしたあとも、運動機能も意識も戻らないようなら、いかなる希望も残っていない。もしそれらが戻るようなら回復の望みもある。

一C　部分的に麻痺した場合には、体力と病気の程度によって、瀉血か浣腸かを施さなければならない。その他の処置についても同じように、二つの条件に照らしてなされなければならない。寒さはとくに避けるべきものである。少し時間が経ったら、体を動かすように仕向け、可能ならすぐにも自分で歩くようにさせる。足に力がなくて歩けない場合には、輿で運んでもらったりベッドを動かしてもらったりして揺られるようにする。その後、冒された手や足を、できれば自分で、できなければ誰かに動かしてもらって、力ずくでも自分の本来の状態まで戻すようにしなければならない。一D　さらに、麻痺した手足の皮膚を荒れさせることも有益で、そのためにイラクサで叩いたり、カラシを塗り付けたりする。カラシは皮膚が赤くなり始めたら取り除いてやる。擦り潰したカイソウとタマネギを乳香と混ぜ合わせたものをあてがうのもよい。またしばらくのあいだ、三日目ごとに樹脂を使って皮膚を引き剝がすことや、ときどき切開なしで吸玉を何箇所

（1）ἀποπληξία,『箴言』第二章四二、第三章三一、第六章五六、五七参照。

（2）παράλυσις. ケルススは第六巻第六章三六において「眼の麻痺（眼振）」にも用いている。

かに当てることも有効である。塗油のためには古いオリーブ油か、酢と油を混ぜたソーダが最も適している。さらに、温めた海水、なければ塩水を温めて、患部を温罨法することがとくに必要である。一E　自然の遊泳池か、人工のプールで、体をできるだけ使って泳ぐこと、とくに麻痺した手足を動かすことが望ましい。それらがないときには入浴しながらでもよい。食事は中程度の食材とし、とくに野生の鳥獣の肉をとるべきである。飲み物にはワインではなく湯を与える。もし病気が長いものであれば、四日か五日に一回程度、浄化のために塩味のギリシアワインを飲ませてもよい。夕食後に吐瀉させるのも有益である。

二A　ときに、腱筋に痛みも生じることがある。その場合には、ある医師たちが指示しているように、吐瀉も利尿剤を用いて尿を排出させることも、運動によらず汗を出させることも適切ではない。水を飲ませ、一日二回ベッドの上で全身に十分時間をかけて軽いマッサージをし、その後、息を止めたまま自分で上肢をできるだけ動かすようにする。二B　入浴はごく稀にし、ときおり旅行によって環境を変えることが必要である。痛みがあるときにはその箇所に、油を入れないで水で薄めたソーダを塗ってから包帯で巻き、その下に穏やかに燃えている石炭と硫黄とを置き、しばらくのあいだその煙を下から当てる。これをかなりのあいだ繰り返さなければならない。ただし、十分消化したあとの空腹時に行なうことが必要である。痛む箇所にたびたび吸玉を当てること、またウシの膀胱を膨らませた袋で患部を軽く叩くこと。二C　またヒヨスとイラクサの種子を砕いたものを同じ割合で脂肪と混ぜ、それを当てること、硫黄を入れて沸かした湯で罨法することも有効である。湯で満たした皮袋か、大麦粉をビトゥーメンに混ぜたものを患部に当てるのもよい。中でも、痛みそのものに対しては強く揺り動かすことが最も有益である。ただし、この方法はその他の痛みに対しては、最悪の治療法である。

三A　腱筋の震え(1)［震顫］も同様に、薬剤による吐瀉や尿の排出によって悪化する。入浴や乾燥での発汗も有害である。水を飲ませること、早足で歩行することが有益である。そのあとで塗油とマッサージをするが、できれば自分自身でするのがよい。球技などで上半身を大きく動かすようにする。食事には、消化の助けになるようなものなら何でも食べさせてよい。三B　食後には心配事を遠ざけ、性交もできるだけ控える。ともかく患者がこの症状になってしまったら、ベッドの上でしばらくのあいだ油でマッサージするが、大人の手よりも子供の手で優しく行なうのがよい。

四A(2)　どこか体の内部にできた膿は、その徴候が現われたら、最初に抑える作用のパップで膿を動かしてやり、有害な物質の集積ができないようにしなければならない。もしこれが成功しなかったら、次には分解させる作用のパップを使って膿を散らさなければならない。それでもうまくいかなければ、次に行なうことは、膿を引き出し、それから熟させることである。すべての膿瘍は破れることで終わる。下腹部［肛門］や口から膿が排出されるのがその証拠である。四B　どこの膿であれ、それが外に出てくるのを妨げるようなことはいっさいしてはならない。まず、ソルビティオーと湯を与えるのがよい。膿の出るのが止まったら、

(1) tremor「震え」は、寒さや発熱による horror「悪寒戦慄」などとは区別されている。とくにここでは「振顫」に相当するのではないかと思われる。

(2) 本巻第二十七章の構成から見て、ここに化膿や膿に関する節が置かれているのは不自然で、この節全体が写本の混乱から紛れ込んだものではないかと見る校訂者が多い。

消化がよく、強い栄養の冷たい食べ物や冷たい水を与えるように変えていくが、最初のうちはぬるくしておく。初めに、ハチミツと一緒に松の核やギリシアナッツ［甘アーモンド］[1]やアベラナナッツ[2]などのナッツ類を食べなければならない。そのあとで、より早く瘢痕を導くことのできるものを用いて、膿そのものを取り去らなければならない。四C　この時点での潰瘍のための薬としては、リーキかニガハッカの液汁を服用すること、すべての食事にリーキそのものを加えることである。病気のない部分をマッサージすることや、ゆっくりとした散歩も有効であろう。しかし、疲れるようなことやランニングなどの方法は、回復しようとしている潰瘍にとっては逆効果となるので、避けなければならない。この病気の場合には血を吐くことが最も危険であり、万全を期して用心しなければならない。

(1) バラ科（*Prunus amygdalus*）。

(2) カバノキ科（*Carylus avellana*）、ヘーゼルナッツ。

第四巻　人体各部位に関わる病気と治療法について

第一章　人体内部（臓器や膜）の位置や構造について

一　これまでは全身の病気で、体内の悪い箇所を特定できない種類のものを述べてきた。この巻では体の各部位の病気について語ろう。なお、体内の各部位の病気とその治療については、まずそれらの位置関係を手短に示しておくと理解しやすくなるであろう。(1)

二　頭部ならびに口の中の構造は、舌とか口蓋という区分のほか、いろいろな部位に区分されるが、それらは直接目で見えるとおりである。喉の周りには左右にスパギーティデスと呼ばれている太い血管［頸静脈］とカローティデスと呼ばれている脈管［頸動脈］とがあり、(2)それらは耳を超えて上方へと延びている。首の内部には腺［扁桃腺］があり、痛みを伴って腫れることがよくある。

三　そこからは二つの管が始まっている。一つは気管、もう一つは食道と呼ばれる。二つのうち体表に近い方に位置している気管は肺へ、体の内側の方に位置している食道は胃へ行く。(3)前者は空気を、後者は食物を受け取る。このように道は分かれているが、両者が結合している箇所、ちょうど咽頭の下にあたる気管のところにとても小さな舌［喉頭蓋］があって、呼吸する場合には引き上げられ、食べ物や飲み物をとる場合には、［下に降りて］気管を閉じる。気管自体は、硬く軟骨質で、咽頭のところで突き出ていて、他では引っ込んでいる。それは、脊柱にある椎骨と似た仕方で並べられた一種の環からできている。ただし、外側は肌理が粗く、内側は食道のように滑らかである。気管は胸に向かって降りていき、肺と結合する。

四　肺は海綿状であり、そのおかげで空気を取り入れておくことができる。その後ろ側は脊柱本体と接している。また、肺はウシの蹄のように二つの葉に分かれている。肺には心臓が結びついている。心臓は元来、筋肉質で、胸部の左の乳頭の下に位置し、二つの小室がある。また、心臓と肺の下には堅固な膜でできた隔壁［横隔膜］が横切っていて、心肺を心窩部［上腹部］から分けている。それは腱筋質であり、多くの血管がそこを通っている。その膜は、その上方の部位から、腸だけでなく、肝臓や脾臓も隔てている。この二つの内臓は隣り合って膜の下の左右に位置している。

（1）この第一章は、身体内部の構造を病気の治療との関連で叙述しており、診療的観点に基づく解剖学としては最初のものと言われている。第八巻にも同様な叙述の進め方が見られる。

（2）古代では vena（現在の静脈）が血液を運ぶ「血管」とされ、arteria（現在の動脈）は精気を運ぶ「脈管」とされる。スパギーティデス *σφαγίτιδες* は生贄を捧げるときに切る「のどぶえ」から、カローティデス *καρωτίδες* は「昏睡する」から派生した語。

（3）「気管」には aspera arteria,「食道」には stomachus,「胃」には venticulus の語が用いられている。ただし、本巻第十二章以降では、stomachus は「胃」を指して用いられている。

五　肝臓は、心窩部の下の右側、ちょうど横隔膜のところから始まり、内側で凹んでいて外側は凸型をしている。この張り出しているところは、胃に軽く触れている。また、肝臓は四つの葉に分かれている。肝臓の下部には胆嚢が結合している。左側にある脾臓は、横隔膜とではなく腸と結合している。質感は柔らかく粗く、長さ厚さはともに中くらいである。肋骨のところから腹部の方にほんの少しばかり出ているが、大部分は肋骨に隠れている。これらの臓器は互いに結びついている。他方、腎臓は異なっている。それは臀部の上方の腰のところにあり、一方の側は凹んでいて、他方の側は丸みを帯びている。また腎臓には血管が多く、小室があり、表面は被膜で覆われている。

六　以上が内臓の位置関係である(1)。さて、食道は腸［消化器官］の始まりであり、腱筋質である。これは脊柱の第七椎骨のあたりから始まり、心窩部のあたりで胃と結合する。胃は食べ物の容器で、二つの層でできている。脾臓と肝臓とのあいだに位置し、これら両者によって少し覆われている。また、これら三つの臓器を相互に繋いでいる薄い膜がある。この膜は、体を横断していると先述した膜［横隔膜］と繋がっている。

七　胃の最下部は少し右に向きが変わり、腸の最上部に向かって狭くなっていく。この結合部をギリシア人はピュローロス(2)［幽門］と呼ぶ。なぜなら、それは門の扉のように、いずれ排泄されることになるものを下方の部位へ流し出すからである。

この箇所から空腸が始まるが、それほどうねってはいない。この部位に空腸という名がついているのは、受け取ったものを何も留めておかず、ただちに下方の部位へと通過させるからである。

八　そこから出ている細い腸［小腸］は、かなりうねって渦を巻いている。この渦巻きはそれぞれ薄い膜

〔腸間膜〕によって、より内側にある部位と繋がっている。また、その腸は右の方へ向かい、右側の腰のあたりで終わり、そこより上の腹部をほぼ満たしている。

次いで、その腸は別の横行する太い腸〔大腸〕と結合する。この太い腸は体の右側から始まっていて、左へ向かう管は長いものだが、右へ向かう管はそうではない。それゆえこの箇所は盲腸と呼ばれる。

九　その管〔大腸〕は太く広くうねっており、上部の腸よりも腱筋質ではない。左右両側で屈曲しているが、とくに左側とその下部がそうである〔S字結腸〕。また肝臓と胃に接し、次に左側の腎臓から来ている薄い膜と結びついている。さらにそこから、再び右の方へ曲がり、排泄を行なう最下部へと真っ直ぐに降りる。それゆえ、その部位は直腸と呼ばれる。

一〇　網〔大網〕がこれら全体を覆っている。下方の網は滑らかで引き締まっていて、上方の網は柔らかい。そこには脂肪もつくが、脳や髄のように感覚を持たない[3]。

左右の腎臓からは一本ずつ白い色をした管が出て、膀胱に至る。ギリシア人はこれをウーレーテール[4]〔尿管〕と呼んでいる。というのも、それらを通して尿が膀胱へ滴り落ちていくと考えられているからである。

（1）臓器が五臓と六腑に分けられるのと似て、ケルススの言う内臓 viscera は肺臓・心臓・肝臓・脾臓・腎臓を指し、消化器官（胃腸）・膀胱・子宮などとは区別されている。

（2）*πυλωρός*（門 *πύλη* から派生）。

（3）脳の実質には痛覚がないことを指していると思われる。

（4）*οὐρητήρ*.

一一　膀胱は、その袋状の部分が腱筋質で二重になっている。その首の部分は分厚く肉質で、腸および、恥部の下にある骨と血管で結びついている。膀胱本体は固定されておらず、割と自由に動く。男性と女性では、その位置が異なっている。男性では直腸の近くにあり、若干左側の方に傾いている。女性では生殖器の上部に位置し、子宮に支えられてはいるが、上の方は外れている。

一二　男性では、長くて細い尿道が膀胱の首の部分から陰茎へと下降している。女性では、短くて広い尿道が子宮の首あたりの高さから現われる。処女においては、子宮はかなり小さい。婦人の子宮でも、妊娠している場合を除けば、手で一摑みできる大きさを超えることはない。子宮は、その首の部分が真っ直ぐで狭く「管」と呼ばれていて、直腸の中程に向かい合って現われ、右側の股関節の方へ少し向きを変える。子宮は直腸の上部に向けて進み、その両側は腸骨と結合する。一三　腸骨そのものは、股関節と、下腹部の最も下にある恥骨とのあいだに位置する。腸骨と恥骨からは腹壁が心窩部の方へ延びている。腹壁は、外側の部分では明らかに皮膚状のものによって、また内側では網と結合している滑らかな膜によって覆われている。ギリシア人はこれをペリトナイオン(1)［腹膜］と呼んでいる。

第二章　頭部に生じる病気――ケパライアー、ヒュドロケパロンなど

一　以上、臓器に関して治療者が知る必要のある範囲のことを概観してきた。次に個々の病んでいる部位の治療法を述べるが、まずは頭部から始めることにする。ここで頭部という名称で指すものは、髪の毛で覆

われている部分とする。というのも、目や耳や歯の痛みなどの病気については章を改めて説明すべきだからである。(2)

二　頭部にはときどき急性で危機的な病気が生じ、ギリシア人はこれをケパライアー(3)［難治性の頭痛］と呼ぶ。その徴候は熱性の震え、麻痺、目のかすみ、精神錯乱、嘔吐、またほかに声が出なくなること、鼻血が出ること、体が冷えること、気絶することである。これらに加えて耐えがたい痛みが、とくに側頭部と後頭部のあたりに生じる。三　ほかに、頭部に長期にわたる衰弱が見られることがあるが、それは重くも危険でもなく、生涯を通じて続く。またときには、比較的重いが短期の痛みで、致死的とはならないものが生じるが、それは飲酒、消化不良、寒さ、火もしくは太陽の熱によってもたらされる。これらすべての痛みは発熱を伴うときも伴わないときもある。またあるときには頭部全体に、あるときには一部に生じ、ときには顔あたりの部位を苦しめる［顔面神経痛］。四　これらの他にも慢性となりかねない種類の病気がある。頭皮が体液によって膨らみ、その膨れた箇所は指で押すと凹むというもので、ギリシア人はこれをヒュドロケパロン(4)

---

(1) *περιτόναιον*「(内臓の)周りを引っ張る(膜)」。第七巻第四章三B参照。

(2) 第六巻第六―九章、第七巻第七―十二章。

(3) *κεφαλαία*, ここでの頭痛は、マラリア感染によって生じるものと考えられている。まだキナ皮(キニーネ)は知られておらず、特効薬はなかったと思われる。

(4) *ὑδροκέφαλον*.

［水頭症］と呼ぶ。以上のうち二番目に述べたものをどのように治療するべきかについては、それがまだ軽い場合であれば、健康な人のどこかある部位が弱くなった場合に何をなすべきかを論ずる際に述べた[1]。また頭部の痛みが熱を伴っている場合に、どのような治療法があるかについては、熱の治療法を説明したところで[2]述べた。ここからは、それ以外の治療法について述べることにする。

五　頭痛の中で急性のもの、いつもより痛みが強くなるもの、突発的な原因によって生じ、危機的ではないが激しいものの場合には、最初の治療法として瀉血がある。ただし、痛みが耐えがたい場合以外は不要であり、食べ物を控えることで十分である。できるなら飲み物も控える。それができないなら水を飲む。次の日に痛みが残っているようであれば、浣腸をし、くしゃみを催させ、水以外は何もとらせない。というのも、この方法で痛みが一日か二日で止むことが多いからであり、原因が飲酒あるいは不消化である場合にはとくにそうである。**六**　しかし、この治療による効果が少ないときには、頭髪を頭皮のところまで剃る必要がある。そして、どのような原因が痛みを引き起こしているかを診察する。原因が熱にある場合には、冷水をたっぷり頭部に注ぎ掛け、凹形の海綿を冷水に浸して絞ったものをときどきあてがうとよい。バラの油と酢を塗布するのもよいが、その際には脱脂していない羊毛を浸したものがよりよいし、その他の冷やす作用のあるパップを当てるのもよい。**七**　他方、冷気が害を及ぼした場合には、熱い海水か少なくとも熱い塩水、あるいは月桂樹を煮た湯を頭部に注ぎ掛けなければならない。その後で頭部を強くマッサージし、次いで熱い油を注ぎ掛け、布で覆う。さらに頭部に包帯も巻く。また首巻きをしたり、布で首を覆ったりして症状を軽くする者もいる。その他、熱いパップが効く場合もある。それゆえ、原因が不明な場合にも、冷やす方法と温める方法のどちらが症状を軽くするかどうか見極めて、経験に裏付けられたものを用いなければならない。**八**　とにかく、原因がよくわからない場合には、まず上述したように、熱い湯か塩水、あるいは月桂樹を煮た湯を頭部に注ぎ掛け、それから冷たいポスカ(3)を注ぎ掛ける。長いあいだ続いている頭痛には、以下の治療法を用いるのが一般的である。すなわち、くしゃみを起こさせること、下半身を強くマッサージすること、唾液を催させるものでうがいをすること、吸玉を側頭部と後頭部に当てること、鼻から瀉血することである。また、樹脂を用いて側頭部の皮膚を何度か引き剝がし、あらかじめ布を当てて激しい侵食が起こらないようにしたうえで、カラシを当て、痛みのある悪い部位に潰瘍を起こさせること、痛みのあるところに焼灼器を当てて潰瘍を起こさせること、食事はほんのわずかの量を水とともにとること、痛みが和らいだら浴場に行き、最初に熱い湯を、次に冷たい水をたっぷりと頭からかぶることである。痛みがすっかり解消したら、ワインに戻してもよいが、その後に何か別のものを食べる場合には、必ず前もって水を飲まなければならない。

九　体液が頭部に溜まる種類の病気［水頭症］は、治療法が異なる。この場合、まず頭髪を表皮まで剃る。次いで、潰瘍が生じるようにカラシをつける。これであまり効果が見られなかったらメスを使用すべきである。そのあとの方法は水腫症を患っている患者と共通である。すなわち、運動、発汗、強いマッサージ、と

(1) 第一巻第四章。
(2) 第三巻第三―十七章。
(3) 酢を水で割った飲み物

くに尿意を催させる食べ物と飲み物をとることである。

第三章　顔の病気――キュニコス・スパスモス

一　顔のあたりには、ギリシア人がキュニコス・スパスモス(1)〔犬の痙攣〕と呼ぶ病気が生じる。これは、急性の熱とともに生じることが多い。口は特有の動きによって歪む。（したがって、これは口のねじれ以外の何ものでもない(2)。）さらには、顔と体全体の色がたびたび変化し、眠りがちになる。二　この場合には瀉血をするのが最もよい。これで悪い症状がなくならなければ、浣腸を施す。それでも消失しなければ、白ヘレボロスで吐瀉させる。その他には、日射や疲労や飲酒を避けることが必要である。これらによっても消失しない場合は、ランニングをし、病んでいる箇所に何度も軽いマッサージを施し、その他の部位には短時間で強いマッサージを施す。三　くしゃみを起こさせることも有用である。頭を剃り、熱い海水か熱い塩水に硫黄を加え、これを頭部に注ぎ掛ける。注ぎ終わったら再びマッサージを行なう。そして、カラシを噛むのだが、その際に口の中の冒されている部位には蠟膏をつけておき、冒されていない部位に糜爛ができるまでカラシが付着するようにする。食べ物は中くらいの食材が最も適している。

第四章　舌の麻痺

一　舌に麻痺が生じた場合、それは舌そのものが原因でなることも、他の病気によって引き起こされることもあるのだが、そのせいでうまく話せなくなったときには、タイムかヒソップかイヌハッカを煎じた水でうがいをする。水を飲む。頭部、顔、顎の下、頸部を強くマッサージする。舌そのものにはラーセルを塗り、刺激の強いもの、すなわちカラシにニンニクとタマネギを加えたものを噛み、言葉を発することができるようにあらゆる努力をする。息を止めて運動する。しばしば頭部に冷たい水を注ぎ掛ける。ときにはハツカダイコンをたくさん食べて、そのあとで吐く。

第五章　鼻カタルと鼻風邪——カタスタグモス、コリュザ

一　頭部から滴り落ちる流れ［カタル］がときどき鼻へ生じるが、これは大したことではない。ときには喉へ流れることがあるが、これはよくない。またときには肺へ流れるが、これは非常に悪い。鼻に流れる場合には、薄い粘液が鼻から流れ出る。また、頭部に軽い痛みがあり、重く感じられ、頻繁にくしゃみが出る。喉に流れる場合には、喉を荒れさせ、軽い咳を催させる。肺に流れる場合には、くしゃみと咳のほかに、頭重感、疲労、喉の渇き、熱感が生じ、胆汁質の尿が出る。

(1) *κυνικὸς σπασμός* は、痛みの記述がないことから、片側の顔面麻痺と思われる。顔面神経痛とされる症状については本巻第二章三で触れられている。

(2) この括弧の部分を後世の書き込みと見なす校訂もある。

二　別の病気で、これとあまり違わないものに鼻風邪がある。これは鼻を詰まらせ、声をかすれさせ、空咳を起こさせる。この病気においては、唾液が塩辛く、耳鳴りがし、頭部の血管が脈打ち、尿が濁る。これらすべてをヒッポクラテスはコリュザ(1)と呼んだ。私は、ギリシア人が今でも鼻風邪にこの語を用い、鼻カタルにはカタスタグモス(2)という語を用いているのを知っている。これらの病気は短期的なものであるが、注意を怠ると長引くのが常である。肺に潰瘍を起こす場合を除けば、決して危機的ではない。

三　以上の症状のどれかが感じられた場合には、ただちに太陽の熱［日射］、入浴、飲酒、性交を控えるべきである。しかしそのあいだに、塗油を施しても通常の食事をしてもかまわない。散歩は急ぎ足で屋根の下でする。その後、頭部と顔を五〇回以上マッサージする。二日か、長くても三日のあいだ、節度を守っておけば、症状が軽くならないということはまずない。**四**　症状が軽くなり、鼻カタルの場合には粘液が濃くなり、鼻風邪の場合には鼻孔の通りが良くなったようであれば、入浴をする。まず多量の熱い湯を用い、そのあとでぬるい湯で顔と頭部に罨法を施す。それからいつもより多めの食べ物とともにワインを飲む。しかし四日目にも粘液が同じ程度に薄いとか、鼻がまだ詰まっているようなら、辛口のアミナエア産のワインを飲み、その後二日間は再び水を飲む。それから入浴と普段の生活に戻る。**五**　何かと節制しておかねばならない時期ではあるが、患者を病人として扱うのは有益ではなく、ほかのことはすべて健康な者に対するようにすべきである。ただし、症状が長引いて激しくなるといった傾向が見られない場合に限る。その傾向がある場合には、より注意深い観察が必要となる。

六　そこで、鼻あるいは喉に流れ［カタル］が生じた場合には、上述したことのほかに、初期のうちからすぐに散歩をしっかりするべきである。下半身を強くマッサージし、胸、顔、頭部は軽く擦る。食事の量を普段の半分に減らし、卵や澱粉など、粘液を濃くするものを食べる。喉が渇いてもできるかぎりがまんする。これらの治療により入浴に適する体にしたうえで入浴し、食事に小魚か肉を加える。最初から満腹になるような量の食事をとらないようにするが、ワインは希釈しないものを十分にとる。

七　肺にまで流れ［カタル］が生じた場合には、より多くの散歩とマッサージが必要であり、摂生法は先に述べたものと同じようにする。それらが効かない場合には、より刺激の強いものにする。睡眠にはより気を配り、すべての仕事を遠ざける。しばらく経ったら、ゆっくり入浴を試みるとよい。

八　鼻風邪の場合には、最初の日は安静にし、食べたり飲んだりせず、頭部を覆い、喉に羊毛を巻く。次の日には起き上がり、飲み物を控え、やむをえない場合には一ヘーミーナ以下の水を飲む。三日目にはパンの内側の柔らかいところを、小魚あるいは軽い肉とともに多すぎない程度に食べ、飲み物は水とする。九　患者が飽食を控えることができないなら、食後に吐瀉させる。浴場に行ったら、多量の熱い湯で汗をかくまで頭部と顔に罨法を施し、その後、ワインに戻る。これらの治療を行なったあとで、不都合な状態が同じように続くことはほとんどありえない。しかし、もしそれが続く場合には、冷たくて乾いた軽い食べ物と、できるだけ少量の飲み物をとり、この種のすべての病気に必要なマッサージと運動を続ける。

（1）*κόρυζα*,『予後』一四に鼻風邪として出ている。

（2）*καταστάγμός*, この語はヒッポクラテスでは用いられていない。

第六章　頚部の硬直――オピストトノス、エンプロストトノス、テタノス

一　頭部から頚部へと移るが、そこは非常に重い病気にかかりやすいところである。何より厄介で急性の病気は硬直を起こすことで、それによって、頭部が肩甲骨のほうに引っ張られたり、顎が胸部のほうに引っ張られたり、またときには首が真っ直ぐにつっぱって動かなくなったりする。ギリシア人は最初のものをオピストトノス、次のものをエンプロストトノス、最後のものをテタノスと呼ぶ。[1] しかし、これらの語をそれほど区別して用いていない者もいる。この病気にかかると、四日以内に命を奪われることが多い。[2] 二　この期間を生き延びれば、生命の危険はない。そして、これらすべては同じ方法によって治療され、……[3]そのことについては意見が一致している。とりわけアスクレピアデスは瀉血をすべきであると信じていた。しかし一方で、瀉血はとくに避けるべきであるという者もいる。瀉血された血液のなかにあった熱は体にとても必要なものだからという理由である。しかしこれは間違いである。というのも血液の本性はとくに熱いということはなく、人体にあるもののうち、血液は最もすばやく熱くも冷たくもなるからである。[4] 瀉血すべきかどうかについては、それに関する指示を与えた箇所[5]から知ることができる。

三　しかしとくに有効なことは、カストレウム、あるいはそれにコショウかラーセルを混ぜたものを与えることである。さらには湿って熱い罨法を施すことが必要である。そこで、たいていの者は多量の熱い湯を繰り返し頚部に注ぎ掛ける。この方法は一時的に症状を軽くするが、とくに避けるべき冷えに腱筋が晒され

やすくなる。それゆえ、まず頸部に液状の蠟膏を塗り、次いで、ウシの膀胱か革袋に熱い油を満たしたもの、あるいは麦粉で作った温熱パップか、イチジクとともに丸コショウを擦り潰したものを当てるとより効果的である。**四**　最も効果的なのは、塩を湿らせて罨法を施すことである。その方法についてはすでに述べた[6]。どれかを行なったところで患者を火に当たらせる。もし夏であれば、日光に当たらせる。頸部、肩甲骨、脊柱にはとくに古くなった油を擦り込むが、それがない場合にはシリア産の油を[7]、それもない場合にはできるだけ古い脂肪を用いる。すべての椎骨にマッサージを施すことは有益であり、首の部分へのマッサージはとくによい。それゆえ、一定の間隔を置いて夜も昼もこの治療法を用いるべきである。その合間には、温める作用のあるもので作ったパップ剤を当てる。**五**　冷えにはとくに用心するべきである。それゆえ、病人が休む部屋では火を絶えず燃やし続けるべきであり、冷えがとりわけ強くなる夜明け前はとくにそうである。頭の毛を短く刈り、イリスあるいはヘンナの油を熱くして頭部を湿らせ、頭巾を被せて包み込むことも悪くない。ときどき患者の全身を、温めた油、あるいはコロハを煮た湯にその三分の一の量の油を加えたものに浸

---

(1) *ὀπισθότονος*, 後方に引かれることで「反弓緊張」。*ἐμπροσθότονος*, 前方に引かれること。*τέτανος* は破傷風による「強直」「硬直」にも用いられる。
(2)『箴言』第五章六参照。
(3) 一般的な治療法について述べている語がいくつか欠落したと考えられている。
(4)『心臓について』第十二章参照。
(5) 第二巻第十、十一章。
(6) 第二巻第十七章九—一〇。
(7) ナルド油を指す。

すこともよい。通じをつけることも上半身の緊張をよくゆるめてくれる。痛みがさらに強くなってきたら、頸部の皮膚に切り目をつけて吸玉を当てる。あるいは焼灼器かカラシで焼く。

六　痛みが軽くなり、首が動き始めたなら、治療が病気を打ち負かしたと理解してよい。しかし、噛んで食べるものはしばらくのあいだ避けるべきである。ソルビティオー、生卵か半熟卵、何かの煮出しスープをとる。その効果が現われ、もうすっかり良くなったように見えるなら、粥か、潰した食材を汁に浸したものを食べ始める。ワインを楽しむよりも、パンをしっかり噛んで食べるのが先である。ワインを飲むことはとくに危険なので、より長く先延ばしにするのがよい。

第七章　喉の病気――アンギナ、シュナンケー、キュナンケー、パラシュナンケー

一　首のあたり全体にこの種の病気が及ぶ場合には、喉にも別の致命的で急性の病気が生じるものである。われわれはこれをアンギナと呼ぶし、ギリシア人のあいだでは種類に応じてさまざまな名前がつけられている。(1) たとえば、赤い色も腫れもまったく現われず、体が乾き、呼吸が困難となり、四肢が弛緩することがあるが、これはシュナンケーと呼ばれる。舌と喉が赤く腫れ、発語できなくなり、白目をむいて、顔色が青白くなり、しゃっくりが出る場合には、キュナンケーと呼ばれる。これらに共通した徴候は、病人が食べ物や飲み物を飲み込むことができないこと、呼吸が妨げられることである。二　単に腫れて赤くなっているだけで、引き続き他の徴候が生じなければ、それは比較的軽いものであり、パラシュナンケーと呼ばれる。こ

れらのどの場合も、体力が許すなら瀉血を施すべきである。体力が十分でない場合には、浣腸で通じをつけるのが好ましい。また、吸玉を顎の下と喉の外側に当て、喉を締めつけている物質を引き出すようにすることもよい。その次には湿った罨法を施す。というのも、乾いた罨法は呼吸を妨げるからである。そこで、海綿を繰り返し当てるのだが、熱い湯に浸したものよりは熱い油に浸したものがよい。そしてここでも、最も効果的なのは熱い塩の溶液である。**三**　さらに、ヒソップ、イヌハッカ、タイム、ニガヨモギ、あるいは麩《ふすま》か干しイチジクをハチミツ水で煎じ、それでうがいすることも有益である。その後、口蓋にウシの胆汁か、クワの実から作った薬剤を塗る。コショウの粉を振りかけることも……[2]咳によい。これらの治療によっても効果がほとんどない場合には、最終手段として、首の上部の、顎の下にあたる部分か、口蓋のうちでは口蓋垂の手前あたり、あるいは舌の下にある血管のところに十分な深さの切開を行ない、その切り傷を通して病んだものが出ていくようにする。これらの治療で助からなければ、患者はその病気によって打ち負かされたと理解すべきである。

四　しかし、これらの治療によって病気が緩和され、食べ物と空気が再び喉を通過するようになれば、健康の回復は容易である。またときに、病気の位置がより狭いところからより広い所へ移ることによって、自

(1) angina は、さまざまな要因によって咽喉に起こる急性の病気を広く指している。*συνάγχη, κυνάγχη, παρασυνάγχη*. その他の扁桃腺の病気と治療法については本巻第九章、第六巻第十章、第七巻第十二章二参照。

(2) テクストに混乱がある。マルクスの校訂で訳した。

然に助かることもある。それゆえ、赤い腫れが心窩部に生じると喉は楽になると知ることができる。[1]いずれにしろ、喉の状態が緩和されたなら、患者は液状のもの、とくにハチミツ水を煮たものからとり始めるべきである。次いで、喉が元の状態に回復するまでは、柔らかくて刺激のない食べ物をとる。五　私は巷の話として、ツバメの雛を燃やし、その灰を擦り潰して粉状にし、ハチミツ水に入れて飲み薬として与えると有効であると聞いたことがある。[2]この治療法は、医学の文献で見かけたことはないのだが、それなりの証人が世間にいることであり、また危険をもたらす可能性もないので、私の著書のこの箇所に挿入しておくべきだと考える。

第八章　呼吸困難——ディスプノイア、アストマ、オルトプノイア

一　さらに、喉の付近に生じる病気がいくつかあって、ギリシア人のあいだでは、その強さに応じて異なる名前が与えられている。[3]それらはすべて呼吸困難を呈する。強さが中程度で窒息するほどではない場合にはデュスプノイア〔呼吸困難〕と呼ばれる。程度がより強く、患者が呼吸する際に音が出ている場合、また喘がずには呼吸できない場合には、アストマ〔喘息〕と呼ばれる。これに、患者の首が直立していないと息ができない症状が加わると、オルトプノイア〔起座呼吸〕と呼ばれる。二　これらのうち最初のものは長引く可能性がある。あとの二つは一般に急性である。これらに共通の徴候は、息の出てくる通路が狭いためにヒューヒューと音が出ること、痛みが胸部と心窩部に、ときには肩甲骨にもあり、和らいだりぶり返したり

することである。また、これらに軽い咳も加わる。治療には、妨げる理由がなければ瀉血を用いる。それで十分でなければ、ミルクで腸をゆるめ、便をゆるくし、ときには浣腸もする。これらの手段によって体が痩せると、息の通りが楽になり始める。三　また、ベッドでは頭を高くしておく。胸には熱い罨法やパップを当てるが、乾いたものでも湿ったものでも有効である。その後で〔緩和性の〕パップ剤か、少なくともヘンナ油かイリス油から作った蠟膏を塗る。次いで、患者は空腹時に飲み物としてハチミツ水をとるべきであるが、それにはヒソップかフウチョウソウの根を砕いたものを入れて煮ておく。ソーダあるいは白いコショウソウを炙ってから砕き、ハチミツに混ぜて舐めることも有益である。同様に、ハチミツ、ガルバヌム、テレビン(4)の樹脂を煮て、それらが一つに溶け合ったら、それを豆粒大ずつにし、毎日舌の下側で溶かす。あるいは、火を通していない硫黄四分の一デーナーリウスに対してハブロトヌム六分の一デーナーリウスを一キュアトゥスのワインに入れて擦り潰し、それを温めて啜る。

四　キツネの肝臓を乾燥させて固めてから粉状に砕き、ポレンタ〔大麦粉汁〕に振りかけて飲み物として与えるという意見や、キツネの肺臓のできるだけ新鮮なものを、金気を避けるようにして炙って食べるという意見も、あながち馬鹿げているわけではない。これらのほかに、ソルビティオーと軽い食事をとり、とき

(1)『箴言』第六章三七、第七巻四九参照。
(2)プリニウス『博物誌』第三十巻三三参照。
(3)δύσπνοια（呼吸困難）、ἆσθμα（喘息）、ὀρθόπνοια（起坐呼吸）。
(4)ウルシ科の樹木（*Pistacia terebinthus*）。

どき軽くて辛口のワインを飲み、幾度か吐瀉させる。排尿を促進するものはどんなものでも有益であるが、何より有効なのは、ちゃんと疲れるまでゆっくり散歩することである。また患者自身でも他人の手でもよいが、日光か火に当たりながら汗が出るまで何回でも下半身をマッサージすることが有益である。

第九章　喉の潰瘍

一　喉の内側にはときどき潰瘍が生じるものである。この場合、たいていは熱いパップや湿った罨法を喉の外側に施す。また熱い蒸気を口で受けるよう指示を出す。だが、これによって患部が柔らかくなりすぎ、すでにそこに取り付いていた病気にかかりやすくなってしまうと主張する者もいる。しかし、冷えをしっかり防ぐことができる場合には、それらの処置は安全である。冷えに晒されるおそれがある場合には、しない方がよい。他方、どんな場合であれ、喉をマッサージすることは危険である。さらに潰瘍化が進むからである。二　排尿を促すものも有益ではない。というのも水分が喉を通過するとき、そこで粘液を薄くするからである。（粘液は抑えておくほうがよい。）アスクレピアデスはわれわれが学ぶべき多くの知識を残した優れた著者であるが、彼によれば、できるだけ酸っぱい酢を飲むべきであり、その理由は、酢はまったく害を及ぼさずに潰瘍を抑えるからだという。しかし、それは出血を止めるものであって、潰瘍そのものを治すことはできない。潰瘍を抑えるにはリュキウム(1)を用いる方がより適しており、この点についてはアスクレピアデスも同様に認めていた。ニラかニガハッカの汁、ギリシアナッツをトラガカントゴム(2)とともに擦り潰し、干しブドウワインと混ぜたもの、あるいは亜麻仁を擦り潰し甘口のワインと混ぜたものを用いるのもよい。

三　散歩やランニングによる運動も必要であり、マッサージは胸から下半身全体へ強く施す。食べ物としては、あまり苦くないものや刺激のないものにし、ハチミツ、レンズ豆、トラーグム、ミルク、精白丸麦、脂身の多い肉、とくにリーキおよびリーキと何かを混ぜたものはよい。飲み物の量はできるだけ少ないことが適している。水は混じりけのない純粋なもの、あるいはマルメロかデーツを煮たものなら与えてもよい。うがい薬も穏やかなものがよいが、それで効果がなければ、潰瘍を緩和するものがよい。この病気は急性でもなく、慢性化する可能性もない。とはいえ、こじらせて長く患うことのないように、迅速な治療が必要である。

第十章　咳

一　咳は一般的には喉の潰瘍によって生じる。さまざまな仕方で引き起こされるが、喉が元に戻ると咳は止む。それにもかかわらず、ときには咳そのもので苦しむこともあり、長引いてしまうと消散させることは難しくなる。咳は空咳であることも、痰の排出を促すこともある。患者は一日おきにヒソップを［煎じて］飲み、息を止めながらランニングをするべきであるが、埃っぽいところでは決して走ってはならない。また

（1）クロウメモドキ属（*Rhamnus infectorius*）。

（2）マメ科ゲンゲ属（*Astragalus Creticus*）。

大きな声で朗読をする。初めのうちは咳に妨げられるが、やがて咳を打ち負かす。それから散歩をし、次に手を動かす運動をし、胸部に長時間マッサージを施す。そのあとで、できるだけ果汁の多い完熟イチジク三ウーンキアを炭火で煮詰めて食べる。

二　咳が湿っぽい場合には、温める作用のあるものを用いながら強いマッサージを施すと有益である。その際、頭部が乾いていれば、そこにも強くマッサージを施す。さらに、吸玉を胸に当て、喉の外側には軽く潰瘍が生じるまでカラシを当てる。飲み物としては、ミントとギリシアナッツと澱粉から作ったものを飲む。食べ物としては、初めに乾いたパンを食べ、次に弱い種類のものをとる。

三　他方、空咳でかなり激しく咳き込む場合には、一キュアトゥスの辛口ワインをある程度時間を空けながら、三、四回に分けて啜り飲むと楽になる。さらに、できるだけ上質のラーセルを少量飲み込むべきである。また、リーキかニガハッカの汁を飲む必要がある。またカイソウを舐めたり、それから作った酢か、少なくとも刺激の強い酢を飲んだりする。あるいはニンニク一片を擦り潰したものと二キュアトゥスのワインを飲む。

四　あらゆる咳に対して有用なことは、旅行、長い船旅、海岸での滞在、水泳である。食べ物としてはウスベニアオイ、イラクサのような穏やかなものを、ときにはニンニクとともに煮たミルク、ラーセルを加えるかリーキを溶けるまで煮込んだソルビティオー、硫黄を加えた生卵のようにきついものをとる。飲み物としては、最初に熱い湯を飲み、それからは湯を飲んだ次の日はワインというように交互に飲む。

第十一章　さまざまな出血――ディアブローシス、レークシス、アナストモーシスなど

一　血を吐けば誰でも大いに不安を覚えるものであるが、大して危険のない場合もあれば、かなり危険な場合もある。血はときには歯茎から、ときには口内から出るが、口の出血というものは多量に流れ出ることがある。しかし、咳も潰瘍も歯茎の病気もないなら、喀出されているわけではない。また、ときとして鼻から出血して、その血が口から噴き出すことがある。流れ出るものは、血であることもあれば、新鮮な肉を洗った水のようなものであることもある。二　他方、喉の最上部から出血することがときどきある。そこには潰瘍が生じていることもあれば生じていないこともある。後者の場合には、血管のどれかが口を開けたか、あるいは小結節が生じていたために、そこから血が吹き出したものである。この場合には、飲食物が害を及ぼすことはなく、潰瘍のときに喀出されるようなものは何も出ない。しかし、喉や気管に潰瘍が生じている場合には、頻繁な咳や出血をもたらす。ときには肺、胸、側胸部、肝臓から出血するという事態も起こる。女性では、月経によって血が排出されない人がしばしば血を吐き出すことがある。

三　権威ある医師たちが著したところによると、出血するのは、腐食したところ、裂けたところ、あるいは血管が口を開けたところからであり、最初のものはディアブローシス、第二のものはレークシス（スカスモス）、第三のものはアナストモーシスと呼ばれる。(1) 最後のものが最も無害であり、最初のものが最も深刻

（1）διάβρωσις, ῥῆξις, σχασμός, ἀναστόμωσις. なお、マルクスは括弧内のスカスモスを後世の書き込みとして削除している。

である。血液に続いて膿が出ることも実際しばしば起こる。[1] 出血そのものを止めることが回復の役に立つこともあるが、もし引き続き潰瘍や膿や咳が生じるなら、場所によってはさまざまな種類の危険な病気が生じることとなる。他方、血液だけが流れ出る場合には、治療も容易であり、出血も速やかに止む。**四** そして以下のことを知っておくべきである。出血しやすい人、あるいは激しく走ったり散歩したりした後で脊柱や腰が痛む人の場合には、適度な出血は、熱がないかぎり無益ではないこと。また、尿を通じて血が排出されると、疲労そのものを和らげてくれるということ。高いところから落ちた場合でも、尿の中に何の変化も見られなければ、[2] 恐れなくてもよいこと。さらに、吐血が繰り返される場合でも、次の吐血までに体が元気を取り戻していて十分な栄養をとっていれば危険はなく、そもそも体の頑丈な人では、量が多すぎず、咳や熱が誘発されなければ何ら害はないということ。

五 以上は一般的な出血に関する事柄である。次に、前述した各部位の出血について話を進めよう。歯茎から血が出る場合には、スベリヒユを噛むだけで十分である。口から出血する場合には、希釈しないワインを口に含む。これであまり効果が得られない場合には、酢を口に含む。これらの手当てをしている最中にもかなりの出血がある場合には、患者が出血死することもありうる。それを避けるためには、後頭部の皮膚を切っておいてそこに吸玉を当てるのが最も適切である。月経血が流れ出てこない女性に、口からの出血が起こった場合には、同様に、鼠蹊部の皮膚に切れ目を入れておいて吸玉を当てる。

六 しかし、喉、あるいは体内の部位からの出血が来ている場合には危険がずっと増すので、かなり注意が必要となる。この場合には瀉血を施すべきであるが、それでも口からの出血が少しも減らなければ、二、三度繰り返し、しかも毎日少量ずつ瀉血する。初めのうちは酢を、あるいは乳香とともにオオバコかリーキの汁を啜り、痛む箇所の外側に脱脂していない羊毛を酢に浸して当て、ときどき海綿を用いて冷やす。エラシストラトスは、このような患者に、下腿〔脚〕、大腿、前腕を何箇所も縛るという方法をとっていた。一方アスクレピアデスは、これを有益であるどころか有害でさえあると言った。七　しかし、この方法がしばしば経験的に効果を上げているということは証明されている。ただし、多くの箇所を縛る必要はなく、鼠蹊部の下、踝の上、腕の最上部と前腕で十分である。熱が出た場合にはソルビティオーを与え、飲み物としては、腸を引き締める作用のあるものを煎じた水を与える。熱がない場合には、水で洗ったスペルト小麦か冷水に浸したパンと、半熟卵を与え、飲み物としては前述したものと同じか、甘口のワインや冷たい水を与えてもよい。ただし、この病気の場合には、喉は渇いている方がよいということを知ったうえで、飲み物を与えるべきである。

八　これらの他に、休養、平静、静寂が必要である。またベッドでは、患者の頭部を高く保つべきであり、頭髪はきちんと剃る。しばしば冷水に顔を浸す。ワイン、入浴、性交、食物中の油、すべての刺激の強いものは有害であり、同様に、温罨法、閉め切った暑い部屋、患者にたくさんの寝具をかけることも悪い。マッサージは、出血が十分に落ち着いたあとに施すならば（有益である）[3]。その際には前腕と下腿から始め、胸

（1）『箴言』第七章一五参照。
（2）腎臓出血がないことを意味している。
（3）マルクスに従って「有益である」を補った。

部は避ける。以上のような病状の患者は、冬には海岸で、夏には内地で過ごすべきである。

第十二章　胃の病気

一　喉の下には胃がある。[1] そこは多くの慢性的な不具合が生じやすいところである。なぜなら、あるときには大量の熱が、あるときには鼓腸が、あるときには炎症が、またあるときには潰瘍が胃に悪影響を及ぼすからである。ときにはそこに粘液が集まり、ときには胆汁が集まる。最も頻繁に生じる病気は、麻痺［機能不全］を引き起こすものであり、ほかのどんなものもそれ以上に胃や体を損なうことはない。胃の病気は、それが多様であるだけに治療法も多様である。

胃が熱を持っている場合には、酢とバラの油で繰り返し体の外側に罨法を施し、道路の塵[2]を油に浸したものと、抑えながら和らげる作用のあるパップを当てる。差し障りがなければ、飲み物としてぬるい湯を与えるのがよい。

二　鼓腸がある場合には、吸玉を当てることが有益であるが、あらかじめ皮膚を切る必要はない。[3] 乾いて熱い罨法を施すことは有益であるが、あまり強いものはよくない。一定の間隔を置いて絶食をさせるべきである。空腹時には、ニガヨモギ、ヒソップ、ヘンルーダを煎じた飲み物が有益である。運動は、初めに軽くしてから、やがて強くしてゆき、とくに上半身を動かす運動をする。これは、胃のすべての病気に最も適したものである。[4] 三　運動後は、塗油、マッサージを施す。入浴もときどきするが、いつもよりは回数を少なくする。またときどき浣腸で通じを付ける。その後、食べ物は熱いもので鼓腸を引き起こさないもの、飲み物も同様に熱いものにし、初めは湯を、鼓腸が弱まったら辛口のワインを飲む。胃の病気では、すべての場合に次のように指示するべきである。すなわち、各患者は回復する際に用いた療法を、健康なときにも用いること。というのも、取り戻した良好な健康状態を同じ療法で守り続けていかないと、胃の衰弱は再発してしまうからである。

四 胃に何らかの炎症があると、たいてい腫れと痛みが併発するが、その場合には、まず安静にして絶食し、硫黄をつけた羊毛を巻きつけ、空腹の状態でニガヨモギを［煎じて］飲む。高熱のせいで胃がやられた場合には、酢とバラの油で繰り返し罨法し、次いで中くらいの強さの食べ物をとる。抑えると同時に和らげる作用のあるものを体の外側に当て、その後それを取り外し、残りの病的物質を消散させるために、麦粉から作ったパップを温めて当てる。ときどき浣腸を施し、運動をして食べ物を十分にとる。

（1）ここで「胃」と訳した語は stomachus. ケルスス自身、本巻第一章三および六においては「食道」を指して用い、「胃」には venticulus を用いていたが、この節以降、stomachus が「胃、および噴門部」を指していると解釈される。

（2）道路の土や塵は、第三巻第十九章二でも用いられている。

（3）皮膚に傷をつけない乾燥吸玉は、皮下のガスを吸い寄せると考えられていた。

（4）腕と胃は、同じ高さの脊椎から腱が発しているから、と解釈されている。

五　胃が潰瘍で傷んでいる場合には、喉の潰瘍の際に指示したことと同じことをするのが一般的である。(1) 運動をし、下半身へのマッサージを施す。柔らかくてゼラチンを多く含んだ食べ物をとるが、食べすぎないようにする。刺激が強いもの、酸っぱいものはすべて遠ざける。ワインは、熱がない場合には甘口のものにし、それが鼓腸を引き起こすならば、少なくとも弱いワインにする。ただし、ワインは過度に冷たくも熱くもないものを飲む。

胃が粘液で満たされる場合には、ときには空腹時に、ときには食後に吐瀉させる必要がある。運動、振搖、船旅、マッサージは有益である。食べ物や飲み物は熱いものだけをとるようにし、粘液を引き寄せる傾向のある食べ物は避ける。

六　胃が胆汁によって損なわれた場合はもっと厄介である。これを患った人は、数日の間隔で胆汁を吐き、最も悪い場合には黒胆汁を吐くようになる。このような者には浣腸を施し、飲み薬としてニガヨモギを［煎じて］与えるのがよい。また、振搖と船旅が必要である。可能なら、船酔いによって（嘔吐させるのもよい）(2)。不消化を避け、消化しやすく胃にやさしい食べ物をとり、ワインは辛口のものにする。

七　胃の病気で最もありふれていて最も悪いものは、胃が食べ物を蓄えておくことができなくなる場合（麻痺［機能不全］）で、体に栄養が与えられなくなり、癆症のように衰弱することになる。この病気では、入浴が有害である。必要なのは、朗読、上半身の運動、さらに塗油、マッサージである。また、この患者たちにとって健康によいことは、冷水を注ぎ掛けること、冷たい水の中で泳ぐこと、冷たい水の流れる水道管の下に行き、胃そのものと、さらに肩甲骨から胃の後ろ側のところまでの部分に冷水を当てること、クティリア(3)やシンブルウィウム(4)にあるような、薬効のある冷泉に浸かることである。食べ物も冷たいものにし、分解されやすいものよりも消化されにくいものをとるべきである。多くの場合、ほかに消化するものがなくなっても、胃は牛肉を消化し続けている。このことから考えると、鳥も猟獣も魚も、かなり硬い種類のもの以外は与えてはならないということになる。**八** 飲み物として最適なのは、冷やしたワイン、でなければ熱くした未希釈のワイン、手に入るならラエティア(5)かアロブロゲス(6)のワイン、または樹脂で風味付けした辛口のワインである。これらがない場合には、できるだけ刺激の強いもの、とくにシグニア産のワインがよい。胃が食べ物を留めておくことができないなら、大量に水を与えて吐瀉をさせ、その後で再び食べ物を与える。そして吸玉を、胃から指幅二本下のところに当て、二、三時間そのままにしておく。

九 嘔吐と痛みが同時にある場合には、脱脂していない羊毛か海綿を酢に浸したもの、あるいは冷やす作用のあるパップを胃の上に当てる。前腕と下腿に短時間で強くマッサージを施し、温める。痛みがより強い場合には、心窩部から指幅四本下のところに吸玉を当て、すぐに冷たいポスカに浸したパンを与える。胃が

---

(1)本巻第九章。
(2)マルクスにならって括弧内を補って読む。
(3)中部イタリアにある国ラティウムの北方に住んでいたサビニ人の町。
(4)ラティウムのサビニ丘にある一地方。
(5)現在のチロル周辺、スイスの一部を占めるローマの属州である。
(6)現ブルゴーニュ地方に近い。

それも留めておくことができなかった場合には、吐瀉をさせてから、胃にやさしい何か軽いものを与える。それさえ留めることができなかったら、胃が落ち着くまで一キュアトゥスのワインを一時間ごとに与える。一〇　ハッカダイコンの汁も効き目の強い薬である。それより強いものとしては酸っぱいザクロと甘いザクロの果汁を等量混ぜたものに、エンダイブとミントの汁を加えたものがある。ただし、ミントの汁はごく少量を用いる。これらすべてには、等量の冷たい水を十分に混ぜ合わせる。そうすると、ワインよりも胃を引き締める効果が大きくなる。一一　自然に生じてくる嘔吐は抑制されるべきである。しかし、船酔いの場合、あるいは胃の内部で食べ物が酸っぱくなるか腐敗した場合、これらはどれもゲップが出るのでわかるのだが、そのときは吐かせてしまうのがよい。そしてただちに、すぐ上で述べた食べ物をとって、胃を元の状態に戻すべきである。差し当たっての危険が遠ざかったなら、先に指示した処置に戻す。

第十三章　側胸部の痛み――プレウリーティコス（胸膜炎）

一　胃を取り囲んでいるのは左右の側胸部だが、ここにも強い痛みがよく生じる。それは寒さ、衝撃［打撲など］、走りすぎ、あるいは病気がきっかけとなる。悪い症状が痛みだけのこともあり、これは遅かれ早かれ消える。が、ときには致命的に悪くなり、ギリシア人がプレウリーティコス(1)［胸膜炎］と呼ぶ急性病が生じる。この側胸部の痛みには、熱と咳が伴う。病気が耐えられる程度のものである場合には、咳をすると粘液が吐き出される。病気が重い場合には血が吐き出される。二　ときには何も吐き出すことのない空咳が生じるが、それは前者よりは悪く、後者よりは耐えることが可能である。加えて強い痛みが生じた場合の治療法は瀉血である。しかし、程度の軽いもの、あるいは慢性化してしまったものに瀉血を施すことは、不要であるか、あるいはすでに手遅れである。そこで吸玉に頼ることになるが、あらかじめ皮膚は切っておく。酢に浸したカラシを、潰瘍と膿疱が生じるまで胸部に当て、次に病んだ体液を引き寄せる薬剤をそこに当てるのも正しい処置である。三　ほかには、まず、硫黄をつけた羊毛の当て物で側胸部を覆う必要がある。その後、炎症がいくらか引いたらなら、乾いて熱い罨法を施す。それから［緩和性の］パップ剤に替える。かなり前から痛みが続いている場合には、最後に樹脂を塗ると痛みは消散する。食べ物と飲み物は熱いものをとり、冷たいものは避けるべきである。これらの治療のあいだに、油と硫黄を用いて四肢にマッサージを施すことは適切である。咳が軽くなったなら、軽く朗読をし、刺激の強い食べ物と希釈しないワインをとる。なお、これらは医師たちが処方している方法で、我が国の田舎の者たちには知られていない。そこで彼らはトリクサーゴー(2)を水で煎じたものを飲んで、治療を間に合わせている。

四　以上が側胸部の痛みすべてに共通の治療法である。が、もしこの痛みが急性病として現われたなら、かなり面倒である。この場合には、上述したことのほかに以下のことにも注意しなければならない。食べ物はできるだけ水分の多い軽いものがよく、ソルビティオー、とくに精白丸麦から作ったソルビティオーがよい。あるいはリーキを雛鳥とともに煮たスープもよく、体力が許すなら三日おきに与える。飲み物としては

(1) πλευριτικός.

(2) シソ科ニガクサ属（*Teucrium chamaedrys*）。

ヒソップあるいはヘンルーダを煮たハチミツ水がよい。**五**　それらをいつ与えるべきかということは、熱が亢進するか緩和するかに応じて明らかになることであり、熱ができるかぎり下がったときに与えるべきである。また何よりこの病気の咳に喉の乾燥状態が併発しないよう留意しなければならない。というのも、喀出されるものが何もない場合、咳が続いて、窒息することがしばしばあるからである。何も吐き出さない咳は粘液［痰］を吐き出す咳よりも質《たち》が悪いと先述したのは、(1) このためである。しかもこの場合、先に述べたように(2)ワインを啜るように飲む方法も、病気そのものが許さない。その代わりに精白丸麦のクレモルをとるべきである。六　患者はこうして、まさに病気の苛烈な時期を耐え抜かなければならないので、いくらかでも症状が和らいだなら、体を冷やしたり喉を刺激したりするものを避けるという条件で、食べ物を増やし少量のワインを与える。元気が回復してからも咳が続く場合には、一日間ワインをやめてみるべきで、次の日に食事とともにワインを幾分多めにとる。また、先述したように咳の出始めに一キュアトゥス程度のワインをちびちび飲むことは適切であるが、この病気では、甘口のワインか、でなければ弱いワインがよりふさわしい。病状が慢性化してしまった場合には、運動選手用の摂生法で体を強くしなければならない。

第十四章　肺の病気――ペリプレウモニコス（肺炎）

一　さて、体の外枠［側胸部］から内臓へと移るが、まず肺に行こう。そこには重くて急性の病気が生じ、ギリシア人はこれをペリプレウモニコス(3)［肺炎］と呼んでいる。その病状は以下のとおりである。肺は全体が冒される。こうなると次に、胆汁あるいは膿が喀出され、心窩部と胸全体が重苦しく感じられ、呼吸が困難となり、高い熱が生じ、不眠が続き、食欲が失われ、癆症［消耗症］状態となる。この病気は痛みより死の危険のほうが大きい。体力が十分にある場合には、瀉血をする必要がある。体力がそれほどない場合には、皮膚を切らないままで吸玉を心窩部に当てる。二　その後、患者に十分な体力がある場合には、体を揺さぶってその病気を消散させる。体力がない場合でも、家の中で動き回る。飲み物としては、ヒソップを干しイチジクとともに煮出したもの、あるいはヒソップかヘンルーダを煮たハチミツ水を与える。(4) マッサージは両肩甲骨のあたりを最も長く、上腕、足、下腿にもほぼ同様に施し、肺に当たるところは軽く行なう。なお、このマッサージは一日に二度行なう。食べ物に関しては、塩気の多いもの、刺激の強いもの、苦いもの、秘結させるものを与えてはならず、少しでも口当たりのよいものにする。三　それゆえ初めの数日は、精白丸麦かスペルト小麦か米から作ったソルビティオーを新鮮な脂肪とともに煮て与える。また一緒に、生卵、ハチミツに浸した松の実、パンか洗ったスペルト小麦をハチミツ水に浸したものをとる。なお夏には、差し障りが生じないかぎり、冷たいものでもよい。これらは病勢が増大しそうな場合には、一日おきに与えれば十

(1) 本章二。
(2) 本巻第十章三。
(3) *περιπλευμονικός, περιπλευμονία* とも言う。『箴言』第三章一三、三〇、第七章一一参照。
(4) ダランベールほかに従って「与える」を補う。

分である。病勢が増大し続ける場合には、事情が許すかぎり、ぬるま湯を除いてすべてのものを控えるべきである。体力が不足している場合には、ハチミツ水で補う。痛みに対しては熱い罨法、あるいは抑えると同時に和らげる作用のあるものを当てると有益である。四 よく擦り潰した塩に蠟膏を混ぜたものを胸に当てることは有効である。というのも、皮膚を軽く腐食させることによって、肺に害を及ぼしている物質をそこへ引き寄せるからである。また病的物質を引き寄せる作用のあるもので作ったパップ剤も有益である。病気に苦しめられているあいだ、窓を閉めた部屋に患者を寝かせておくことは適切である。症状が少し和らいだら、一日に三度か四度窓を開けて少し空気を入れ替える。回復期に入っても、数日間はワインを控え、振揺やマッサージを施し、ソルビティオーを与える。しばらくのあいだ、柔らかく軽いものだけをとるという条件で、前述した食べ物の他に、野菜からはリーキ、肉からは蹄や足の先端〔豚足など〕、また小魚を添える。

第十五章　肝臓の病気——ヘーパティコン

一　ほかの内臓の病気としては、肝臓の病気もよく起きる。ときには慢性であり、ときには急性である。ギリシア人はこれをヘーパティコン(1)と呼ぶ。心窩部の右下にかなりの痛みが生じ、右の側胸部、右の鎖骨と上腕にまで広がる。ときどき右の手も痛くなり、熱性の震えが生じる。ひどいときには、胆汁を吐く。ときにはしゃっくりでほとんど呼吸ができなくなる。以上は急性の場合の徴候である。慢性化する場合には、肝臓が化膿し、痛みが止んだり強くなったりし、右側の心窩部が硬くなって腫れが生じる。食後に呼吸がかなり困難になり、ある種の顎の麻痺も併発する。二　慢性化してしまうと、腹部、下腿、足が腫れ、胸部、上腕、両側の鎖骨のあたりが痩せてくる。初めは瀉血するのが最もよい。それから通じを付けるが、ほかのものでうまくいかない場合には、黒ヘレボロスを用いる。体の外側にはパップ剤を当てるが、初めは抑える作用、次に消散させる作用のある熱いものを当てる。それらにはイリスかニガヨモギを加えるとよい。これらのあとで〔緩和性の〕パップ剤を当てる。三　ソルビティオー、熱いものであまり栄養の多くない食べ物すべて、肺の痛みにも適したものを与える。これらの他には、利尿作用のある食べ物と飲み物を与える。この病気に有益なものは、タイム、キダチハッカ、ヒソップ、イヌハッカ、澱粉、ゴマ、月桂樹の漿果、若い松かさ片、血止め草、ミント、マルメロの果肉、鳩の新鮮な生の肝臓である。これらはどれも単独で食べてよいが、ごく少量とるのであれば、ソルビティオーか飲み物に加えてもよい。ニガヨモギとコショウをハチミツに入れて擦り潰し、それを丸薬にして毎日飲むことも有益である。とにかく冷たいものはすべて遠ざけるべきである。なぜなら、それ以上に肝臓を害するものはないからである。

四　手足にマッサージを施す。すべての肉体労働や激しい運動を避ける。呼吸は決して長い時間止めてはならない。怒り、狼狽、重いものを持つこと、衝撃を受けること、走ることは有害である。体に大量の水をかぶることは有益であるが、冬には熱い湯を、夏にはぬるい水を掛ける。また、たっぷりと塗油するとか、浴室で汗をかくこともよい。しかし、肝臓が膿瘍を患っている場合には、ほかの身体内部の化膿の場合と同

（1）ἡπατικόν, ケルススは、いわゆる黄疸（第三巻第二十四章）とは区別している。

じ治療をするべきである。これに対し、メスで切り開いて、膿瘍そのものに焼灼を施す者もいる。(1)

第十六章　脾臓の病気

一　脾臓が冒されると、脾臓が腫れると同時に、その左側も腫れる。そこは硬くなり、押すと抵抗を示す。また、腹部が張り、下腿にも腫れが生じる。潰瘍はまったく回復しないか、たとえ治ってもその傷跡はほとんど元に戻らない。頑張って歩いたり走ったりすると、痛みや何らかの障害が生じる。だが、安静はこの病気を増大させる。それゆえ、運動や労働をする必要があるが、やりすぎて熱を誘発しないように注意する。また、塗油、マッサージ、発汗が必要である。甘いものはすべて有害であり、ミルクやチーズも同様である。しかし酸っぱいものは非常に有益である。二　酸っぱい酢をそのままで飲むことは適しており、カイソウで味を付けた酢はもっとよい。また、塩漬けの魚、濃い塩水に漬けたオリーブ、酢に浸したレタス、酢に浸したエンダイブ、カラシに漬けたビート(2)、アスパラガス、ホースラディッシュ(3)、パースニップ、食用の足、長鼻、脂肪の少ない鳥、同じく脂肪の少ない猟獣を食べるべきである。飲み物としては、空腹時にニガヨモギの煎じ汁を与える。食後には、鍛冶屋が熱した鉄を何度も浸した水を飲む。この水はとくに脾臓を小さくする作用を持つ(4)。というのも、鍛冶屋で飼われている動物は脾臓が小さいことが観察されているからである。三　薄い辛口のワインを与えてもよい。食べ物でも飲み物でも利尿作用のあるものはすべてよい。その点でとくに強力なものは、クローバー(5)の種子、クミン、アピウム、セルピュルム(6)、キュティスス(7)、スベリヒユ、イヌハッカ、タイム、ヒソップ、キダチハッカである。これらは脾臓から体液を引き出すのに最も適しているように思われる。ウシの脾臓を食べ物として与えることも有益である。とくに、ルッコラとコショウソウは脾臓を小さくする。

四　体の外側には腫れを軽減するものを当てる。（それには軟膏と、ギリシア人がミュロバラノスと呼ぶ[8]ナツメヤシの実から作られるもの、アマとコショウソウの種子にワインと油を加えて作るものがある。新鮮なイトスギと干しイチジク[9]から作るものもある。またカラシから作るものもある。雄ヤギの腎臓の硬脂をカラシの重さの四分の一加え、日光に当てながら擦り潰し、ただちに付ける。[10]）この場合にはフウチョウソウ

（1）『箴言』第七章四五参照。
（2）アカザ科サトウダイコン属（*Beta vulgaris*）。
（3）アブラナ科の植物（*Armoracia rusticana*, syn. *Cochlearia armoracia*）。
（4）鉄の水酸化物が貧血に効くためと考えられる。
（5）マメ科シャジクソウ属（*Trifoium fragiferum*）。
（6）シソ科の多年草（*Thymus serpyllum*）。
（7）エニシダ属（*Cytisus scoparius*）、またはウマゴヤシ属（*Medicago arborea*）。
（8）μυροβάλανος、本来はワサビノキ科ワサビノキ属の植物である。
（9）古くから広く、腫れによいとされてきた。「干しイチジクのひとかたまりを持ってきて、それを腫れ物につけさせなさい。そうすれば治るでしょう」（旧約聖書『列王記下』第二十章七および『イザヤ書』第三十八章二一）。
（10）括弧内の部分を後世の書き込みとして削除するものがある。

が多くの点で適している。食べ物とともにとってもよいし、塩漬けにした汁を酢と混ぜて啜ってもよいからである。さらに、その根か樹皮を麩《ふすま》とともに擦り潰したもの、あるいはフウチョウソウそのものをハチミツとともに擦り潰したものを体の外側に当てることもよい。［緩和性の］パップ剤もこの場合に適している。

第十七章　腎臓の病気

一　腎臓[1]が冒されると長く患うことになる。頻繁な胆汁の嘔吐が併発する場合はさらに悪い。安静にすること、ゆったりと寝ること、腸をゆるめることが必要であるが、それでも変わらない場合には、浣腸で通じを付ける。頻繁に熱い湯で座浴する。食べ物も飲み物も冷たいものはとらない。しょっぱいもの、酸っぱいもの、辛いもの、果実はすべて避けるが、飲み物は好きなだけとる。食べ物あるいは飲み物にはコショウ、リーキ、オオウイキョウ[2]、白いケシ［の実］を加える。そうすると、強い利尿作用が得られる。二　さらに潰瘍を浄化する必要がある場合には、以下のものが潰瘍の治療薬となる。皮を取り除いたキュウリの種子六〇個に、野生の松の実十二個、三本の指で摑むことのできる量のアニスの実、少量のサフランを混ぜて擦り潰し、それをハチミツ入りワインで二回に分けて飲む。痛みだけを和らげる場合には、キュウリの種子を三〇個、松の実を二〇個、ギリシアナッツを五個、サフランを少量擦り潰し、ミルクとともに飲ませる。またそのほかでは、ある種のパップ剤、とくに病んだ体液を引き出す働きのあるものを当てるのが適切である。

第十八章　胃腸の病気──コレラ

一　内臓から腸へ移ろう。そこは急性病にも慢性病にもかかりやすいところである。まず、コレラに言及するが、それは胃と腸とに共通の病気と見なすことができるからである。すなわち、下痢と嘔吐とが同時に、またこれらに加えて鼓腸も生じるのである。さらに腸がキリキリ痛み、胆汁が上からも下からも溢れ出る。それは初めのうち水のようであるが、次には新鮮な肉を洗った水のようになり、ときには白く、ときには黒く、種々の色が混じっていたりもする。そこでギリシア人はこの病気にコレラという名を与えたのである(3)。

二　以上述べた症状のほかに、しばしば手足が萎縮し、喉の渇きが激しくなり、気を失うことがある。これらが同時に生じる場合には、患者が急に死んでも驚くには当たらない。それにもかかわらず、この病気ほど短い時間で治るものもない。それゆえ症状が出始めたなら、ただちに微温い湯を大量に飲んで吐くべきである。この方法で吐瀉できないということはまずないが、たとえ吐けない場合でも、腐敗した物質に新しい物質を混ぜ合わせることは有益である。嘔吐が治まるのは回復への端緒である。

---

(1) 腎臓の病気また結石については『内科疾患について』一四（内臓）のどちらかに由来するという説がある。痛みを伴う ─一七も参照。

(2) セリ科オオウイキョウ属（*Ferula communis*）。胃腸の病気を広く指す。『流行病』第五巻一〇、七九参照。

(3) コレラ *χολέρα* の語源については、*χολή*（胆汁）と *χολάς*

三　そうなったら、ただちにすべての飲み物を控える。胃に刺すような痛みがある場合には、冷たくて湿った罨法を施し、腹部に痛みがある場合には、微温い罨法を施し、腹部がほどよく温められて楽になるようにする。嘔吐、下痢、喉の渇きで激しく苦しみ、吐き出されたものが依然として不消化の場合には、まだワインを飲むのに適した時期ではない。冷たくない水、できれば微温い水を与えるべきである。鼻に、酢に浸したメグサハッカ、あるいはワインに大麦粉を振りまいたもの、あるいは自然のままのミントを当てる。

四　不消化のものがなくなってきたら、次は失神することのないように十分気を配らなければならない。それゆえ、そのときにはワインに頼るべきである。ワインは弱くて芳香のあるものにすべきで、それを冷たい水で割り、大麦粉か砕いたパンを加える。パンをそのまま食べることも問題なく、回数としては胃腸から排泄が起こるごとに、かつ体力を回復させられるくらいにする。エラシストラトスは、ワインを三滴か五滴注いだ飲み物を最初から与え、その後、純粋のワインを少しずつ加えていくべきであると言った。もし彼が、消化不良を心配しながらも、初めからワインを与えたとすれば、何か理由があってのことである。が、もし激しい衰弱が三滴のワインで治ると考えたのであれば、彼は間違えたことになる。

五　さて、患者の胃が空で下腿に萎縮が見られる場合には、ニガヨモギの煎じ汁を、時間を空けながら与える。体の末端部が冷たいなら、少量の蠟を加えておいた熱い油を塗り、熱い罨法で手当てをする。これらによってもまったく鎮まらないなら、ちょうど胃袋のあたりに吸い玉を当てるか、カラシをあてがう。落ち着きを取り戻したなら、患者は眠りにつくべきである。次の日には飲み物をいっさい避け、三日目には風呂に入る。食べ物で少しずつ元気を取り戻す。睡眠で容易に楽になれる者は（速やかに回復する。この病気は消化不良によって(1)、また同様に疲労や寒さによって再発する。コレラを克服した後でも軽い熱が続くなら、浣腸を施し、その後で食べ物とワインをとる必要がある。

第十九章　幽門部の病気——コイリアコン

一　コレラは急性病であり、しかも腸と胃のあいだをあちこちと動き回るので、それが主としてどこに位置を占めるのかを簡単に言うことはできない。他方、まさに胃の門〔幽門〕のところに位置を占める病気があって、(急性的でもあり(2))慢性的でもあるのだが、それはギリシア人によってコイリアコン(3)と呼ばれている。この病気の際には、腹部が硬くなり、そこに痛みが生じる。腸からは何も排泄されず、腸内ガスもまったく出ない。また、手足が冷たくなり、息がしにくくなる。二　初期の段階では、痛みを和らげるために熱い(罨法《あんぽう》)(4)とパップを腹部全体に当て、食後には吐瀉させて腹部を空にするのが最もよい。次の数日間は、皮膚を切らずに吸玉を腹部と腰部に当てる。腹部そのものをゆるめるには、ミルクと塩入りの冷たいワインを与える。また季節が許せば、青いイチジクも与えるが、食べ物も飲み物もいっぺんにではなく、少しずつ

(1) マルクスにならって括弧内の文を補う。
(2) マルクスにならって括弧内を補う。
(3) *κοιλιακόν*.
(4) マルクスに従って「罨法」を補う。

与えるようにする。三　それゆえ、一定の間隔を置いて、二、三キュアトゥスの飲み物をとり、またそれに応じた食べ物をとれば十分である。一キュアトゥスのミルクに一キュアトゥスの水を混ぜて与えると有効である。鼓腸を促す刺激の強い食べ物はより有効で、ミルクに擦り潰したニンニクを加えるとよい。時が経過するのに応じて、振揺、とくに船旅が必要となる。マッサージは、ソーダを加えた油を用いて一日に三、四回施す。食事をした後には熱い湯を注ぎ掛ける。次いで、頭部を除くすべての末端部にカラシを当て、そこが腐食し赤くなるようにする。体が頑丈で強い場合にはとくにそうする。

四　その後、腸を引き締める治療へと徐々に移るべきである。その際には、強い種類の肉で分解しにくいものを焼いて与える。飲み物としては雨水を煮沸したものを二、三キュアトゥスずつ飲むように与える。症状が長引いている場合には、コショウの実の大きさの最上質のラーセル(1)を飲み込み、ワインと水を交互に一日おきに飲む。ときには食事の合間に一キュアトゥスのワインを啜るように飲む。とくに痛みが下腹部に残っている場合には、少し温めた雨水で浣腸する必要がある。

第二十章　小腸の病気――イレオス

一　腸自体には二つの病気が取り付くが、一つは細い腸［小腸］に、もう一つは太い腸［大腸］に生じる。前者は急性であるが、後者は長引く可能性がある。カリュストスのディオクレスは小腸の病気をコルダプソス、大腸の病気をエイレオスと名付けた。私の知るところ、今では前者をエイレオス、後者をコリコスと呼ぶ人が多い[2]。さて前者では、あるときにはへその上部に、またあるときにはへその下部に痛みが引き起こされる。すなわち、どちらかに炎症が生じたのであり、便もガスも下に通じなくなる。上部が冒されたときには食べ物が、下部の場合には便が口から出てくる。どちらかでも出てくるようになってしまったら、病気は慢性化する。二　吐き出されたものが胆汁質で悪臭があり、種々の色が混じっているか黒い色をしているならば、危険は増大する。その治療には瀉血をするか、多くの箇所に吸玉を当てる。吸玉の場合には、すべての箇所の皮膚を切る必要はなく、二、三箇所切れば足りる。ほかの箇所では、腸内ガスを引き寄せられれば十分だからである。次に、どの箇所が冒されているのかを調べなければならない。たいていの場合そこの体表部は腫れている。それがへその上にある場合には浣腸をしても無駄である。へそより下にある場合には、エラシストラトスが好んだように、浣腸で通じをつけるのが最もよく、この治療法で十分なことが多い。浣腸には、精白丸麦のクレモルを濾して油とハチミツを混ぜたものを、ほかに何も加えずに用いる。三　腫れ

(1)「水を」を省くものがある。

(2)「昔」ディオクレスの時代（前四世紀）と「今」であるケルススの時代（後一世紀）での呼び方の違うという説明がされている。

小腸の病気の名前…

昔：コルダプソス χορδαψός　→　今：エイレオス εἰλεός

大腸の病気の名前…

昔：エイレオス εἰλεός　→　今：コリコス κολικός

がまったくない場合には、腹部の一番上に両手を当て、少しずつ下げていく。そうすると、手に対して抵抗を示す患部が見つかるはずである。そしてその場所から、浣腸すべきかどうかを診断することができる。なお、どちらにも共通の治療法は以下のとおりである。まずは熱いパップを胸から鼠蹊部まで、また脊柱にもあてがい、たびたび新しいものと交換する。上腕と下腿にマッサージを施し、体全体を熱い油に浸す。痛みが治まらない場合には、三、四キュアトゥスの熱い油を下から腸に注ぎ入れる。これらによって腸内ガスが下から出てくるという効果が得られたら、飲み物として微温いハチミツ入りワインを少しだけ与える。というのも、それまでは飲むことを徹底して避けてきたからである。ハチミツ入りワインがうまく受け入れられたら、さらにソルビティオーを与える。

四 痛みと熱っぽさが和らいだなら、いよいよ十分な食べ物をとることになるが、これまで弱っていた腸が損なわれることのないように、鼓腸を起こすものも固いものも強い種類のものも与えてはならない。飲み物としては、真水より優れたものは何もない。ワインの入ったものや酸っぱいものは、この病気には有害だからである。その後も入浴、散歩、振揺、その他の肉体的運動を避けなければならない。なぜならこの病気は、腸がしっかり元のよい状態に戻っていなければ、寒さに襲われたり何か振動を受けたりすると、容易に再発するものだからである。

第二十一章　大腸の病気——コリコス

一　太い腸に生じる病気は、前に言及した盲腸という部分にとくに生じる。[1]激しい鼓腸と激しい痛みが、主に右側に生じる。腸はねじれているように見え、……[2]腸内ガスでさえやっと押し出される。多くの場合、この病気は悪寒と消化不良のあとに生じ、やがて和らぐ。生涯を通じてしばしば再発して患者を苦しめるが、寿命を縮めることはない。痛みが始まったら、乾いて熱い罨法を適用するべきであるが、初めは穏やかなものを、次にはより強力なものを用い、二　同時にマッサージによって病んだ物質を末端部（すなわち下腿と前腕）へ導く。痛みのもとが消えない場合には、皮膚を切らないまま吸玉を当てる。この病気のために調合した薬としては、コリコス〔腹痛薬〕と呼ばれるものがある。カッシウス[3]は自分がそれを発明したということを誇りにしていた。服用薬としてそれを与えるほうがより有効であるが、体の外側につけても腸内ガスが散らされるので、痛みは和らぐ。差し込むような痛みが止まなければ、食べ物も飲み物もとってはならない。この病気に襲われた場合、どのような摂生法を適用すべきかについては、すでに述べたとおりである。[4]（コリコスと呼ばれる薬は以下のものからなる。モッコウ、アニス、カストレウムをそれぞれ三デーナーリウス、

（1）本巻第一章八。
（2）マルクスはこの部分に欠落があるとだけ指摘している。
（3）ケルススは序巻六九で、カッシウスを「われわれの世代の中で最も才能がある」と紹介している。コリコスという腹痛薬はおそらく盲腸の薬で、ティベリウス帝も使用したと伝わる。
（4）本巻第十九章。

ペトロセリーヌム[1]三デーナーリウス、長コショウと丸コショウをそれぞれ二デーナーリウス、ケシの涙［アヘン］、丸ユンクス、ミルラ、ナルドをそれぞれ六デーナーリウス、以上をハチミツで一つにまとめる。そのまま飲み込んでもよいし、湯に溶かして飲んでもよい[2]。）

第二十二章　腸の病気――デュセンテリアー（出血性下痢＝疝痛下痢）

一　腸の病気でこれらと非常に似ているものは、疝痛下痢である。ギリシア人はこれをデュセンテリアー［出血性下痢］[3]と呼ぶ。腸の内部に潰瘍が生じ、そこから血が滴り出る。あるときにはつねに水様の便に混じって排泄され、あるときには粘液のようなものとともに排泄される。また、同時に肉のようなものが下りてくることもある。頻繁に便意を催し、肛門に痛みが生じる。そして、痛みがある上に便がほんのわずかずつしか出ないので、苦痛が増すことになる。やがて時が経つといくらか和らぎ、少しだけ落ち着くが、睡眠は妨げられ、軽い熱が出る。この病気が長い期間居座ってしまうと、患者は死亡するか、たとえ病気が止んだとしても苦痛は続くことになる。二　初期のうちは安静にする必要がある。すべての激しい運動は潰瘍を生じさせるからである。次いで空腹時に、擦り潰したキジムシロの根を加えた一キュアトゥスのワインを啜りながら飲む。抑える作用のあるパップを腹部に当てるが、その際上腹部に当ててもこの病気には役に立たない。用を足すごとに、ウェルベーナを煮出した湯できれいに洗う。スベリヒユは、煮たものか濃い塩水に漬けたものを食べる。（食べ物や飲み物は腸を引き締めるものにする……[4]。）三　この病気が長期化した場合には、精白丸麦のクレモル、ミルク、溶かした脂肪、シカの骨髄、オリーブ油、バラ油を加えたバター、バラ油を加えた卵白、アマの種子を煮出した水のうちのどれかを下〔肛門〕から注入する。また眠りが訪れない場合には、バラの花弁を煮た水に卵黄を加えたものを注入する。これらは痛みを和らげ、潰瘍を鎮める作用があり、食欲不振が併発したときにはとくに有益だからである。

四　テミソンは、この場合にはできるだけ強い塩水を用いるべきであると著書に記した。食べ物は、胃腸を穏やかに引き締めるものにすべきである。なお、排尿を促すものは、うまく体液を他の部位に転ずるという効果が得られれば有益となるが、効果のない場合には害を大きくする。それゆえ、これが速やかに作用し

（1）セリ科の植物（*Petroselinum crispum*）、パセリ。

（2）この括弧内のコリコスの処方は、第五巻第二十五章一二の処方の部分が紛れ込んだものとして、タルガは削除している。

（3）*δυσεντερία* は「悪い腸」という意味で、悪性の下痢、とくに下血を伴う症状に広く用いられるので、「出血性下痢」とする。現在は「赤痢」と訳される。『流行病』第三巻八、『箴言』第六章三、『予言』第二巻二二など参照。ケルススがこれに相当するとしたラテン語名は tormina で、もとは「きりきりと刺すような激しい痛み」を表わすので、「疝痛下痢」とした。

（4）タルガは括弧内の部分を、少し後ろに同様の文があることから挿入文と見なし、削除している。

ないような人に対しては用いるべきではない。飲み物としては、微熱がある場合には沸かした真水、または引き締める作用のあるものを含んだ水を沸かして与えるべきである。熱がない場合には弱い辛口のワインにする。何日ものあいだ、どの治療法も功を奏せず、病気がすっかり慢性化した場合には、よく冷えた水を飲むと潰瘍が収斂し、回復のきっかけとなる。五　ただし、下痢が抑制されたら、ただちに熱い飲み物に戻さなければならない。ときにはひどい悪臭のする腐敗血が排泄されたり、混じりけのない血が流れ出たりするものである。前者が生じた場合には、ハチミツ水で浣腸し、そのあと上述したものを下から注入する。（腸の腫瘍に対しては、一塊の辰砂を一ヘーミーナの塩とともに擦り潰し、それに水を混ぜたもので浣腸をすると強力に作用する。[1]）血そのものが流れ出た場合には、食べ物や飲み物を引き締める作用のものとする。

第二十三章　腸の不全――レイエンテリアー（不消化性下痢）

一　疝痛下痢からは、ときどき腸の不全が生じることがあり、（ギリシア人はこれをレイエンテリアー[2]［不消化性下痢］と呼んでいる。[3]）腸は何も保持することができず、食べたものはどんなものでも未消化のまますぐに排泄される。この病気は、患者に長く取り付くこともあれば、あっという間に死をもたらすこともある。これには腸の保持力をより高めるために収斂作用のあるものをとくに用いなければならない。そこで、胸にカラシを塗り、皮膚に潰瘍が生じたなら体液を引き出す緩和性のパップ剤を当てる。そしてウェルベーナを煮た水で座浴し、腸を引き締める働きをする食べ物と飲み物をとり、さらに冷たい水を注ぎ掛ける。二　ただし、これらすべてを適用することが、過度の鼓腸によって逆の障害をも同時に引き起こすことのないように用心する必要がある。したがって、毎日その量を増してゆくことによって少しずつ腸を強くしなければならない。腹部から異常な流出がある場合には必ずそうであるが、とくにこの場合には、排便したいと思うたびにではなく、排便しなければならないときになってから用を足すことが必要であり、まさにこの引き延ばすという行為によって、腸がその荷に耐える習慣をつけるように導く。もう一つ、すべての同様な病気の際にも適合することであるが、この場合とくに守るべきことがある。すなわち、多くの有益な薬、たとえばオオバコやキイチゴ[4]、またザクロの外皮を混ぜたものなどは不快な味のものなので、それらの中でもせめて患者が欲しがるものをできるだけ与えるようにする。三　さらに、患者がそれらすべてを嫌がる場合には、食欲を増進させるために、それほど有益でなくともより好ましい食べ物を途中で与える。運動、マッサージはこの病気の場合にも必要であり、その際に太陽や火に当たること、入浴も必要である。吐瀉に関しては、ヒッポクラテスの見解によれば[5]、他のもので効き目がない場合には白ヘレボロスを用いてもよい。

---

(1) タルガは括弧内の文を省いている。
(2) *λειεντερία*,「なめらかな腸」の意で、現在でも「不消化性下痢」と訳される。『流行病』第三巻八、『予言』第二巻二三参照。
(3) マルクスに従って括弧内の文を補った。
(4) バラ科キイチゴ属（*Rubus*）。
(5)『急性病の摂生法について（後代の追加篇）』第十七章参照。

第二十四章　腸の寄生虫

一　腸にはときどき虫が寄生する。その虫はあるときは下側〔肛門〕から、あるときは汚いことに口から排出される。平たい虫〔条虫〕や丸い虫〔回虫〕が見られるが、前者のほうがよくない(1)。平たい虫の場合には、ハウチワ豆(2)かクワの樹皮を煮出した水を服用させるべきである。あるいはそれにヒソップか、一アケータブルムのコショウか、少量のスカンモニアを擦り潰して加えたものを与える。あるいは、前日に多くのニンニクを食べておいて吐き、次の日にはザクロの細い根を一摑み分ほど集めて砕き、三セクスターリウスの水で三分の一になるまで煮詰める。これに少量のソーダを加え、空腹時に飲む。二　その後三時間の間隔で二回服用するが、(一ヘーミーナの海の(3))水、あるいは強い塩水を加えておく。用を足す際には、たらいに熱い湯を張り、そこにしゃがんでからする。

他方、丸い虫の場合、これはとくに子供たちを悩ませるものであるが、その治療には先のものと同じか、若干軽いものを与えるのがよい。たとえば、イラクサかキャベツかクミンの種子を水に入れて擦り潰したもの、水に浸けたミント、ニガヨモギを煮たもの、ハチミツ水に漬けたヒソップ、あるいはコショウソウの種子を酢に漬けて擦り潰したものである。ハウチワ豆やニンニクを食べること、あるいは腸に下からオリーブ油を注入することも有益である。

第二十五章　腸の軽い病気――テネスモス（しぶり腹）

一　以上の腸の病気すべてより軽い病気で、ギリシア人がテネスモス(4)［しぶり腹］と呼ぶものがある。これは急性病のうちにも慢性病のうちにも数えられない。というのも、容易に治り、それだけで死がもたらされることは決してないからである。この病気も疝痛下痢と同様に、患者は頻繁に便所に行きたがり、排泄する際には痛みが生じる。粘液や鼻水に似たものが排泄され、ときには血が少し混じる。しかしそのあいだにも、食べたものがきちんと消化されてできた便も排泄されたりする。二　患者は熱い湯で座浴を行ない、肛門そのものを繰り返し手当てする。この目的に適した薬剤は多い。たとえばバラ油を混ぜたバター、酢に溶かしたアカシア［の樹脂］、ギリシア人がテトラパルマコン(5)と呼ぶ膏薬をバラ油で溶かしたもの、羊毛で巻いて当て物にしたミョウバン、疝痛下痢［出血性下痢］の治療の際に下から注入して役に立ったのと同じもの、また同じく下半身に罨法するためにウェルベーナを煮たものである。患者は一日交替で水と弱いワインを飲

（1）平たい虫 lumbricus latus は条虫（サナダムシ）の中でも *Taenia solium*（有鉤条虫）、丸い虫は *Ascaris lumbricoides*（回虫）と考えられる。

（2）マメ科ハウチワマメ属（*Lupinus alba*）。

（3）マルクスに従って括弧内を補った。

（4）*τηνεσμός*（= *τεινεσμός*）は「裏急後重」ともいう。『流行病』第三巻八、『箴言』第七章二七参照。

（5）*τετραφάρμακον*,「四種の薬材から成る薬」の意。

む。飲み物は温くするか、むしろ冷たいものにする。摂生法は、先に疝痛下痢のところで指示したものにする。

第二十六章　初期の一般的な下痢

一　さらに軽い病気に、初期の段階での［一般的な］下痢(1)がある。便は水っぽく、いつもより頻繁に排泄される。痛みは我慢できる程度のこともあれば、かなり激しいこともあり、後者のほうが悪性である。しかし、一日だけなら下痢はしばしば健康のためによく、数日にわたる場合でも、熱がなく七日以内に落ち着くなら同様である。というのも、下痢によって体が浄化され、体内で害を及ぼそうとしているものが効果的に排出されるからである。ただし長期間にわたるものは危険である。ときによっては、疝痛下痢や軽い熱を引き起こし、体力を消耗させるからである。

二　初めの日は安静にしていれば十分であり、便意が襲ってきても我慢する必要はない。下痢が自然に止んだら、入浴し、少量の食べ物をとる。下痢が続くようであれば、食べ物だけでなく飲み物をも遠ざける。それにもかかわらず、翌日にも便が水っぽい場合には、前日と同様に安静にし、腸を引き締める食べ物を少しとる。三日目には浴場へ行き、腹部を除くすべての部位に強くマッサージを施し、腰部と肩甲骨を火の熱に当てる。腸を引き締める食べ物と少量のワインを希釈しないでとる。三　さらに翌日も下痢が生じるなら、多めに食べてから吐瀉し、あとは下痢が完全に治まるまで、喉の渇き、空腹、吐瀉に頼る。これらに留意しておけば、腸が引き締まらないということはまずないからである。下痢を抑えたい場合、ほかにも方法があり、まずは食事をしてから吐瀉する。次の日はベッドで休み、夕方に軽く塗油を施す。それから半リーブラのパンを希釈しないアミナエア産ワインに浸して食べる。次いで、焼いた肉、とくに鳥肉を食べ、そのあとで前と同じワインを雨水で割って飲む。これを五日目まで続け、それから再び吐瀉する。

四　ところでアスクレピアデスは、彼以前の著述家とは逆に、飲み物は絶えず冷たく、しかもできるだけ冷たいものでなければならないと主張した。私としては、熱い飲み物にするか冷たい飲み物にするかについては、各人が自分の経験を信じるべきであると考える。さて、下痢を何日も放っておくと、治療が困難になるということがときどき起こる。この場合には吐瀉から始めなければならない。翌日の夕方には暖かい場所で塗油を施し、中くらいの強さの食べ物と刺激の強いワインを希釈しないでとる。腹部には蠟膏を混ぜたヘンルーダを当てる。

五　この病気では、散歩もマッサージも体によくない。が、馬車に乗ることや、さらにウマに乗ることなら有益である。というのも、これら以上に腸を強化してくれるものはないからである。薬剤を用いなければならない場合には、果実から作ったものが最も適している。ブドウの収穫期であれば、まず大きな器にナシと野生のリンゴを一緒に入れる。これらがないときには、タレントゥムあるいはシグニア産の青いナシ、ス

（1）一般的な下痢を表わすのに、ケルススは deiectio（alvi）や profluvio を用いる。ヒッポクラテスは *διάρροια*（*κοιλίης*）や *ῥύσις*（*κοιλίης*）を用いることが多い。

カンディアあるいはアメリア産のリンゴ、ミルラナシ[1]にする。六　これらにマルメロ、ザクロの実と外皮、ナナカマド、またこの場合によく用いられるトルミナーリアという種類のナナカマドを加え、容器の三分の一を占めるようにする。そのうえで、ブドウの絞り汁で容器を満たし、中に入れたものすべてが溶けて一様になるまで煮詰める。味は悪くないので、必要なときにとれば、胃をまったく損なわずに腸を穏やかに抑える。一日に匙で二、三杯とれば十分である。もう一つの薬剤はより強力である。ギンバイカの漿果を集めて液汁を絞り出し、十分の一の量になるまで煮詰め、一キュアトゥスを啜るように飲む。七　第三の薬剤は、季節を問わず用意できるものである。ザクロの中身をくり抜きすべての種を取り除き、種のあいだにあった果肉を（空洞に）[2]再び戻し、生卵を割り入れて小べらでかき混ぜる。次にそのザクロをそのまま炭火の上にのせる。このようにしても、内部に液体があるうちは燃えない。内部が乾き始めたなら火から下ろし、中にあるものを匙ですくって食べる。これに何か（酸っぱいもの）[3]を加えると、作用がより強くなる。そこで、コショウ風味のワインを入れたり、塩とコショウを混ぜたりして食べる。[4]八　また、古くなった蜂の巣をわずかに加えて煮た粥や、ザクロの外皮とともに煮たレンズ豆を食べたり、キイチゴの先端を水で煮てオリーブ油か酢に漬けて食べたりするとよい。デーツ、マルメロ、干しナナカマド、あるいはキイチゴのどれかを煮た湯を飲んでもよい。腸を引き締める作用のある飲み物を与えるべきであると私が言うときには、この種のものを指している。九　また、一ヘーミーナの小麦を辛口のアミナエア産ワインで煮て、空腹で喉が渇いているときに与え、さらにそのワインも飲む。これは実に強力な薬剤のうちに数えられる。また、シグニア産のワインか樹脂を混ぜた辛口のワイン、あるいは辛口であればどんなワインでも飲み物として与えてもよい。また、ザクロを外皮や種ごと砕き、上記のワインに混ぜる。患者はそれをそのままで、あるいは何かを混ぜて少しずつ飲む。かなり悪い場合を除けば、薬剤を用いる必要はない。

第二十七章　子宮の病気、および排尿過多

一A　女性には、子宮に由来する激しい病気が生じる。(5) 子宮は胃のすぐ近くにあり、それ自体が損なわれたり、体に影響を及ぼしたりする。ときには、あたかも癲癇で倒れるときのように気絶することもある。しかし、この病状は癲癇とは異なり、目も反転せず、口から泡を吹くこともなく、腱筋も痙攣しない。それは単なる昏睡である。(6) この病気は特定の女性たちに繰り返し生じながら一生涯続く。症状が出たら、体力が十分ある者には瀉血すると有効である。体力が少ない場合には、吸玉を鼠蹊部に当てる。一B　長いあいだ気絶するとか、よくそうしたことがある者の場合には、覚醒させるために、消したランプの芯、または前に述

(1) *μυράπια*, プリニウス『博物誌』第十五巻一五―一六参照。
(2) マルクスに従って括弧内を補う。
(3) マルクスに従って括弧内を補う。
(4) 校訂者によってさまざまな読みがあるが、テクストどおりに読む。
(5) いわゆるヒステリーのことを指していると思われる。『婦人病』第一巻七、『箴言』第五章三五参照。
(6) ここでの「昏睡」は強硬症のことだと考えられる。

べたひどい悪臭を持つものを鼻に近づけなければならない。同じく、冷たい水を注ぎ掛けることも有効である。また、ハチミツとともに擦り潰したヘンルーダ、ヘンナの油に漬けた蠟膏、あるいは熱くて湿ったパップを外陰部から恥骨まで当てることも有益である。これと同時に、腰と膝の裏側をマッサージしなければならない。やがて意識が戻ったならば、たとえ同様のことが再発しなくても、まる一年はワインの量を減らすべきである。—C　マッサージは毎日全身に施し、とくに腹部と膝の裏側にするものを与える。三日か四日ごとに皮膚が赤くなるまでカラシを下腹部に当てる。

それを緩和するものとしては、イヌホオズキをミルクに浸してから擦り潰し、イリス油とともに白い蠟とシカの髄に混ぜるか、あるいはバラの油とともにウシやヤギの硬脂に混ぜたものが適当であるように思われる。—D　子宮が清浄でないようなら、

さらに飲み物としては、カストレウム、ギトあるいはディルを与える。子宮に潰瘍が生じたなら、バラの油で蠟膏を作り、それに新鮮なブタの脂肪と卵白を混ぜて当てる。あるいは卵の白身をバラの油で混ぜ、固まりやすくなるように、擦り潰したバラの粉末を加えたものを用いる。痛みがある場合には、硫黄を用いて下から燻蒸しなければならない。過度の月経が

方形ユンクスで浄化する。

女性に害を及ぼしている場合には、あらかじめ皮膚に切り目をつけたうえで吸玉を鼠蹊部に当てる治療を行なうが、場合によっては乳房の下にも当てる。月経の量が少なすぎる場合には、血を引き寄せる薬剤を当て

る。（すなわち、モッコウ、メグサハッカ、白スミレ、アピウム、リーキ、イヌハッカ、ヘンルーダ、キダチハッカ、クミン、ヒソップ、タマネギ、カ

ある。食べ物にもこれに適したものを取り入れる。すなわち、リーキ、イヌハッカ、ヘンルーダ、クミン、タマネギ、カ

ラシ、刺激のあるすべての野菜である。体の下から出るはずの血が鼻から出てきた場合には、鼠蹊部に切り

目を入れてから吸玉を当て、これを三〇日ごとに三、四ヵ月続ける。その頃にはこの障害は治っているはずである。他方、出血が現われない場合には、頭痛がし始めるはずである。この場合には上腕から瀉血するとただちに治る。[3]）

…… …… …… ……

一E ……[4]収縮させる薬剤……。白オリーブにもその働きがあり、黒いケシ［の実］をハチミツとともに与えても、あるいは液状ゴムを、擦り潰したアピウムの種子と干しブドウワイン一キュアトゥスとともに与えても同様である。これらの他に、あらゆる膀胱の痛みに適している飲み物があって、芳香植物、すなわちナルド、サフラン、シナモン、カシアなどから作られる。レンティスクスを煮たものにも同じ作用がある。ただし、耐えられないほどの痛みと出血がある場合には、瀉血を施すのが適している。でなければ少なくとも、腰部の皮膚に切り目をつけておいて吸い玉を当てるのがよい。

---

(1) 第三巻第二十章一。
(2)『箴言』第五章五〇参照。
(3) 括弧内の文章は、本来のテクストにない後世の挿入と考えられている。
(4) 第二十七章一Dと一Eのあいだには大きな欠落があるとされる。最も古い写本にあったはずの二頁分の文章が失われているという。古写本の見出し文のリストから推測して「膀胱について」および「膀胱結石について」の記述があったと考えられている。また、一Eの冒頭は、膀胱の痛みに関する文章で始まっていたとされる。

二　排尿される量が飲んだ量よりも多く、しかも痛みを伴わない場合には、体が痩せ（て消耗症にな）る[1]危険がある。尿が薄い場合には、運動やマッサージを、できれば日光を浴びながら、または火のそばで行なう必要がある。入浴はたまにするだけとし、長時間入るのも避ける。食べ物は引き締める作用のあるもの、ワインは辛口で純粋［未希釈］のものをとる。腸には、浣腸するかミルクを飲んで通じを付ける。ワインは夏には冷やして、冬には温くして飲むが、量は喉の渇きを癒せるだけにする。食べ物はより作用の弱いものにし、ワインも同様にする。尿が濃い場合には、運動とマッサージをより強くし、入浴もより長くする。どちらの病気にしても、排尿を促す傾向のあるものはすべて避けるべきである。

第二十八章　精液漏

一　［男性］生殖器にも障害が生じる。それは精液の過度の流出である。これは性交や夜の夢によって生じるものではなく、患者はやがて癆症［消耗症］状態になって衰弱する。この場合の有効な手立ては、激しいマッサージ、できるだけ冷たい水をかぶったり泳いだりすることであり、食べ物も飲み物も冷たいものだけをとる。二　ただし、消化不良、鼓腸を引き起こすものはすべて避けなければならない。また、精液を引き寄せると考えられているものは決してとってはならない。たとえば、シリーゴー、シミラ、卵、挽き割りスペルト小麦、澱粉、ゼラチンの多いすべての肉、コショウ、ルッコラ、球根植物、マツの実である。下腹部に、収斂作用のあるウェルベーナを煮た水で罨法を施すこと、また同じものから作ったパップで腹部のさらに下や鼠蹊部を覆うことも悪くないが、酢に浸したヘンルーダから作ったパップがとくによい。仰向けに寝ることは避ける。

第二十九章　股関節の痛み

一　体の末端［四肢］に話を移すに前に、関節によって互いに繋がっている部位についての記述がまだ残っている。そこでまずは、股関節について述べよう。この部位には激しい痛みが生じがちで、患者は衰弱することが多く、痛みからずっと解放されない患者もいる。つまり、とても治りにくい種類の痛みである。というのも、慢性病の後、有害な作用を及ぼす力がここに向かうことが多いからで、この力は他の部位を解き放すと、今度はこの部位を捉えて害を及ぼす。

二　まずこの部位に熱い湯で罨法を施し、次に熱いパップを用いる。とくに有益であると思われるものは、フウチョウソウの樹皮を細かく刻み、大麦粉かイチジクの水煮を混ぜたもの、あるいは希釈したワインでドクムギ粉を煮て酸っぱいワインの澱と混ぜたものである。これらはだんだん冷たくなってしまうので、夜には緩和するパップを当てるのがよい。ヘレニウム(2)の根を砕いてから辛口のワインで煮たものを股関節に広く当てることは、非常に強力な治療法の一つである。これで痛みが軽くならない場合には、熱くて湿った塩を

(1) マルクスに従って括弧内を補う。

(2) キク科オオグルマ属（*Inula helenium*）。

用いる。それでも痛みが止まず、さらに腫れが生じた場合には、皮膚に切り目を付けて吸玉を当てる。また排尿を促し、便秘しているなら浣腸をする。最終的な治療法で、長引いてしまった場合に最も有効な手段は、股関節の三、四箇所に焼灼器を当てて、皮膚に潰瘍を生じさせることである。[1] 三 マッサージも用いるべきであり、できれば日光に当たりながら、同じ日に何度も繰り返し施す。そうすると、患部に集まって害をなしているものが消散しやすくなる。なおマッサージは、股関節に潰瘍がない場合には、そこに施し、潰瘍がある場合には他の部位に施す。有害なものを引き寄せるために焼灼器で潰瘍を生じさせることはしばしばあるが、こういう場合には、潰瘍が生じてもすぐには治さずに、除去しようとしている病害が治まるまで長引かせておくことが、何より重要である。

第三十章　膝の痛み

一　股関節の次にくるのは膝である。ここにもよく痛みが生じる。その際には、肩やその他の関節に痛みが生じた場合と同じパップや吸玉で治療する。膝が痛む者にとって、ウマに乗ることはすべてのうちで最も有害である。この痛みが慢性化してしまった場合には、焼灼以外ではほとんど治らない。

第三十一章　手足の関節の痛みや腫れ

一　手や足の関節の不具合［疾患］は、かなり頻繁に起こり非常に長引く。これらは、足痛症や手痛症が生じた際によく見られる。なお、去勢した者、性交する前の少年、閉経前の女性に生じることは滅多にない[2]。痛みを感じ始めたなら、瀉血を施すべきである。というのも、初期の段階でただちに瀉血がなされるならば、たいていは一年間、ときにはもっとずっと長く健康が保たれるからである。二　患者の中には、ロバのミルクを飲んで通じをつけたところ、この病気から長く逃れることのできた者もいる。また丸一年のあいだ、ワインやハチミツ入りワインおよび性行為を控えて以来、生涯にわたって健康が続いた者もいる。最初の痛みが出た後では、たとえ痛みが和らいだとしても、こうした節制を守るべきである。すでに痛みが習慣化してしまった場合でも、痛みが和らぐ季節であれば、それほど心配はいらないかもしれない。が、痛みがぶり返す季節には、より念入りな手当てが必要となる。ぶり返しはたいてい、春か秋に生じる[3]。

三　痛みが迫ってきた場合には、朝方に体を揺さぶり、次いで散歩場に連れて行き、歩き回らせることが必要である。足痛の場合には、短い間隔で座ったり歩いたりを繰り返す。それから、食事をとる前に、入浴はしないまま熱い場所で軽くマッサージを受け、汗をかき、温い湯をかぶる。次に、中くらいの強さの食べ物を利尿作用のあるものとともにとり、満腹になったら吐瀉する。痛みがかなり激しくなってきた場合には、腫れていないのに痛むのか、熱を伴って腫れているのか、あるいは腫れがすでに硬くなっているのかという

（1）『箴言』第六章六〇参照。
（2）『箴言』第六章二八—三〇参照。
（3）『箴言』第六章五五参照。

点が重要である。**四**　腫れがまったくない場合には、熱い罨法を施さなければならない。海水か濃い塩水を沸かしてたらいに注ぎ、患者が耐えられる熱さになったら足をつけてマントをかけ、さらに毛布で覆う。その後も、たらいの縁に沿って熱い湯を少しずつそっと注ぎ込み、中の温度が下がらないようにする。夜には温める作用のあるパップ、とくにウスベニタチアオイ(1)の根をワインで煮たものを当てる。**五**　しかし、腫れと熱とがある場合には、冷やすもののほうが有益で、とにかく関節はできるだけ冷たい水に浸けるとよい。ただし、腱筋が硬くならないよう、毎日とか長時間浸けておいてはならない。パップも冷やす作用のあるものを当てるが、関節そのものに長時間当て続けてはならず、抑えるとともに緩和する作用のものに取り替える必要がある。もっと痛みが強い場合には、ケシの皮をワインで煮て、バラの油から作った蠟膏と混ぜる。あるいは、等量の蠟とラードを溶かし合わせ、ワインを混ぜる。そして、これらからパップを作ってあてがい、冷たくなったら取り外し、ただちに別の新しいものを当てる。**六**　腫れが硬くなり痛みがある場合、これを軽くするには、海綿を油と酢、または冷たい水に浸けては絞ってあてがうか、あるいはピッチ、蠟、ミョウバンを等量ずつ混ぜたものをあてがう。ほかに、手と足に適した緩和剤も多くある。痛みのせいで何もあてがうことができない場合、腫れがなければ、ケシの皮か野生のキュウリの根を煮た熱い湯に海綿を浸し、罨法を施す必要がある。その後関節にサフランにケシの汁とヒツジのミルクを混ぜたものを塗る。**七**　腫れがあるときには、抑える作用のあるもののうちからレンティスクスかウェルベーナを煮た微温い湯で罨法を施し、苦アーモンドを酢に入れて擦り潰したものか、擦り潰したナツシロギクの汁を鉛白に加えたものから作った薬剤を塗る。また、（肉を腐食させることから）ギリシア人がサルコパゴスと呼ぶ石があり、それを足が入る大きさに切り出し、痛みのあるとき足を中に入れてじっとしていると、たいていは痛みが和らぐ。小アジアではアッソスの石(2)が好まれている。

八　さて、患者に過失がなければ、四〇日以内に痛みも炎症も軽くなるものなので(3)、適度な運動、絶食、軽い塗油をすべきである。それからさらに、関節にアコプム(4)か、ヘンナの油から作った液状の蠟膏を塗ってマッサージをする。乗馬は足痛症の者にも有害である。九　特定の季節に関節の痛みが再発する患者の場合には、前もって注意深く摂生法を適用し、頻繁に吐瀉をさせて、有害なものが体に残らないようにする。体の状態から再発の恐れを感じる患者は、浣腸するかミルクで通じをつける。エラシストラトスは、足痛症の患者に対するこの治療法を、下半身への流れが生じて足に溜まることになるという理由で避けた。しかし、通じをつけて浄化することはすべて、上半身だけでなく下半身をも軽くする、ということは明らかである。

---

(1) アオイ科タチアオイ属(*Althaea officinalis*)。プリニウス『博物誌』第二十巻二九で、この部分が引用され、ケルススの名が挙げられている。

(2) *σαρκοφάγος* とは「肉を食べる」という意味である。アッソスは、トロイアにあった町の名前である。これら、ある種の石灰石には体をミイラ化させる働きがあり、石棺などに用いられた。プリニウス『博物誌』第二巻二一一、第三十六巻一三一—一三三参照。

(3)『箴言』第六章四九参照。

(4) acopum, 痛みや疲労をとる膏薬。アコポス *ἄκοπος*(疲労回復)と呼ばれる石に由来する。プリニウス『博物誌』第三十七巻一四三参照。

第三十二章　回復期の養生について

一　さて、どのような病気からの回復であろうと、なかなか体力が戻らない場合には、夜明けから目を覚ましておくべきである。ただしベッドで横になっていなければならない。第三時頃［午前九時頃］に油を塗った手で体を優しくさする。その後、気晴らしのために好きなだけ散歩をし、煩わしい仕事はすべて遠ざける。それから、しばらく乗り物で揺られたり、マッサージを多めに行なったりし、住居や気候や食べ物をしばしば変えてみる。二　三、四日ワインを飲んだなら、一日あるいはさらにもう一日は水を飲む。そうすると、癆症［消耗症］の原因となるような体調不良に陥らずに、速やかに体力を回復することができる。ただし、完全に回復しても、生活の様式を急激に変えるとか、無謀な行動をとることは危険である。それゆえ、以上の指示項目を少しずつ省いていきながら、自らの意向に沿う生き方へ移るようにする。

第五巻

各種の薬物と薬剤の処方、およびび創傷、中毒、侵食性の病気と治療法について

序章　薬剤治療の賛否と有益性

一　以上、もっぱら摂生法[1]によって治す身体の病気について述べてきた。次はむしろ、薬を用いて対抗する医学の分野に話を移すべきであろう。これらに関しては、古代の著述家たちが非常に労を費やしてきた。エラシストラトスや経験派と名乗る人々、そしてとくにヘロピロスと彼の弟子たちは、どんな病気も必ず薬を用いて治療するという具合であった。薬の能力についてはいては沢山の記録が残されてきた。たとえば、ゼノン[2]やアンドレアスや、ミュスと呼ばれていたアポロニオス[3]らの記録である。

二　だが一方、アスクレピアデスは、ある理由をもって彼らの薬用法をほとんど排除した。すなわち彼は、およそすべての薬は胃を傷つける悪い液汁であるという理由で、自らが行なうすべての治療をむしろ摂生法そのものに向けたのである。だが、確かに非常に多くの病気にとって摂生法がより有益であるとしても、やはり薬なしでは健康状態には戻れないような多くの疾病が、われわれの身体を襲ってくるものなのである。何よりもまず次のことを認識しておくべきである。三　すなわち、医学のすべての学派は密接に関連し合っているので、どれも全体から分離することは不可能であり、学派の名前は何を最も専門とするかによって付けたものにすぎない。したがって、摂生法で治療する学派も、ときには薬を適用し、主に薬によって病気に対抗している学派でも、やはり摂生法を利用しなければならない。とくに摂生法は、身体のどんな不調に対しても非常に役に立つものであるからである。

ところで、すべての薬はそれぞれ独自の効能を持ちながら、ときには単独で、ときには混合されて治療の働きをするので、あらかじめそれらの薬の名前と薬効と調合法について述べておくことは適当と思われる。また、治療そのものを記述するときにも、手間どらないで済むであろう。

第一章　出血を止める薬物

一　血〔出血〕を止めるもの。ギリシア人たちがカルカントンと呼んでいる靴墨(4)、カルキーティス(5)、アカシア、水に浸けておいたリュキウム、乳香、沈香、ゴム、煆焼鉛、リーキ、血止め草〔ミチヤナギ〕、キモロ

(1)「摂生法」にあたるラテン語 victus は、ヒッポクラテスの *δίαιτα* と同じく、食餌療法にとどまらず、マッサージ、運動、揺することなどの療法も含んでいる。

(2)前三世紀、ヘロピロスの門下で、経験学派。

(3)ミュスと呼ばれていたことから、ヘロピロス門下のアポロニオスで、前一世紀アレクサンドリアにおいて活躍した医師。

(4) *χάλκανθον*, 硫酸銅や炭酸銅を主成分とする皮の染料。

(5)おそらく硫化銅を含む鉱物。

スの土〔白亜土〕、陶工の粘土、ミシュ〔銅鉱〕(1)、冷水、ワイン、酢、メロス産のミョウバン、鉄と銅のスケール(銅のスケールにはさらに二種類あり、一つは普通の銅のものであり、もう一つは赤銅のものである)。

第二章　傷口を癒合させる薬物および炎症を抑える薬物

一　傷口を癒合させるもの。没薬、乳香、ゴム、とくにアカシアのゴム(2)、プシュレウム(3)、トラガカントゴム、カルダモン、球根植物、アマの種子、コショウソウ、卵白、膠、アイシングラス(4)、白ブドウ(5)、殻ごと砕いたカタツムリ、煮たハチミツ、海綿を冷水またはワインまたは酢に浸けておいて絞ったもの、同じものに浸けておいた未加工の羊毛、もし傷が軽いならばクモの巣。

炎症を抑えるもの。スキストン(6)と呼ばれている割れミョウバン、液体ミョウバン、マルメロ油、雄黄、緑青、カルキーティス、靴墨。

第三章　膿を熟させ排出させる薬物

一　膿を熟させ排出させるもの。ナルド、没薬、モッコウ、バルサム、ガルバヌム、蜂蠟、ステュラクス、乳香の煤《すす》と樹皮、ビトゥーメン(7)、ピッチ、硫黄、樹脂、硬脂、脂肪、オリーブ油。

第四章 「身体の口」を開かせる薬物（ストムーン）

一 ギリシアでストムーンと呼ばれているもので、いわば身体の口を開くもの。[8] シナモン、パナケス、[9] 方形ユンクス、メグサハッカ、白スミレの花、ブデラ、ガルバヌム、テレビン樹脂、松脂、蜂蠟、古いオリーブ油、コショウ、ピュレトルム、カマエピテュス、[10] 黒ブリオニアの実、硫黄、ミョウバン、ヘンルーダの種子。

第五章 浄化する薬物

一 浄化するもの。緑青、ギリシア人たちによってアルセニコンと呼ばれている雄黄[11]（実際、これはあら

（1）スペンサーは硫化アンチモンと解している。
（2）アカシア属の木からとれるゴム。
（3）オオバコ科オオバコ属の植物（*Plantago psyllium*）。
（4）アイシングラスと訳したのは *ἰχθυόκολλα*,「魚の膠」の意。魚類の浮袋を水で煮て作るゼラチンで、接着剤になる。
（5）白ブリオニアなどを指すと考えられる。
（6）*σχιστόν*,「割れた」の意。
（7）死海やその周辺でとれる炭化水素を含む物質、瀝青。
（8）*στομοῦν*, 血管の末端の *στόμα*（毛穴や孔）を開き、鬱血を解消させることを意味している。
（9）「万能薬」という意味。スペンサーによれば、四種類の植物が考えられる。
（10）シソ科キランソウ属（*Ajuga chamaepitys*）。
（11）*ἀρσενικόν*, 雄黄。ヒ素の硫化鉱物。

ゆる点で、鶏冠石[1]（サンダラカ）と同じ効能を持つが、それより強力である）、軽石、イリス、バルサム、ステュラクス、乳香、乳香の樹皮、松脂とテレビンの液状樹脂、オエナンテ、トカゲの糞、ハト・ジュズカケバト・ツバメの血、二　ハンモーニアクム[2]、ブデリウム[3]（これはハンモーニアクムとまったく同じ効能を持つが、ハブロトヌムのほうが強力である）、干しイチジク、クニドス漿果、象牙の粉、オンパキウム[4]、ハツカダイコン、凝乳、ただし、とくに野ウサギのもの（それには他の凝乳と同じ効能があるが、あらゆる点でより強力である）、ウシの胆汁、生の卵黄、鹿角、ウシの膠、生のハチミツ、ミシュ、カルキーティス、サフラン、黒ブリオニアの実、ハブロトヌム、密陀僧、没食子[5]、銅のスケール、ヘマタイト、辰砂、モッコウ、硫黄、未加工のピッチ、硬脂、脂肪、オリーブ油、ヘンルーダ、リーキ、レンズ豆、エルウム。

第六章　身体組織を腐食させる薬物

一　腐食させるもの[6]。液体ミョウバン、より腐食させるものは丸ミョウバン、緑青、カルキーティス、ミシュ、銅のスケール。またさらに腐食させるもの。赤銅、煆焼銅、鶏冠石、シノペ産の辰砂、没食子、バルサム、没薬、乳香、乳香の樹皮、ガルバヌム、テレビンの液状樹脂、両種〔丸と長〕のコショウ、ただし丸型のほうが強い、カルダモン、雄黄、石灰、ソーダとその浮きかす。二　（アピウムの種子、）スイセンの根、（オンパキウム、）アルキュオネーウム〔サンゴの一種〕、（苦アーモンドの油、）ニンニク、生のハチミツ、ワイン、乳香、鉄のスケール、雄ウシの胆汁、スカンモニア、黒ブリオニアの実、シナモン、ステュラクス、ドクニンジン[7]の種子、オンパキウム、アピウムの種子、樹脂、スイセンの種子、胆汁、苦アーモンド［苦扁桃］とその油、靴墨、クリューソコラ［珪孔雀石］、ヘレボロス、灰。

第七章　身体組織を侵食する薬物

一　身体［組織］を侵食するもの。アカシアの液汁、黒檀、緑青、銅のスケール、クリューソコラ、灰、ヘンナの灰、ソーダ、カドミア［キュプロス産の亜鉛鉱］、密陀僧、ヒュポキスティス、ディプリュゲス[8]［銅滓］、塩、雄黄、硫黄、ドクニンジン、鶏冠石、サラマンドラ[9]、（アルキュオネーウム、）銅華、カルキーティス、靴墨、黄土、石灰、（酢、）没食子、ミョウバン、カプリフィークス［野生イチジク］の乳汁［白い液

（1）熱すると雄黄になる。ケルススは植物樹脂のサンダラカには言及していない。鶏冠石と訳す。
（2）「ハンモン神殿の近くで産する」の意。燻蒸用樹脂と塩の二つがある。ここでは樹脂と思われる。
（3）ヤシ科のオウギヤシ（*Borassus flabelliformis*）。
（4）未熟オリーブや未熟ブドウの液汁
（5）ブナ科ナラ属の植物にできる虫癭。
（6）第六章から第八章まで rodere（erodere）→ exedere → aduere の順で、作用の激しくなる薬物が紹介される。本書ではそれぞれ「腐食」→「侵食」→「焼灼」と訳語を当てたが、腐食と侵食の使い分けや、ギリシア語との対応には、よくわからないところもある。
（7）セリ科ドクゼリ属の有毒植物（*Conium maculatum*）。
（8）キティヌス科の寄生植物（*Cytinus hypocistis*）。
（9）サンショウウオ（*Lacertus Salamandra*）。

汁］、あるいはギリシア人たちによってティテュマロス(1)と呼ばれている海レタスの乳汁、アルキュオネーウム、胆汁、乳香の煤《すす》、スポディウム［酸化亜鉛］、レンズ豆、ハチミツ、オリーブの葉、ニガハッカ、ヘマタイト、プリュギアの石［ミョウバン石］、アッソスの石［石灰石の一種］、片岩［割れやすい石］、ミシュ、ワイン、酢。

第八章　身体組織を焼灼する薬物

一　焼灼するもの。雄黄、靴墨、銅鉱、ミシュ、緑青、石灰、焼いたパピルス紙［灰］、塩、銅のスケール、ワインの澱を焼いたもの、没薬、トカゲ・ハト・ジュズカケバト・ツバメの糞、コショウ、クニドス漿果、ニンニク、ディプリュゲス、前節で言及したカプリフィークスと海レタスの乳汁、白ヘレボロスおよび黒ヘレボロス、カンタリス(2)、サンゴ、ピュレトルム、乳香［樹］、サラマンドラ、ルッコラ、鶏冠石、黒ブリオニアの実、クリューソコラ、黄土、割れミョウバン、ヒツジの糞、オエナンテ。

第九章　傷に痂皮《かさぶた》を形成させる薬物

一　以上のものも、火で焼灼したのとほぼ同じように、傷に痂皮を形成させるが、とくにカルキーティス、なかでも熱したカルキーティス、銅華、緑青、雄黄、ミシュ、またこれを熱したものはさらに効果が強い。

第十章　傷にできた痂皮《かさぶた》を取り去る薬物

一　一方、これらの痂皮は、ヘンルーダかリーキ、またはレンズ豆を混ぜた小麦粉に、ハチミツを少し加えたものでとれる。

第十一章　集積を取り除く薬物

一　身体のどこかで集積したようなものを取り除くためには、次のものにとくに効力がある。ハブロトヌム、ヘレニウム、マヨラナ、白スミレ、ハチミツ、ユリ、キュプロスのマヨラナ、乳汁、カンパニア産のセルトゥラ、(3) セルピュルム、イトスギ、ケドルス、イリス、紫スミレ、スイセン、バラ、サフラン、干しブドウワイン、方形ユンクス、ナルド、シナモン、カシア、ハンモーニアクム、蠟、樹脂、黒ブリオニアの実、密陀僧、ステュラクス、干しイチジク、トラゴリーガヌム、アマとスイセンの種子、ビトゥーメン、体操場

（1）τιθύμαλλος, トウダイグサ科ドウダイグサ属（*Euphorbia paralias*）。
（2）ハンミョウ科の甲虫、ヨーロッパイドリゲンセイ（*Lytta vesicatoria*）。
（3）マメ科シナガワハギ属など。

でとれる垢、[1] 火打石と挽き臼用の石、生の卵黄、苦アーモンド、硫黄。

第十二章　病気の原因物質を呼び寄せたり引き出したりする薬物

一　呼び寄せたり引き出したりするもの。[2] ラダヌム、丸ミョウバン、黒檀、アマの種子、オンパキウム、胆汁、カルキーティス、ブデリウム、テレビン樹脂と松脂、蜂蠟、煮た干しイチジク、ハトの糞、軽石、ドクムギの粉、未熟イチジクの水煮、エラテリウム〔野生キュウリの液汁〕、月桂樹の漿果、ソーダ、塩。

第十三章　ヒリヒリする痛みを軽くする薬物

一　ヒリヒリする痛みを軽くするもの。スポディウム、黒檀、ゴム、卵白、乳汁、トラガカントゴム。

第十四章　肉を育て、傷を埋める薬物

一　肉を育て、傷を埋めるもの。松脂、アッティカおよびスキュロス産の黄土、蠟、バター。

第十五章　軟化させる薬物

一　軟化させるもの。煆焼銅、エレトリアの土[3]、ソーダ、ケシの涙、ハンモーニアクム、ブデリオン、蠟、硬脂、脂肪、オリーブ油、干しイチジク、ゴマ、カンパニアのセルトゥラ、スイセンの根と種子、バラの葉[花弁]、凝乳、生の卵黄、苦アーモンド、あらゆる髄、スティビウム、ピッチ、煮たカタツムリ、ドクニンジンの種子、鉛の鉱滓（ギリシア人たちはスコーリアー・モリュブドゥー[4]と呼んでいる）、パナケス、カルダモン、ガルバヌム、樹脂、黒ブリオニアの実、ステュラクス、イリス、バルサムム、体操場でとれる垢、硫黄、バター、ヘンルーダ。

第十六章　皮膚を浄化する薬物

一　皮膚を浄化するもの。ハチミツ、ただし、より効果が強いのは、ハチミツに没食子、エルウム、レンズ豆、ニガハッカ、イリス、ヘンルーダ、ソーダ、緑青のいずれかを混ぜたもの。

（1）激しい運動や入浴の後に専用の道具で肌を掻いて除去した垢を薬用に用いる。
（2）皮下で凝結した病原物質などを皮膚表面へと導きだす薬効を持つもの。ギリシア名が本巻第十八章一に紹介される。
（3）ミョウバンを含む土。
（4）*σκωρία μολύβδου*,「鉛のかす」の意。

第十七章　薬物の調合と度量衡、およびパップ剤と硬膏と錠剤の違い

一A　個々の効能については説明したので、次にそれらをどのように混ぜるか、またそれらから何ができるか、を述べなければならない。しかし混ぜ方に余りに多くの種類があって、際限がないほどである。というのも、それらのうちどれかが除かれたり加えられたりするし、また〔原料を〕同じものに固定しても、重さの比率が変わってくる。こうして、効能のある物質がそれほど数多くあるわけではないのに、混合物の種類は数え切れないほどになる。だからと言って、それらを全部一緒にすることができたとしても余計で無駄なものとなるであろう。一B　なぜなら同じ効果が、わずかな組み合わせのなかでも得られるのだし、各々の効能を理解しているならば、誰にでもそれに手を加えることも容易となるからである。それゆえ私は、最も著名なものとして伝えられているもので満足することにしよう。

さてこの巻では、これまで述べた病気治療に必要とされる薬、あるいは私がこのあとすぐに説明しようとしている治療に役立つ薬について話を進めようと思う。まず、かなり汎用的なものをまとめて述べることにする。特定の病気、あるいはごくわずかの病気に適合するものについては、別個の章に分けて述べよう。

一C　始めに、次のことをあらかじめ明確にしておこう。すなわち一ウーンキア・リーブラ[1]〔＝一二分の一リーブラ、二八グラム〕の重さは七デーナーリウスとし、次に私は一デーナーリウス〔四グラム〕を六つに分け、その六分の一デーナーリウスを、ギリシア人たちが一オボロス[2]と呼んでいる重さと等しい重さとする。この

一オボロス［〇・六六グラム］は、われわれの度量衡で言うと、半スクリープルムより少し重いくらいになっている。

二A　さて、パップ剤と硬膏と、ギリシア人たちがトロキスコスと呼んでいる錠剤は、多くの共通点を持ってはいるものの、次の点で異なっている。(3) すなわちパップ剤は主に香りのある花やその茎から作られるが、硬膏と錠剤はどちらかというと、いわゆる金属物質から作られる。パップ剤は押しつぶせば十分やわらかくなる。またパップ剤は健全な皮膚の上に付けるものである。一方、硬膏や錠剤を作っている材料はかなり手間をかけて擦り潰されるが、それは塗り付けたときに傷口を傷めないようにするためである。

二B　硬膏と錠剤のあいだには次のような違いがある。すなわち、硬膏は必ず何らかの液状の薬物を含んでいる。一方錠剤は、乾燥した薬物だけがごくわずかの液体で一つに繋ぎ合わされている。硬膏は次のようにして作られる。乾燥した薬物はそれぞれ擦り潰され、次にそれらを混ぜ合わせ、酢または他の脂性でない液体が身近にあればそれを滴下し、それからさらに擦り合わせる。液状にできる薬物なら、火に近づけて一

---

(1) テクストでは pondus だが、本書では同量を表わす libra で統一する。一リーブラは三二六グラム。巻末の「度量衡」参照。

(2) ὀβολός.

(3) malagma（軟らかくするという語から派生）は「パップ剤」、または「緩和性のパップ剤」と訳した。用法によっては罨法剤、湿布薬、緩和剤、軟化剤となるが、パップ剤に統一した。cataplasma は「膏薬、パップ」、emplastrum は「硬膏」、pastillum は「錠剤」とした。ギリシア語のトロキスコス τροχίσκος は「小さい丸、円盤」の意。なお、軟膏と訳したのは unguentum, 蠟膏は ceratum.

緒に液状化する。そして何か油を混ぜなければならないときは、その後に注ぐ。二C　ときには乾燥したものを油に入れてあらかじめ煮ておく。つまり、別々にしなければならないことを終えてから、すべてを一つに混ぜ合わせるのである。

さて一方、錠剤の作り方は次のようなものである。乾燥した薬物は、脂性でない液体、たとえばワインとか酢で一緒に擦り合わせ一つにまとめ、その塊を再び乾燥させる。そして使用すべきときに、同じ種類の液体で溶かす。こうして硬膏はあてがわれ、錠剤は塗布される。あるいは、錠剤は、蠟膏のような軟化させる薬に混ぜたりする。

第十八章　パップ剤

一　以上のことを確認したうえで、まずはじめにパップ剤について話を移そう。パップ剤はほとんどが、冷やすためではなく温めるために考案されている。しかし、冷やすことのできるものが一つあって、熱を持つ足痛症に適用される。これは以下を含む。没食子、これは熟していなくても何でもよい、コエンドロ、ドクニンジン、乾燥したケシの涙、ゴムをそれぞれ一アケータブルム、ギリシア人たちがペプリュメノン(1)と呼んでいる洗浄された蠟膏を半リーブラ。

これ以外のパップ剤はほとんど温める作用を持つ。さらに、病気の原因物質を分散させたり、それを引き寄せたりするものもあって、エピスパスティカ(2)と呼ばれている。大部分のパップ剤は四肢の特定の部分に適用されることが多い。

二　病気の原因物質を引き寄せる必要がある場合、たとえば水腫、側胸部の痛み［胸膜炎］、初期の膿瘍［鬱血］、さらに穏やかな化膿の場合には、以下を含むパップ剤が適用される。乾燥した樹脂、ソーダ、ハンモーニアクム、ガルバヌムを各一リーブラ。あるいは以下を含む。削り取った緑青、乳香を各二デーナーリウス、ハンモンの塩(3)六デーナーリウス、銅のスケール、蠟を各八デーナーリウス、乾燥した樹脂一二デーナーリウス、酢一キュアトゥス。クミンの粉にサボンソウ(4)とハチミツを加えたものも、同じ効果を示す。

三　肝臓が痛む場合には、以下を含むパップ剤。バルサムの液汁一二デーナーリウス、モッコウ、シナモン、カシアの樹皮、没薬、サフラン、丸ユンクス、バルサムの種子、イリュリア産のイリス、カルダモン、アモームム、ナルドを各一六デーナーリウス。これらにナルド［軟膏］を蠟膏の濃度と同じになるまで加える。そして新しいうちに用いる。もし保存しなければならないときは、テレビン樹脂一六デーナーリウスと蠟一〇デーナーリウスを、甘口のワインに入れて擦り潰し、それから前述のパップ剤に混ぜる。

四　脾臓がひどく痛む場合。ギリシア人たちがバラノス・ミュレプシケー(5)と呼んでいる堅果の皮と、ソー

（1）*πεπλυμένον*, 語意など不詳。
（2）*ἐπισπαστικά*.
（3）「ハンモン（アモン）神殿の近くで産する」塩。
（4）ナデシコ科サボンソウ属（*Saponaria officinalis*）。
（5）*βάλανος μυρεψική*, ワサビノキ科ワサビノキ属（*Hyperanthera decandra*）。

ダを同量擦り潰し、できるだけ酸味の強い酢を振りかける。蠟膏の濃度になったところで、あらかじめ冷水で湿らせておいた亜麻布に塗り、患部に当てて、その上に大麦の粉を振りまく。しかし、脾臓を衰弱させないために、六時間以上そのままにしてはいけない。望ましいのは二―三時間の適用である。

五　リュシアス[1]は、肝臓や脾臓のために、また膿瘍〔鬱血〕や腺腫、耳下腺腫張、関節、化膿または何か別の原因で痛みがある腫、さらに胃腸の消化を助けるために、共通の効力を持つパップ剤を以下のものから調合した。オポパナクス、ステュラクス、ガルバヌム、樹脂を各二デーナーリウス、ハンモーニアクム、ブデリウム、蠟、牛脂、乾燥したイリスを各四デーナーリウス、カクリュス[2]を一アケータブルム、コショウの粒四〇個、以上を擦り潰して、イリス軟膏で程よく混合する。

六　側胸部の痛みに対しては、アポロパネス[3]の調合剤があり、これにはテレビン樹脂、乳香の煤《すす》、各四デーナーリウス、ブデリウム、ハンモーニアクム、イリス、子ウシまたはヤギの腎臓からとった硬脂、ヤドリギ[4]〔の液汁〕、各四デーナーリウスが含まれる。この調合剤はまた、あらゆる痛みを軽減し、硬化した部分をやわらげ、ほどよく温める。

七A　同じ症状に対して、アンドレアスのパップ剤もある。これは緊張をほぐし、体液を引き出し、膿を熟させ、膿が熟したところでは皮膚を開き、癒合へと導く。小さい膿瘍〔鬱血〕にも大きい膿瘍にもあてがうと効果がある。同様に関節にも有効なので、腰部や足に痛みがあるときにもよい。同じく、体内でどこかが打ち砕かれた場合、その部分を元に戻す。心窩部が硬化したり腫れたりしているとき、それをやわらげ、骨の破片を外へ出す。要するに、温めることが助けになりうるようなすべての症状に有効である。**七B**　このパップ剤は以下のものを含んでいる。蠟一デーナーリウス、ヤドリギ、他ではシューコモロス呼ばれているシューカミーノス[5]の涙［滲出樹脂］を各一デーナーリウス、丸コショウと長コショウのどちらか、燻蒸用ハンモーニアクム、ブデリウム、イリュリア産のイリス、カルダモン、アモームム、バルサム樹、雄性の乳香、没薬、乾燥樹脂を各一〇デーナーリウス、ピュレトルム、クニドス漿果、ソーダの浮きかす、ハンモンの塩、クレタ産アリストロキア[6]、野生のククミス、液状のテレビン樹脂を各二〇デーナーリウス。以上のものにイリス軟膏を加え、やわらかく、適度な濃度にする。

八　緊張した部分を弛緩させ、硬化した部分をやわらげ、体液の集積を散らすのにとてもよいパップ剤が、ポリュアルコス[7]によって記されている。それは以下を含む。方形ユンクス、カルダモン、乳香の煤《すす》、蠟、液状樹脂をそれぞれ同量。

九　同じ目的に用いるネイレウス[8]のパップ剤。廃棄物のようなものであるサフランの搾りかすを四デーナーリウス、燻蒸用ハンモーニアクム、蠟を各二〇デーナーリウス。これらのうち最初の二つを酢でなめら

---

(1) 不詳。
(2) おそらくローズマリーの種子油。
(3) セレウキア出身。前二二〇年頃シリア王大アンティオコスの侍医。
(4) ヤドリギ科の寄生植物（*Viscum album*）。
(5) クワを指す語であるが、シューコモロス（エジプトイチジク）と混同されているとの指摘がある。第三巻第十八章一三参照。
(6) ウマノスズクサ科ウマノスズクサ属（*Aristolochia longa, A. rotunda*）。
(7) 不詳。
(8) アレクサンドリア学派の外科と眼科の医師。

かにし、蠟はバラ油で液状にして、それからすべてを一緒にする。

一〇　硬化した部分をやわらげるのにとくによいパップ剤は、モスコス(1)のものであると言われている。以下を含む。ガルバヌムを一ウーンキア、乳香の煤《すす》を六分の一リーブラ、蠟、燻蒸用ハンモーニアクムを三分の一リーブラ、乾燥ピッチを二リーブラ、酢を三ヘーミーナ。

一一　体液の集積を散らすためには、メディオス(2)の考案として伝わっているパップ剤があり、これには以下のものが含まれている。蠟を六分の一リーブラ、パナケスを半リーブラ、銅のスケール、丸ミョウバン、割れミョウバンを各一リーブラ、煆焼鉛を一・五リーブラ。

一二　同じ目的でパンタイノス(3)は次のパップ剤を用いた。石灰を半リーブラ、擦り潰したカラシ、コロハ、ミョウバンを各一リーブラ、牛脂を二・五リーブラ。

一三　腺腫のためのパップ剤を私は数多く知っている。病状が悪化しているほど、また回復が容易でないほど、多くのパップ剤が試されてきたわけだが、それぞれ人によってさまざまな結果が現われているように私には思える。

一四A　アンドリアス(4)は次のパップ剤の考案者で、それは以下のものが混合されている。イラクサの種子一デーナーリウス、丸コショウ、ブデリウム、ガルバヌム、燻蒸用ハンモーニアクム、乾燥樹脂を各四デーナーリウス、液状樹脂、蠟、ピュレトルム、長コショウ、海レタスの種子、アピュロン(5)と呼ばれている火を通していない硫黄をそれぞれ同量。

一四B　ニコン(6)が考案したものは以下のとおり。酢の澱を乾燥したもの、ソーダの浮きかす、ハンモンの塩、カラシ、カルダモン、野生のククミスの根、樹脂を各八デーナーリウス。以上を軽い［刺激の弱い］ワインとともに砕き潰す。

一五　同じ目的で、より効き目の速いものは以下を含むパップ剤である。ヤドリギ、サルの糞、樹脂、火を通していない硫黄をそれぞれ同量。あるいは以下を含むもの。硫黄を一デーナーリウス、ピュリーテース(7)と呼ばれている石を四デーナーリウス、クミンを一アケータブルム。以下のものを含んでいる場合も同様である。上記と同じ石一に対し、硫黄二、テレビン樹脂三の割合。

一六　あるアラビア人が考案したパップ剤は、腺腫や、ピューマと呼ばれているできはじめの小腫瘍に対して効き目がある。これには以下のものが含まれている。没薬、ハンモンの塩、乳香、液状樹脂と乾燥樹脂、サフランの搾りかす、蠟を各一デーナーリウス、ピュリーテースと呼ばれている石を四デーナーリウス。ある人々は、これらに硫黄を二リーブラ(8)加える。

一七　次のパップ剤は、腺腫やなかなか熟しきらない腫物、またカルキノーデス(9)と呼ばれている病気［癌

(1) 不詳。
(2) クニドスのクリュシッポスの弟子で、瀉血に反対したとガレノスが言及している人物と思われる。
(3) 不詳。
(4) アンドレアスと同一人物か。
(5) *ἄπυρον*,「不＋火」の意。
(6) 不詳だが、多食症について著書があるとされる。
(7) *πυρίτης*,「火の」の意で、火打石。
(8) テクストでは「P. II」二リーブラとなっていて、マルクスはそのまま読んでいるが、ダランベールは「P.*II」二デーナーリウスと校訂している。
(9) *καρκινώδης*,「癌のような」の意。

様腫瘍］に効く。それは以下から成る。硫黄を二デーナーリウス、ソーダを四デーナーリウス、没薬を六デーナーリウス、乳香の煤《すす》を一二分の一〇デーナーリウス、[1] ハンモンの塩を六分の一リーブラ、蠟を一リーブラ。

一八　プロタルコス[2]は、耳下腺腫張や、メリケーリス（ファウス）[3]とかピューマと名付けられている小腫瘍、また悪性の潰瘍に対して以下のものを混合した。軽石、液状の松脂、乳香の煤《すす》、ソーダの浮きかす、イリスを八デーナーリウス、および蠟を九デーナーリウス。そしてこれらに一・五キュアトゥスのオリーブ油を加えた。

一九　一方、ギリシア人たちがピュゲトロンと呼んでいるパーヌス[4]が出始めたらいつでも、またピューマと名付けられているすべての小腫瘍に対しては、アッティカ産とされている黄土を二倍のシミラ[5]［上質小麦粉］と混ぜ、パップ剤に適する濃度になるまで、ときどきハチミツを滴下しながら圧し潰す。

二〇　ピューマと呼ばれるすべての小腫瘍を散らすパップ剤は以下を含む。石灰、ソーダの浮きかす、丸コショウを各一デーナーリウス、ガルバヌムを二デーナーリウス、塩を四デーナーリウス。これらをバラから作った蠟膏で溶き合わせる。

二一　膿瘍［鬱血］化したものすべてを抑えるパップ剤は以下のものを含んでいる。ガルバヌム、砕いた豆を各一デーナーリウス、没薬、乳香、フウチョウソウの根の皮を各四デーナーリウス。また、焼いたアクキガイをよく擦り潰したものに酢を少しずつ入れたものが、膿瘍化しつつあるすべてのものをよく散らしてくれる。

二二　かなりの量の出血があった場合、ピューマに対しても効き目のあるパップ剤をあてがうのが適切である。それは以下から成る。ブデリウム、ステュラクス、ハンモーニアクム、ガルバヌム、液体松脂および乾燥松脂、レンティスクスからとった樹脂、乳香、イリスを各二デーナーリウス。

二三　癌に似たピューマは、以下のものによって適切に鎮められる。ガルバヌム、ヤドリギ、ハンモーニアクム、テレビン樹脂を各一デーナーリウス、牛脂を半リーブラ、ワインの澱を焼いたものを、パップ剤として適当な堅さを越えない範囲でできるだけたくさん。

二四　もし顔を打撲して、内出血による青あざができたならば、以下を調合したパップ剤を夜も昼もあてがうと、そのあざを取り除いてくれる。アリストロキア、タプシア(6)を各二デーナーリウス、ブデリウム、ステュラクス、燻蒸用ハンモーニアクム、ガルバヌム、乾燥樹脂とレンティスクスからとった液体の樹脂、雄性の乳香、イリュリア産イリス、蠟を各四デーナーリウス。豆類［の粉］も、あてがうと同様の効き目がある。

二五　さらに、ギリシア人がアナストモーティカ(7)と呼んでいるパップ剤の一種がある。というのも、口を

(1) 一二分の一〇を表わす記号「Є」は、ここにしか出てこない。
(2) 著名な外科医という以外は不詳。
(3) *μελικηρίς* も favus も「蜂の巣」の意。
(4) *πανός* や *πῆνος*（糸巻き）に由来する。*φύγεθλον* も本巻第二十八章一〇参照。
(5)「二倍の」ではなく、「同量の」と取る説もある。
(6) セリ科の植物（*Thapsia garganica*）。
(7) *ἀναστομωτικά*,「開口するもの」の意。本巻第四章一のストムーン参照。

開く力を持っているからである。これは以下のものから成るパップ剤である。長コショウ、ソーダ浮きかすを各二デーナーリウス、エリュシムム(1)を四デーナーリウス、以上をハチミツとともに混合する。また、腺腫を開口するのに適したパップ剤もある。この種のパップ剤の中で、……(2)かなり強力なものは次のもので、以下を含む。石灰を四デーナーリウス、コショウを六粒、ソーダ、蠟を各一二デーナーリウス、ハチミツ六分の一リーブラ、オリーブ油一ヘーミーナ。

二六　ニコンのパップ剤も、弛緩作用、開口作用、浄化作用がある。これには以下のものが含まれている。アルキュオネーウム、硫黄、ソーダ、軽石を同量。これらにピッチと蠟を、蠟膏と同じ濃度になるまで加える。

二七　硬化した部分に効くアリストゲネス(3)のパップ剤は以下のものから作られる。硫黄一デーナーリウス、テレビン樹脂、ソーダの浮きかす、カイソウの内側部分、洗った鉛を各二デーナーリウス、乳香の煤《すす》八デーナーリウス、できるだけ完熟したイチジクを干したもの、ウシの硬脂を各八デーナーリウス、蠟一二デーナーリウス、マケドニア産のイリスを六デーナーリウス、炒りゴマ一アケータブルム。

二八　パップ剤は腱筋や関節にとくに有益である。それゆえエウテュクレス(4)のパップ剤は、関節、あらゆる種類の痛み、また膀胱の痛みにも、さらに傷が癒合したばかりで硬直した関節――ギリシア人たちはこれをアンキュライ(5)と呼んでいる――に効き目がある。以下を含む。乳香の煤《すす》を一アケータブルム、樹脂も同量、茎を除いたガルバヌム一セスクーンキア、ハンモーニアクム、ブデリウムを［各］三デーナーリウス、……(6)を各六分の一リーブラ、蠟を半リーブラ。同じ症状の指には次のもの。イリス、ハンモーニアクム、ガルバヌム、ソーダを一四デーナーリウス、液状樹脂を六デーナーリウス、蠟を一六デーナーリウス。

二九　関節の痛みに効くソサゴラス(7)のパップ剤は以下のとおり。煆焼鉛、ケシの涙、ヒヨスの樹皮、ステュラクス、ペウケダヌム(8)、硬脂、樹脂、蠟を同量ずつ。

三〇　クリュシッポスのパップ剤。液状樹脂、鶏冠石、コショウを各一二デーナーリウス。これらに、ごく少量の蠟を加える。

三一　クレシポン(9)のパップ剤。クレタ産の蠟、テレビン樹脂、できるだけ赤いソーダを各半リーブラ、オリーブ油を三キュアトゥス。ただし、このソーダは前もって三日間、水を滴下しながら擦り潰し、それから一セクスターリウスの水に入れ、水分が全部とんでしまうまで煮つめる。この調合は、さらに耳下腺腫張、ピューマ、腺腫に、またあらゆる体液の集積をやわらげるために効力がある。

三二　ある人は次のパップ剤を関節にあてがって効果を得ている。干しイチジクを同量のイヌハッカと混

(1)アブラナ科カキネガラシ属（*Sisymbrium polyceratium*）。

(2)写本が欠落している。

(3)クニドス半島出身で前三世紀。マケドニア王アンティゴノス・ゴナタスの侍医であった。

(4)不詳。

(5)*ἀγκύλαι*.

(6)マルクスは「各」を補って、……部分に複数の薬物名が欠落しているととっている。ダランベールは「各三デーナーリウス……」を削除し、「ハンモーニアクム、ブデリウムを各六分の一リーブラ」と読んでいる。

(7)不詳。

(8)カワラボウフウ属（*Peucedanum officinale*）。

(9)不詳。

ぜたもの、あるいは種子を除いた黒ブリオニアの実をメグサハッカと混ぜたもの。

三三　同じものが足痛症にとっても有効な手段となる。しかし、足痛症に効くパップ剤にはアリストン(1)のものもある。以下を含む。ナルド、シナモン、カシア、カマエレオーン(2)、丸ユンクスを各八デーナーリウス、ヤギの硬脂をイリス油に溶かしたもの二〇デーナーリウス、イリス――ただし、これをできるだけ酸っぱい酢に二〇日間漬け込んでおかなければならない――を一デーナーリウス。同じパップ剤が、さらにできたばかりのピューマやあらゆる痛みを散らす。

三四　一方、テオクセノス(3)は足の痛みに対して、腎臓の硬脂を三分の一、塩を三分の二の割合で混合し、薄い膜に塗りつけてあてがった。それから燻蒸用ハンモーニアクムを酢に入れて溶かしたものを上から塗った。

三五　ヌメニオス(4)は足痛症や他の硬化した関節を次のものでパップした。ハブロトヌム、乾燥したバラ「の花弁」、ケシの涙を各三デーナーリウス、テレビン樹脂を四デーナーリウス、乳香、ソーダの浮きかすを各八デーナーリウス、イリス、アリストロキアを各一二デーナーリウス、蠟を三リーブラ(5)。これらにケドルス油を一キュアトゥス、月桂樹油を三キュアトゥス、苦いオリーブ油一セクスターリウス。

三六　一方、関節に硬結ができてしまったとき、デクシオス(6)はいつも次のものをあてがうよう指示した。石灰を四デーナーリウス、鉛白を八デーナーリウス(7)、松脂を二〇デーナーリウス、コショウを三〇粒、蠟を六分の一リーブラ。これらを擦り潰しながら軽いワイン一ヘーミーナを滴下していく。

第十九章　硬膏

一A　硬膏のなかでは、血だらけの傷口に直にあてがう種類のもので、ギリシア人たちがエナイマ(8)と呼んでいるものより幅広い効能を示すものはない。というのも、これらの硬膏は、よほど大きな力でできた傷でないかぎり、炎症を鎮め、またその発症を減らす。さらに、これを当てることに耐えられるような傷であれば、その傷をふさぎ、そこに痂皮《かさぶた》を形成させる。これらの硬膏は油脂性でない材料からできており、それゆえアリペー(9)とも名付けられている。

一B　そのなかでも最もすぐれているのは、バルバルム(10)と呼ばれている硬膏で、以下を含む。削り取った緑青を一二デーナーリウス、密陀僧を二〇デーナーリウス、ミョウバン、乾燥したピッチ、乾燥した松脂を各一デーナーリウス。これらにオリーブ油と酢を一ヘーミーナずつ加える。

---

(1) ガレノスは、ヒッポクラテスの同時代の人とし、疝痛薬の調合者に挙げている。
(2) アザミ類の植物の一つ（*Atractylis gummifera*）。
(3) 不詳。
(4) 前三世紀ヘラクレア出身。入浴法・摂生法・薬物についての著作の断片が残存している。
(5) テクストには「P. III（三リーブラ）」とあるが、一キログラムは多すぎることから、ダランベールは「P.*III（三デーナーリウス）」と訂正している。
(6) 不詳。
(7) テクストには「P.*」の＊が脱落していると思われる。
(8) *ἔναιμα* は *ἔναιμον φάρμακον*（止血薬）を指す。『関節について』六三参照。
(9) *ἀλιπῆ*,「油脂分のない」の意。
(10)「蛮族・異国の（薬）」の意。

二　同様の目的で用いる別の硬膏は、コアーコン(1)と呼ばれており、以下を含む。密陀僧を一〇〇デーナーリウス、乾燥した樹脂を同量。ただし密陀僧は前もって三ヘーミーナのオリーブ油で煮ておく。これら二つの硬膏は色が黒いが、それはピッチと樹脂によるものである。しかしビトゥーメンが入っていれば最も黒いものになるし、緑青や銅のスケールでは緑色になり、辰砂では赤く、鉛白では白くなる。

三　何かを混ぜて色が変化するような調合はきわめて少ない。次の硬膏は黒く、バシリコン(2)と名付けられている。これには以下のものが含まれている。パナケスを一デーナーリウス、ガルバヌムを二デーナーリウス、ピッチと樹脂を各一〇デーナーリウス、オリーブ油を半キュアトゥス。

四　一方、はっきりした緑色であることからズマラグディヌム(3)と呼ばれる硬膏があり、これには以下のものが含まれている。松脂が三デーナーリウス、蠟が一デーナーリウス、緑青が半リーブラ、乳香の煤《すす》が六分の一リーブラ、オリーブ油が同量。酢は、煤と緑青が一つにまとまるまでの量。

五　また、ほぼ赤い色を持つものがある。これは傷口に速やかに痂皮《かさぶた》を形成させるとされており、これには以下のものが含まれている。乳香を一デーナーリウス、樹脂を二デーナーリウス、銅のスケールを四デーナーリウス、密陀僧を二〇デーナーリウス、蠟を一〇〇デーナーリウス、オリーブ油一ヘーミーナ。

六　傷を膠着させることから、ラプトゥーサ(4)と呼ばれている硬膏があり、以下のものから成る。ビトゥーメンと割れミョウバン四デーナーリウス、密陀僧四〇デーナーリウス、古いワイン一ヘーミーナ。

七　また同じ種類の硬膏で、頭の骨折にとくによく効くので、ギリシア人たちによってケパリカ(5)と名付けられている。ピロタス(6)の調合には以下のものが含まれている。エレトリアの土、カルキーティスを各四デーナーリウス、没薬、煆焼銅を各一〇デーナーリウス、アイシングラスを［各］六デーナーリウス、削り取った緑青、丸ミョウバン、未加工のミシュ、アリストロキアを各八デーナーリウス、銅のスケールを一〇デーナーリウス、雄性の乳香を二デーナーリウス、蠟を一リーブラ、バラ油と苦いオリーブ油を三キュアトゥス。酢は、乾燥したものを擦り潰すのに十分な量だけ入れる。

八　同じ目的で用いる緑色の硬膏。煆焼銅、銅のスケール、没薬、アイシングラスを各六デーナーリウス、未加工のミシュ、削り取った緑青、アリストロキア、丸ミョウバンを各八デーナーリウス、蠟を一デーナーリウス、オリーブ油を一ヘーミーナ。酢は必要なだけ。

九　しかし、膿を促進させることに関しては、最も効き目が速く、ギリシア人たちによってテトラパルマコンと名付けられたものよりすぐれたものはない。以下のものを同量ずつ含んでいる。蠟、ピッチ、樹脂、牛脂——もしなければ子ウシの硬脂。

一〇　同じ目的で用いるもう一つの硬膏は、エンネアパルマコン(7)と名付けられていて、浄化力によりすぐ

（1）*Κῳακόν*,「コスの（薬）」の意。
（2）*βασιλικόν*,「王の（薬）」の意。
（3）zmaragdinum（*σμαράγδινον*），「エメラルドのような（薬）」の意。
（4）*ῥάπτουσα*,「縫い合わせる（薬）」の意。
（5）*κεφαλικά*,「頭の（薬）」の意。
（6）アンピッサの人。アレクサンドリアで医学を修め、クレオパトラとの恋で知られるアントニウスの侍医を勤めた。
（7）*ἐννεαφάρμακον*,「九種類の材料から作る（薬）」の意。

れている。以下九つの材料から成る。蠟、ハチミツ、硬脂、樹脂、没薬、バラ油、シカか子ウシかウシの髄、羊毛脂、バター。以上のものを同じ量ずつ混ぜ合わせる。

一一A　さて、上記両方のこと〔膿ませること、浄化させること〕に効能を持つ硬膏がある。これらはもし……[1]それぞれ単独で扱うべき場合にはよりすぐれた効き目を示すが、いろいろ一緒の場合には拒絶される。これらを適用する際には、その時点で何が必要なのかによって、とくにそれに適ったものを用いるのがよい。例として二つの硬膏を提示しよう。

傷に効く硬膏で、アッタロス[2]の考案したもの。以下のものが含まれている。銅のスケールを一六デーナーリウス、乳香の煤《すす》を一五デーナーリウス、ハンモーニアクムを同量、液状のテレビン樹脂を二五デーナーリウス、牛脂を同量、酢を三ヘーミーナ、オリーブ油を一セクスターリウス。

一一B　頭部の骨折に適用される硬膏のなかに、ユダエウス[3]の考案と言われている硬膏がある。以下から成る。塩四デーナーリウス、赤銅のスケール、煆焼銅各一二デーナーリウス、燻蒸用ハンモーニアクム、乳香の煤《すす》、乾燥樹脂各一六デーナーリウス、コロポン[4]産の樹脂、蠟、調整された子ウシの硬脂各二〇デーナーリウス、酢一・五キュアトゥス、オリーブ油一キュアトゥス弱。

われわれが「謹製硬膏」と呼んでいるものを、ギリシア人たちはテテラペウメナ[5]と呼んでいる。それはたとえば、硬脂からは微細な膜をすべて取り除いてあるような場合を言う。（他の薬の材料に関しても同様である。）

一二　引き出すことに関して、すぐれた効き目を示す硬膏がある。これら自体はエピスパスティカとも名付けられているが、月桂樹の漿果を含んでいることからディア・ダプニドーン(6)と呼ばれるものもある。それには以下のものが含まれている。テレビン樹脂一〇デーナーリウス、ソーダ、蠟、乾燥ピッチ、月桂樹の漿果各二〇デーナーリウス、オリーブ油少々。ただし、漿果とか堅果とかその他同類のものを用いる場合は、重さを計る前に必ず、最も外側の皮を取り除いておくということを知っておくべきであろう。

一三　同じ名前［ディア・ダプニドーン］で呼ばれている別の硬膏もまた膿を促進させる。子ウシの硬脂、燻蒸用ハンモーニアクム、ピッチ、蠟、ソーダ、月桂樹の漿果、乾燥樹脂、アリストロキア、ピュレトルムを同量ずつ。

一四　さらにまた、この種のものにピロクラテス(7)の硬膏があり、以下を含む。ハンモンの塩を七デーナーリウス、アリストロキアを八デーナーリウス、蠟、テレビン樹脂、乳香の煤《すす》を各一五デーナーリウス、密陀僧を三二デーナーリウス。これらに、膿を促進させるためのイリス四デーナーリウス、ガルバヌム六デーナーリウスを加える。

---

(1) テクストに欠落がある。
(2) 薬物研究で有名なペルガモンの王アッタロス三世のピロメトル（在位、前一三八―一三三年）と思われる。
(3) 人名としては不詳。ユダヤ人の調剤者か、あるいはユダヤ地方に伝わる調剤法かのいずれかであると思われる。
(4) 小アジアのリュディアの都市。マツの樹脂の産地として有名で、ロジンの別名 colophony の由来となっている。
(5) *τεθεραπευμένα*.
(6) *διὰ δαφνίδων*,「月桂樹から成る（薬）」の意。
(7) 不詳。

一五　一方、引き出すために最もすぐれた硬膏は、汚物に似ていることからギリシア人たちがリュポーデース[1]と名付けたものである。以下を含む。没薬、サフラン、イリス、蜂蠟、ブデリウム、ザクロの頭、割れミョウバンと丸ミョウバン、ミシュ、カルキーティス、煮た靴墨、パナケス、ハンモンの塩、ヤドリギを各四デーナーリウス、アリストロキアを八デーナーリウス、銅のスケールを一六デーナーリウス、テレビン樹脂を七五デーナーリウス、蠟、牛脂か［雄］ヤギの硬脂を各一〇〇デーナーリウス。

一六　またヘカタイオス[2]の考案による同種の硬膏もあり、以下のものから成っている。ガルバヌムが二デーナーリウス、乳香の煤《すす》四デーナーリウス、ピッチ六デーナーリウス、蠟とテレビン樹脂各八デーナーリウス。これらにイリス油を少量混合する。

一七　同じ目的のために効力のある硬膏に、緑色のアレクサンドリア膏[3]がある。以下を含む。割れミョウバンを八デーナーリウス、ハンモンの塩を八と六分の一デーナーリウス、銅のスケールを一六デーナーリウス、没薬、乳香を各一八デーナーリウス、蠟を一五〇デーナーリウス、コロポン産の樹脂または松脂を二〇〇デーナーリウス、オリーブ油一ヘーミーナ、酢一セクスターリウス。

一八　ギリシア人たちがセープタ[4]と呼んでいるある種の硬膏は侵食性のものである。これには以下を含むものなどがある。テレビン樹脂、乳香を各六分の一リーブラ、銅のスケールを一デーナーリウス、ラダヌムを二デーナーリウス、ミョウバンを同量、密陀僧を四デーナーリウス。

一九　次の硬膏は、実に身体組織や骨までも溶かし、増殖しようとする肉を抑制する。以下を含む。密陀僧、銅のスケールを各一ウーンキア、火を通していないソーダ、アッソスの石、アリストロキアを六分の一リーブラ、蠟、テレビン樹脂、乳香、古いオリーブ油、靴墨、ハンモンの塩を各半リーブラ、削り取った緑青を三分の二リーブラ、カイソウ風味の酢を一ヘーミーナ、アミナエアのワインを同量。

二〇　ある種の硬膏は咬み傷に効き目があり、それにはディオゲネス(5)の黒い硬膏などがある。これには以下のものが含まれている。ビトゥーメン、蠟、乾燥した松脂を各二〇デーナーリウス、密陀僧を一〇〇デーナーリウス、オリーブ油を一セクスターリウス。あるいは次を含む。銅のスケールを四デーナーリウス、鉛白と削り取った緑青を各八デーナーリウス、ハンモーニアクムを一二デーナーリウス、蠟、松脂を各二五デーナーリウス、密陀僧を一〇〇デーナーリウス、オリーブ油を一セクスターリウス。あるいは次を含む。銅のスケールを一四デーナーリウス、ガルバヌムを六デーナーリウス、鉛白と削り取った緑青を各八デーナーリウス、ハンモーニアクムを一二デーナーリウス、蠟、松脂を各三五デーナーリウス。これらのなかに密陀僧……(6)を入れて煮る。

二一　エペシオン(7)と呼ばれている赤い硬膏も、このために適用される。以下を含む。テレビン樹脂を二

---

(1) *ῥυπώδης*,「汚物のような（薬）」の意。

(2) 不詳。

(3) アレクサンドリアに伝わる、もしくはそこで調合されている硬膏。

(4) *σηπτά*, アリストテレスは肉組織を腐食または侵食させる薬剤として *σηπτικόν* を用いている。第七巻第二十一章一Bでは「侵食（exedere）させるが腐食（erodere）させないような薬」と紹介されている。腐食と侵食の訳語については二七九頁註（6）参照。

(5) おそらく前五世紀、アポロニア出身の自然哲学者。

(6) マルクスに従って読む。

(7)「エペソスの（薬）」の意。

デーナーリウス、ガルバヌムを四デーナーリウス、シノペ産の辰砂を六デーナーリウス、乳香の煤《すす》を六デーナーリウス、蠟を八デーナーリウス、密陀僧を三六デーナーリウス、古いオリーブ油を一ヘーミーナ。

二二　以下のものから成る硬膏も同様である。銅のスケール、乳香の煤《すす》各四デーナーリウス、ガルバヌム六デーナーリウス、ハンモンの塩一二と六分の一デーナーリウス、蠟二五デーナーリウス、オリーブ油三ヘーミーナ。これらの硬膏は、他の比較的新しい傷にも当てるとよい。

二三　主に、重くない傷に適用される穏やかな白い硬膏（ギリシア人たちはレウカ(1)と呼んでいる）があって、とくに高齢者に適用される。それには以下のものが含まれている。鉛白を三二デーナーリウス、精製された子ウシの硬脂、蠟を各四八デーナーリウス、オリーブ油を三ヘーミーナ。これらに鉛白を入れて煮る。

二四　もう一つは以下のものを含んでいる。鉛白を二〇デーナーリウス、蠟を三五デーナーリウス、オリーブ油を一ヘーミーナ、水を一セクスターリウス。鉛白あるいは密陀僧にこれらの液体を加えるという場合は必ず、液体のなかでそれらを煮るということを知っておかなければならない。ところで上記の硬膏は、とても白い色を呈する調合で、それゆえエレパンティネー(2)とも名付けられている。

二五　さらに、ギリシア人たちが一般にリパラ(3)と呼んでいる穏やかな硬膏がある。これには以下のものが含まれている。辰砂を四デーナーリウス、密陀僧を二五デーナーリウス、蠟とブタの脂肪を各三七デーナーリウス、卵黄四個。

二六　同じ種類に属する他の調合。蠟、テレビン樹脂を六デーナーリウス、鉛白を八デーナーリウス、密陀僧、鉛の鉱滓（ギリシア人たちはスコーリアー・モリュブドゥー(4)と呼んでいる）を各二〇デーナーリウス、ヒマシ油とギンバイカ油を各一ヘーミーナ。

二七 三つ目の調合は、アルカガトス[5]の考案と言われている。煮たミシュ、煆焼銅を各四デーナーリウス、煮た鉛白を八デーナーリウス、テレビン樹脂を一〇デーナーリウス、密陀僧を六デーナーリウス。

二八 さらにまた同種のもの。密陀僧、蠟、ブタの脂肪を各二七デーナーリウス、煮た卵黄を四個、バラ油を一ヘーミーナ。別の調合。ギンバイカ油から作った蠟を四分の三、ブタの脂肪四分の一の割合、鉛の鉱滓を少量。別の調合。密陀僧を半リーブラ、オリーブ油を一ヘーミーナ、同量の海水を煮て、沸騰させ終わったら少量の蠟を加える。別の調合。蠟、硬脂、スティビウム、密陀僧、鉛白を同量ずつ。

第二十章　錠剤

一A 錠剤もさまざま異なった効能を持つ。まず新しい傷を癒合させ健全な皮膚に戻すために適用される

(1) *λευκά*,「白い（薬）」の意。
(2) *ἐλεφαντίνη*,「象牙の（薬の）」の意。
(3) *λιπαρά*,「油脂の多い（薬）」の意。
(4) *σκωρία μολύβδου*.
(5) プリニウスによると、前二一九年にローマにきた最初のギリシア人医師。

もの。これには以下のものを含んでいる。カルキーティス、ミシュ、ソーダの浮きかす、銅華、没食子、適度に煮た割れミョウバンを各一デーナーリウス、煆焼銅、ザクロの頭を三デーナーリウス。この錠剤は酢で溶かさなければならない。そして傷が癒合するまで塗布する。ただし、その場所が腱や筋肉があるところの場合は、蠟膏を混ぜるほうがより適切である。その比率は錠剤九に対して蠟膏八である。

一B　同じ目的で用いる別の錠剤は、次のものから成る。ビトゥーメン、割れミョウバン各一デーナーリウス、煆焼銅四デーナーリウス、密陀僧一一デーナーリウス、オリーブ油一セクスターリウス。

二　だが、最も称賛されている錠剤は、ポリュイデス(1)の錠剤でスプラーギース(2)と名付けられている。以下のものを含む。割れミョウバンを一と六分の一デーナーリウス、靴墨を二デーナーリウス、没薬を五デーナーリウス、沈香を同量、ザクロの頭、ウシの胆汁を各六デーナーリウス。これらを擦り潰し、辛口ワインで練りまとめる。

三　耳、鼻、陰部にできた不潔な潰瘍や黒色化〔壊疽〕、また同じ部分の炎症に対する錠剤。クリューソコラを一デーナーリウス、靴墨、割れミョウバンを各二デーナーリウス、ハリカッカブムの樹皮を四デーナーリウス、辰砂を六デーナーリウス、密陀僧を一二デーナーリウス、鉛白を一六デーナーリウス。これらを酢で練りまとめ、使用するときもまた酢で溶かす。

四　アンドロン(3)の錠剤は、のどびこの炎症、性器が不潔になったとき、さらに癌に苦しんでいる場合に効く。没食子、靴墨、没薬を各一デーナーリウス、アリストロキア、割れミョウバンを各二デーナーリウス、ザクロの頭を二五デーナーリウス。これらを干しブドウワインで練りまとめ、使用するときになったら、治療すべき疾患が重いか軽いかに応じて、酢またはワインで溶かす。

五　とくに肛門裂傷、血管の口［痔］からの出血、あるいは癌に効くもの。緑青二デーナーリウス、没薬四デーナーリウス、ゴム八デーナーリウス、乳香一二デーナーリウス、スティビウム、ケシの涙、アカシアを各一六デーナーリウス。これらをワインでなめらかにし、使用するときもワインで液状にする。

六　膀胱から尿とともに結石を排除するのは、次の調合と見なされている。カシア、サフラン、没薬、モッコウ、ナルド、シナモン、カンゾウ［甘草］(4)、バルサム、オトギリソウ(5)を同量ずつ擦り合わせ、次に甘口ワインを滴下し、それぞれ六分の一デーナーリウスの錠剤を作る。そしてこれらを毎朝一個ずつ、空腹時に与える。

第二十一章　ペッソス（膣座薬）

一A　これまで述べてきた三種類の調合剤（すなわち、パップ剤、錠剤、硬膏）は、きわめて広く、なお

（1）詳細は不明だが、外用薬の調剤者として、ガレノスにも引用される。

（2）σφραγίς,「印判」の意。

（3）カリュストスのアンドレアスと同一人物とも言われる。

（4）マメ科（*Glycorrhiza glabra*）。

（5）オトギリソウ属（*Hypericum perforatum crispum*）。

かつ多様な用途に用いることができる。ただし、他にも有用なものがあって、女性に挿入するタイプのものである。ギリシア人たちはペッソス(1)［膣座薬］と呼んでいる。これの特徴は、調合された薬剤をやわらかい羊毛に吸わせ、その羊毛を性器に挿し入れるという点にある。

一B 月経出血を誘引するためのペッソス。ソーダ三分の二デーナーリウスにカウノス(2)産のイチジク二個を加えたもの。あるいは、ニンニクの種子を擦り潰してミルラを少し加え、スーシヌム［ユリ軟膏］を混ぜたもの。あるいは、野生のククミスの内側部分を婦人の乳で溶いたもの。

二 子宮を軟化させるためのペッソス。卵黄とコロハ、バラ油、サフランを混和する。あるいは、エラテリウム六分の一デーナーリウス、塩を同量、黒ブリオニアの漿果六デーナーリウスをハチミツで溶く。

三 ボエトス(3)が考案したペッソス。サフランとテレビン樹脂を各四デーナーリウス、ミルラ三分の一デーナーリウス、バラ油一デーナーリウス、子ウシの硬脂一と六分の一デーナーリウス、蠟二デーナーリウスを混ぜる。

四 子宮の炎症に最もよいのは、ヌメニオスの調合薬で、以下のものを含んでいる。サフラン四分の一デーナーリウス、蠟一デーナーリウス、バター八デーナーリウス、ガチョウの脂肪一二デーナーリウス、茹でた卵黄二個、バラ油一キュアトゥス弱。

五 胎児が死亡した場合、それを取り出しやすくするためには、水に浸したザクロの外皮をよく揉んで、ペッソスとして用いるべきである。

六 婦人が生殖器の障害によって発作を起こしやすくなっている場合、カタツムリをその殻と一緒に焼いて擦り潰し、それからハチミツを加え入れる。

七　婦人が妊娠できないでいる場合、ライオンの脂肪をバラ油に浸してやわらかくして用いる。

第二十二章　乾燥粉末、その他の調合薬

一　薬を混合したものには、乾燥したまま、一つにまとめないで用いるものがある。たとえば、振りかけたり、何か液体と混ぜて塗布したりするものである。この種のものには、過度に増大した肉を腐食させる薬があり、以下のものを含む。銅のスケールと乳香の煤《すす》を各一デーナーリウス、緑青二デーナーリウス。これと同じものにハチミツを加えたものは、潰瘍を浄化し、蠟を加えたものはその傷口を埋める。また、ミシュと没食子を同量ずつ混ぜたものは、身体を腐食させる。これは、乾燥したまま振りかけることもできるし、カドミア［入りの軟膏］に吸収させせて塗布することもできる。

二A　レンズ豆かニガハッカかオリーブの葉を、あらかじめワインに漬けておいてハチミツと煮たものは、肉が腐敗するのを食い止め、それ以上拡大しないように、穏やかに終息させるようにする。同じような薬に、蜂蜜ワインで煮てから擦り潰したカンパニア産のセルトゥラがある。あるいは、石灰に蠟膏を混ぜたもの。

（1）πεσσός.

（2）小アジア南西のカリア海岸部の町。

（3）不詳。

あるいは、苦アーモンドにニンニクを一対三の割合になるように混ぜ、サフランを少し混ぜたもの。あるいは以下のものを含むものがある。密陀僧六デーナーリウス、焼いたウシの角《つの》一二デーナーリウス、ギンバイカの油とワインを三キュアトゥス。

二B　あるいは、次のものから成る薬がある。ザクロの花、靴墨、沈香を各二デーナーリウス、割れミョウバン、乳香を各四デーナーリウス、没食子八デーナーリウス、アリストロキア一〇デーナーリウス。腐食作用がより強く、焼灼にも用いられる薬。雄黄にカルキーティス、さらにソーダか石炭か焼いたパピルス紙を混ぜたもの。酢を混ぜた塩も同様である。また次のような調合薬もある。カルキーティス、ザクロの頭、沈香を各二デーナーリウス、割れミョウバン、乳香を各四デーナーリウス、没食子八デーナーリウス、アリストロキア一〇デーナーリウス。そして以上のものをまとめるのに十分な量のハチミツ。

二C　あるいは、カンタリス一デーナーリウス、硫黄一デーナーリウス、ドクムギ三デーナーリウス、以上のものに、これらがまとまるのに十分な量の液状のピッチを加える。あるいは、カルキーティスに樹脂やヘンルーダを混ぜる。あるいは同じように樹脂とともにディプリュゲスを混ぜる。あるいは、黒ブリオニアの漿果に液状のピッチを混ぜる。同じ作用を持つものには以下のものがある。ワインの澱を焼いたもの、石灰、ソーダを同量ずつ。あるいは、割れミョウバン三分の一デーナーリウス、乳香、鶏冠石、ソーダを各一デーナーリウス、没食子八デーナーリウス、アリストロキア一〇デーナーリウス、ハチミツを必要量。

三　さらに、ヘラス(1)の処方した薬があり、以下のものを含む。ミルラ、カルキーティスを各二デーナーリウス、アロエ、乳香、割れミョウバンを各四デーナーリウス、アリストロキア、未熟な没食子を各八デーナーリウス、ザクロの外皮一〇デーナーリウス。

四 ユダエウスの薬は次のものから成る。石灰を二の割合、できるだけ真っ赤なソーダを三の割合。以上に未成年の男子の尿を混ぜ入れ、垢のような固さにする。ただし、これを塗布する場所は、そのつど湿らせなければならない。

五 イオラス(2)の処方。焼いたパピルス紙、鶏冠石を各一デーナーリウス、石灰二デーナーリウス、雄黄を同量。

六 脳の周りにある膜から出血した場合には、焼いた卵黄を擦り潰して振りかけるべきである。他の部位で出血がある場合。雄黄、銅のスケールを各一デーナーリウス、鶏冠石二デーナーリウス、焼いた大理石四デーナーリウスを振りかけるべきである。これはまた、癌［悪性腫瘍］にも薬効がある。傷痕をきれいにするための薬。銅のスケール、乳香の煤《すす》を各二デーナーリウス、石灰四デーナーリウス。これはまた、肉が増殖するのを抑制する。

七 ティマイオス(3)は、聖なる火［狼瘡］(4)や癌に対して次のものを用いた。ミルラを二デーナーリウス、乳香、靴墨を各三デーナーリウス、鶏冠石、雄黄、銅のスケールを各四デーナーリウス、没食子六デーナーリ

(1) 紀元前後、カッパドキアの医師で薬学の創始者の一人。
(2) ビテュニアの医師。『薬草の効能について』の著者。
(3) 不詳。
(4) ignis sacer, 一般には丹毒を指すとされるが、狼瘡などを含む皮膚病と考えられている。

ウス、焼いた鉛白八デーナーリウス。これは、乾燥させて振りかけても、ハチミツに溶かしても同じ薬効を示す。

八 くしゃみを催させるには、白ヘレボロスまたはサボンソウを鼻につめる。あるいはそれらに以下のものを混ぜて用いる。コショウ、白ヘレボロスを各六分の一デーナーリウス、カストレウム四分の一デーナーリウス、ソーダの浮きかす一デーナーリウス、サボンソウ四デーナーリウス。

九 うがい薬は、喉を滑らかにするため、痰を抑えたり吐き出させたりするために作られる。滑らかにするものは、乳汁、脱穀大麦か麩《ふすま》のクレモル。抑えるものは、レンズ豆、バラ、キイチゴ、マルメロ、またはナツメヤシの煮汁。吐き出させるものは、カラシまたはコショウ。

第二十三章　解毒剤

一A 解毒剤(1)が必要とされることは稀ではあるが、きわめて重篤な場合に助けとなるものだから、いざというとき、とくに重要である。この薬は、衝撃や転落などで身体に重症を負った人、あるいは内臓、側胸部、喉、体内部分に痛みがある人に、ただちに与えられる。しかし何といっても、咬まれることによって、あるいは食べ物や飲み物によって、われわれの身体に取り込まれた毒物に対して欠かすことのできないものである。

一B まずその一つは、次のものを含んでいる。ケシの涙六分の一デーナーリウス、ショウブ、マーラバトルム五デーナーリウス、イリュリア産のイリス、ゴムを各二デーナーリウス、アニス三デーナーリウス、ガリア産のナルド、バラの乾燥葉［花弁］、カルダモンを各四デーナーリウス、ペトロセリーヌム四デーナーリウス、（あるいは葉を五デーナーリウス、）黒いカシア、シル[3]、ブデリウム、バルサムの種子、白コショウを各五と六分の一デーナーリウス、ステュラクス五と六分の一デーナーリウス、ミルラ、オポパナクス、シリア産のナルド、雄性の乳香、ヒュポキスティスの液汁を各六デーナーリウス、カストレウム六デーナーリウス、モッコウ、白コショウ、ガルバヌム、テレビン樹脂、サフラン、丸ユンクスの花を各六と四分の一デーナーリウス、カンゾウの根を八と四分の一デーナーリウス、以上のものをハチミツか干しブドウワインで仕上げる。

二　もう一つは、ゾピュロス[4]がプトレマイオス王[5]のために調合し、アンブロシアー[6]と名付けられたとも伝えられている解毒剤であり、以下のものから成る。モッコウ、雄性の乳香を各三分の一デーナーリウス、白コショウ四分の一デーナーリウス、丸ユンクスの花二デーナーリウス、シナモン三デーナーリウス、黒カシ

（1）antidotum, 古代から支配階級に人気があったとされているが、ケルススは三つだけを挙げている。三つはそれぞれ三〇種類、一〇種類、三七種類と、他の調合薬より比較的多数の薬物から成っている。ちなみに万能薬のように重宝された有名なテリアカは、半世紀ほど後、ネロ帝の侍医アンドロマコスが六六種の薬物から作ったとされる。

（2）マラバル（インド南西海岸）に産するシナモン類。

（3）sil = seselis, セリ科ユキノシタ属。

（4）前一世紀の経験学派。

（5）マケドニア王朝の王。ゾピュロスが仕えたのが何世かははっきりしない。

（6）*ἀμβροσία*,「神々の食物」、転じて「不老不死の（薬）」の意。

ア四デーナーリウス、キリキア産のサフラン四と四分の一デーナーリウス、スタクテー[1]と呼ばれているミルラ五デーナーリウス、インド産ナルド五と四分の一デーナーリウス。以上のものを別々に擦り潰して、煮たハチミツで仕上げる。そのうえで、服用すべきときになったら、エジプト豆の大きさの分量を一服分のワインに溶かす。

三A　そして最も有名な解毒剤は、ミトリダテス王[2]のものである。王は毎日これを服用したので、危険な毒物に対しても、彼の身体は無事に回復したと言われている。これには以下のものが含まれている。モッコウ一二分の五デーナーリウス、ショウブ五デーナーリウス、オトギリソウ、ゴム、サガペーヌム[3]、アカシアの液汁、イリュリア産のイリス、カルダモンを各二デーナーリウス、アニス三デーナーリウス、ガリア産のナルド、リンドウ[4]の根、バラの乾燥葉［花弁］を各四デーナーリウス、ケシの涙、ペトロセリーヌム四と四分の一デーナーリウス、カシア、セセリス［シル］、ドクムギ、長コショウを五と六分の一デーナーリウス、ステュラクスを五と四分の一デーナーリウス、三B　カストレウム、乳香、ヒュポキスティスの汁、ミルラ、オポパナクスを各六デーナーリウス、マーラバトルムの葉六デーナーリウス、丸ユンクスの花、テレビン樹脂、ガルバヌム、クレタのダウコス[5]の種子を各六と六分の一デーナーリウス、ナルド、オポバルサム[6]を各六と四分の一デーナーリウス、トラスピス[7]六と四分の一デーナーリウス、ルバーブ[8]七デーナーリウス、サフラン、ショウガ、シナモン各七と四分の一デーナーリウス。以上のものを擦り潰してハチミツで仕上げる。そして、毒物に対しては、アーモンド大の量をワインで与える。その他の体の障害の場合には、程度に応じてエジプト豆大か、エルウム大の量で十分である。

第二十四章　鎮痛薬

一　アコパ[9]もまた、腱筋に有益である。その一つは以下のものを含んでいる。丸ユンクスの花二と三分の一デーナーリウス、モッコウ、方形ユンクス、月桂樹の実、ハンモーニアクム、カルダモンを各四と四分の一デーナーリウス、ミルラ、煅焼銅を各七デーナーリウス、イリュリアのイリス、蠟を各一四デーナーリウス、アレクサンドリアのカラムス、丸ユンクス、アスパラトゥス[10]、バルサム樹を各二八デーナーリウス、硬脂一デーナーリウス。

二　もう一つはエウオーデース[11]と呼ばれているもので、次のようにして作る。蠟四分の一リーブラ、オリーブ油同量、クルミ大のテレビン樹脂を一緒に煮込む。次に、乳鉢に入れて擦り潰し、極上のハチミツ一

(1) *σταкτή*, ミルラから抽出したゴム状樹液を指す。
(2) ポントス王ミトリダテス六世（前一三二―六三年）。薬物の研究に熱心だった。
(3) セリ科オオウイキョウ属（*Ferula persica*）からとった樹脂状のもの。
(4) リンドウ科リンドウ属（*Erythraea centaurium*）。
(5) セリ科ニンジン（*Athaminta Cretensis*）。
(6) バルサム樹の粘性の液汁。
(7) アブラナ科ナズナ属（*Capsella bursa pastoris*）。
(8) タデ科ダイオウ属（*Rheum Ponticum*）。
(9) *ἄκοπα*, 「苦痛 *κόπος* を取る（薬）」の意。
(10) マメ科エニシダ属（*Calycotoma villosa*）。
(11) *εὐώδης*, 「よい香りのする（薬）」の意。

アケータブルムを少しずつ滴下し、その後でイリス油とバラ油三キュアトゥスを滴下する。

三　ギリシア人がエンクリスタ(1)と呼んでいる塗布用の液体薬がある。これは、潰瘍、とくに腱筋の潰瘍を浄化し、その傷口を埋めるために作られるもので、以下のものが同比率で互いに混ぜられている。バター、子ウシの骨髄、子ウシの硬脂、ガチョウの脂肪、蠟、ハチミツ、テレビン樹脂、バラ油、ヒマシ油。これらをすべて別々に液状にし、それから一つの液体薬へと混合し、一緒にすり合わせる。これは実際かなりの浄化作用を持つ。バラ油の代わりにヘンナの油を入れると緩和作用が増す。

四　聖なる火の薬。密陀僧六デーナーリウス、ウシの角《つの》を焼いたもの一二デーナーリウスを擦り潰し、ワイン、またとくにシル(2)と言われるワインと交互に加え、さらにギンバイカ油を、両方とも三キュアトゥスまで一緒に入れる。

第二十五章　丸薬

一　カタポティウム［丸薬］(3)にもたくさんあって、さまざまな用途のために作られる。眠ることによって痛みを軽減するものはアノーデュナ(4)と呼ばれている。これは、よほど必要に迫られないかぎり用いるべきではない。なぜなら、激しくて胃に有害な薬物で作られているからである。しかし、ある丸薬の場合、消化にも効力がある。それは以下のものを含む。ケシの涙、ガルバヌムを各一デーナーリウス、ミルラ、カストレウム、コショウを各二デーナーリウス。そこからエルウム大の量を飲み込めば十分である。

二　これ以外の丸薬は胃には悪く、眠りを誘う薬効がある。以下のものから成る。マンドラゴラ四分の一デーナーリウス、アピウムの種子、同様にヒヨスの種子を各四デーナーリウス、以上のものをワインに浸して擦り潰す。上で示したのと同じ大きさを一個服用すれば十分である。

三A　頭痛、または潰瘍、カタル性眼炎、歯痛、呼吸困難、腸の疝痛、子宮の炎症がある場合、あるいは腰、肝臓、脾臓、側胸部に痛みがある場合、あるいは婦人が生殖器の障害に陥って言葉を失った場合、次の丸薬が眠りによって痛みを取ってくれる。三B　シル、ショウブ、野生のヘンルーダの種子を各一デーナーリウス、カストレウム、シナモンを各二デーナーリウス、ケシの涙、パナケスの根、乾燥したマンドラゴラの実、丸ユンクスの花を各二と四分の一デーナーリウス、コショウ五六粒。これらを個々に擦り潰し、さらに少しずつ干しブドウワインを滴下し、すべてを一緒に擦り潰し、垢のような固さになるまでにする。このなかから少量とって飲み込むか、水で溶いて飲み薬として与える。

四A　さて、野生のケシを、すでに涙［滲出液］を収穫するのに十分熟しているときに、手で摑めるだけの分量を壺の中に入れ、その上からかぶる程度の水を注ぎ入れ、そのまま煮る。その一握りのケシをよく煮た

（1）ἔγχριστα, ギリシア語の ἐγχρίω「香油を塗る」から派生した語。
（2）ここではシル（セリ科ユキノシタ属の植物）で風味付けしたワインの名前。
（3）catapotium, 丸薬は、ギリシア語の καταπίνω「飲み干す、一飲みにする」の派生語。
（4）ἀνώδυνα,「痛み ὀδύνη を取る（薬）」の意。

ら、壺の中で、汁を搾ってから捨てる。この液汁に同量の干しブドウワインを混ぜ、垢のような固さになるまで沸騰させておく。これが冷めたら、イタリアのソラ豆大の分量の丸薬を作る。この丸薬はさまざまな用途に用いられる。**四B** すなわち、これだけを飲んでも、水に入れて飲んでも、眠りを誘い、ごく少量のヘンルーダの液汁と干しブドウワインを加えれば耳の痛みを軽減し、ワインで溶かしたものは疝痛を鎮め、バラ油からとった蠟膏を混ぜたものにさらにサフランを少々足すと、子宮の炎症を抑える。また、水に入れ前頭部に塗ると、眼に流れ込む粘液を止める。

五 同じく、子宮に痛みがあって睡眠がとれない場合。サフラン三分の一デーナーリウス、アニス、ミルラを各一デーナーリウス、ケシの涙三デーナーリウス、ドクニンジンの種子八デーナーリウスを混ぜて、古いワインで仕上げる。ハウチワ豆大の分量をとって、三キュアトゥスの水に溶かす。ただし、熱があるときに与えるのは危険である。

六 肝臓を癒すための丸薬。ソーダ四分の一デーナーリウス、サフラン、ミルラ、ガリア産のナルド各一デーナーリウスをハチミツで仕上げ、エジプト豆大の分量をとって与える。

七 側胸部の痛みを止めるための丸薬。コショウ、アリストロキア、ナルド、ミルラを同量ずつ。

八 胸部のための丸薬。ナルド一デーナーリウス、乳香、カシアを各三デーナーリウス、ミルラ、シナモンを各六デーナーリウス、サフラン八デーナーリウス、テレビン樹脂四分の一デーナーリウス、ハチミツを三ヘーミーナ。

九 咳のためのアテニオン(1)の丸薬。ミルラ、コショウを六分の一デーナーリウス、カストレウム、ケシの涙を各一デーナーリウス。これらを別々に擦り潰し、そのあとで一緒にする。イタリアのソラ豆大の丸薬にして、朝に二粒、夜寝るときに二粒を与える。

一〇　咳で眠れない場合、その両方に効く、タラスのヘラクレイデスの丸薬がある。サフラン六分の一デーナーリウス、ミルラ、長コショウ、モッコウ、ガルバヌムを各四分の一デーナーリウス、シナモン、カストレウム、ケシの涙を各一デーナーリウス。

一一　咳によってできた喉の潰瘍を浄化しなければならない場合。パナケス、ミルラ、テレビン樹脂を各一二分の一リーブラ。ガルバヌム六分の一デーナーリウス、ヒソップ四分の一デーナーリウスを一緒に擦り潰し、それに一ヘーミーナのハチミツを加え入れ、指ですくい取れる分量を飲み込む。

一二　カッシウスの腹痛薬[2]は次のものから成る。サフラン、アニス、カストレウムを各三デーナーリウス、ペトロセリーヌム四デーナーリウス、長コショウ、丸コショウを各五デーナーリウス、ケシの涙、丸ユンクス、ミルラ、ナルドを各六デーナーリウス。以上のものをハチミツで仕上げる。これは、そのまま飲み込んでも、湯に入れて飲んでもよい。

一三　死んだ胎児や後産を排出させるには、ハンモンの塩一デーナーリウス、またはクレタ産のディクタムノス[3]［野生ハッカの類］一デーナーリウスを加えた水を服用する。

（1）不詳。
（2）腹痛薬コリコスのことを指す。第四巻第二十一章二。
（3）シソ科ハナハッカ属（*Origanum dictamnum*）。

一四　分娩に苦しんでいる人には、エリュシムムを生ぬるいワインに入れて空腹時に与えるべきである。

一五　声のためには、乳香一デーナーリウスを二キュアトゥスのワインに入れて与える。

一六　排尿困難に対する薬。長コショウ、カストレウム、ミルラ、ガルバヌム、ケシの涙、サフラン、モッコウを各一ウーンキア、ステュラクス、テレビン樹脂を六分の一リーブラ、ニガヨモギ入りハチミツを一キュアトゥス。エジプト豆大にしたこの薬を朝と夕食後に与えるべきである。

一七　アルテーリアケー(1)は次のようにして作られる。カシア、イリス、シナモン、ナルド、ミルラ、乳香を各一デーナーリウス、サフラン一と四分の一デーナーリウス、コショウの粒三〇個を、三セクスターリウスの干しブドウワインで、ハチミツのような濃度になるまで煮つめる。あるいは、サフラン、ミルラ、乳香各一デーナーリウスを上記と同じように干しブドウワインに入れ、同じようになるまで煮つめる。あるいは、同じくワイン三ヘーミーナを煮つめ、取り出した滴が固まるまでにし、それに擦り潰したカシア一デーナーリウスを加える。

第二十六章　外部の力による傷（創傷など）

一A　以上、各薬剤の薬効については記述したので、次に、身体の障害の分類について記述することにしよう。その種類は五つある。外部から傷を与えられた場合、たとえば創傷(2)、内部で自分自身を傷つけた場合、たとえば癌(3)、何かが内部で生じた場合、たとえば膀胱結石(4)、何かが増大した場合、たとえば血管が膨らんで脈瘤に変じたような場合、[5] 何かが欠如した場合、たとえばある箇所が切断されたような場合。[6]

一B　これら五種類の障害には、薬が有効なものもあるし、手術のほうが有効なものもある。とくにメスと手術を必要とするものについては、後にまわすことにするので、[7] ここではまず、もっぱら薬に頼るものについて述べようと思う。さらに、以前にもそうしたように、治療すべき部位でこれを区別し、先に、全身どこにでも起こるような障害について述べ、その後で、特定の部位を冒す障害について述べよう。では、創傷から始めよう。

一C　医師が何よりもまず知っておかなければならないことは、これらのうち、どれが治癒不可能で、どれが難しい治療を伴い、どれが簡単な手当てで済むかということである。というのも、思慮深い人間としては、第一に助けられない患者には手を出さないこと、そして患者自身が死ぬ運命にあったとしても、殺したのではないかと誤解されるような羽目に陥らないことである。[8] 第二に、まったく絶望的ではないにしろ、重大な危険がある場合、危篤患者の縁者たちに、治る見込みが厳しいと告げておくこと、つまり、もし医学が

（1）*ἀρτηριακή*,「*ἀρτηρία*（気管、脈管）のための（薬）」の意。ここではとくに、気管を指している。
（2）本巻第二十六、二十七章。
（3）本巻第二十八章。
（4）第七巻第二十六、二十七章。
（5）第七巻第二十二章。
（6）第七巻第九章。
（7）第七、八巻。
（8）『術について』一三、『疾病について』第一巻六参照。

損傷に遠く及ばなかったとしても、無学であるとか失敗したとか思われないようにしなければならない。

一D　以上のことは賢明な人物にはふさわしいことである。逆に、秀でていると思われたいがために、些細なことを誇張するのは役者のごとき振舞いである。ただし、容易な症例であることを明言することで、責任を負うことは至当なことである。それによって、医師はより慎重に調べるであろうし、その結果、もともと軽い症例が治療者の怠慢で重大な事態になることもなくなるであろう。

二　救済不可能なのは、脳の基部、心臓、食道、肝臓の門、脊髄に達する傷を受けた場合、また肺の中央、空腸、小腸、胃、腎臓に傷を負った場合、あるいは喉の付近の大血管〔頚静脈〕や大脈管〔頚動脈〕が切断された場合である(1)。

三A　回復が困難なのは、肺、肝臓の太い部分、脳を包んでいる膜、脾臓、子宮、膀胱、腸の一部、横隔膜の一部が傷ついた場合である。次の場合もまた重篤なものである。凶器のきっ先が、腋窩または膝窩の内部を通っている大血管にまで達している場合である。さらに、どこであろうと血管が太いようなところの傷は危険である。なぜなら血液の流出で人間を空っぽにしてしまうからである。三B　こういうことは、腋窩や膝窩にだけ起きるのではなく、肛門や精巣に通じている血管においても起こる。さらに次のような傷も悪いものである。すなわち、腋窩、大腿、凹んでいる場所、関節、指のあいだのすべての傷、また同様に、筋肉、腱筋、脈管、膜、骨、軟骨を損傷する傷。あらゆる傷のなかで最も安全な傷は、肉の傷である。

四　以上、場所によってより危険な、あるいは比較的軽い傷を挙げた。ともかく、傷が大きければ、それだけ危険になる。

五　さらにまた、傷の種類や形状にも大きな関係がある。すなわち、単に切られた傷よりも、打ち砕かれた傷のほうが重傷である。まさしく、鈍い剣よりも鋭利な剣によって傷つけられるほうがまし、ということである。また、傷口から内部が刳り抜かれているようなもの、あるいは肉が切り離され、片側でぶら下がっているようなものも重傷である。最も悪いのは、折れ曲った傷である。最も安全なのは、直線のように真直な傷である。したがって、前者の形状に近い傷はそれだけ悪く、後者に近いものは何とか耐えうるものということになる。

六　そればかりではなく、年齢や体格、生活の仕方、季節までもが関係してくる。なぜなら、少年や青年は老人よりも回復しやすいし、病弱な人よりも頑健な人のほうが治りやすい、同様に、過度に痩せていたり太っていたりしない人はどちらかに偏った人よりも、健全な生活習慣の人は堕落した習慣の人よりも、鍛錬している人は怠けている人よりも、酒を飲まず節制している人は酒や情欲に溺れている人よりも治りやすい。治療に最も適した時季は春で、他の季節においてはあまり暑くも寒くもないときである。というのも、事実、暑すぎたり寒すぎたりするのは傷には有害で、とくにその変動が悪い。それゆえ最悪なのは秋である。

七　さて、創傷の大部分は目の前に開示されている。つまり傷の位置そのものがある程度の示唆を与えてくれる。それらについては、すでに然るべきところ、すなわち身体内部［臓器］の位置を説明するところ(2)で示したとおりである。事実、傷はいずれかの近くにあるのだから、次に重要になってくるのは、傷が表面に

（1）『箴言』第六章一八、『コス学派の予後』四九九参照。
（2）第四巻第一章以下。

あるのか、それとも奥まで達しているのかどうかということである。したがって、内部で何が起こっているのかを私たちが知りうるような徴候、さらに、希望が持てるのか、それとも絶望なのかの手がかりとなるような徴候について述べておかなければならない。

八　さてまず、心臓に傷が達し、大量の出血があり、脈拍が弱まり、顔色がまったく蒼白となり、全身を湿らせたように、冷たく悪臭のある汗が生じ、四肢の末端部が冷えていた場合には、まもなく死亡する。

九　傷が肺を貫通すると、呼吸困難になる。また同時に、息をすると雑音が伴う。傷のある側に体を傾けたほうが患者には楽であり、ときには理由もなく立ち上がる者もいる。たいていの者は、傷側に体を傾けた場合には話ができるが、反対側に向けた場合には口がきけなくなる。

一〇　肝臓が傷ついた場合の徴候は、心窩部右側の下から非常に大量の出血が見られることである。また心窩部が脊柱の方へひっこむ。うつぶせ状態で横になるのが楽である。刺すような痛みが鎖骨やその先に接合する肩甲骨にまで達する。さらに幾度かの胆汁の嘔吐が加わる。

一一　腎臓に傷が達した場合、痛みが陰部や睾丸まで下りてくる。排尿が困難になり、血の混じった尿や、血そのものが出る。

一二　脾臓に打撃を受けた場合、黒い血が左側から急に出る。同じ側の心窩部が胃と一緒に硬くなる。激しい渇きが起こる。鎖骨に達する痛みが、ちょうど肝臓が負傷したときのように生じる。

一三　子宮に傷が達した場合、痛みが陰部や腰部や大腿部に生じる。出血は、一部は傷口から出て、一部は膣から下りてくる。そのあとに胆汁嘔吐が続く。ある人々は口がきけなくなり、ある人々は錯乱状態になる。また、意識がはっきりしている人は、腱筋や眼の痛みで苦しいと訴える。死亡する際には、心臓を負傷したときと同じ徴候を示す。

一四　脳または脳膜が傷を受けた場合、鼻から出血する。さらに場合によっては耳から出血する。ほとんどの場合、そのあとに胆汁の嘔吐が続く。感覚が麻痺したり、話しかけられても反応がなくなったりする。ある人は恐ろしい形相になり、眼が勝手にあちらこちらに動きまわる。加えて、ほとんどの場合、三日目か五日目に譫妄状態に陥る。さらに多くの人が痙攣を起こす。そして死の前にはきわめて多くの人が、頭を縛っていた包帯を引きちぎり、剝き出しの傷を冷気に晒す。

一五　傷が食道に達した場合、しゃっくりや胆汁の嘔吐があとに続く。何か食べ物や飲み物を飲み込むと、すぐにそれを戻してしまう。血管の動きが弱まり、うっすらと汗がうかび、そのせいで末端部が冷える。

一六　空腸と胃に傷を受けた場合の徴候は共通している。すなわち、食べ物や飲み物が傷口から出てしまい、心窩部は硬くなり、ときどき胆汁を口から戻す。腸の場合は、負傷の位置がより下にあるだけである。他の腸［大腸］が打撃を受けた場合には、その内容物［糞便］、あるいはその匂いが表に出る。

一七　脊柱のなかにある脊髄が打ち砕かれると、腱筋が麻痺したり、痙攣を起こしたりする。感覚が無くなり、しばらくすると下半身から、精液や尿さらには糞便が不随意に排出される。

一八　傷が横隔膜に達した場合、心窩部が上へ引っぱられ、脊柱が痛む。呼吸はとぎれとぎれになり、泡立った血を吐く。

一九　膀胱が傷を受けると、陰部が痛む。恥骨の上部が引きつる。尿の代わりに血液が出て、尿は傷口そのものから漏れる。食道にも影響が及び、その結果、胆汁を吐いたり、しゃっくりをしたりする。身体が冷え、その後死亡に至る。

二〇A　以上のことを知ったうえで、一般的な傷や潰瘍のすべてに関して、さらに知っておくべき事柄がある。それについて今から話そうと思う。

傷や潰瘍からは、血液や希薄腐敗膿や膿が出る。血液は誰でも知っている。希薄腐敗膿は血液よりは薄いが、濃度や粘り気や色合はさまざまである。膿は最も濃く、かなり白っぽい色をしており、血液や希薄腐敗膿より粘り気がある。血液は、受けたばかりの傷口やすでに治った傷口からも出る。希薄腐敗膿は中間の時期に出てくる。膿はすでに快方に向かっている潰瘍から出る。

二〇B　さらにギリシア人たちは、希薄腐敗膿や膿を、さらに別の名前をつけて区別している。すなわち希薄腐敗膿にはヒドロースとメリテーラ[1]と呼ばれるものがある。また、膿にはエライオーデス[2]と呼ばれるものがある。ヒドロースは薄くて白っぽく、悪性の潰瘍から出る。とくに腱筋が傷つけられたところに炎症が生じた場合である。メリテーラはもっと濃く、粘り気があり、白っぽい色をしており、白いハチミツに幾分似ている。二〇C　これもまた、関節に近い腱筋が傷を受けたときにできる悪性の潰瘍から、とくにそのなかでも膝にできるものから出る。エライオーデスは薄く、白っぽく、脂肪のようで、確かに色と脂っぽさの点で白いオリーブ油に似ている。これは治りかけた大きい潰瘍に現われる。

悪質な血液とは、過度に薄かったり濃かったりするもので、色の点では青黒かったり黒かったりするもの、あるいは粘液が混じっていたり斑状態だったりするものである。最もよい状態の血液は、熱く、赤く、適度な濃さで、粘り気がないものである。二〇D　そこで、良質の血液が流れるような傷の、直後の治療は比較的手早くて済むものとなる。同様に、比較的良質の部類に入る分泌物が傷口から流出する場合には、後に回復する期待が大きくなる。

さて、悪質な希薄腐敗膿とは、おびただしい量で、過度に薄く、青黒かったり青白かったり、黒かったり、粘り気があったり、悪臭がしたり、あるいは潰瘍そのものやその周りの皮膚を侵食するようなものである。比較的良質のものは、あまり大量ではなく、適度な濃さで、やや赤味がかっているか白っぽいものである。二〇E　より悪質なヒドロースは量が多く、濃く、少し青黒かったり青白がかっていたり、粘り気があり、黒く、熱く、悪臭がするものである。比較的耐えうるものとしては、白っぽくて、そのほか上述したすべての点で反対のものである。一方、悪質なメリテーラは量が多く、きわめて濃いものである。比較的良質なのは、薄く、量もわずかな場合である。

これらの分泌物のなかで、膿は最も良性のものである。しかし悪質なものもあって、量が多く、薄く、水っぽい場合で、さらに、始めからそういう状態だったものが、ますますそうなっていく場合である。同じように、もし色の点で乳漿に似ていたり、青白かったり、青黒かったり、澱が多かったりするならば悪質で

（1）ギリシア語の ἱδρώς は「汗」の意で、μελιτηρά は「ハチミツのような」の意。ヒドロースについては、hidros を ichor「希薄腐敗膿」と読む版も多い。

（2）ἐλαιῶδες は「オリーブ油のような」という意味である。

ある。以上に加えて、潰瘍の場所が匂いを出しているわけでもないのに、悪臭がする場合も、膿は悪質である。二〇F　良質であるのは、量が少なく、あまり濃くなく、より白っぽいものである。また同様に、滑らかで匂いがなく、均質な場合である。ただし、傷の大きさや時間経過にも相応することになる。というのも、当然、大きい潰瘍からは、より多量に出るし、まだ炎症の引いていないところからもより多量に出るものだからである。

また悪質なエライオーデスは、量が多く、脂っぽさが足りないものであり、それより量が少なく、それなりに脂っぽい場合には良質である。

二一A　以上を探究したうえで、負傷者に回復の見込みがあるときには、あらかじめ二つのことに気をつけておかなければならない。まず、負傷者が出血あるいは炎症によって死なないようにする。傷の位置や傷の大きさ、また出血の勢いから判断して、出血多量が心配な場合には、乾いた亜麻布で傷を塞ぎ、その上に、冷水に浸けて絞った海綿を当て、さらにその上から手で圧迫する。二一B　このようにしても出血がなかなか止まらない場合は、亜麻布を何度も変えたり、乾いた亜麻布があまり効力のないときは、それを酢で湿らせたりする。酢は出血を抑止するのに強い効果がある。それゆえ、酢を傷口に注ぐ人もいる。しかし一方では、別の心配も潜んでいる。すなわち、病的物質が傷口にあまりにも力ずくで押しつけられていると、後で重篤な炎症を招くかもしれないのである。以上の状態に陥ったときには、腐食性の薬剤や焼灼性の薬剤を用いてはならない。反対に、痂皮《かさぶた》を形成させる薬剤を用いるべきである。たとえ、腐食剤や焼灼剤のほとんどが出血を抑止するものであっても、である。ただし、同時にこれらの薬に頼らざるをえない場合には、そのなかでもより温和な効果のものが望ましい。

二一C　しかし、もしこれらの治療より出血が勝っていたら、血が出ている血管を押さえて、負傷した部分の前後二箇所を縛り、そのあいだを切断し、血管同士が癒合するようにし、また傷口が塞がるようにする。傷の状態がこの処置に耐えられない場合には、熱した焼灼器で焼くことが可能である。さらに、かなり多量の血液が、腱筋や筋肉のない場所、たとえば前額部とか頭頂部から出ている場合、最も適切な処置は、吸玉を傷から離れた場所に当てて、血の流れ道を吸玉のほうへ引き寄せるようにすることである。

二二　さて、出血に対処する治療法は、以上のとおりである。一方、炎症に対しては、血液を流すそのことに治療の手だてがある。炎症の心配の可能性があるのは、骨または腱筋、関節、筋肉が傷ついた場合、あるいは傷に比べて出血の量が少ない場合である。それゆえ、このような状態になりそうなときには、すぐに出血を抑えるべきではなく、安全な量まで流れるにまかせるのがよい。さらには、少量しか出血しなかったと思われたならば、腕からも血を抜くようにすべきである。とりわけ、身体が若く、頑健で、鍛錬している場合や、負傷する前に酒に酔っていた場合にはなおさらである。筋肉が傷を受けたと思われる場合には、むしろきれいに切断してしまうのがよいであろう。なぜなら、深く傷ついたままの筋肉は致命的であるが、切断されたものは治しようがあるからである。

二三A　過度の出血があってそれを抑止した場合でも、あるいは自力では少ししか流れないので吸い出した場合でも、その後に最も望まれるのは、傷口が癒合することである。ただし、これが可能なのは、傷を受けたのが皮膚や肉で、それ以外の損傷がないときである。肉が、ある部分でぶら下がって、ある部分では繋がっているとき、肉そのものが健全で、身体と結合していることによって温められている場合には、癒合は可能である。傷を癒合させるには二通りの治療法がある。まず傷が柔らかい部分にある場合には縫い合わせるのがよい。とくに耳たぶ、鼻先、額、ほほ、まぶた、唇、喉の周囲の皮膚、下腹部が切れた場合である。

二三B　傷が肉に及んで、口を開いた状態になっている場合、傷の縁《ふち》は容易には一つに引き寄せられず、縫い目もなかなかうまく合わないことがある。そういう傷の縁を引き合わせるには、たとえ隙間が大きくなくても、（ギリシア人がアンクテール[1]と呼んでいる）留金を添えなければならない。それによって、後々あまり傷痕が広がらなくて済む。これらの処置で、肉の一部が繋がってぶら下がっているような部分も集合させることができる。完全にばらけていないかぎり、縫合や留金は必要である。

どちらの処置も、傷の中を洗浄する前に行なってはならない。そこに血液の固まりが残らないようにするためである。二三C　というのも、血液の固まりが膿に変わり、炎症を起こし、傷が癒合するのを妨げるからである。出血を抑えるために詰め込んだ亜麻布は、絶対そこに残してはならない。炎症の原因となるからである。縫合にしろ留金にしろ、皮膚だけに針を入れるのではなく、その下にある肉も、ある程度すくい取らなければならない。それによって強く癒合し、皮膚が裂けることもない。どちらの処置でも、柔らかく甘撚の縫糸で行なうのが最もよい。そうすると、身体にとってより穏やかに癒合する。そして、どちらの場合も、まばらすぎず緻密すぎないよう針を入れるべきである。二三D　まばらすぎれば癒合せず、緻密すぎれば激しい刺激に苦しめられる。なぜなら、何度も針が身体を通り抜け、中に入った糸や留金が何箇所にも痛手を与えれば、それだけより大きい炎症が起きるからで、とくに夏にひどくなる。どちらの処置も力ずくで行なお

西洋古典叢書

月報 166

2022＊第5回配本

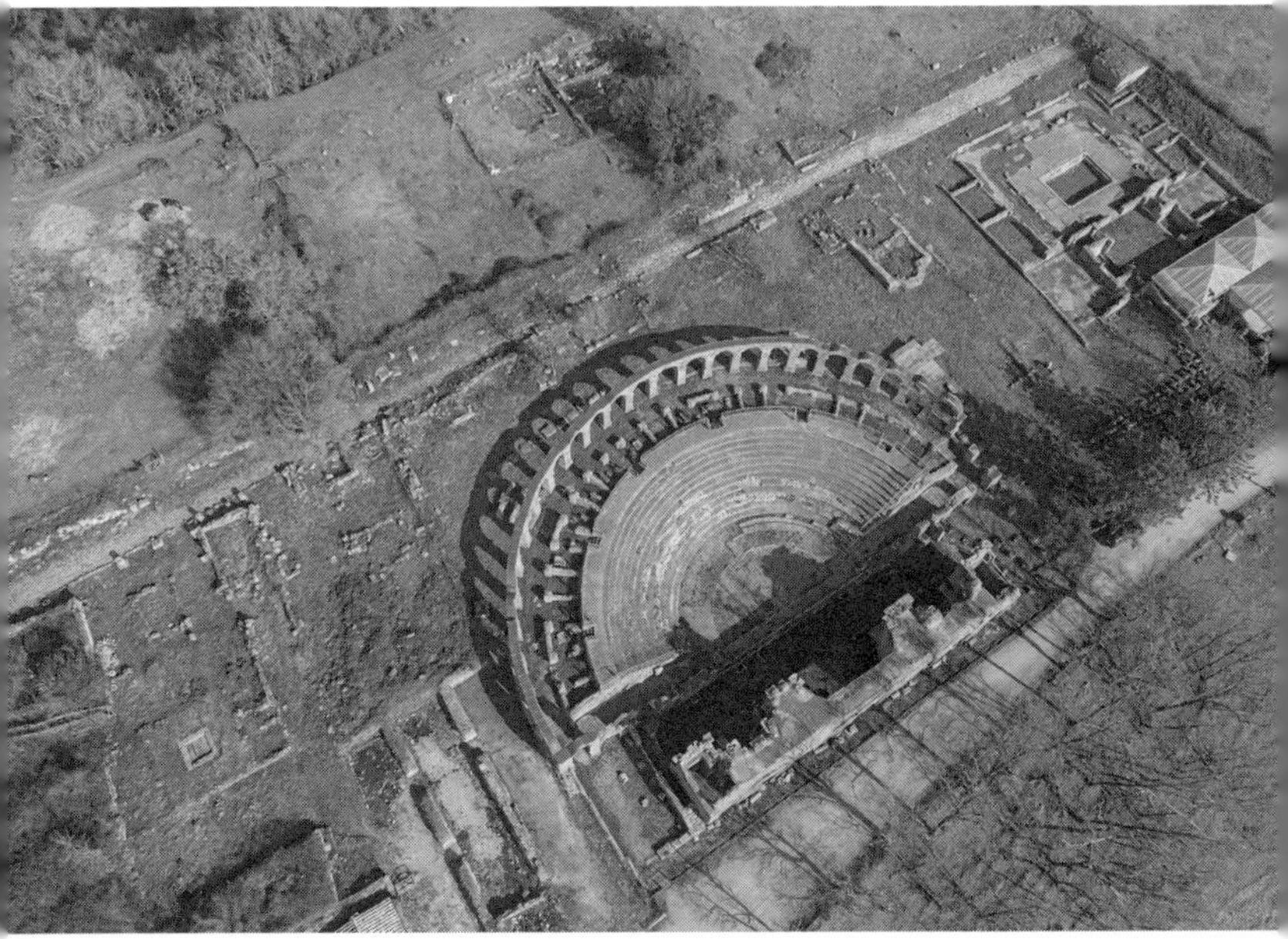

フェレンティウム遺跡

目次

2025年3月
京都大学学術出版会

アスクレピオスへの捧げ物
——安楽死とプラトン哲学

木原　志乃

ソクラテスは死刑判決を受け毒杯を仰いだ。死に行く最後の言葉として彼は「アスクレピオスに鶏をお供えしなければならない。忘れないで供えてくれ」とクリトンへ言い残した（プラトン『パイドン』一一八A）。毒の作用がソクラテスの体を硬直させ、「もうほとんどお腹のあたりまで冷たく」なってきたところで、この言葉を発している。クリトンがそれに応えて「他にはないか」と尋ねた言葉はもうソクラテスには届かず、その後クリトンはソクラテスの目と口を閉じてあげた。プラトンが描写するこの有名な死の見取りのシーンは、何度読んでも胸に迫るものがある。

この場面はしばしば自覚的な死を選んだ患者の見取りと重ねて引用もされてきた。毒ニンジンそのものの作用は決して人体にとって安楽なものではないようであるが、おそらくケシなどの鎮静作用を及ぼすものを混ぜて毒が作られていたのかもしれない。しかし安楽なものとして自ら選ぶ死を美化して描写することは、ある意味で危険なことでもある。最近ではＮＨＫの安楽死ドキュメンタリーの描写にも見られ、まさにその手法がＢＰＯに告発されたことは記憶に新しいし、極端な例で言えばナチスの安楽死プロパガンダ映像にも見られたやり方である。

また、ソクラテスの最後の言葉は、フーコーも指摘するように、「ずっと哲学史における盲点、謎めいた点、小さな裂け目のようなものであり続けた」。ソクラテスが生を終える場面で、なぜ病を癒す医神アスクレピオスへのお供えをするよう言い残したのか、そしてなぜプラトンはそのようにソクラテスの死を描写したのか。伝統的な解釈によれば、生が病であり、死が最終的な癒しだからとされる（Cf. H. Williamson）。そのような解釈を取らずに、いつもどおりのお供えを頼んだとする立場もあり（Cf. D. Gallop）、またソクラテスと弟子たちが誤った言説から免れたことへのお礼だと解する立場もある（Cf. M. Foucault）。ソクラテスの言葉をめぐるプラトンの意図について、諸々の解釈をここで詳しく扱うことはできないが、「病の癒し」というテーマがプラトン哲学にとっていかに重要であったかという点に目を向け、以下では死に行くソクラテスを安楽死肯定の文脈から理解することをめぐって検討したい。

まず、「安楽死」と「自死」は、自覚的に死を選ぶという点では一続きであるが、ここでは両者を慎重に切り分ける必要がある。たとえば死の直前に小カトーはこの対話篇を手にとったとされているし（プルタルコス『小カトー伝』六八―二以下）、三島由紀夫も自死の直前の手紙でこの対話篇を読んでいることが近年明らかになった。しかしプラトンは、死ぬ行為を肯定的に語ったわけではない。自ら死を選ぶことは神への不敬であり――その論理は人間にとってはあくまで秘教的なものであるが――、『パイドン』冒頭で自死はしっかりと禁じられている（六一D以下）。恐れずに死に向かう書、死を美化する書として『パイドン』を読むべきではなく、「よき生」へ向けてロゴスを通しての魂の向け変えの書として読むべきであることは間違いない。まずはこの点を前提としなければならない。

一方、プラトンにおける「安楽死」問題に関しては、別のテクストを参照したい。古代ギリシア語で「安楽死」を意味する「*εὐθανασία*（よき死）」は、アテナイの「医療現場」で用いられる言葉ではなかった（時代的にもやや後になってからの造語で、主にユダヤ・キリスト教関連文献やストア派文献、喜劇文献等にて、形容詞形や動詞形を含め、古典語テクストにおいて四〇例ほど見られてはいるが、ヒッポクラテス文書内で一度も用いられておらず、医療現場で用いられるようになったのは近代以降である）。「終末期の患者が苦しみゆえに自覚的に死ぬことを望む」状態にあったとしても、医療技術的に長く生き続けさせることが不可能な時代においてはアナクロニズム的議論だという指摘もあり、今日の安楽死の議論を古代のテクストに重ねて理解することには慎重であるべきである。そのうえで、回復の見込みがない患者の生を徒らに長引かせるだけの治療に、批判的であったプラトンの見解には注目すべきで、それを医神アスクレピオスの処方としていることも興味深い（「アスクレピオスもまた、……内部のすみずみまで完全に病んでいる身体に対しては、……惨めな人生を徒らに長引かせようとは試みなかった」『国家』第三巻四〇七D以下）。アテナイの実情は、昔はなかったような「贅沢病」（風膨れやカタル）が瀰漫しており、市民たちはさまざまな病名をつけられた病に苦しみ、終始つきっきりで面倒を見られる（同巻四〇五C以下）。この現状を踏まえ、ヘロディコス以降の教養の欠如について嘆かれて、現状の医療が批判されるのである。これに対して、古くから続く「アスクレピオスの流れを汲む［ヒッポクラテス派の］人々」の伝統がプラトンによって高く評価され、よき国家における自らの仕事に従事するために、日々の健康を自ら維持することが重要であるとされる。ここでプラトンが指摘するのは、よき国家における理想的な医のあり方として、各人が他者にすべてを委ねるのでなく、心身を自己管理することが重要であるということである。

プラトンが引き合いに出したヒッポクラテス派に関してはどうだろうか。「ヒッポクラテスの誓い」で「求められても致死薬を与えない」と宣言する言葉は安楽死禁止として援用されることがこれまでにもしばしばあった。しかし致死薬を与えないのは殺人という不正に加担しないための当然の倫理規範であり、終末期に苦しむ患者のことが意図されているかどうかは疑わしい。そして終末期の患者に対して何が危害かはヒッポクラテス医学においてはそのつど「自然（ピュシス）に即して」判断されるものである（ピュタゴラス的な殺傷忌避でないし、キリスト教的な生命尊重主義とも異なる）。それゆえ無理に生かすことを差し控え、ピュシスに即するべきだと判断された場合は、死ぬに任せることとなり、ヒッポクラテス医学においてもプラトンと同様にある意味で消極的安楽死を容認していると見ることができよう。しかしヒッポクラテス派の立場もプラトンの立場も、終末期医療に関しては、「よき死」を容認したり詳論したりするような立場をとっていないことがわかる。どちらも日頃の健康知へ向けての「養生」と「啓蒙」を解くものであり、その限りでは純粋に安楽死の文脈を適用するべきではないであろう。すなわち「よき死」を議論しているというより、重きを置かれているのはむしろ「よき生」であったことを念頭に置く必要がある。

「よき死」の論理は、端的に「よき生」と一続きのものではなく、むしろ「悪い死」（悪い生）の反転としての「よき死」ではないかともしばしば指摘される。すなわち悪い死というイメージが先行してそれを避けるために死に向かう論理を必要とするところに危険なすり替えがあるというのである。安楽に死ねない状況のもとで、何らかの「死なせる行為」によって「安楽な死」を意図的に実現しているのではないか。むしろ「悪い生」に代わる「よき生」を求めることにやはりそのつど立ち返るべきなのかもしれない。「よき死」に縛られ、そこに囚われているのは、自死を肯定したストア派の論理であろう。しかしながら、ストア派においても死を選ぶ自由は「フェニックスよりも稀な賢者」のみ許されてあるとすれば、その死の論理も『パイドン』の秘教的な自死禁止と表裏して、人間にとっては近寄ることもできない遥か高みにあると言える。

以上、簡単であるが、古代ギリシアにおける安楽死の概要と、『パイドン』の死の描写をその文脈で読むべきでないことについての根拠を述べた。さらに指摘しておきたいのは、「健康と病」について、プラトンは「徳と悪徳」や「正義と不正」という魂の問題に結びつけて哲学的に改めて捉え直そうとしている点である（『ティマイオス』八七D。『国家』第四巻四四四B以下参照）。プラトンはある意味で、医学という学問分野が、個々の人々の日常のよき生から逸脱して専門化することへの警鐘を鳴らしてもいるのである。

最後にまた『パイドン』に立ち返れば、プラトン自身がソクラテスの死の場面に居合わせなかったことをあえて自ら「病気だった」（『パイドン』五九B）と語っていることも、このことと関係しているのかもしれない。ある意味で「よき死」へ向かったソクラテスとは異なり、プラトンは死と生のはざまである病の中にあり、その病んだ存在はやはり死への途上にあるわれわれ自身にも重なる。そしてわれわれの病は哲学探究を通して癒やされる必要があるが、さらには死さえもまた、われわれの生において癒されるべきものである。

「全永劫の時のために魂を大切にしなければならない」とプラトンは言う（『パイドン』一〇七C）。魂の永遠性とは、死の語りを通して魂の向け変えを行なうこと、すなわち通常の生を新たに生き直すことの永遠性である。各々がどのような生を選び取るかということを、個々の魂においてそのつど気づいてゆくことが「死の練習」であり哲学活動だからである。その限りでプラトンにとっての死はエピクロスの言うような経験上の空白ではなく、死は生に内包されており、経験しえないものながらも「内なる死」をわれわれは常に生きていると言えるのかもしれない。

（西洋古代哲学・國學院大学教授）

西洋古典と動物(9)

西洋古代史と象(3)

藤井　崇

前回は、ローマ帝政期のギリシア人著作家アルテミドロスの『夢判断の書』を使って、夢に出てくる象の意味を考えた。今回は、アレクサンドロス大王にはじまるヘレニズム期——そこでは、象部隊が頻繁に戦争に用いられた——に立ち返って、プトレマイオス朝の象狩りの様子を紹介したい。

オリエントに支配を確立したヘレニズム期の二王朝のうち、アンティオコス朝が東方で接していたインドでは、象の生け捕りと訓練の技法が確立していた（これについてはいずれ書きたい）。しかし、プトレマイオス朝の本拠地であるエジプトはそうではなく、プトレマイオス一世ソテルが「後継者」たちとの戦争で数十頭規模の象部隊を獲得——前三二一年にペルディッカスから、そして前三一二年にデメオトリオス・ポリオルケテスから——したものの（ディオドロス『世界史』一八・三三—三六、一九・八二・三—四、八四・四）、それを将来にわたって繁殖・維持することも困難だった。また、ヘレニズム期にインドとエジプト・地中海地域との交易が盛んになったが、象を船で運ぶのはほぼ不可能だっただろう。他方、ヘレニズム期を代表する大戦である前二一七年のラピアの戦いでプトレマイオス朝側でも多数の象が用いられたこと、そしてその象が現生最大種のアフリカゾウなのか、それより小型のマルミミゾウなのかという議論があることは、すでに説明したところである（西洋古代史と象(1)）。プトレマイオス王たちは、こうした象部隊を維持するために、アフリカで組織的に象を生け捕り、訓練する方法を発達させていった。

象調達の組織化について、それを本格的に推進したのがプトレマイオス二世ピラデルポスか、三世エウエルゲテスか、あるいは四世ピロパトルかについて、研究者の間で議論があるが、いずれにせよ、プトレマイオス朝の初期から中期にかけて、象の調達方法が整備されていったことに疑いはない。まず、象調達の基地として、二世ピラデルポスの時代に、サテュロスなる者がピロテラ（スエズ湾口の南およそ一二〇キロメートルの西岸に位置？）を建設したことが知られている（ストラボン『地理誌』一六・七六九）。そのしばらくのちに、今度はエウメデスという人物がピラデルポスに派遣され、プトレマイス・テロン（「（おそらく象）狩り」のプトレマイス）を作った（同・七七〇）。スエズ湾口の南、およそ一一〇〇キロメートルのところと推定される。この二つの基地のほぼ中間地点に、ピラデルポスは紅海交易の拠点となるベレニケを建設し、これを街道でナイル川と結んだ。生け捕った象は、紅海を「象運搬船（エレパンテゴス）」でベレニケへと運ばれ、そこから街道とナイル川を通って、王と軍隊のもとへ届けられたのである。以上の三拠点すべてが、プトレマイオス朝の王家・王族の名を持っていることは興味深い。新都市が建設者の権力を示すために名づけられるのは、アレクサンドロスの時代からローマ帝政期にかけて共通する慣習である。象調達は、プトレマイオス朝の国家プロジェクトとして進められたのだった。プトレマイス・テロンのさらに南のアドゥリス出土として伝えられる刻文は、三世エウエルゲテスの事績として、「大王は、歩兵、騎兵、艦隊、象とともに、アジアへと遠征した。トログロデュタイ人の地とエチオピアの産のこれらの象は、父王と大王がはじめてこれらの土地で狩り、エジプトに連れ帰ってのちに、戦争に使うよう装備を整えたのだった」と、王権と象調達を印象深く関連づけている。

もちろん、王朝の象調達のプロジェクトは、エジプトではマイノリティだったギリシア・マケドニア系の人々だけでは実現不可能だったと思われる。前二二四年のものとされるあるパピルス（ファイユム出土？）に、マンレスなるエジプト系の名前を持つ人物が、象調達の拠点に駐在する仲間に宛てたギリシア語による書簡が残されている（TM 7473）。この書簡でマンレスは、補給物資を積んだ象運搬船が沈没したこと、しかし交代要員と物資の準備が進んでいることを述べ、任期も残りわずかとなったと辺境の基地で任務にあたる仲間たちを励ますと同時に、船の沈没による穀物相場への影響のほどを尋ねている。王朝の華々しい象調達の裏側を示す、得難い史料である。

プトレマイオス朝の象調達のネットワークは、紅海北部から南部へと拡大し、さらにはアデン湾の出口にあたるソマリアのグアルダフィ岬にまで伸びていたと推定される。ストラボンは、この地域について、「ピュタンゲロスの象狩場」や「リカスの象狩場」という地名を伝えている（『地理誌』一六・七七三―七七四）。プトレマイオス朝が紅海北部を遠く離れたところに象調達の拠点を設けなければならなかった大きな理由として、近場の象を狩り尽くしたことが想定される。古代の自然破壊の一例である。

（西洋古代史・京都大学准教授）

西洋古典叢書

［2022］全6冊

★印既刊　☆印次回配本

●ギリシア古典篇

ガレノス　身体諸部分の用途について　2★　坂井建雄・池田黎太郎・福島正幸・矢口直英・澤井　直 訳

テオプラストス　植物誌　3☆　小川洋子 訳

ホメロス　オデュッセイア★　中務哲郎 訳

●ラテン古典篇

ケルスス　医学について★　石渡隆司・小林晶子 訳

シーリウス・イタリクス　ポエニー戦争の歌　1★　髙橋宏幸 訳

ボエティウス　哲学のなぐさめ★　松﨑一平 訳

●月報表紙写真――田園風景を眺めながら、ヴィテルボから車で一五分ほど進んだところに、フェレンティウム遺跡はある。わたしが訪れたときには誰もいなかったが、たくさんの人懐っこい猫たちが迎えてくれた。

フェレンティウム（現フェレント）はローマの北西八八キロメートルに位置する。エトルリア人によって建設され、アウグストゥスの時代には自治都市として栄えた。

かつての栄華を彷彿とさせるローマ劇場は、いまも美しく残る。舞台は長さ約四〇メートル、半円形のオルケーストラーの直径は二八メートル。大部分はレンガ造りだが、基礎には地元産の火山砕屑岩《さいせつがん》を用いている。この劇場は、ウィトルウィウスが『建築書』で記した理想的な構造にしたがって設計されているという。

いまは失われてしまったが、サルス神殿とフォルトゥナ神殿があったらしい。後六五年、スカエウィヌスがその神殿から盗んだ短剣で、ピソたちと共謀し、皇帝ネロの暗殺を試みた（タキトゥス『年代記』一五）。だが安全《サルス》にも幸運《フォルトゥナ》にも恵まれず、陰謀は失敗に終わった。

（写真・文／河島思朗）

うとしてはならないが、皮膚が自らの意志のように、引っぱる力についてくるかぎりは有効である。たいていの場合、留金では傷が少し開いたままになるものだが、縫合は傷の縁を密着させてしまう。そこで、縁が互いに全部密着してしまわないようにしなければならない。そして、内部に体液が生じてきたときに、そこから流れ出るようにしておく。

二三E　これらの処置のうち、どれも受け入れられない傷であったとしても、とにかく洗浄はしなければならない。すべての傷に対して、まず酢に浸して絞った海綿をあてがうべきである。もし酢の刺激に耐えられないようなら、ワインを用いるべきである。軽い傷にも、冷水に浸けて絞った海綿をあてがうと効果がある。どんなやり方であてがっても、湿っているあいだは効果がある。それゆえ、乾燥してしまわないようにしておかなければならない。

二三F　外国産の薬とか、特別に選ばれた薬とか、複雑に調合された薬がなくても、傷の治療はできる。しかし、患者が頼りなく思うならば、薬をあてがってあげるのもよい。その薬は、先に述べた[2]、まだ血だらけの傷に当てる薬の材料で作るが、硬脂は除く。なかでもとくに、肉の傷であるならばバルバルムがよい。また、腱筋や関節、耳とか唇のように突出した部分であるならば、ポリュイデスのスプラーギースがよい。緑色のアレクサンドリア膏も腱筋には適している。突出部には、ギリシア人がラプトゥーサと呼んでいるものがよい。

(1) *ἀγκτήρ*.

(2) 本巻第十九章一―六。

二三G　打撲を負ったときには、[1] 皮膚の裂け目はかなり小さめなのが普通である。そのような状態のとき、メスで傷口を広く開けるのは悪いことではない。ただし、筋肉や腱筋が近接していない場合に限る。それらを切ってしまうと不都合だからである。傷口が十分に裂開しているときには薬をあてがうのがよい、しかし打撲の場合、傷口があまり開いていないからといって、あまり大きく開けるのは腱筋や筋肉のためによくない。穏やかに体液を引き出すような薬を適用すべきである。そのなかでもとくに、先述した[2]リュポーデースと呼ばれているものがよい。

二三H　どこであろうと傷が重い場合には、有効な薬をあてがい、さらにその上からまわりに、酢と油を染み込ませた羊毛を置くのがよい。負傷した部分が柔らかい部分であれば、穏やかに抑えるパップ剤がよい。腱筋や筋肉のある部分であれば、軟化させるようなパップ剤がよい。

二四A　傷を縛る包帯[3]は亜麻布製が最も適しており、一回巻いたときに、傷を覆うだけでなく、傷の縁を両側から包み込むことができるようなくらい幅が広いとよい。傷の片方の縁から肉が多く落ちている場合には、もう一方の側から縁を引き寄せるのがよい。両側が同じ程度であれば、縁と交差するように包み込むのがよい。あるいは、包帯が傷の形状に対応できない場合には、まず包帯の真ん中をあてがっておいて、それから両側の部分を引き寄せる。二四B　その際、包み込むように縛るべきで、締めつけるようにしてはならない。ちゃんと包み込むようにしないと外れてしまうし、あまり締めつけていると癌〔悪性潰瘍〕になるおそれが出てくる。冬には何周も包帯を巻かなければならないが、夏には端をピンで留められる厚さにだけ巻いておけばよい。結び目は、傷口から離れたところに作らないと、潰瘍を悪化させる。

二四C　ところで、内臓に対する特殊な治療法を探究するためには、次の点もまた心得ておくべきである。内臓については、すでに述べたとおりである。(4)創傷そのものは、外側で、縫合やその他、薬の類で治療するべきである。しかし内臓においては、肝臓や脾臓や肺の一部、厳密にはごく末端の一部がはみ出しているときに、それを切り離す場合を除いては、何も動かすべきではない。とにかく、内部にある傷は、前巻で述べたとおり、(5)個々の内臓器官に適している摂生法の規則や薬が癒してくれるであろう。

二五A　さて、第一日目には、すべき処置を施してから、患者を寝台に寝かせる。重傷である場合、炎症が生ずる前には、体力が許す程度に食事を制限するべきである。飲み物は、温めた水を渇きが癒される程度まで飲む。夏には、熱や痛みがなければ冷たい水でもよい。

二五B　しかし、どんな決まりごとも普遍的ではなく、つねに体力に応じて判断すべきである。虚弱体質の人は、すぐに食事をとる必要はなく、もちろん身体を養うだけの軽いものをごく少量とればよい。また、多

(1) ここの打撲の記述には luxata は用いられていない。第七巻第一章参照。
(2) 本巻第十九章一五。
(3) 包帯の巻き方について、『骨折について』四参照。
(4) 内臓や消化器官などの位置関係については第四巻第一章一一一三。それらの創傷と予後については本巻第二十六章八一一九参照。
(5) 内臓の摂生法的治療については第四巻第十四章―十七章。

くの人が出血で気を失ってしまうので、治療の前にワインで活気づけておかなければならない。ただし飲酒は、ほかの面では傷に有害である。

二六A　傷が腫れすぎるのは危険であるが、まったく腫れないのが一番危険である。[1]前者は大きな炎症が生じている証拠であり、後者は身体組織が死んでいることを示す。さて、負傷直後から患者が意識を保っているならば、また続いて発熱しなければ、傷が速やかに治ると考えてよい。大きな傷の場合、炎症が生じているあいだは、熱が続いていても、その熱は心配しなくてもよい。だが、軽い傷に熱が併発したり、炎症の時期が過ぎても続いたり、譫妄状態を引き起こすような熱は有害である。また、傷が原因で起こる腱筋の硬直や痙攣が熱を終わらせない場合も、その熱は有害である。[2]

二六B　胆汁の嘔吐が不随意に、あるいは傷を負った直後や、炎症が続いているあいだに生ずるのは、腱筋やその付近を負傷したときに限っては、悪い徴候である。人為的な嘔吐は、とくにそれを習慣としていた人にとっては不利益なものではない。しかし、食後すぐにとか、すでに炎症が生じているときや、上半身を負傷した場合には行なってはならない。

二七A　二日間にわたって、傷の処置をしたら、三日目には、包帯をとって、冷水で希薄腐敗膿を洗い流し、再び同じように包帯や薬剤をあてがう。五日目には、炎症がどの程度のものになるかが、はっきりしてくる。再び包帯を外した日には、色を観察する。青黒かったり青白かったり、斑だったり、黒ずんでいたりする場合には、傷が悪い状態にあると考えることができる。つまり、これが観察されるたびに、心配することになる。潰瘍は、白いか赤味がかっているのが一番よい。また、皮膚が硬くなったり厚くなったり痛かったりするのは、危険を示している。

二七B　よい徴候は、皮膚が痛みもなく、薄く、柔らかいことである。傷が癒合し、腫れも軽いならば、初日に行なったのと同じように薬剤や包帯をあてがう。炎症が激しく、癒合する望みがないときには、膿を引き出すようなものを施す。やがて、温水の使用も必要となってくる。温水罨法は、病的物質を散らし、硬化を柔らげ、膿を引き出す。温水は、手を浸すのにちょうどよい温度にし、腫れが幾分か引いて、潰瘍の色がかなり自然の色に戻ってきたと思われるまで、ずっと続ける。

二七C　この温水罨法のあとに、傷が広く開いていなければ、すぐに硬膏を塗るべきである。とくに大きな傷の場合には、テトラパルマコンがよい。関節や指、軟骨の周囲の傷にはリュポーデースがよい。もし傷口が大きく開いてしまったら、同じ硬膏をイリス軟膏で液状にし、それを亜麻布に塗り、傷に沿ってあてがう。次に、その上に硬膏を塗り、またその上に、未脱脂の羊毛を乗せる。包帯は、最初のときよりも締めつけないように巻く。

二八A　関節の場合は、特別に注意すべきことがある。関節を繋いでいる腱筋が切られてしまうと、その後その部分は無力化してしまうからである。この疑いがあり、傷が鋭利な刃物によるものならば、横断する傷のほうがむしろ好都合である。鈍くて重い刃物による傷の場合は、形による差異はないのだが、膿が関節の上から生じているか、下から生じているかを観察しなければならない。もし下から、白くて濃い膿が絶えず

（1）『箴言』第五章六六、『流行病』第二巻第三章一八参照。

（2）『箴言』第二章二六参照。

流れてくるならば、腱筋が切れていることは間違いなく、その量が多ければ、それだけ強い痛みと激しい炎症が、それだけ早い時期に引き起こされる。

二八B　しかし、たとえ腱筋が切り離されていなくても、周囲がしばらく硬く腫れたままであるならば、潰瘍が長引き、治癒してからも腫れが続くことは必至である。そして将来的には、その手足は伸ばしたり縮めたりするのに時間がかかるようになるであろう。また、曲げたまま治療を受けていた場合、それを伸ばすのにかかる時間は、まっすぐ伸ばしたまま治療を受けた場合に曲げるのにかかる時間より、長くなる。負傷した手足は、ある一定の法則に従って位置を決めなければならない。二八C　すなわち、癒合させなければならないときには、上に持ち上げた状態にする。炎症を起こしているならば、どちら側へも曲げてはならない。すでに膿が流れ出していたら、下に傾けるようにする。最もよい薬は安静にすることである。治ってしまわないうちは、動かしたり、歩いたりすることは不適当である。が、下肢に負傷した人に比べれば、頭や腕に負傷した人では、それほど危険ではない。大腿や脚や足に怪我をした人にとっては、歩くことはまったく有益ではない。

二八D　患者が寝ている場所は、暖かくしておくべきである。入浴は、傷がきれいになるまでは、最も有害な行為の一つである。なぜなら、それは傷口を濡らし、不潔にし、癌に移行するのを助長するからである。軽いマッサージを適用するのは有効であるが、傷から離れた部分に行なうべきである。

二九　炎症が治まったら、傷を浄化すべきである。それは、ハチミツに浸した亜麻布で行なうのが最もよく、その上に、同じ硬膏［テトラパルマコン］か、エンネアパルマコンという硬膏を塗る。そうして潰瘍が赤くなり、乾きすぎても湿りすぎてもなくなったら、やっと潰瘍は浄化されたことになる。他方、感覚がないとか、不自然な感覚があるとか、乾きすぎていたり、湿りすぎていたり、白っぽかったり、青白かったり、青黒かったり、黒ずんでいたりする潰瘍は浄化されていない。

三〇A　傷が浄化されると、続いて肉が増殖してくる。そうなると、温水が必要になるのは希薄腐敗膿を取り除くためだけとなる。わざわざ脱脂していない羊毛を用いる必要はなく、脱脂した羊毛を巻くほうがよい。傷口を充填させるためには、薬剤もまた役に立つ。このためには、バターにバラ油と、ごく少量のハチミツを加えたようなものを適用するのがよい。あるいは、同じくバラ油を混ぜたテトラパルマコン、あるいはバラ油に浸した亜麻布もよい。

三〇B　一方、さらに有益なのは、たまの入浴と、よい液汁を含む滋養のある食材のうち刺激物をいっさい除いたほとんどのものである。すなわち、鳥、獣、茹でたブタも与えることができる。すべての場合、熱や炎症があるあいだは、ワインは有害である。同様に、腱筋や筋肉に負傷した場合、さらに肉の深いところまで傷を受けた場合には、瘢痕化するまでワインは有害である。しかし、傷が表の皮膚だけで、安全な種類に入る傷の場合、ワインは、あまり古いものでなく、かつ適度な与え方をすれば、肉の増殖にも役立てることができる。

三〇C　ある場所を柔軟化させる必要があれば、蠟も傷の上に用いるとよい。柔軟化は、腱筋や筋肉のある場所では不可欠である。肉が盛り上がりすぎた場合、乾いた亜麻布は、適度にそれを抑えてくれる。銅のスケールは、もっと強力に作用する。さらに大きく盛り上がり、取り除かなければならない場合には、さらに強力な、身体組織を侵食させるような薬剤を適用しなければならない。[1] 以上、すべてが済んだら、干しブドウワインか乳汁で柔らかくしたリュキウムで、あるいは乾いた亜麻布それだけを当てることで、適宜に瘢痕化を促す。

三 A 以上が、成功する治療の手順である。しかし、実際には何らかの危険に陥るのが常である。すなわち、しばしば潰瘍が慢性化し、厚皮化し、厚くなった傷口の周りが青黒くなる。このようになった後では、どんな薬を投入しても効果はあまりない。潰瘍にこのようなことが起こるのは、たいていの場合、ぞんざいな治療を施した結果である。ときには、炎症が激しすぎたためとか、異常に暑いせいとか、あまりに寒すぎるためとか、傷を強く締めつけすぎたためとか、身体が年老いていたせいとか、体調不良のせいとかで、癌がはびこってしまう。三 B この癌は、ギリシア人たちによっていくつかの種類に区分されているが、われわれの語彙にはない。

あらゆる癌は、それが占めている部分を破壊するだけでなく、さらに広がっていくものである。では次に、それぞれの徴候をもとに癌を区別してみよう。炎症の上に、赤味が潰瘍を取り巻いて、痛みを伴って広がっていく場合（ギリシア人たちはエリュシペラス[3][丹毒]と呼んでいる）がある。ほかには、肉が壊死していくために潰瘍が黒く、腐敗することで激しく癌が増殖する。その際、傷は湿っており、黒い潰瘍からは青白く悪臭のする体液が出て、肉芽も壊死している。三 C ときには、腱筋や膜が麻痺したり、消息子を挿入すると横や下へと通ってしまうこともある。この疾患はときどき骨にも及ぶ。またときには、ギリシア人たちがガングライナ[4]と呼んでいる癌が生じる。前述した癌の症状は体中場所を問わず生じるが、ガングライナは

第 26 章　338

手足の突出部、すなわち爪、あるいは腋窩や陰部に生じる。また一般に、老人や体に不調を抱えている人に生じる。潰瘍の中の肉は黒ずんでいるか青黒い色をしているが、やがて乾いていて干からびてくる。すぐに近くの皮膚は、ほとんどの部分が黒ずんだ膿疱だらけになる。それに続いて近い部分は、青白いか青黒い色で、一般にしわだらけで、無感覚である。少し離れた部分の皮膚は炎症を起こす。三一D　そして、これらすべてが同時に広がっていく。潰瘍は、膿疱の場所へ、膿疱は青白かったり青黒かったりした場所へ、青白さや青黒さは炎症のあるところへ、炎症はまた健全なところへと移動していく。三一E　そうしているあいだに、次は、急な発熱と異常な渇きが生じる。何人かは譫妄状態に陥る。たとえ患者が意識を保っていても、どもってしまうので自分の感覚を述べることもなかなかできない。胃も冒されはじめ、息そのものが悪臭を放つ。この病気は初期には治療を受けつけるが、完全に定着してしまうと治しようがない。大部分の患者は、

---

(1) 本巻第六―八章。

(2)「癌」という訳語を当てた語は cancer であるが、ケルススにおいては、現代医学で言ういわゆる癌（悪性腫瘍）を含む、かなり広い範囲の病気を指している。主に、腐食腫（腐食性の悪性潰瘍）、丹毒、壊死、壊疽などが挙げられる。内臓の癌にはほとんど触れられていない。さらにケルススが述べているように、ローマ人とギリシア人とでは分類の仕方や語彙が一致していなかったので、より複雑でわかりにくい用語になっている。

(3) *ἐρυσίπελας*, 一般的には「丹毒」を指し、ラテン語の ignis sacer「聖なる火」にあたるとされるが、両者はケルススでは対応していないと考えられている。

(4) *γάγγραινα*, 壊疽。

冷たい汗をかきながら死亡する。

三二　以上の危険が創傷には起こる。そこで、潰瘍が長引いているならメスで切るべきである。潰瘍の縁も切り取るべきで、さらにその縁の上の青黒くなっているところもすべて、同じように切除すべきである。潰瘍のなかに治癒の妨げになる脈瘤がある場合、それも切除する。血液が流出し、できたばかりの傷のようになったら、新しい傷のところで[1]説明したのと同じ治療を適用すべきである。患者がメスを用いることを嫌がった場合には、ラダヌムで作った硬膏で治療することもできる。そして、潰瘍が薬剤の下で侵食されたら、瘢痕化を促進する硬膏を用いる。

三三A　さて、エリュシペラスと呼ばれていると述べた癌は、傷に併発するだけでなく、傷のないところにも生ずることがよくある。ときには、かなり危険を伴うことがあり、とくに頚や頭の周りにできた場合が危険である。体力的に耐えられるならば、瀉血をすべきである。次に、止血剤と冷却剤を同時にあてがう。とくに、鉛白をイヌホオズキの汁に混ぜたもの、あるいはキモロスの白亜土を雨水に入れたものがよい。または、同じく雨水で練った小麦粉にイトスギを混合したもの、また身体がかなり弱い場合には、レンズ豆の粉を用いて作ったものがよい。三三B　薬剤をあてがったら、ビートの葉で覆うか、冷水で湿らせた布片を上から被せる。冷却剤がそれだけではあまり効き目がなかったら、以下のものを調合する。硫黄一デーナーリウス、鉛白とサフランを各一二と二分の一デーナーリウス。これらをワインとともに擦り潰し、そこに塗布する。あるいは、もし皮膚が硬くなっていたら、擦り潰したイヌホオズキの葉をブタの脂肪と混ぜて布に塗り、上に被せる。

三三C　黒色化した部分があっても、まだ広がっていない場合には、腐敗した肉を穏やかに腐食してくれる薬をあてがい、潰瘍がきれいになったら、他のときと同様に手当てする。腐敗した部分がかなり大きく、すでに進行し広がっていた場合には、より強力な腐食剤が必要となる。それでも全然効果がない場合には、その部分を体液が出てこなくなるまで焼灼すべきである。焼灼の場合、乾燥した状態になれば健全な状態になったといえる。三三D　腐敗した潰瘍を焼灼したあと、生きている肉の組織から、ギリシア人たちがエスカラ(2)と呼ぶ痂皮《かさぶた》を溶かすような薬を上からあてがう。痂皮が消失したら、とくにハチミツと樹脂で潰瘍を浄化する。また化膿を治療する別の薬でも浄化することができる。同じ方法で、回復するまで続ける。

三四A　ガングライナ［壊疽］は、たとえ発症してしまっても、まだ大して広がっていなければ、治療はさほど難しくない。とくに若い身体はそうである。また、筋肉が健全である場合、腱筋が無傷であるか損傷が軽く、大きな関節が剥き出しになっていない場合、あるいは、その場所に肉が少なく、腐敗している部分が少なくてすんだ場合、また疾患がその場だけに留まっている場合には、比較的治療しやすい。

三四B　最も起こりやすいのは指である。このような場合、体力があれば、まず最初にすべきことは瀉血である。次に、乾燥しているところすべて、およびひきつりによって悪くなっているすぐまわりの場所を、そこ（健康な身体組織のところ）まで切る。患部が広がっているあいだは、化膿を促進させる傾向の薬剤は適用すべきでない。同じく、温水も使ってはならない。重い薬剤もまた、たとえ［炎症を］抑える薬剤であっ

（1）本章二一。　（2）*ἐσχάρα*.

ても適当ではない。この場合には、できるだけ軽いものがよい。炎症が生じたら上に冷却剤を用いるべきである。

三四C　病変をさほど抑止できない場合、健康な部分と冒されている部分のあいだを焼かなければならない。とくにこのような場合には、助けを薬剤ばかりに求めるのでなく、摂生法にも頼るべきである。なぜなら、この病害は、怪我をした身体や病気にかかった身体に限って生じるからである。それゆえ、まず最初に、虚弱で耐えられない場合を除いて、絶食を行なうべきである。そのあとで、まず胃腸の、そしてさらに身体全体の調子を高めるような飲食物、ただし軽いものを与える。その後、病害が治まったならば、傷の上に、腐敗した潰瘍のところ[1]で述べたのと同じ薬剤を置く。三四D　そうすれば、中程度の滋養のある食材で作った食事を、量も十分に与えられるようになる。ただし、胃腸や身体を乾燥させるような食事に限る。冷たい雨水も与える。入浴は、健康が確実にもとに戻るまでは有害である。入浴によって傷が柔らかくなってしまうと、すぐに再び同じ病害におそわれる。ときにはあらゆる治療法が何の効果もあげないで、結局、癌が広がるということもある。そのような状況では、身体の他の部分を守るために痛ましい方法が一つだけ残されている。すなわち、徐々に死んでいく手足を切断するのである。

三五A　以上が、最も重度の傷の治療法である。しかし、皮膚は健全でも内部が損傷を受けている場合の治療法も無視できない。そのほか、削られたり擦りむいたりした場合、あるいは刺が身体に突き刺さった場合、あるいは狭いけれど深い傷がある場合などである。

最初の場合には、ザクロの外皮をワインで煮て、中身の部分は擦り潰してバラ油から作った蠟を混ぜ、皮膚の上に乗せる。次に、皮膚そのものが荒れていたら、穏やかな薬剤、たとえばリパラのような薬剤を塗る。

三五B　皮膚が削られたり擦りむけたりした場合、テトラパルマコンという硬膏をあてがい、食事は量を減らし、ワインは控える。さほど深くない傷だからといって、これを侮ってはならない。実に、このような場合から、しばしば癌が生じてくるからである。しかし、損傷がかなりわずかで、部分的にも狭い場合には、同じ軽い薬剤で十分間に合わせることができる。

刺は、できるなら手で、あるいは刃物を使って除去すべきである。しかし、刺が細かく砕けていたり、深くもぐっていたりして、うまくできないようなときには、薬を使って引き寄せる必要がある。三五C　刺を引き寄せるのに最適なのは、アシの根で、もし柔らかければ、すぐに擦り潰してあてがう。もし堅いようなら、あらかじめ蜂蜜ワインで煮ておく。蜂蜜ワインには必ずハチミツあるいはそれと一緒にアリストロキアを加えなければならない。刺のなかで最悪なのもアシである。というのも粗いからである。同程度の障害がシダでも起こる。しかし両者とも、擦り潰され塗られるときには、互いに薬になることが、経験から知られている。(2) 刺を引き寄せる作用を持つ薬剤は、いずれもあらゆる刺に同じ効果を持つ。

同じ薬剤は、深くて狭い傷にも最適である。とくに前者には、ピロクラテスの硬膏が、後者にはヘカタイオスの硬膏が役に立つ。

（1）本巻第二十六章三三C。

（2）刺抜き薬としてのアシについては、プリニウス『博物誌』第二十四巻八五―八七参照。

三六A　瘢痕を形成する時期がきた傷は、どんな傷でもまず潰瘍部が浄化され、新しい肉で満ちている必要がある。そこで始めに、冷水に浸けた亜麻布を、肉が増殖しているあいだ、あてがう。次に、増殖が抑えられるべき時期に至ったら、乾いた亜麻布を、瘢痕が形成されるまで当てておく。それから、錫[1]を上に縛って当てるが、それは瘢痕を抑えて、なおかつ健康な身体の色にできるだけ近くなるようにするためである。

三六B　同様に、野生のククミスの根も効能がある。また同じく次のものを含む薬剤もよい。エラテリウム一デーナーリウス、密陀僧二デーナーリウス、軟膏[2]四デーナーリウス。以上をテレビン樹脂に入れながら、全体が硬膏の濃さになるまで混ぜる。また緑青、洗った鉛を同量ずつ混ぜ合わせ、同量のバラ油でまとめあげたものは、黒い瘢痕を穏やかに浄化する。顔に使える薬剤は瘢痕にも塗ってもよい。また身体の他の部分に適用できる薬剤も、硬膏としてあてがうことができる。

三六C　ただし、瘢痕が盛り上がりすぎたり凹んだりしているからといって、外見をよくするためだけに、再び痛い思いをするとか薬剤を用いたりするのは馬鹿げている。そういう理由でなければ、どちらの場合も治すことは可能で、実際どちらの瘢痕も、メスを入れて潰瘍化することができる。しかし患者が薬剤のほうを好むならば、身体組織を侵食するような薬剤に効果がある。皮膚が潰瘍化したら、盛り上がった肉の上に侵食剤を適用し、凹みの上には増殖剤を適用する。どちらも潰瘍部分が健康な皮膚に等しくなるまで行なう。そして、その後に瘢痕の形成を導く。

第二十七章　中毒について

お手数ですがお買い上げいただいた本のタイトルをお書き下さい。

（書名）

■本書についてのご感想・ご質問、その他ご意見など、ご自由にお書き下さい。

■お名前

（　　歳）

■ご住所

〒

TEL

■ご職業

■ご勤務先・学校名

■所属学会・研究団体

■E-MAIL

●ご購入の動機

A.店頭で現物をみて　B.新聞・雑誌広告（雑誌名　　　　）
C.メルマガ・ML（　　　　）
D.小会図書目録　E.小会からの新刊案内（DM）
F.書評（　　　　）
G.人にすすめられた　H.テキスト　I.その他

●日常的に参考にされている専門書（含 欧文書）の情報媒体は何ですか。

●ご購入書店名

都道府県　　市区町　　店名

※ご購読ありがとうございます。このカードは小会の図書およびブックフェア等催事ご案内のお届けのほか、広告・編集上の資料とさせていただきます。お手数ですがご記入の上、切手を貼らずにご投函下さい。

各種案内の受け取りを希望されない方は右に○印をおつけ下さい。　案内不要

郵便はがき

料金受取人払郵便

6	0	6	-	8	7	9	0

左京局
承認
1063

(差出有効期限
2025年9月30日
まで)

(受取人)

京都市左京区吉田近衛町69
京都大学吉田南構内

京都大学学術出版会
読者カード係 行

▶ご購入申込書

書　名	定　価	冊　数
		冊
		冊

1．下記書店での受け取りを希望する。

都道府県　　市区町　店名

2．直接裏面住所へ届けて下さい。

お支払い方法：郵便振替／代引　　公費書類（　　）通　宛名：

送料
ご注文 本体価格合計額　2500円未満:380円／1万円未満:480円／1万円以上:無料
代引でお支払いの場合　税込価格合計額　2500円未満:800円／2500円以上:300円

京都大学学術出版会
TEL 075-761-6182　学内内線2589 / FAX 075-761-6190
URL http://www.kyoto-up.or.jp/　E-MAIL sales@kyoto-up.or.jp

一Ａ　創傷について、とくに武器によって加えられるような傷については述べた。続いて、咬まれた傷について――ときには人間、ときにはサル、ときにはイヌによって、またしばしば野生動物やヘビによって咬まれたときの傷について述べよう。すべての咬傷は、たいていの場合何らかの毒を伴う。それゆえ、重い傷であれば、吸玉で吸引しなければならない。軽い傷であれば、すぐに硬膏を、とくにディオゲネスの硬膏をあてがわなければならない。一Ｂ　それが手元にない場合、咬傷に効くと紹介した硬膏(3)の中からどれかを用いる。それらもなければ、緑色のアレクサンドリア膏もよい。もし、これさえもなければ、新しい傷に適用する薬剤の中から、油っぽくないものを用いる。塩もまた咬傷の薬となり、とくにイヌによる咬傷にはよく、手の傷には塩をかけ、指二本でその上を叩くとよい。毒を排出させるからである。また、塩漬けのものを傷の上に縛って固定するのも有効である。

二Ａ　しかし、とくにイヌが発狂していた場合には、吸玉でその毒を吸い出さなければならない。次に、その場所が腱筋や筋肉のあるところでなければ、傷を焼灼する。焼灼ができない場合には、瀉血も患者に

（1）テクストには plumbum album とあり、直訳すると「白い鉛」であるが、鉛白のことではなく、錫を指すのではないかと考えられている。ケルススは鉛白には cerussa を用いている。

（2）ここの「軟膏」は、第四巻第十六章四のミュロバラノスを用いた軟膏を指すとの説がある。なお、四デーナーリウスでなく、七デーナーリウスと読む版もある。

（3）本巻第十九章二〇―二二。

とって悪くない。焼灼した後には、他の焼灼のときに用いたのと同じ薬剤を傷の上にあてがう。火熱を当てられなかった傷には、強力な侵食作用のある薬剤をあてがう。以上の後では、とくに新しい教えはなく、すでに上で述べた方法(1)で肉を増殖させ、健康な状態へと導くべきである。

二B　ある人々は、狂犬に咬まれた患者をすぐに浴室へ連れていき、そこで体力の許すかぎり発汗させる。傷が大きく開けば開くほど、そこから毒が滴り落ちるからである。次に、あらゆる毒に対抗力のある生のワインを大量に投与する。これを三日間にわたって行なったら、患者は危険を脱したと考えてよい。

二C　処置がずさんだった場合、このような傷からは恐水病（ギリシア人たちはヒュドロポバースと呼んでいる(2)）が生じるのが常である。この病気は、最も悲惨な病気の一つで、患者は渇きと水への恐怖に同時に責めさいなまれる。このように苦しんでいる者にとって希望はあまりない。しかし、一つだけ治療法があって、それは患者に気づかれないように、つまり彼の目に水が触れないようにしておいて、水槽へ投げ込むことである。患者が泳ぐ術を知らなければ、溺れさせて水を飲むにまかせたり引き上げてやったりし、泳ぎを知っていれば、ときどき水に沈めて、無理やりでも腹いっぱい水を飲ませる。このようにして、渇きと水への恐怖を同時に解消する。

二D　ところが、別の危険が続いて起こる。すなわち、冷たい水の中で苦しめられ衰弱した身体が、痙攣によって破滅させられてしまうかもしれないのである。このようにならないために、水槽から上がったら、すぐに温かい油の風呂に浸からせる。なお、解毒剤は一番目に挙げたもの(3)を、それが手元になければ他のものを、患者が水を怖がらなくなったら、水に入れて飲むように与える。苦味のために飲みにくいのなら、ハチミツを加える。病気［水への恐怖］がまだ患者を支配していたら、丸薬にして飲み込ませることも可能である。

三A　ヘビの咬傷に対して必要とされる治療法には、あまり大きな違いはない。たとえヘビ毒に対する先人たちの治療法が非常に多種多様で、それぞれの種類の毒ヘビに対してそれぞれの別の種類の治療法を作り出し、さらに別の人はまたそれぞれ別の方法といった具合であっても、あらゆる場合にとくに有効なのは、同じ方法なのである。すなわち、はじめに手や足を傷の上方で縛るのだが、あまり強く締めつけすぎず、麻痺させない程度にする。それから毒を吸い出す。これには吸玉が最も有効である。毒に汚染された血液をより多く出すために、あらかじめメスで傷口の周りを切っておくことも適切である。

三B　吸玉が手元にない場合、このようなことはめったにないだろうが、その際には何でもいいから似たような容器で同じことができる。それさえもない場合には、人間が応用される。つまり、傷口を口で吸うのである。誓って言うが、プシュリ族(4)と呼ばれる部族にしても、何か特別な知識を持っているというわけではなく、経験そのものに裏打ちされた勇気があるだけである。またたとえば、ガリア人がよく用いている狩猟用

(1) 本巻第二十六章二〇。
(2) 「恐水病」と訳したのは timor aquae（水への恐怖）で、ギリシア語の ὑδροφόβας も同じ意味。狂犬病のこと。
(3) 本巻第二十三章一B。
(4) アフリカには、毒ヘビに対抗する毒が身体にそなわっているとか、蛇つかいの術を使えるとかから尊敬されていた民族や部族が複数いたと伝えられている。プシュリ族についてはプリニウス『博物誌』第七巻一四参照。

の毒のように、ヘビの毒は口に含んでも害はなく、傷においてのみ有害である。三C　それゆえ、ヘビ自体を食べても安全であるが、咬まれれば死が訪れる。旅芸人がある種の薬で行なう芸当だが、ヘビを硬直させ、その口の中に指を入れても咬まれなければ、その唾液には害はない。つまり、ある人がプシュリ族の例に従って傷口を吸っても、彼自身は安全だし、患者を助けるのに役立つのである。ただし（死を避けるためには）、前もって歯茎とか口蓋とか、そのほか口の内部に傷がないかどうか注意しなければならない。

三D　毒を吸い出したあと、患者を暖かい場所に移動させ、咬まれた部分が下になるように身体を傾ける。吸い出すこともできず、吸玉もない場合には、ガチョウかヒツジか子ウシのスープを飲み、吐瀉すべきである。さらに、生きたまま鶏のひなを真ん中で切り、温かいうちにすぐ、ひなの内臓が身体に触れるように傷の上に乗せる。ほかに、子ヤギとか子ヒツジを屠殺し、すぐにその温かい肉を傷の上に乗せるのでもよい。また、硬膏は先に挙げたもの[1]が……よい[2]。そのうち最適なものは、エペシオンの硬膏か、その次に記述しているものである。

三E　ある種の解毒剤には、当座の防御処置になるものもあるが、もし解毒剤がいっさい手元にない場合には、純粋なワインにコショウを入れた飲み物を飲むべきである。あるいは、体液が内部で集積するのを妨げるように、熱を呼び起こすような何か飲み物を飲む。なぜなら、毒の大部分は冷却によって死をもたらすからである。あらゆる利尿剤もまた、毒物を排出させるので有益である。

四　以上は、あらゆる咬傷に対する共通の療法である。しかし、経験が教えてくれるところによると、アスピス[3]に咬まれた人の場合は、むしろ酢を飲むべきである。このことを明らかにしたのは、ある一人の少年の例であるという。彼はこのヘビに咬まれ、一つには咬まれた傷そのもののせいで、また一つには異常な暑さのために、咽喉の渇きに苦しんだが、乾燥した場所では他に飲めるものを見つけることができず、たまたま持っていた酢を飲んだところ助かったというのである。私が思うには、酢には冷やす作用がある一方で、溶解する作用も持っている。それゆえ、酢を撒いた大地が泡立つようなことが起こるのである。(4) したがって、その作用のおかげで、体内で濃くなった体液が酢で溶かされ、回復がもたらされたのではないかとされている。

五A 他の爬行動物に対しても、いくつか別の治療法がよく知られている。たとえば、サソリに対してはサソリそのものが最も優れた薬になる。擦り潰してワインとともに飲む人もいれば、同じく擦り潰して傷の上にあてがう人もいる。また、燃え炭の上にサソリを乗せ、傷を下から燻す人もいる。その際、布を周りに広げて、煙が散乱しないようにする。そのあと、黒こげになったサソリを傷の上に縛って固定する。

五B さらに、ギリシア人たちがヘーリオトロピオンと呼んでいる太陽の草(5)の種子や、もちろんその葉もワインに入れて飲むのがよい。また傷の上に、酢に漬けた麩《ふすま》、あるいは野生のヘンルーダ、あるいはハチ

---

(1) 本巻第十九章二〇以下。
(2) テクストに欠落がある。
(3) ガレノスは、エジプト女王クレオパトラが自殺に使ったのはこのヘビ（*Coluber aspis*）の毒であるとしている。
(4) プリニウス『博物誌』第二十三巻五四参照。
(5) *ἡλιοτρόπιον*,「太陽に向かってまわるもの」の意で、ヒマワリの類と思われる。

ミツを混ぜた焼塩をあてがうのが有効である。他方、サソリに刺された人に対して、腕から瀉血する以外は何もしないという医師たちを私は知っている。

六 サソリやクモに刺された傷には、ヘンルーダとニンニクを混ぜ、オリーブ油に漬けて擦り潰したものを上に乗せるのがよい。

七 ケラステースやディプサスやハイモロイス(1)に咬まれた場合、エジプト豆大の量のポリウム(2)を乾燥させ、二回分の服用に分け、その際ヘンルーダをほんの少し加える。またクローバーやメンタストルム［野生ハッカの類］やパナケスと酢を混ぜたものも同様の作用をする。モッコウ、カシアやシナモンも飲み薬として服用するとよい。

八 ケリュドロス(3)の咬傷に対しては、パナケスまたはラーセルを三・五スクリープルム(4)、あるいは一ヘーミーナのワインにリーキの汁を入れたものを服用し、キダチハッカをたくさん食べる。傷の上には、ヒツジの糞を酢で煮たもの、または大麦粉を酢で煮たものを乗せるか、ヘンルーダまたはイヌハッカを塩と一緒に擦り潰し、ハチミツを加えたものを乗せる。これはケラステースに咬まれた傷にも同じくらい有効である。

九 パランギウム［毒グモの一種］の被害を受けた場合、外科的に行なう治療に加えて、患者を何度も浴槽に浸からせなければならない。また同量のミルラと黒ブリオニアを一ヘーミーナの干しブドウワインに入れて与える。あるいは、ダイコンの種子かドクムギの根をワインに入れたものを与える。また、傷の上に酢で煮た麩《ふすま》を置き、安静にするよう命じる。

一〇 実際、以上の種類の爬行動物は異国のもので、毒性がきわめて強く、とくに暑い地方に生息している。イタリアや比較的寒冷な地域は、この点からも健康的であり、恐ろしいヘビに咬まれることも少ない。イタリアのヘビに対しては、ウェットニカ草(5)かカンタブリア草(6)、ケンタウリオス(7)、アルギモーニア(8)、トリクサーゴー、ペルソニナ(9)、海のパースニップのうち、一つか二つを擦り潰し、ワインとともに飲用したり、（土から引き抜いたらすぐに、同じ方法で擦り潰し(10)）傷の上にあてがったりすることで、十分対処できる。

（1）ケラステース κεράστης は、κέρας（角《つの》）から名付けられており、砂漠地帯に生息するツノヘビの仲間とされている。ディプサス διψάς は、咬まれると激しい渇き（δίψα）に襲われることから名付けられた。「出血」を意味するハイモロイス αἱμορροΐς は同定されていないが、咬まれると出血が止まらなくなることから、当時最も恐れられた毒ヘビの一種。

（2）シソ科ニガクサ属（*Teucrium polium*）。

（3）ケリュドロスは水辺に生息する毒ヘビ。χέλυδρος の名は χέλυς（カメ）に由来すると思われる。

（4）ラーセルの分量については疑問が呈されている。マルクスは［*I］を省いてIII sと読み、三と二分の一スクリープルムとした。タルガは分量の記述そのものを削除している。

（5）シソ科イヌゴマ属（*Betonica officinalis*）。

（6）ヒルガオ科サンシキヒルガオ属のスカンモニア。

（7）リンドウ科シマセンブリ属（*Centaurea salonitana*）。

（8）ケシ科アザミゲシ属（*Papaver argemone*）。

（9）キク科ゴボウ属（*Arctium lappa*）。

（10）括弧内はマルクスの挿入を訳した。

次のことも無視してはならない。すなわち、あらゆるヘビの咬傷は、空腹なヘビによる空腹な人へのものが、より有害である。それゆえ、ヘビが最も危険なのは、じっと巣に潜んでいるときであり、もしヘビに咬まれる危険があるときには、出かける前に何か食べておくことが、とても重要なことである。

一一　食べ物とか飲み物を通して毒を摂取した人を助けるのは容易なことではない。第一に、ヘビに咬まれたときのように、すぐに気がつかないからである。それゆえ、即座に助ける手立てを講じることができない。第二に、毒の害が皮膚からではなく、内臓から始まるからである。とにかく、最も適切なことは、まず気づいたら、ただちに大量のオリーブ油を一気に飲んで吐瀉することである。そしてそれらが心窩部あたり［上腹部］から吐き尽くされたら、解毒剤を飲む。それが手元になければ、純粋なワインでもよい。

一二A　他方、特定の毒に対して、とくに軽いものに対しては、それぞれ固有の治療法がある。[1] すなわち、カンタリスをうっかり飲んでしまったら、パナケスを（乳と一緒に[2]）擦り潰したもの、あるいはワインを加えたガルバヌム、あるいは乳汁を単独で与えるべきである。

一二B　ドクニンジンを飲んでしまった場合、熱い純粋なワインにヘンルーダを入れて、できるだけたくさん胃に流し込み、次に無理やり吐瀉させる。その後で、ワインに浸けたラーセルを与える。発熱していなければ温浴すべきである。発熱していたら、温める作用の薬を塗布する。以上の後は、安静が必要である。ヒヨスの場合は、熱くした蜂蜜ワインを飲むか、何かの乳、とくにロバの乳を飲む。鉛白の場合は、ワインに入れて擦り潰したウスベニアオイの汁かクルミの汁が、とくによく効く。

一二C　ヒルを飲み込んだときには、酢を塩と一緒に飲む。

乳が体内で凝固した場合には、干しブドウワインか、凝乳か、酢とラーセルを飲む。
毒キノコを食べてしまった場合、ダイコンまたはスベリヒユをそのまま食べるか[3]、塩と酢と一緒にとる。毒キノコは、その見た目で食用のキノコと区別することもできるが、調理の仕方によって食用に適したものになる。すなわち、油で煮るか、これと一緒にナシの若枝を煮ると、すべての毒性が消える。

一三A　火傷もまた、外部からの影響がその部分に及んだものという点から、次に取り挙げるべきだと思うので、これについて述べることにしよう。火傷を最もよく治すものは、ユリかオオルリソウ[4]かビートの葉を古いワインとオリーブ油に入れて煮たものである。以上のどれかを速やかにあてがうなら健康な状態へと導く。とはいえ、治療法も次のような段階に分けることができる。第一は、腐食剤や抑制剤で適宜に水疱を抑えながら表面の皮膚を粗くするという段階で、次は、皮膚を滑らかにし健全な状態に導く段階である。前者には、ハチミツを混ぜたレンズ豆の粉、またはワインを混ぜたミルラ、またはキモロスの白亜土を乳香の樹皮とともに擦り潰して水で練ったものがある。使う必要が生じたときに酢で薄める。一三B　次に用いるものには、何種類かのリパラ［油分の多い硬膏］がある。ただし、とくに適したものは、鉛の鉱滓か卵黄を含むも

（1）各種の解毒剤については、プリニウス『博物誌』第二十八巻一五八—一六二参照。
（2）マルクスに従って括弧内を補った。
（3）マルクスに従って訳す。
（4）ムラサキ科オオルリソウ属（*Cynoglossum officinale*）。

のである。火傷の治療には次のようなものもある。炎症があるあいだは、ハチミツを混ぜたレンズ豆［の粉］をあてがった状態にしておく。炎症が引いてきたら、ヘンルーダかリーキかニガハッカと混ぜた小麦粉を痂皮《かさぶた》が落ちるまであてがい、その後、ハチミツかイリス油かテレビン樹脂を混ぜたエルウムを潰瘍が浄化されるまであてがう。最後に乾いた亜麻布を当てる。

第二十八章　身体組織が侵食される病気

一A　以上、外的要因で被った障害の話を終え、次は身体の一部が侵食されて生じる内的な病気へと話を移そう。それらの中でもカルブンクルス(1)ほど悪性のものはない。その徴候は次のようなものである。赤くなり、その上に若干の膿疱が現われる。その膿疱はたいてい黒いが、ときには青黒かったり青白かったりする。その中には希薄腐敗膿があるように見える。その下の色は黒い。問題の組織は、本来あるべき状態よりも乾燥していて硬くなっている。周りには痂皮《かさぶた》のようなものがあり、さらに周囲は炎症を起こしている。その部位の皮膚はつまみ上げることができず、下の肉質と固着しているかのようである。

一B　眠気を催し、ときどき悪寒戦慄か発熱、または両方が生じる。この病気は、何かの根が下へ這って伸びていくようであり、ときには速く、ときにはゆっくりと広がっていく。表面では広がって行くにしたがって白っぽくなり、次に青黒くなり、周辺には小さい膿疱が生じる。この病気が食道とか咽喉のあたりにできると急に息がつまることがよくある。何よりも最善の策は、すぐに焼灼することである。これはさほど過酷なことではない。というのも、その肉質部分は死んでいるので、痛みを感じないからである。焼灼の範囲も、全体のうちの痛みを感じる手前までということになる。

一C　その後、その傷を他の火傷の場合と同じように手当てする。すると腐食剤を塗ったところ全体で、痂皮《かさぶた》が生きた肉から剝がれるようになり、その際腐敗した部分をすべて、痂皮自体と一緒に引き剝がしてくれる。そしてすっかりきれいになった穴は、増殖剤で治癒させることができる。また、もしその病気が表皮にある場合には、何がしかの侵食剤だけで、あるいはさらに焼灼剤を使って取り除くことができる。

一D　薬剤の強さは、患部の大きさに比例したものを適用すべきである。そうすれば、どんな薬剤が付けられた場合でも、効能が十分発揮されていれば、すぐに生きている部分から腐敗した部分が分離していく。（薬剤が適用されているところでは）病気の肉組織は落ちていくことになると期待してよい。もし（そうならなくて）薬剤が病気に負けてしまった場合には、とにかく焼灼を急がねばならない。このような場合、食べ物もワインも節制すべきである。水は飲みたいだけ飲むのがよい。熱っぽい場合には、もっと水を飲むようにすべきである。

二A　カルキノーマ(2)は、不注意な治療がなされないかぎり、さほど危険にはならない。この病気は主に上

(1) カルブンクルスは、癰《よう》や小腫脹、丹毒の悪性膿疱などを指すと思われ、特定は難しい。第六巻第六章一〇では、目の病気として用いられている。

(2) καρκίνωμα, 癌様の悪性腫瘍。

半身、すなわち顔のまわり、鼻、耳、口唇、女性の乳房に生じる。また潰瘍部にできたり、脾臓にできたりもする。(1) これのあたりは何か刺されたような感じがする。さらに、頑固で不規則な腫れものができたり、ときには麻痺したりすることもある。これの周囲の血管はうねるように膨れ上がり、青白かったり青黒かったりするが、ときには何かの陰に隠れてしまう場合さえある。また患者によって、その場所に触れると痛みがあったり、感覚がなかったりする。

二B　ときには、潰瘍がないのに不自然に硬くなったり軟らかくなったりする。またときには、以上すべてのことに潰瘍が加わることもある。その潰瘍は何の特徴もないままだったり、ギリシア人がコンドュローマ(2)と呼んでいるものと皮膚の荒れ具合や大きさの点で似ていたりする。色は赤いか、レンズ豆の色に似ている。強い刺激を与えるのは決して安全ではない。すなわち、すぐに麻痺とか痙攣を併発する。発作に襲われた人は、しばしば口がきけなくなり、さらには意識を失う。また、いくつかの症例では、患部を圧迫すると、その周囲の部分が引きつって腫れあがる。以上のようになってしまうと最悪である。

二C　一般的に、最初の段階はギリシア人がカコエーテス(3)と呼んでいる状態になる。これの次には、まだ潰瘍を伴わない状態のカルキノーマになる。その次には潰瘍が生じ、それのあとにはテュミオン(4)になる。カコエーテス以外は取り除くことはできない。その他の状態では、治療することによって刺激してしまうことになる。そして強い力が加えられると、それだけ悪化する。焼灼作用のある薬剤を使ったり焼灼器で焼いたりする人や、メスで切除する人もいるが、いかなる治療法も効果はなく、焼灼された部分はすぐに興奮し、患者が死亡するまで増殖してしまう。

二D　切除された場合には、瘢痕が形成された後でさえ再発することになり、やがて死の原因となる。一方、患部を切り取ってしまうというような力ずくの治療をいっさい適用せず、なだめるような穏やかな薬を付けるだけにしておくと、多くの患者が老年に達するのを妨げられないで済む。ただし、時間と試行を活用しないかぎり、治療を受け入れるカコエーテスと、もはやそれを受けつけないカルキノーマとをうまく区別することはできない。

二E　それゆえ、まず病気に気づいたときは、焼灼する作用の薬剤を適用すべきである。もし病状が軽くなって、徴候も減った場合には、治療はメスや焼灼へと進むことができる。もしすぐに刺激が強くなった場

（1）「また潰瘍部に……脾臓にできたりもする」の一文には校訂上および内容上の問題がある。「潰瘍部に（ulcere）」を「肝臓に（iecore）」と読むものもあるが、ダランベールらの校訂者は、脾臓も肝臓も上半身ではないという理由で、この部分を削除している。また、マルクスの読みによると「脾臓や子宮にできたりする」となるが、やはり上半身ではない。ケルススは他の箇所では内臓の悪性腫瘍に関してほとんど触れていない。ヒッポクラテスでは『箴言』第六章三八に *κρυπτοὶ καρκίνοι*（目に見えない癌）という記述があり、「体のかなり内部にある癌」あるいは「潰瘍を伴わない癌」という意味に解釈されている。また、このような悪性腫瘍は治療しないほうが長生きするとされている。

（2）*κονδύλωμα* は、「拳のような」の意。その形が似ていることから名付けられた。第六巻第十八章八A、C、第七巻第三十章二参照。

（3）*κακόηθες* は、「悪性の」の意で、ヒッポクラテスでは『コス学派の予後』一一四ほかで用いられているが、特定の病気や症状を指す名称ではない。

（4）テュミオン *θύμιον* は、タイム（ギリシア語の読み方でテュモン *θύμον*）の花の色に似ていることから名付けられたという。本巻第二十八章一四B参照。

合には、すでにカルキノーマであると知ることができる。そしてすべての刺激の強い治療や激しい治療を取り止めるべきである。もし潰瘍がなく患部が硬くなっていたら、できるだけ完熟した［多汁の］イチジクあるいはリュポーデース硬膏を塗るだけで十分である。

二F　もし潰瘍部が平らである場合には、バラから作った蠟膏を適用すべきである。またそれには陶器を擦り潰した粉末を加えなければならない。その陶器は、鍛冶屋が真っ赤に熱した鉄を液体に浸すときに用いているものである。もし潰瘍があまりに大きく成長してしまったら、焼灼作用のあるものの中で最も穏やかな銅のスケールを、成長が目立たなくなるまで試してみるべきである。ただし、患部を怒らせない場合に限ってそのようにする。もし成長が止まってきたら、同じ蠟膏で保護しなければならない。

三A　さらに、ギリシア人がテーリオーマ(1)と呼んでいる潰瘍がある。この潰瘍は、自然発生的に生じるが、ときには別の原因でできた潰瘍に併発することもある。色は青黒いか黒いかで、嫌な匂いがし、粘液様の体液が多量に出る。潰瘍そのものは、さわっても薬剤を付けても痛みを感じない。むず痒さでいらいらするだけである。しかし、その周囲には痛みがあり、炎症も起こす。ときには熱も生じ、何度か潰瘍から出血することもある。三B　これも病変が広がっていくものである。すべての症状が拡大を繰り返すと、ギリシア人がパゲダイナ(2)と呼んでいる潰瘍が生じることがある。拡大と浸透によって、あっという間に骨まで肉体を貪り食うことから名付けられたものである。この潰瘍は平らではなく、泥沼のようである。中には粘り気の強い体液が多量にあり、耐えがたい匂いがする。炎症は潰瘍の度合いに比してより激しい。どちらの潰瘍も、すべての癌と同様に、主に老人や体に不調を抱える人たちに生じやすい。両者の治療法は同じであるが、病変が大きければ、それなりの治療が必要不可欠となる。

三C　まずは、摂生法を正しく整えなければならない。すなわち、ベッドで安静にし、最初の数日は絶食し、水はできるだけたくさん飲む。さらに排便を促す。それから、炎症が治まった後、よい液汁を含む食物をとるが、刺激の強いものはすべて避ける。飲み物は、飲みたいだけとる。たとえば日中には水を十分とり、夕食時には辛口のワインを少しとったりもする。ただし絶食のやり方は、パゲダイナに蝕まれつつある人と、テーリオーマでとどまっている人とでは違ってくるであろう。摂生法もそのようにする必要がある。

三D　潰瘍の上に、（擦り潰した）乾燥沈香、（または）[3] オエナンテを振りかけるか、もしこれの効果があまりないようなら、カルキーティスを振りかける。その際、肉組織が蝕まれて腱筋が剝き出しになっている場合には、先に布片でそこを保護し、薬で腱筋が焼かれないようにする。もし、より強力な治療が必要な場合には、もっと激しい焼灼作用のある薬剤に頼らなければならない。なお、どのような薬剤をかけるにしても、消息子の後端部を使って患部に染み込ませるようにしなければならない。

三E　その上にはハチミツを塗り付けた亜麻布か、ワインで煮たオリーブの葉、またはニガハッカをあてがう。さらにこの部分を冷水に浸してからよく絞った布片で覆う。炎症による腫れがある周りには、腫れを抑えるようなパップ剤をあてがう。もしこれで効果がない場合には、その部分を焼灼器で焼灼するが、腱筋

（1）*θηρίωμα*,「*θήρ*（野獣）のような」の意。

（2）*φαγέδαινα*, ギリシア語の *φαγεῖν*（貪り食う）に由来する。

（3）マルクスに従って「擦り潰した」と「または」を補った。

が露出している際には、まずそれを保護してから慎重に行なう。薬剤や焼灼器で焼いた患部の組織は、まずは浄化してから、そのあとに傷口を埋めるべきである――これは先述したどの患者にとっても明らかな方法である。

四A　聖なる火［狼瘡］(1) もまた悪性の潰瘍に数えるべきである。これには二種類ある。一つは赤味を帯びているか赤と青白い部分が混じっていて、慢性の膿疱で表面がブツブツしているものである。膿疱は大小の差がなく、ほとんどが極小である。そしてこの膿疱には、ほぼ必ず膿があり、熱を持って赤い場合が多い。この潰瘍は、最初に罹患したところが治ってから拡大することがしばしばある。さらに、潰瘍が生じたあと、膿疱が破裂して潰瘍が持続し、希薄腐敗膿と膿との中間のように見受けられる体液が滲出することもしばしばある。これは主に胸部とか側胸部とか突出した部分――とくに足の裏に生じる。

四B　もう一つの種類は、表皮の潰瘍の部類で、深さはないが広く、青黒味を帯びて斑状である。そして周辺部が進行していく中で、中心部が治っていく。すでに治癒したと見えたところが再び潰瘍化することもしばしばある。病気に冒されそうな皮膚の周囲は腫れぼったく硬くなっていき、赤から黒っぽい色になる。この病気もほとんど、年老いた身体あるいは不調をかかえた身体を襲うが、主に脚部が罹患する。

四C　さて、聖なる火はすべての拡大性の潰瘍の中では最も危険が少ないものではあるが、治癒はなかなか困難である。幸運な治療法は、丸一日熱を出し続けて、有毒な体液を排出してしまうことである。膿は濃くて白っぽいほど危険が少ない。さらに有効なのは潰瘍(2)の開口部の下の皮膚をメスで切ることで、そこからより多くの膿が排出され、腐敗してしまった組織も引き出される。しかし、あまり熱が出なかった場合には節制と安静と浣腸が必要である。

四D　すべての聖なる火においては、穏やかで粘質の食物も、塩辛くて刺激的な食物もとってはならず、両者の中間のようなもの、たとえば無醗酵のパン、魚、小ヤギ、鳥類、またイノシシ以外のほぼすべての猟獣の肉をとるべきである。もし微熱もないようなら、揺すられること、散歩、辛口のワイン、入浴が有益である。またこの患者においても、飲み物は食物よりも多く、欲するだけとるべきである。さて潰瘍そのものが普通程度に拡大しているものならば熱い湯を、かなり急激に拡大しているものならば熱いワインを注ぎ掛ける。次に、膿疱はどんなものであれ、針で穴を開け、そのあと腐った肉組織を侵食するような薬剤(3)をあてがう。

四E　炎症が鎮まり潰瘍部が浄化されたら、穏やかな薬剤(4)をつけるべきである。前者の種類においては、ワインで煮て擦り潰したマルメロに薬効が見られる。また、ヘラスの硬膏、あるいはテトラパルマコン膏に五番目の成分として乳香を加えたもの、辛口のワインで煮た黒いキヅタにも薬効がある。急速に患部が拡大

(1) ignis sacer, 一般にはエリュシペラス ἐρυσίπελας（丹毒）に相当する語とされているが、ここでは狼瘡などを指すと考えられている。ケルススはエリュシペラスを癌（悪性潰瘍）の一つに分類しており、これに相当するラテン語は存在しないと述べているので、両者を同一視していないと考えられる。本巻第二十六章三一B参照。

(2) マルクスに従って ulnerum（潰瘍）と読み、「皮膚をメスで」を挿入した。

(3) 本巻第二十二章七。

(4) 本巻第二十四章四。

した際にも、これよりほかに効き目のあるものはない。表皮に生じると前述した潰瘍(1)が浄化されたあとにも、同じ穏やかな薬剤が治癒に十分効果がある。

五　キーローネーウムと呼ばれている潰瘍(2)は、大きく硬く厚く腫れた縁を持つ。さほど多くはないが、薄い希薄腐敗膿が出る。潰瘍の中も、その体液も匂いはひどくない。炎症は生じず、痛みも中位である。拡大はせず、それゆえ危険性はないのだが、容易には治らない。ときどき薄い瘢痕が形成され、その後再び破れると新しい潰瘍が生じる。主に足や脚部に生じる。この潰瘍の上には、何らかの穏やかであるが強力で抑制作用のあるものをあてがう。このために、以下のものから薬剤が作られる。銅のスケール、洗った煆焼鉛を四デーナーリウス、カドミア、蠟を各八デーナーリウス、そして蠟と他の材料と混ぜて軟らかくするのに十分な量のバラ油。

六A　寒さによって、冬の潰瘍［しもやけ］が主に子供たちに生じる。とくに彼らの足や足指に生じ、ときには手にも生じる。中程度の炎症とともに赤くなる。ときどき膿疱が生じ、そのあとに潰瘍化する。痛みは中くらいである。痒みはかなりある。体液が惨出することもあるが、量は多くない。この体液は膿とか希薄腐敗膿に似ているように見える。最初の段階では、カブを煮たたっぷりの熱い湯で罨法する。もしカブがなければ、抑制作用のあるもののうちウェルベーナを用いる。

六B　潰瘍が口を開かないならば、患者が耐えられるかぎりのできるだけ熱い銅を使用する。もしすでに潰瘍化しているならば、ミョウバンと、同じ量の乳香をワインを加えて一緒に擦り潰したものを、あるいはザクロを水で煮てから擦り潰したものをあてがう。表面の皮が剝がれたら、ここでも穏やかな薬剤がとてもよく効く。

七A　さて一方、ストルーマ(3)は腫脹であり、その下の内部に膿や血液からなる何らかの凝固物が、まるで腺のように生じている。これはとくに医師を手こずらせることが多い。というのも、熱は出るものの、なかなか熟さないからである。またメスや薬剤で治療するのだが、その瘢痕のすぐ近くに再発することが多く、薬剤で処置したあとは再発の頻度がかなり高い。おまけに、あとから生じたものは長期間にわたって持続する。主に頚部に生じるが、腋窩や鼠蹊部、(ときには)(4)側胸部にも生じる。(外科医の)メゲスは、女性の乳房にも発見したと述べている。七B　これのためには、白ヘレボロスを与えるのが有効である。そして腫れが散るまで何度も与える。そして、先述の体液を引き出したり散らしたりする薬剤(5)をあてがう。また焼灼剤を使用する人もいる。これによって患部を侵食させ、痂皮《かさぶた》で患部を固め、そのあとは潰瘍と同じようにして治療するのである。どのような治療方法であれ、潰瘍を浄化してから瘢痕形成に至るまでのあいだには、身体を動かしたり栄養をつけたりする。医師たちが報告しているところによると、ある地方の経験からわかっ

(1) 本巻第二十八章四B。

(2) ギリシア神話に登場するケンタウロス族のケイロン *Χείρων* から名付けられた。不死の身であるケイロンが、ヘラクレスの毒矢に誤って射られて不治の傷を受け、あまりの痛みに耐えられず死を願って死んだという物語に由来する。

(3) ケルススはここで、頚部、腋窩、鼠蹊部のリンパ腺の腫脹(腺腫)を指していると考えられる。これらは本来、結核(結節)性で、寒性膿瘍の形成を導く。なお、現在は甲状腺腫の意に用いられる。

(4) マルクスに従って括弧内を補った。

(5) 本巻第十八、十九章にこれらの薬剤が多く紹介されている。

たことだが、悪性のストルーマにかかった人がヘビに咬まれると回復するということである。

八　フールンクルス[1]は、とくに膿に変わっていく最中に炎症と痛みを伴う尖った腫れものである。口が開いて膿が出るとき、肉質の一部が膿に変わって、一部が腐敗して白味がかったり赤味がかったりしているのが見える。ある人々はこの部分を癤《せつ》の嚢と呼んでいる。癤には危険はないが、どんな治療法も適さない。癤は自ら熟し、そして裂ける。ただし痛みが回復を早めるのにかなり有効な薬となる。これに対する特有な薬物はガルバヌムである。ほかにも先に[2]で示したような薬がある。症状を抑えるために他に何もなければ、最初に油っぽくない硬膏をあてがうべきである。もしそれでも抑えられなかったら、何であれ膿を排出させるようなものを適用すべきである。もしそれもなかったら、樹脂とか酵母を用いる。膿が絞り出されたら、それ以上の治療は必要ない。

九　癤に似た腫れもので、ピューマと呼ばれているものがあるが、癤よりも丸く平べったく、さらに大きいことが多い。癤は卵半分の大きさに膨れることは稀で、それ以上になることはない。一方ピューマは、もっと広く拡大するのが常であるが、そこに生じる炎症や痛みは比較的小さい。裂け目ができると、膿が同じように現われる。癤のような嚢は見られない。実際、腐敗した肉はすべて膿に変わる。これは子供たちによく生じるが、治るのも容易である。若者の場合は、発生が稀であるが治療は困難である。年をとって硬くなったところに発生することはない。どのような薬剤で散らすかは、先に述べた[3]。

一〇　ピュゲトロン[4]は高さはないが横に広い腫瘍で、何かしら膿疱に似た点がある。痛みと引きつりは激しく、腫れの大きさのわりにひどい。ときには熱も少し出る。なかなか熟さないし、あまり膿に変わらない。

主に頭頂部とか腋窩とか鼠蹊部に生じる。われわれは形が似ていることからパーヌス［糸巻き］と呼んでいる。どんな薬剤がこれを除去してくれるかは、先に示したとおりである。(5)

一一A　これらはすべて微細な膿瘍［鬱血］と言ってもよいものであるが、一般的な名称としての膿瘍［鬱血］は化膿へと進行するもっと広い疾患を意味する。膿瘍［鬱血］はたいてい、熱のあととか、ある部分に痛みが生じたあとに発生する。とくに腹部を痛みが襲ったときに生じる。多くの場合それは目に見える。というのもピューマと呼ばれていると述べたものに近いくらい広く膨れるからである。また赤くなり熱を伴い、しばらくしてから硬化を伴い、だんだん大きく成長し、(6)痛みが生じ、渇きや不眠を引き起こす。しかし、これらの徴候が皮膚に現われない可能性もある。とくに膿が深いところにできたときにはそうである。それでも渇きや不眠を伴って内部に何らかの刺すような痛みが感じられる。

一一B　突然硬くなくなることは、たとえ色が赤くなく他の色に変化した場合でも比較的よいことである。(7)このような徴候は、すでに膿が生じているときに出るもので、腫れや赤味はかなり以前に始まっている。しかし、もし患部が軟らかいならば、病的物質の排出を促すと同時に、抑えたり冷やしたりするようなパップ

---

(1)「コソ泥」の意を持つ語。癤《せつ》と訳す。
(2) 本巻第十八章。
(3) 本巻第十八章一六、二〇、二三。
(4) *φύγεθλον*.
(5) 本巻第十八章一九。
(6) マルクスに従って increscendo と読んで訳した。
(7) マルクスの読みはとらず、melius と読む写本によって訳す。

剤から始めなければならない。この種のパップ剤は他のところでも[1]、また少し前のエリュシペラスのところ[2]でも述べた。もしすでに硬くなっていたら、散らして取り除く作用のパップ剤に移行するべきである。たとえば、潰した干しイチジク、または蠟を混ぜたワインの澱をブタの脂肪、またはククミスの根でまとめ、あらかじめ蜂蜜ワインで煮てから、二倍量の小麦粉を加えたパップ剤である。

11C　ほかに、ハンモーニアクム、ガルバヌム、蜂蠟、ヤドリギを同量ずつ混ぜ、これら個々の半分ほどの量のミルラを加えたものもよい。また、先に説明した硬膏やパップ剤[3]も同様の薬効がある。これらによっても散らなかった腫れは熟すことが必要である。より速やかに熟させるためには、大麦粉を水で煮て、（何かの野菜と一緒に[4]）よく混ぜたものをあてがう。名前と特徴について前述したもの[5]にも小さい膿瘍［鬱血］にも同じ薬剤がよく効く。すべてに対して治療法は同じであるが、量だけが異なる。

11D　さて、血管がまるで（泡立つように[6]）大きく動き、重苦しさ、熱、つっぱり、痛み、赤さ、硬化があって、膿瘍［鬱血］が比較的大きく、悪寒戦慄やさらに微熱が続くのであれば、その腫瘍は未熟である。また、皮膚に現われるような徴候の代わりに刺すような痛みがあるならば、化膿が奥深くに隠れている。これらの徴候が軽くなり、かつその場所がむず痒くなり、青っぽくなるとか灰色がかるときには化膿が熟している。ここが薬剤やメスによって開口されたときには、その膿を排出させなければならない。

11E　膿瘍が腋窩や鼠蹊部にある場合には、包帯を当てずに手当てする。他の部位の場合も、ごく小さな傷口が一つあるとき、適度な化膿があったとき、さほど深く侵入しておらず、熱もなく身体が元気であるときは、同じく包帯は不要である。それ以外の場合には、傷口が（大きい[7]）場合にのみ、控えめに包帯をあてがう。包帯の上からであれ、包帯なしであれ、ハチミツに漬けたレンズ豆、またはワインで煮たザクロをあてがうのが有益である。この二つはそれぞれを単独で用いても、また一緒に混ぜても有効である。

一一F　もしそれらの周辺が硬くなったら、それを軟化させるために、擦り潰したウスベニアオイか、コロハか、亜麻仁を干しブドウワインで煮たものを上からあてがう。その次には、締めつけないで適度に固定するようなもので覆う。このような場合には、蠟膏を使用することを忘れてはならない。その他、潰瘍を浄化し、肉を増殖させ、瘢痕を形成させるために有益でふさわしいものについては、創傷のところで記述した。(8)

一二A　ときにはこのような膿瘍［鬱血］や別の種類の潰瘍からも瘻《ろう》(9)が生じる。この名称は、深くて狭い硬皮の潰瘍に付けられる。これは身体のほぼあらゆる部分に生じるが、各々の場所によって特徴がある。まず先に共通点について述べよう。瘻には、短いもの、ずっと深くに侵入しているものなど多くの種類がある。またあるものは内部に真直に下りているし、あるものはかなりの数の横道がある。あるものは単純な形で、

(1) 第二巻第三十三章二、本巻第十八章二一ほか。
(2) 本巻第二十六章三三。
(3) 本巻第十八章七―二〇、第十九章九―一七。
(4) コンスタンティウスに従って括弧内を挿入した。
(5) 本巻第二十八章一―一〇。
(6) マルクスに従って括弧内を補った。
(7) コンスタンティウスに従って括弧内を挿入した。
(8) 本巻第二十六章二七以下。
(9) ここでも切開に言及されているが、第七巻で、さまざまな瘻の手術が述べられる。

あるものは一つの開口部から始まって、内部へ行くと横道が二重、三重になっている。さらに、多くの洞〔通路〕に分かれていることがあり、真直だったり、曲がっていたり、ねじれていたりする。

一二B　あるものは肉の内部で止まっているが、あるものは骨や軟骨まで入り込んでいる。骨や軟骨がなければさらに内部へと達する。それゆえ、治りやすいものもあれば、困難を伴うものもあり、さらには治らないと思われるものもある。すなわち、瘻が単純な形で新しく、肉の内部で留まっている場合、また身体そのものが治療を助け、若くて頑健であるならば、治療は速やかである。これと反対の場合には不利である。また瘻が骨や軟骨や腱筋や筋肉を傷つけている場合、関節を占拠してしまった場合、膀胱、肺、子宮、大血管、大脈管、あるいは咽喉、食道、胸部のような空洞部に入り込んでいる場合も同様に不利である。

一二C　瘻が腸にまで広がっていると危険を免れないし、致命的なことも多い。もし身体が病気にかかっていたり、年老いていたり、不調をかかえていたりするなら、かなり危険である。何よりもまず、瘻の中に消息子を通すことが適切である。そうすると、どの程度広がっているか、どれくらい深く侵入しているかを知ることができ、また同時に湿っているか、わりに乾燥しているかをすぐに知ることができる。このことは消息子を引き抜くと明らかになる。また、もし骨が近くにあるならば、瘻がすでにそれに達しているかいないか、（もし達していたならば、）[1]どの程度冒されているかを知ることができる。

一二D　つまり、消息子の先が触れているところが軟らかければ病巣はまだ肉の内部までである。もし強く抵抗があるならば骨に達している。次に、そこで消息子が滑るようなら、まだカリエース[2]になっていない。滑ることがなくても均等な手ごたえがある場合には、カリエースにはなっているものの、しかしまだ軽度である。もし均等でなく、なおかつザラザラしたものが下にある場合には、骨はかなりひどく蝕まれている。

一二E　軟骨がその下にあるのかどうかは、場所そのものが示してくれるし、そこまで達したことは消息子への抵抗でわかる。そして、これらのことから、瘻の位置、広がり、損傷を推察する。瘻が単純な形なのか、いくつもの部分に分かれているかは、膿の様子から知ることができる。その膿が一本の洞の空間にふさわしい量を越えているならば、洞がいくつもあることは明らかである。一般的に、肉や腱筋や他の筋っぽい部位、たとえば被膜や膜のようなものに隣接している場合は、膿の種類を見ることによって、いくつかの洞が内部で異なる種類の組織を蝕んでいるかどうかを示してくれるであろう。

一二F　膿が肉質から出ているならば、滑らかで白く、かなり大量である。筋っぽい場所から出た膿は、色は同じだが希薄で量が少ない。腱筋から出た膿は濃厚で、オリーブ油に似ていなくもない。さらに、身体を傾けることによって、瘻がいくつもの部分に入り込んでいるかどうかがわかる。というのも、患者がしばしば異なった格好で寝たり、異なった手足の置き方をしたりすると、それまで止まっていた膿が再び出始めることがある。つまり、膿が下りてくるような別の洞があることだけでなく、それが身体の他の部分にも延びていることが証明される。

一二G　瘻が肉質の中にあって、まだ新しく単純な形になっている場合、さらに皺がなく、空洞部や関節部

(1) マルクスに従って括弧内を挿入した。

(2) caries. *κεραΐζω* から（破壊する、略奪する）から派生した語とされている。骨疽を指す。

にはなく、身体全体と一緒に動かさないかぎり自力では動かないような部分にある場合には、新しい創傷に当てる硬膏で十分に効果がある。ただし、塩、ミョウバン、銅のスケール、緑青、その他何か金属が含まれているものに限る。そしてこれを用いて、片方を細く、片方は少し太くしたコリューリウム［細麺型薬膏］(1)を作らなければならない。これを、細い方を前にして、きれいな血液が漏れてくるまで瘻の中に挿入する。

二二H　これは瘻のためのすべてのコリューリウムについて基本的なことである。次に、同じ硬膏を包帯に塗って上からあてがい、さらにその上から、あらかじめ酢に浸けておいた海綿を適用する。五日目には外しても大丈夫である。食べ物の種類は、肉を養うと述べたものをとるべきである。また、もし瘻が心窩部からさらに長く延びている場合は、空腹時にときどきハツカダイコンを食べ、そのあと吐瀉する必要がある。時間が経つと瘻は硬皮になる。硬皮は硬く、白いか青白い色なので見間違えることはない。

二二I　しかし、そのときには、より強力な薬が必要である。以下を含む薬剤がある。ケシの涙一デーナーリウス、ゴム三と六分の一デーナーリウス、カドミア四デーナーリウス、靴墨八デーナーリウス。以上を水で捏ね、コリューリウムにする。あるいは以下を含む。没食子四分の一デーナーリウス、緑青、鶏冠石、エジプト産のミョウバンを各一スクリープルム、焼いた靴墨二スクリープルム。あるいは以下のものから成る。カルキーティス、石灰石に雄黄の粉を、前者二つの各分量の半分以下を加える。これらを煮たハチミツで仕上げる。

二二K　最も速効性のある薬剤は、メゲスの処方によるもので、削った緑青二デーナーリウスを擦り潰し、燻蒸用ハンモーニアクム一スクリープルムを酢に溶かして出る滲出液で緑青をまとめる。これは重要な薬剤のうちの一つである。これらは薬効においては最も優れたものではあるが、そのための材料が手元にないときには、何らかの焼灼作用のある薬剤でも手軽に硬皮を侵食することができる。パピルスを巻いたもの、あるいは刷毛をコリューリウムのような形に撚りあげたものに、薬を塗って用いれば十分である。また、カイソウを煮て石灰と混ぜたものも、硬皮を侵食する作用がある。

一三L　瘻がかなり長くても、横に這っているならば、消息子を挿入し、瘻の先端を切開し、コリューリウムを両側から挿入するのが最適な方法である。しかし、瘻が二重に、あるいは複数に分かれていると推察される場合には、たとえ短くて肉質の中に留まっていたとしてもコリューリウムを使うべきではない。なぜなら、片一方が治っても残りを見逃してしまうからである。そういうときは、同じ薬剤を乾燥させて筆用のカラムスに詰め、それを瘻の口に当てて吹き込むと、その薬を奥まで強制的に入れられる。

一三M　あるいは同じ薬剤をワインに溶かして、または瘻がかなり不浄な場合には蜂蜜ワインに溶かして、また瘻が硬くなっている場合には酢に溶かして中へと注ぎ込む。いずれの薬剤が注入された場合でも、上には冷却し抑制するものをあてがう。というのも、一般的に瘻の周囲は何らかの炎症を起こしているものだからである。包帯を解いて再び新しい薬剤を注入する前に、耳用の注射器で瘻を洗浄することは悪くない。もし膿が多量にあるならワインで、硬皮があってかなり硬くなっていたならば酢で洗浄する。すでに浄化され

（1）ペースト状の材料を細長い形にしたもので、collyra（普通のスパゲッティより細い麺）に似ている。「眼軟膏」もこの形にする。第六巻第六章二参照。

ていたなら、蜂蜜ワインまたはエルウムを煮た水に、さらに少量のハチミツを加えたものを用いる。

一二N　たいていの場合、瘻の孔と健康な肉組織のあいだにある被膜は、薬剤に負けてすっかり溶けてしまい、その下の部分はきれいな潰瘍となる。このようになったら膠着剤をあてがうべきで、とくに煮たハチミツに漬けた海綿がよい。また、多くの患者にとって亜麻布をコリューリウムのような形にしてハチミツに浸して挿入することが有益であることも私は知っている。しかも、これは傷を肉で満たすよりも速く傷口を癒合させる。きれいな肉組織がきれいな肉組織と接合して癒合するかどうかを心配することはまったくない。効果を持続するために、(薬剤を何度も追加する必要もないと思われる。[1]) 一方、指の潰瘍は、よほど細心の注意を払っていないと、治癒する際に指が一つにくっついてしまうことがしばしばある。

一三A　さらに、蜂の巣に似ていて、ギリシア人にケーリオン[2]と呼ばれている種類の潰瘍がある。これにも二種類ある。一つは白っぽい色で、癰に似ているが、もっと大きく痛みも大きい。熟してくると穴が開き、そこを通ってねばねばして膿状の体液が出てくる。ところが、この状態はまだ十分に熟すには至っていない。切開すると、中には癰の場合よりもかなり多量の腐敗液が現われ、より深くにまで至っている。肩甲部以外にはめったに生じない。

一三B　もう一つの種類は、(頭部のみに生じ、[3]) 身体の表面に突出することは、ほぼないものであるが、硬く広く緑がかって青白く、かなり潰瘍化する。一本一本の毛の根元に穴があって、そこからねばねばして青白く、ハチミツまたはヤドリギの汁、ときにはオリーブ油のような濃度の体液が出る。切開すると、中に緑色の肉組織が見える。痛みや炎症は激しく、それだけに急性の発熱が起こるのが常である。ところどころにチクチクと刺激がある場合、その上には、干しイチジクと亜麻仁を蜂蜜ワインで煮たものと、病的物質を引き出す硬膏やパップ剤、あるいは先述した[4]、とくにこのために有効な薬物をあてがうのが効果的である。

一三C　もう一方の種類の潰瘍にも、同じ薬物や、また蜂蜜ワインで煮た小麦粉に、ちょうどその半分の量のテレビン樹脂を混ぜたものがよい。また蜂蜜ワインで煮たイチジクに、擦り潰したヒソップを少量加えたもの、さらにイチジクに黒ブリオニアを四分の一の量加えたものがよい。いずれの種類の潰瘍であれ、薬があまり効かない場合には、潰瘍全体を健全な肉組織のところまで切り落とさなければならないであろう。潰瘍がなくなったら、傷の上に薬を当てるが、最初は化膿を促すもの、次に浄化するもの、それから肉を形成するものを用いる。

一四A　またさらに、何か疣に似た潰瘍もあり、症状が異なるごとに異なった名前が付けられている。アクロコルドーン[5]と呼ばれるのは、皮膚の下に何か固いものが溜まり、ときには少し肌が荒れるが皮膚と同じ色で、下の方では狭いが皮膚の近くでは広がっている。普通の大きさで、豆の大きさを越えることはめったにない。一時に一つだけ生じるのは珍しく、たいていは複数あり、主に子供に生じる。これは、ときには突然

(1) マルクスに従って括弧内を補った。
(2) *κηρίον* はもともと「蜂巣」の意味で、現在は頭部小膿疱性疾患を指す。
(3) マルクスに従って括弧内を補った。
(4) 本巻第十二章。
(5) *ἀκροχορδών*, 肉茎のある疣や瘤。第二巻第一章一九参照。

消え、ときには軽い炎症を引き起こす。さらにその下で膿へと変化する。

一四B　テュミオンと呼ばれているもの(1)は、身体の表面に小さな疣のように現われる。皮膚の近くでは狭いが、上の方では広がっている。少し硬めで最頂部はかなり荒れている。この最頂部はタイム［テュモン］の花の色をしており、そこから名前が付いたのだが、裂けやすく出血しやすい。ときには相当量の出血がある。たいていの場合、エジプト豆程度の大きさで、それより大きいのは稀である。ときどき、ごく小さいことがある。一つのこともあるし複数で生じることもある。掌や足の裏に生じる。陰部にできるものが最も悪性で、ここからの出血がとくに多い。

一四C　ミュルメーキア(2)と呼ばれているものは、テュミオンと比べて大きさはずっと小さいが、より硬く、その根は深くもぐっていて、より強い痛みを引き起こす。下の方では広く、上の方は狭い。出血は少ない。これまでハウチワ豆の大きさを越したことはほとんどない。これもまた掌とか足の裏に生じる。一方クラーウス［たこ］は、どこにでもときどき生じるが、主に足にできる。とくに挫傷することによってできるが、他の場合にも生じる。痛みは歩くときに起こるが、ほかのときにはない。

一四D　以上のうち、アクロコルドーンとテュミオンは、自然に治ることが多く、小さければ小さいほど治りやすい。ミュルメーキアとクラーウスは治療しなければ、まず消えることはない。アクロコルドーンは切除すれば根も残らず再発することもない。テュミオンとクラーウスを切除する際には、下に丸い根があって、奥深く肉質部分までもぐっているので、これを取り残してしまうと再び発生する。ミュルメキオンは非常に広い根でへばりついていていているので、切除する際に傷口が大きくなるのは避けられない。クラーウスは何度も削り落とすのが最適である。そうして力ずくで取るのではなく、軟らかくなるようにする。ある程度出血するが、消えることが多い。一四E　周囲を浄化し、それから、挽き臼石が擦れて出た石の粉末を少し樹脂に混ぜたものをあてがうと完治する。その他のものは、薬剤で焼くべきである。いくつかのものにはワインの澱から作った薬剤が、ミュルメーキアにはミョウバンと鶏冠石から作った薬剤が最もよい。しかし患部の周りは葉で保護し、傷つかないようにしなければならない。そのあと、レンズ豆の粉をあてがう。またテュミオンは水で煮たイチジクで治る。

一五A　膿疱は主に春に生じる。これにはたくさんの種類がある。一つは、身体中または一部に皮膚の荒れが生じ、イラクサにかぶれたときや汗をかいたときにできる膿疱に似ている。これはギリシア人がエクサンテーマ(3)と呼んでいるものである。また一つは、赤い色をしていたり、皮膚の色とさして変わらなかったりするものができる。一五B　ときには吹出物に似たものが多数できたり、ときには膿疱が大きかったり、本来の色が変化して青黒かったり青白かったり、黒かったり、さらにその他の色になることもある。膿疱の下には体液がある。膿疱が裂けたところでは、下の肉が潰瘍化しているように見える。ギリシアではプリュクタ

(1) 本巻第二十八章二C。
(2) *μυρμήκια* は、「アリ塚」の意で、アリに咬まれたときのような痛みがあることに由来する。
(3) *ἐξάνθημα* は、「花が開くこと」を意味している語で、医学用語としては一般には「発疹」と訳される。『箴言』第六章九参照。

イナ[1]と呼ばれている。これは冷たさ、火、あるいは薬剤によって起こる。一方プリュザキオン[2]は少し硬めの膿疱で、白っぽく、尖っていて、その先端からは体液が押し出されてくる。膿疱のあとにはときどき、乾燥しているかまたは湿っている小さい潰瘍が生じることがある。またあるときには、むず痒さだけがあり、あるときにはさらに炎症や痛みまでも伴うことがある。膿または希薄腐敗膿、あるいはその両方が出る。これはとくに少年期にできやすく、胴体部分にできるのは稀で、末端部にできることが多い。

一五C　最も悪性の膿疱は、エピニュクティス[3]と呼ばれている。色は少し青黒いか、黒いか、白いのが普通である。この周りには激しい炎症が起こる。傷口が開くと中に粘液性の潰瘍が見える。色はその体液に近い。その炎症による痛みは大きさのわりに強い。実際、豆より大きいことはない。これもまた末端部にでき、たいていは夜にできる。そのことからギリシア人はこの名前を付けたのである。

一五D　さて、すべての種類の膿疱に対する治療において、第一のことは、たくさん歩くことや運動することである。もし支障があるならば、揺り動かされるのがよい。第二には、食事を減らし、刺激の強いものや痩せさせるようなものはすべて避けることである。このことは、乳飲み子がかかった場合には乳母にも行なわなければならない。患者がもともと頑健で、膿疱が小さくなってきたら、浴場に行って発汗すべきである。また同時に膿疱の上にソーダを振りかけ、オリーブ油とワインを混ぜて、そこに塗る。その後浴槽に浸かる。もしまったく効果がないとか、大きい種類の膿疱だらけになってしまった場合には、レンズ豆の粉をあてがい、まず表面のうす皮を取り除いてから、穏やかな作用の薬剤へと変える。

一五E　エピニュクティスは、レンズ豆の粉をあてがった後、血止め草とか、緑のコエンドロで治療するのが適切である。膿疱によってできた潰瘍は、密陀僧にコロハの種子を混ぜたものにバラ油とチシャの汁を交互に加え、ハチミツの濃度にまでしたもので取り除く。とくに幼児がかかってしまった膿疱に対しては、ピュリーテースと呼ばれる石八スクリープルムに苦アーモンド五五粒を混ぜ、さらに三キュアトゥスのオリーブ油を加えたものを用いる。ただし、先に鉛白を膿疱に塗布しておいてから、これを塗るべきである。

一六A　スカビエース(4)はかなり硬い。皮膚が赤味を帯び、そこから膿疱が生じるが、湿っているものもあれば乾いたものもある。いくつかの膿疱からは希薄腐敗膿が出て、それから絶え間なくむず痒い潰瘍が生じる。これがあっという間に拡大する場合もある。また、完治する人もいる一方で、決まった時季に再発する人もいる。皮膚の荒れがひどく、むず痒さが激しいほど取り除くことは難しい。そこで、このようなスカビエースをギリシア人はアグリア(5)（すなわち「野獣」）と呼んでいる。

一六B　この場合にも上記と同じ摂生法(6)が必要である。他方、初期の段階で適切な薬剤は次のものから成る。スポディウム、サフラン、緑青を各一スクリープルム、白コショウ、オンパキウムを各一デーナーリウス、

(1) *φλύκταινα* は「泡立つ＝火ぶくれ、水ぶくれ」を意味する。
(2) *φλυζάκιον* は「小さいプリュクタイナ」の意。
(3) *ἐπινυκτίς* は「夜の膿疱」の意。主に虫刺されによるものと考えられている。プリニウス『博物誌』第二十巻四四参照。
(4) scabies は scabo（引っかく）に由来し、疥癬を含むいくつかの皮膚病を指す。
(5) *ἄγρια.*
(6) 本巻第二十八章一五D。

カドミアを八スクリープルム。しかし、すでに潰瘍ができているときには、以下からなる薬剤を用いる。硫黄一スクリープルム、蠟四スクリープルム、液状ピッチ一ヘーミーナ、オリーブ油二セクスターリウス。以上をハチミツの濃さになるまで一緒に煮る。

一六C　さらに、プロタルコスが創案した薬剤がある。ハウチワ豆の粉一セクスターリウス、ソーダを四・五キュアトゥス、液状ピッチ一ヘーミーナ、液状樹脂半リーブラ、酢三キュアトゥスを含んでいる。また以下を混ぜたものも適当である。同量ずつのサフラン、リュキウム、緑青、ミルラ、炭をしっかり混ぜて、干しブドウワインで煮たもの。この薬剤はまた、どこでもあらゆる粘液の排出を止める。また他に材料が手元にない場合は、家畜のところで述べたように[1]、オリーブ油の澱を三分の一になるまで煮つめたもの、硫黄に液状ピッチを混ぜたものが、スカビエースに苦しんでいる人間の助けにもなる。

一七A　さて、インペティーゴー[2]には四種類ある。一番悪性でないものは、スカビエースに似た様子を呈する。すなわち、赤く硬くなり潰瘍化して腐食していく。しかしスカビエースと異なる点は、潰瘍化が激しく吹出物に似た膿疱ができることである。それの中には小さな泡があるように見え、しばらく経つと、そこから小さい鱗状のものが剝がれ落ちる。これはある一定の時季に再発する。

一七B　二番目の種類はより悪性で、ほぼパプラ[3]に似ているが、もっと皮膚の荒れが激しく赤味も強い。形はさまざまである。表皮から鱗片が落ちる。腐食力もより強い。かなり速く広く拡大し、さらに前掲のものより定期的に生じたり消えたりする。これはルブリーカ［赤土］と呼ばれている。

三番目はさらに悪性である。というのも、より分厚く、より硬く、より大きく腫れる。表皮には裂け目ができ、激しく腐食する。これもまた鱗片が落ちるが黒い色をしている。広く拡大するし、ゆっくりではない。時季によって生じたり消えたりするような変動はあまりないが、完治することもない。これの名前は黒インペティーゴーという。

一七C　四番目の種類は、あらゆる治療を受けつけず、色も違う。すなわち白っぽくて新しい痂皮《かさぶた》に似ている。青白い鱗片や白っぽい鱗片があって、レンズ豆に似たものもある。これが取れるときに出血することがある。そのほか、体液が白く、皮膚は硬くひびわれができる。かなり広く拡大する。さて実際、どの種類のインペティーゴーも、主に足や手に生じるが、陰部を冒すこともある。薬剤としては、プロタルコスの創案としてスカビエースに効くと述べた薬剤より強くないものを用いる。一方、セラピオンが用いていたのは、ソーダ二スクリープルムと硫黄四スクリープルムをたっぷりの樹脂でまとめたものである。

一八A　パプラには二種類ある。一つ目は、きわめて小さい膿疱ができるために皮膚がざらざらし、赤く、軽度に腐食される。中央部分は、ほんの少し滑らかでゆっくりと拡大する。この病気は丸い形で始まり、そ

（1）ケルススの『農業論』の断片に、家畜の治療に関する記述がある。

（2）impetigo はおそらく、この皮膚病の性格である impetus（突然の襲撃）に由来すると考えられている。現在では「膿痂疹」と訳されるが、ケルススの記述から、ここでは湿疹や苔癬も含まれると思われる。

（3）papula, 現在では「丘疹、小結節疹」と訳されるが、ここでケルススが指しているのは、おおよそ環状苔癬と限局性扁平苔癬であろうと考えられている。

のままの比率で円形に拡大する。他方、もう一つの種類は、ギリシア人がアグリア（すなわち「野獣」）と呼んでいるものである。前者と確かに似ているが、皮膚はもっとひどく荒れ、潰瘍化も激しく、腐食も激しく、赤くなり、ときには毛が抜けることがある。一八B　あまり丸くないものは治りにくいし、取り除かれないかぎりインペティーゴーに変化する。軽度のパプラは、空腹時の唾液を毎日擦り込むと治る。大きなパプラは、ナツシロギクを擦り込んで取り除くのが適切である。調剤された薬に話を移そう。これの場合は、患部が小さいほど、プロタルコスの同じ薬剤が効果的である。もう一つはミュロン(1)の薬剤である。赤色ソーダ、乳香を各一デーナーリウス、精製されたカンタリス二デーナーリウス、火を通していない硫黄を同量、液状のテレビン樹脂二〇デーナーリウス、ドクムギの粉三セクスターリウス、ギトを三・五キュアトゥス、未加工のピッチ一セクスターリウス。

一九A　ウィティリーゴー(2)も、病気そのものはそれほど危険ではないが、見た目が醜悪であり、体に不調をかかえていることで生じる。これには三種類がある。アルポス(3)と呼ばれるものは、色が白く、多くの場合皮膚が荒れるが、それぞれ繋がっていないので、何かの液体の滴が撒かれたように見える。ときには少しずつ間隔をおいて広く拡大することがある。

一九B　メラースはアルポスとは色が違って、黒く影のようである。その他の点では同じである。レウケー(4)はまったくアルポスに似ているが、より白くより深くもぐっている。そこに生える毛は白く、綿毛に似ている。これらはすべて拡大するが、速いものも遅いものもある。アルポスとメラースは、いろいろな時季に生じたり消えたりするが、一度蔓延したレウケーは容易には消えない。前者はわりに簡単な治療で済むが、後者はなかなか治らない。もし病気から解放されても完全に健康な色には戻らない。

一九C　これらのうちの一つが、治療可能か不可能のどちらであるかは、次の試験で簡単に割り出せる。すなわち、皮膚に切り込みを入れるか針で刺し、もし血が出ればたいていは前者の二つ［アルポスとメラース］に属し、治療の余地がある。白い体液が出たときには治る可能性はない。そのような場合、治療は控えなければならない。しかし、治療を受けつけるようなところには、レンズ豆の粉に硫黄と乳香を混ぜ酢に浸けて擦り潰すようにしたものを当てる。同じ目的のために、別の薬剤がエイレナイオス(5)の名のもとに伝わっている。アルキュオネーウム、ソーダ、クミン、乾燥させたイチジクの葉を同じ分量ずつ、酢を加えながら粉々にしたものである。

一九D　ウィティリーゴーには、以上の薬を太陽のもとで塗り、その後あまり腐食されすぎないように、間をおかずに洗い落とす。ある医師たちは独自に、アルポスと呼ばれていると言及したものに、ミュロンの創案による次の薬剤を塗っている。硫黄四分の一デーナーリウス、割れミョウバン六分の一デーナーリウス、

---

(1) 不詳。
(2) 現在では「白斑」と訳されるが、ここではさまざまな乾癬を指している。
(3) *ἀλφός* は「白い癩」と訳されるが、ここではおそらく滴状乾癬である。
(4) メラース *μέλας*, レウケー *λεύκη* はそれぞれ「黒い」「白い」の意。
(5) 不詳。

ソーダ三分の一デーナーリウス、乾燥させてから擦り潰したギンバイカ一アケータブルムを混ぜる。そのあと浴室でウィティリーゴーの上に豆の粉を振りかけてから、これを塗り付ける。また彼らは、メラースと呼ばれていると述べたものに、アルキュオネーウム、乳香、大麦、豆を一緒に擦り潰したものを使って治療する。浴室の中に入りオリーブ油を塗らないで、汗をかく前にこれを振りかけて、ウィティリーゴーをこすり落とすのである。

第六巻　身体各部位の病気と薬剤による治療法について

第一章　毛髪の脱落

一　身体全体に生じ、薬の助けが必要な病気や障害については、すでに述べた。今度はいくつかの部分だけに生じるようなものに話を移そう。まずはじめは頭部からである。
さて、頭部での抜け毛には、第一に剃ることが助けになることが多い。さらに、ラダヌムにオリーブ油を混ぜたものは、抜け毛を抑える効力がある。だが、今から私が述べるのは、主に病気の後に頭髪が抜けてしまった場合についてである。なぜなら、一定の年齢になって頭が禿げることについては、どんな方法も助けにはならないからである。

第二章　ポリーゴー（ふけ）

一　ポリーゴー(1)というのは、髪の毛のあいだに小さい鱗片の様なものが増加し、それが皮膚から剝がれ落ちるもので、湿っていることもあるが、乾いていることの方が多い。潰瘍を伴わずに発生することもあり、化膿した場所に発生することもある。また悪臭を伴うこともあるし、何の匂いもしないこともある。ふけは、たいてい頭髪のあたりに生じるが、稀に顎髭のところ、またときには眉毛のところに生じる。何らかの身体的障害があって生じるものであるが、まったく役に立たないというわけではない。事実、健全な頭部からはあまり出てこないわけだが、頭部に何らかの病気がある場合、表皮が繰り返し損なわれることは、有害なものが別のより重要な部位へ転移するよりもむしろ適当なことである。

二　それゆえ、まったく出ないようにしておくよりも、ときどきくしけずることによって、ふけを取り除くほうが有益である。しかし、もしこれが、体液を伴って生じるようなかなり厄介な状態で、さらに悪臭がするならば、頭を剃って、軽く抑える作用の薬剤のうち、どれかの助けを借りるべきである。たとえば、酢に入れたソーダ、またはギンバイカ油とワインに入れたラダヌム、あるいはワインに入れたミュロバラノスの油である。以上のもので、あまり効果が得られない場合には、より強いものを使用してもよいが、新しく生じたばかりの病気には有害であるということは知っておくべきである。

(1) ポリーゴー (porrigo) はふけと訳す。頭部の脂漏や湿疹のように、頭皮から鱗状の片が多量に落ちるような状態を指す。この語の語源は不明であるが、同義のギリシア語は *πιτυρώδης* (粃糠疹) で、*πίτυρον* (糠《ぬか》、麩《ふすま》) に由来する。

第三章　シューコーシス（イチジクに似た潰瘍）

一　イチジクに似ていることから、ギリシア人がシューコーシス(1)と名付けた潰瘍がある。すなわち、肉がイチジクのように盛り上がるからなのだが、このことは一般的な特徴であって、実際には二種類のタイプがある。一方は、潰瘍部が固く丸くなるが、もう一方は、湿っていて不規則な形である。固いほうからは、何らかの粘性のものがわずかに出るが、湿っているほうからは、悪臭のする（膿が多量に(2)）出る。

二　両者とも毛に覆われた場所に生じるが、皮が厚く丸いタイプのものは、主に顎髭の部分に、他方、湿ったタイプのものはとくに頭髪の部分に生じる。どちらの潰瘍部の上にも、エラテリウム、または亜麻仁を擦り潰して水で煮たもの、またはイチジクを水で煮詰めたもの、またはテトラパルマコンという硬膏を酢で延ばしたものを塗る必要がある。エレトリアの土を酢に溶かしたものも、塗布するのに適している。

第四章　禿頭――アローペキアー、オピス

一　禿頭(3)にも二種類ある。そのどちらにも共通していることは、表面の薄皮が死ぬと、まず最初に毛髪が細くなり、それから抜け落ちるという点である。その場所が傷つけられると、サラサラした悪臭のする血液が出てくる。また両者とも、すぐに広がるところとゆっくり広がるところとがある。悪性なのは、皮膚が厚くなって脂っぽく、すっかり滑らかになった場合である。

二　アローペキアー[4]と呼ばれているものは、どんな形にでも広がっていく。これは頭髪部にも髭の部分にも生じる。さらに、その形が似ていることから、オピス[5]と呼ばれるものがあって、後頭部から始まる。幅は指二本分を越えることはない。患部の先頭部分が二つになって耳まで這っていき、さらに前頭部へ向かうものもあり、前頭部で二つの先頭が一緒になるまで延びる。前者の病気は、どの年代にも生じるが、後者は主に幼児に生じる。前者は治療しなければほとんど治らないが、後者は自然に治ることがよくある。

三　これらの禿げた部分にメスで傷をつける医師もいるし、オリーブ油を混ぜた焼灼剤、とくに焼いたパピルス紙を塗布する者もいる。またある医師は、タプシアを混ぜたテレビン油を取り入れている。しかし何よりよい方法は、毎日剃刀で剃ることである。というのは、表面の薄皮が少しずつ剝がれていって、毛根が表に出るからである。多数の毛が生えてきたことが判明するまで治療をやめてはならない。なお、剃ったす

（1）*σύκωσις* は、タラスのヘラクレイデスが名付けたもので、病巣が熟したイチジク *σῦκον* の中身のようになるからである。プリニウスによれば、この病気は当時小アジアからもたらされ、伝染性があると言われていた。『博物誌』第二十六巻二—三。

（2）括弧内は、マルクスの校訂。

（3）**area Celsi**（ケルスス禿頭、ケルスス野）は、現在もケルススの名を冠して使われている医学用語で、深在性白癬を指す。

（4）アローペキアー（*ἀλωπεκία*）は *ἀλώπηξ*（キツネ）に由来し、「キツネの疥癬」の意。現在では、さまざまな原因による脱毛症に用いられる。

（5）*ὄφις* は「蛇」の意。脱毛部が蛇の這った跡に似ていることに由来する。

ぐ後には、筆記用のインクを塗っておけば十分である。

第五章　吹き出物、しみ・そばかす、ほくろ

一　吹き出物、しみ・そばかす、ほくろに治療を施すことはほとんど馬鹿げているが、女性たちにとって自身の美容に関する悩みは取り去ることができないものである。上に挙げたもののうち、吹き出物としみ・そばかすは一般によく知られている。ただし、ギリシア人がセーミーオン(1)と呼んでいる種類は、かなり珍しいものである。というのも、しみ・そばかすよりも赤く、いびつな形だからである。ほくろについては、実際ほとんどの人が理解していないのだが、荒れていて硬く色が悪いという以外の何ものでもない。

二　吹き出物やほくろはもっぱら顔にできる。しみ・そばかすはときおり他のところにもできる。が、これ自体についてはあらためてほかの章で記述する価値があるとは思われない。ちなみに、吹き出物は、樹脂に同量以下の割れミョウバンとハチミツ少量を加えたものを塗って取るのが最適である。しみ・そばかすを取るには、同量のガルバヌムとソーダを酢に浸けて、ハチミツのような濃度になるまで擦り潰したものがよい。これらを身体に塗り、数時間（朝まで）そのままにしておいてから洗い流し、オリーブ油を軽く擦り込んでおくこと。

三　ほくろは、樹脂に三分の一の量の岩塩と少量のハチミツを加えたもので取る。また、これらすべてのため、さらに瘢痕をもとの色に戻すためには父トリュポン(2)が発明したと伝えられる調剤が有効である。それ

にはワサビノキ油の澱、青みがかったキモロスの白亜土、苦アーモンド、大麦粉とエルウムの粉、白いサボンソウ、セルトゥラの種子が同量ずつ含まれている。これらすべてを擦り潰し、できるだけ苦いハチミツと一緒に混ぜ、夕方に塗り、朝に洗い流す。

第六章　眼の病気

一A　以上は、さほど深刻な病気ではない。それに対して、われわれの眼は、実に深刻でさまざまな事態にみまわれる。眼は生きていくうえでの行動と娯楽のどちらにも大きな役割を果たしているものであるから、最大の注意を払って保護しなければならない。

そこですぐにカタル性眼炎[3]から話を始めるが、これには何らかの徴候あり、それによってどのような結果になるか推察することができる。すなわち、もし涙と腫れと濃い目脂[4]が同時に始まった場合、またその目脂が涙と混ざっている場合、その涙が熱くなく、目脂が白くて軟らかく、腫れも硬くないような場合には、こ

（1）*σημεῖον* は新生児斑などのあざを指す。『予言』第二巻一八参照。

（2）クレタ島出身の、アウグストゥス時代に活躍した外科医。

（3）カタル性眼炎と訳した語は *lippirudo* で、ギリシア語の *ὀφθαλμία* に相当する。目脂や涙が流れ、眼のかすみを引き起こす、爛れ目などの眼病である。文脈によっては単に眼炎とした。『予言』第二巻一八参照。

（4）*pituita* は一般に「粘液」と訳されるが、眼から流れる粘液に限って「目脂」と訳した。

の病状が長く続く心配はない。—B　もし涙が熱くて量が多く、目脂が少なく腫れが中程度でも、症状が片方の眼だけにある場合は、症状は長引くが危険になるようなことはない。この種のカタル性眼炎は、ほとんど痛みがないが、二〇日目より前に治まることはまずない。ときには二ヵ月続くこともある。終息する頃になると、目脂が白く軟らかくなり始め、涙が混じるようになる。ただし、両方の眼が同時にそのような症状になったとすれば、より短期間で済む可能性もあるが、潰瘍の危険もある。乾いて水分のない目脂は、確かに痛みを引き起こすが、化膿していなければかなり早く治まる。

—C　大きい腫れは、痛みがなく乾いた状態であれば危険はないが、もし乾いた状態であっても、痛みがある場合には、ほとんどが潰瘍化し、ときには瞼と眼が癒着してしまうような事態になることもある。また、瞼や瞳にも同様の潰瘍が生じるおそれがある。激しい痛みに加えて塩辛く熱い涙が出る場合、あるいはまた、腫れが引いたのにしばらく目脂の混じった涙が出る場合である。—D　なお、さらに悪いのは、目脂が青白かったり青黒かったりし、熱くて多量の涙が出て、頭が熱く、痛みがこめかみから眼に至り、夜中に不眠に悩まされる場合である。まさにこのような状態になると、多くの場合眼が裂けてしまうので、もはや潰瘍化することだけが望まれる。眼が内部で裂けたときは、わずかに熱が出るのがよい。裂けて外へ飛び出してしまったら治療の手だてはない。黒い部分から白っぽいものが現われてきて、しばらく続き、さらにそれがざらついてねっとりしたものであるならば、治っても何らかの傷跡が残る。

—E　最も古く権威ある医師ヒッポクラテスは、眼を治療するには瀉血、薬剤、入浴、ワインを用いると記録に残している。[1] ところが、それらを使用する時期やその理由といった医学において肝心な点が少ししか述べられていない。ときには絶食や浣腸が、少なからず治療の手だてとなる。さて、ときには眼が炎症に襲われることがあるが、それは次のような場合、すなわち眼に腫れとともに痛みがあり、それに続いて、比較的多量で刺激のある目脂がたびたび流れ出たり、ときには両者の点で中程度の目脂が流れ出たりする場合である。このような症例では、何より最優先の治療は安静と絶食である。─F それゆえ最初の日は暗い場所で横になって休まなければならない。同様に話すことも控える。食べ物はいっさいとらず、もしできるなら ば水も飲まない。もし飲むとすれば、できるだけ少量にすることが必要である。痛みがひどい場合には、二日目の方がよいのだが、差し迫っていれば一日目からでも瀉血を行なうべきである。ただし瀉血はどんな場合でも、前頭部の血管が膨れているとき、また頑健な身体で体液が余分にある場合に限る。病状がさほど強くない場合には、あまり激しくない治療法を求める。浣腸は行なうべきであるが、二日目か三日目だけにする。

─G しかし、炎症が強くないなら、これらの処置のどちらも必要とせず、安静と絶食を行なうことで十分である。ただしカタル性眼炎に際しては、目脂が前より希薄になったり、刺激的なものになったりしないように、長期間の絶食は無用である。二日目には、目脂を濃くしてくれるような食べ物のうち最も軽いと思われるもの、たとえば生卵くらいのものを与えるべきである。効力が足りないならば、粥やミルクにひたしたパンも併せて与える。そのあとの日々は、炎症の引き具合によって食べ物を加えていくことができるが、

（1）『箴言』第六章三一参照。

やはり同種の食べ物のうちから加える。塩辛いもの、刺激の強いもの、目脂を希薄にするような類のものはいっさい食べてはならない。また水以外は飲んではならない。

一H　以上のような摂生法は非常に必要なことである。他方、初日からすぐに行なうべき処置は次のようなものである。サフラン一デーナーリウス、できるだけ細かく挽いた上質の小麦粉二デーナーリウスを卵の白身でまとめてハチミツの濃さになるまでにし、これを亜麻布に塗りつけてから額に張りつけ、血管を圧迫することによって目脂の流れを止めるようにする。サフランがなければ、乳香も同じ効き目がある。亜麻布につけても羊毛につけても変わりはない。

一I　眼球に塗るべきものは次のようなものである。まずサフランを三本の指でつまめるだけの量をとる。ミルラは豆粒大の量、ケシの涙はレンズ豆大の量をとる。以上を干しブドウワインとともに擦り潰し、消息子で眼球の上に塗りつける。他に同じ効能のあるものは、ミルラ一二分の一デーナーリウス、マンドラゴラの汁一デーナーリウス、ケシの涙二デーナーリウス、バラの葉〔花弁〕、ドクニンジンの種子各三デーナーリウス、アカシア四デーナーリウス、ゴム八デーナーリウスである。

一K　これらの治療は昼間に行なう。夜間は休息をとるのが適切であるが、精白パンの中身の部分をワインに浸したものを眼の上に当てておくことは差し支えない。というのは、これは目脂を抑えてくれるし、また涙がどれほど出ても吸い取ってくれるし、眼が癒着してしまうのを防いでくれるからである。眼の痛みが激しくて、これが重くて硬いと思われる場合には次のようにする。卵の白身と黄身を容器に入れ、蜂蜜ワインを少量加え、指でよく混ぜ合わせる。ひとつに合わさったところで、よく梳いた柔らかい羊毛を入れ、しみ込ませてから眼の上にあてがう。一L　これは軽く、また冷却作用によって目脂を抑え、干からびることもなく、眼が癒着してしまうのを防ぐ。大麦粉を煮て、煮たマルメロと混ぜたものもあてがうのに適している。もし症状が軽ければ、羊毛のガーゼを水に浸して、できるだけよく絞ったもの、症状がそれより重ければ、酢水に浸して絞ったものを用いることも理に適っている。前者は、寝ているあいだに落ちないよう包帯で固定しておくべきである。一方後者は、上に乗せておくだけで十分である。というのも、患者自身が適宜に置き直すことが可能であるし、乾いたときは、そのつど浸さなければならないからである。

一M　長いあいだ睡眠がとれないほど症状が悪い場合には、ギリシア人がアノーデュナ[1]と呼ぶ薬剤のうちのどれかを与えるべきである。子供にはエルウムの大きさ、大人には豆粒大の量で十分である。最初の日には、炎症が穏やかなものでないかぎり、眼球そのものには直接何もつけない。なぜなら、それによって目脂が減るどころか、かえって誘い出すようなことになりかねないからである。二日目からはカタル性眼炎が重い場合でも、すでに瀉血や浣腸を施してあるなら、あるいはどちらも必要でないことが明らかであるなら、眼の中に入れる薬剤を用いて治療するのが適切である。

二　そのために、多くのコリューリウム[2]［細麺型軟膏］が多くの考案者によって用意された。さらに軽い

---

(1) ἀνώδυνα は「痛みを取る」の意。第五巻第二十五章一。
(2) collyrium は、collyra（極細のパスタ）に由来する。瘻の治療用の細長い薬膏にも用いられる語である。眼専用のものは眼軟膏と訳す。第五巻第二十八章一二G、第七巻第四章一。

薬剤や穏やかな抑制剤をいろいろ手軽に混ぜ合わせることで、その都度新しい調合剤を揃えることができる。最も有名なものを記述することにしよう。

三　まず、ピロン[1]の眼軟膏であるが、以下を含む。洗った鉛白、スポディウム、ゴムを各一デーナーリウス、ケシの涙を焼いたもの二デーナーリウス。この場合もだが、すべての薬物をまず別々に分けて擦り潰し、それからときどき水か何か他の水分を少しずつ加えながら混ぜるという手順を覚えておかなければならない。ゴムは、他にも薬効を持っているが[2]、とくに次の効果が優れている。すなわち、でき上がった眼軟膏が乾燥しても、粘着性をもたせて砕けないようにする効果である。

四　ディオニュシオス[3]の眼軟膏。ケシの涙を柔らかくなるまで焼いたもの一と六分の一デーナーリウス、焼いた乳香とゴムを各二分の一デーナーリウス、スポディウム四デーナーリウス。

五A　クレオン[4]の眼軟膏は非常に有名である。砕いたケシの涙一デーナーリウス、サフラン六分の一デーナーリウス、ゴム一デーナーリウス。これらを擦り潰したものにバラの汁を加える。同人物の薬で、さらに薬効の強いものがある。ストモーマ[5]と呼ばれている銅のスケール一デーナーリウス、サフラン二デーナーリウス、スポディウム四デーナーリウス、洗った煆焼鉛六デーナーリウス、ゴムを同量。

五B　同じ病気に対して、とくに目脂が多量に流れ出る場合には、アッタロスの眼軟膏がある。カストレウム一二分の一デーナーリウス、沈香六分の一デーナーリウス、サフラン一デーナーリウス、ミルラ二デーナーリウス、リュキウム三デーナーリウス、調整されたカドミア八デーナーリウス、スティビウム同量、アカシアの液汁一二デーナーリウス。以上のものにゴムが入らない場合には、小さな容器に液体のまま入れる。

テオドトス[6]はこの薬剤に次のものを加える。焼いたケシの涙一二分の一デーナーリウス、焼いて洗った銅二デーナーリウス、焼いたナツメヤシの核一〇デーナーリウス、ゴム一二デーナーリウス。

六　テオドトス自身の眼軟膏は、人々によってアカリストン〔感謝されない薬〕[7]と呼ばれたものだが、次のものから成る。カストレウム、インド産ナルド各一デーナーリウス、リュキウム六分の一デーナーリウス、ケシの涙同量、ミルラ二デーナーリウス、サフラン、洗った鉛白、沈香各三デーナーリウス、房状の亜鉛を洗ったもの、煆焼銅、各八デーナーリウス、ゴム一八デーナーリウス、アカシアの液汁二〇デーナーリウス、スティビウム同量。以上に雨水を加える。

七　これらのもの以外でよく使われる眼軟膏の中に、次のものがある。これをキュクノン〔白鳥軟膏〕と呼ぶ人もいるし、灰色であることからテプロン〔灰色軟膏〕と呼ぶ人もいる。[8]澱粉、トラガカントゴム、アカシアの液汁、ゴムを各一デーナーリウス、ケシの涙二デーナーリウス、洗った鉛白四デーナーリウス、

（1）有名な鎮痛薬ピローニウム（コーリクムまたはアノーデュノンとも呼ばれる）の発明者であるタルソスのピロンであるかどうかは不明。
（2）ゴム類は、第五巻第一章で出血を止める薬として挙げられている。
（3）不詳。
（4）デモステネスの時代（前四世紀）の眼科医。
（5）*στόμωμα*, 銅のスケールには二種類ある。第五巻第一章参照。
（6）眼科医として名が挙げられるのみで、詳細は不明。
（7）*ἀχάριστον*, 効き目が早すぎて感謝される間がなかったことから名付けられた。
（8）白鳥 *κύκνος* に似た形の印、または型押しされた灰色 *τεφρός* の軟膏であることから名付けられた。

洗った密陀僧八デーナーリウス。以上を雨水で均等に擦り潰す。

八A　一方、われわれの時代で最も偉大な眼科医であったエウエルピデス(1)は、自身で調合した眼軟膏で、トリュゴーデス〔酒澱軟膏〕(2)と名付けられたものを使っていた。カストレウム三分の一デーナーリウス、リュキウム、ナルド、ケシの涙を各一デーナーリウス、サフラン、ミルラ、沈香を各四デーナーリウス、煅焼銅九デーナーリウス、カドミアとスティビウム各一二デーナーリウス、アカシアの液汁三六デーナーリウス、ゴムを同量。

八B　炎症が激しければ、その分、卵の白身や女性の乳を加えて穏やかな薬剤にしなければならない。医師もいなくて薬剤も手元にない場合には、両者のうちのどちらかを、専用に作られた刷毛に浸して眼に垂らすと症状が軽くなることがよくある。病状が回復し、目脂の流れも止まったら、その後に残る軽度の症状は、入浴やワインでほぼなくすことができる。八C　前もって軽くオリーブ油を塗布し、また脛や太ももには念入りに塗油して入浴し、たっぷりの熱い湯で眼を温める。次に、まず熱い湯を頭から浴び、次にぬるい湯を浴びる。入浴後は寒さや風でやられないように用心する。この後、病気のあいだとっていた食物よりも若干滋養の多い食物をとるようにするが、粘液を薄くするようなものはすべて避ける。ワインは、穏やかであまり辛口でなく、適当に古いものを飲む。ただし不消化にならないようにするために飲みすぎもいけないし、他方、睡眠を促し内部の隠れた刺激の強い体液をなだめるためには控えすぎてもよくない。

八D　入浴中に、眼の具合が入浴前より悪くなったと感じた場合——こういうことは、目脂の流れがまだ中に留まっているのに入浴を急いだような人に起こりがちであるが——何よりもまず入浴を中断し、当日はワインもいっさいとらず、前日よりもさらに少量の食事をとる。その後は、目脂がちゃんと止まり次第、再び入浴へと戻る。それにもかかわらず、気候の乱れや体調の乱れによって何日ものあいだ、痛みも炎症も目脂の流出もさっぱり止まらないことがときどきある。このような事態になっても、長い時間が経つこと［慢性化］によって機が熟したら、これらの同じ治療法（すなわち入浴とワイン）を求めるべきである。八E　すなわち、これらは初期の患者には不適当である。なぜなら、病気を刺激したり昂進させたりする可能性があるからである。しかし、慢性化した場合には、これら以外の治療法では回復しないので、きわめて効果の高いものとなりうるのである。要するに、この場合も他の事例と同様、通常の治療法が効かないときには、逆の方法が助けになるというわけである。(3) さて、入浴前には頭皮まで毛を剃る必要があり、次に浴室で熱い湯をできるだけたくさん頭と眼にかぶり、両方を刷毛で洗い、頭にイリス軟膏を塗る。そして、発生した熱がすべて引いて、必然的に頭に集中してかいていた汗が治まるまで寝台に横になる。八F　それから同じ種類の食事やワインをとるようにするが、飲み物は希釈しないようにする。頭部には覆いをかぶせ休ませる。これらの処置の後、しばしば深い眠りや発汗、排便が起こり、目脂の流れが止まることがある。もしそれらが

(1) 不詳。ケルススは彼の作った眼軟膏を六種類（本巻第六章八、一七、二〇、二一、二五C、三一A）記録している。

(2) τρυγῶδες は、ワインの澱（τρύξ）に似ていることから名付けられた。

(3) 通常の治療法 remedia secunda が効かないときに逆の治療法 remedia contra が助けとなる場合があることは、当時よく知られていた。序巻七一参照。

かなり頻繁に起こって病気が軽くなるのであれば、完全に健康が回復するまで、しばらくのあいだ同じことを行なうべきである。そのあいだ、便がまったく出ないならば、上半身を軽くするために浣腸すべきである。

八G　ところが、ときにはあまりに激しい炎症が急に襲ってきて、眼をその位置から押し動かすことがある。眼が前に突出することから、ギリシア人はこれをプロプトーシス(1)と呼んでいる。このような場合には、とにかく体力が許すならば瀉血をすべきである。もし瀉血をすることができなければ、浣腸や比較的長い絶食が必要となる。一方、薬剤はきわめて穏やかなものが有用であり、上述した(2)二つの薬材からなるクレオンの眼軟膏を使う人もいるが、最もよいのはネイレウス(3)の眼軟膏で、これよりすぐれたものは他にないということではすべての著述家が一致している。

九A　ネイレウスの眼軟膏は以下のものからなる。インド産ナルド、ケシの涙各一二分の一デーナーリウス、ゴム一デーナーリウス、サフラン二デーナーリウス、新鮮なバラの葉［花弁］四デーナーリウス。以上を雨水または甘口のワインでざっと混ぜ合わせる。また同様の薬に以下のものがある。ザクロの外皮またはカンパニアのセルトゥラをワインで煮て、さらに擦り潰したもの。あるいは黒いミルラをバラの葉［花弁］と混ぜたもの。あるいはヒヨスの葉を茹で卵の黄身と混ぜたもの。あるいは小麦粉をアカシアの液汁か干しブドウワイン、または蜂蜜ワインと混ぜたもの。これらにケシの葉(4)を加えれば、薬効が少し強くなる。

九B　以上のうちどれかが準備できたら、あらかじめギンバイカかバラの葉［花弁］を煮ておいた湯に浸して絞った筆型の用具で眼を温めなければならない。それからいずれかの眼軟膏を塗布する。この後さらに、後頭部の皮膚を切って吸玉をあてがう。もしこれらの治療をしても眼が本来の位置に戻らず、同じように前に飛び出たままであるならば、光りは失われると考えねばならない。そして、やがて眼球が硬くなっていくかまたは膿が溜まるようになる。もし側頭部に近い方の眼角から化膿している様子が見られたら、眼球を切開して膿を排出させることによって炎症と痛みを終わらせるようにしなければならない。その際眼の膜が内側に引っ込むようにすると、後々顔があまり醜くならないで済む。

九C　次に、先述の眼軟膏のいずれかを、乳汁か卵かサフラン［油］に浸して、または単独で、(5)あるいは卵の白身と混ぜて用いる。たとえ眼球が硬くなってだめになってしまっても、膿に移行しなかったならば、あとで醜く突出しないように切開しなければならない。そのためには外科用の鉤で表面の膜を押さえて、その下をメスで切り込み、同種の薬剤を痛みがすべてとれるまで挿入する。先に突出してからあちこちに裂け目ができた眼にも、同じ薬剤を用いるべきである。

一〇　炎症からカルブンクルス(6)が生じることもよくあり、ときには眼球自体、ときには瞼に生じ、またこれらの内側であったり外側であったりする。これが生じた場合、排便を促し食事は少なくするが、害をなす刺激物を穏やかにするためにミルクを飲むように与える。効果のあるパップ剤や薬剤については、炎症対策

(1)「突出」を意味するギリシア語 *πρόπτωσις* は、ヘルニア、子宮脱などに用いられていた。眼球突出にこの語を記述したのはケルススが最初である。
(2)本巻第六章五A。
(3)アレクサンドリア学派のすぐれた外科医であり眼科医。
(4)スペンサーはケシの涙としている。
(5)「単独で」の部分はマルクスの校訂に従った。
(6)第五巻第二十八章一。

のところで述べたもの(1)を用いるべきである。また、これにもネイレウスの眼軟膏が最適である。ただしカルブンクルスが瞼の外側にできた場合は、亜麻仁を蜂蜜ワインで煮たものがパップ剤として最も適している。もし亜麻仁が手元になければ、よく擦り潰した小麦粉を同じように煮たものでもよい。

一一　膿胞もまた炎症から起こることがある。初期の段階ですぐ生じたならば、血液［瀉血］と休息に関して上述したところの処置(2)をしっかりと施すべきである。しかし、もし瀉血を行なうのに遅すぎたならば、浣腸をすべきである。何らかの事態がこれをも妨げるならば、とにかく摂生法を施さなければならない。一方、この場合にも薬剤はネイレウスやクレオンのもののように穏やかなものが適当である。

一二　ピラレトゥス(3)と呼ばれている眼軟膏もまたこれに適している。ミルラ、ケシの涙各一デーナーリウス、洗った鉛、アステール［星］と呼ばれているサモスの土(4)、トラガカントゴム各四デーナーリウス、煮たスティビウム、澱粉、各六デーナーリウス、洗ったスポディウム、洗った鉛白各八デーナーリウス、以上を雨水でまとめる。この眼軟膏は、卵か乳汁に浸してから用いる。

一三　膿胞から潰瘍が生じることもよくある。これも初期のものであれば、同様に穏やかな薬剤で処置すべきである。すなわち膿胞のところで述べた薬(5)とほぼ同じものである。さらに、この場合に独自に調えられる薬剤はディア・リバヌー(6)［乳香入軟膏］と呼ばれるものである。以下を含む。煅焼銅および洗った銅、焙ったケシの涙各一デーナーリウス、洗ったスポディウム、乳香、焼いて洗ったスティビウム、ミルラ、ゴム、各二デーナーリウス。

一四　さらに眼球の片方または両方が本来あるべき大きさよりも小さくなってしまうことも起こる。これは、眼炎を起こした際の激しい目脂の流出、絶え間なく流れる涙、適切でない治療による損傷が引き起こす。この場合にも、同じように女性の乳汁から作った穏やかな薬剤を用いなければならない。食べ物は、とくに滋養や栄養があるとされているものを摂取する。涙を引き起こすような原因や家の心配事は何としても避けるべきである。すなわち、涙を流すようなことになる事態に気づかせないようにする。刺激の強い薬剤や食材は、まさに涙を引き起こすという理由で患者には有害である。

一五A　まつげのあいだにシラミが生じるという病気もあって、ギリシア人はプテイリアーシス(7)［シラミ症］と名付けた。これは身体的な不調から起こるもので、かなり進行することも珍しくない。四六時中非常に刺激的な目脂の流出が続き、眼がひどく潰瘍化するようだったら視力そのものも失うことになる。このような場合には、排便を促し、頭部は皮膚まで剃り上げ、毎日、昼間の空腹時にマッサージをする。また散歩、その他の運動を静かに行なうべきである。ネペタと完熟イチジクを煮た蜂蜜ワインでうがいをする。一五B　頻繁に、浴室で頭に熱い湯をたっぷり浴びる。刺激の強い食べ物は避け、ミルクや濃厚なワインをとる。食べ

---

(1) 本巻第六章一E—八B。
(2) 本巻第六章一E、F。
(3) 創薬者の名前にちなんでいるとされるが、不詳。
(4) 星形のスタンプが捺されていたことからアステール *ἀστήρ*（星）と呼ばれた。プリニウス『博物誌』第三十五巻一九一参照。
(5) 第五巻第二十八章一五E。
(6) *διὰ λιβάνου.*
(7) *φθειρίασις.*

物よりは飲み物を自由にとってよい。眼の中につける薬剤は穏やかなものを用い、刺激の強い目脂を引き起こさないようにする。シラミ自体の上には、それを消滅させ、類似のものが生じないよう予防できる別の薬剤を用いる。この目的のためには、ソーダの浮きかす一二分の一デーナーリウス、鶏冠石一二分の一デーナーリウス、黒ブリオニア一デーナーリウス、以上を一緒に擦り潰し、古い油と酢を同量ずつ、ハチミツの濃さになるまで加える。

一六A　ここまでは穏やかな薬剤によって治療される眼の病気について述べた。次に、異なる治療法を必要とする別の種類の眼病についてである。これらは主に炎症から生じ、炎症が引いた後まで残るものである。ある症例では、初期段階で薄い目脂の流出が止まらなくなった。このような場合には、下から排便を促すべきで、食事はある程度減らすべきである。アンドレアスの調合薬を額に塗ることは適している。以下を含む。ゴム一デーナーリウス、鉛白とスティビウムを各二デーナーリウス、密陀僧を煮て洗ったもの四デーナーリウス。一六B　ただし、この密陀僧は雨水で煮ること。またこれらの乾燥した薬物は、ギンバイカの液汁に浸して擦り潰すこと。これらを額に塗ったら、冷水で練りあげた小麦粉にアカシアの液汁かイトスギ油を加えたもので、さらに上からパップする。頭頂部を切ってから吸玉を当てるのもよいし、側頭部から瀉血するのもよい。

一六C　次を含む軟膏が必要である。銅のスケール、ケシの涙各一デーナーリウス、焼いて洗った鹿角、洗った鉛、ゴム各四デーナーリウス、乳香一二デーナーリウス。この眼軟膏は、角《つの》が含まれていることからディア・トゥー・ケラトス(1)［角入軟膏］と名付けられている。何らかの種類の液体を加えるべき場合、それが明記されていなければ、水を加えるものと理解してもらいたい。

一七　同じ目的のためにエウエルピデスが調合したメミグメノン(2)［混合軟膏］と呼ばれる薬がある。以下を含む。ケシの涙と白コショウを各一ウーンキア、ゴム一リーブラ、煆焼銅一と二分の一デーナーリウス。この治療のあいだ、病状が落ち着いたときの入浴とワインは多少なりとも有効である。すべてのカタル性眼炎の際には、とくに長期間、薄い体液が出続けていた人は、薄くさせるような食べ物を避けるべきである。だが粘液を濃くするような食べ物が嫌いならば（この種の食べ物にはよくあることだが）、とりあえず、腹部を引き締め、ひいては身体全体を引き締めてくれるようなものに頼ることとする。

一八　ところで、炎症が引いても治らない潰瘍は、膨れ上がるか、汚くなるか、穴が開くかし、とにかく慢性化するのが常である。この中で、膨れ上がったものはメミグメノンと呼ばれる眼軟膏で最もよく抑えることができる。汚くなった潰瘍も、同じ薬やズミーリオン(3)［小刀軟膏］と呼ばれる薬剤で浄化することができる。一九　ズミーリオンは以下を含む。緑青四デーナーリウス、ゴム同量、ハンモーニアクム、シノペ産の辰砂各一六デーナーリウス。以上を、あるものは水で、あるものは効果を強めるために酢に浸して擦り潰す。二〇　エウエルピデスの薬剤でピュロン(4)［焔色軟膏］と呼ばれるものも、これに有効である。サフラン一

(1) *διὰ τοῦ κέρατος*.
(2) *μεμιγμένον*.
(3) *σμίλιον* は、効き目が鋭いことから名付けられた。
(4) *πυρρόν* は、*πῦρ*「炎」から。赤色の酸化銅を配合しているためと考えられている。なお、ケイローマ *χείρωμα* と読む写本もある。

デーナーリウス、ケシの涙、ゴム各二デーナーリウス、焼いて洗った銅、ミルラ各四デーナーリウス、白コショウ六デーナーリウス。ただし、先に穏やかな薬剤を使ってから、これを塗るべきである。

二一　同じ人物のものに、スパイリオン[1]［球形軟膏］と呼ばれるものもあり、同様の効果がある。洗ったヘマタイト一と六分の一デーナーリウス、コショウ六粒、洗ったカドミア、ミルラ、ケシの涙各二デーナーリウス、サフラン四デーナーリウス、ゴム八デーナーリウス。以上をアミナエア産のワインとともに擦り潰す。

二二　同じ目的のために、液状の薬剤も調合されている。それには以下のものが入っている。緑青六分の一デーナーリウス、焼いたミシュ、靴墨、シナモン各一デーナーリウス、サフラン、ナルド、ケシの涙各一と六分の一デーナーリウス、灰四デーナーリウス、コショウ一五粒。以上を辛口のワインに入れて擦り潰し、次に三ヘーミーナの干しブドウワインとともに、ひとかたまりになるまで煮る。この薬剤は年月が経つとより効果を増す。

二三　空洞のあいた潰瘍は、上述した薬剤やスパイリオンやピラレトゥスと呼ばれる薬剤で埋めるのが最適である。このスパイリオンは、慢性化した潰瘍や、なかなか瘢痕に移行しない潰瘍に最も効果がある。

二四　次の眼軟膏は、いろいろな用途に有効であるが、潰瘍にはきわめて薬効があると見なされている。ヘルモン[2]が創案したと伝えられており、以下を含む。長コショウ一と六分の一デーナーリウス、白コショウ一二分の一デーナーリウス、シナモン、モッコウ各一デーナーリウス、靴墨、ナルド、カシア、カストレウム各二デーナーリウス、没食子五デーナーリウス、ミルラ、サフラン、乳香、リュキウム、鉛白、各八デーナーリウス、ケシの涙一二デーナーリウス、沈香、煆焼銅、カドミア各一六デーナーリウス、アカシア、スティビウム、ゴム各二五デーナーリウス。

二五A　潰瘍から形成された瘢痕には二つの障害、すなわち空洞化する、あるいは厚化するという危険がある。空洞化した場合には、先述したスパイリオンと呼ばれる薬剤またはアスクレーピオス[3]と名付けられた薬剤で埋めることができる。アスクレーピオスは以下を含む。ケシの涙二デーナーリウス、サガペーヌム、オポパナクス各三デーナーリウス、緑青四デーナーリウス、ゴム八デーナーリウス、コショウ一二デーナーリウス、洗ったカドミア、鉛白各一六デーナーリウス。

二五B　一方、瘢痕が厚くなった場合、ズミーリオンまたはカノプス[4]の眼軟膏で瘢痕を薄くする。カノプスの眼軟膏は以下を含む。シナモン、アカシア各一デーナーリウス、洗ったカドミア、サフラン、ミルラ、ケシの涙、ゴム各二デーナーリウス、白コショウ、乳香、各三デーナーリウス、煆焼銅八デーナーリウス。

二五C　あるいはエウエルピデスのピュクシノン[5]があり、次のものからなる。岩塩四デーナーリウス、燻蒸

（1）*σφαιρίον*.

（2）詳細不明。

（3）医神 *Ἀσκληπιός* に因んだ名前。

（4）カノプスは、アレクサンドリア北東の貿易都市で神殿も多い。ミイラの内臓容器「カノプス壺」はこの都市に由来する。

（5）*πύξινον* は「*πύξος*［ツゲ］製の」の意であるが、薬材としてではなく専用の保存容器に因んで名付けられたものとされる。ポンペイなど各地の薬局跡から、この名の印をつけた箱が発掘されている。

用ハンモーニアクム八デーナーリウス、ケシの涙一二デーナーリウス、鉛白一五デーナーリウス、白コショウ、シキリア産サフラン各三二デーナーリウス、ゴム一三デーナーリウス、洗ったカドミア九デーナーリウス。ただし、瘢痕を最もよく盛り上げる薬は次のものとされている。以下を含む。ゴム六分の一デーナーリウス、緑青一デーナーリウス、サフランの絞りかす四デーナーリウス。

二六　また次のようにすべき炎症もある。すなわち、腫れて痛みを伴って広がる場合に、前頭部から瀉血し、頭と眼に熱い湯をたっぷり掛けるべきものである。またレンズ豆とかイチジクの乳液を煮た汁でうがいをする。先に挙げた強い薬剤、なかでもスパイリオンと名付けられた、ヘマタイトを含む薬剤を塗布する。なおこのほかに、トラコーマ[1]を和らげるために有効な薬剤があるので、次にそれらについて述べよう。

二七A　この状態はほとんどの眼の炎症に付随して起こるが、重くなることもあるし軽いこともある。またときにはトラコーマからカタル性眼炎になる場合もある。その後、このカタル性眼炎自体がトラコーマを増大させることになり、短期間で済む場合もあるが、慢性化してなかなか終わらない場合もある。このような病状になったら、厚く硬くなった瞼をイチジクの葉ややすり状の消息子、またときにはメスで削り、瞼の裏側に毎日薬剤を擦り込む。しかしこれらのことはトラコーマがひどく慢性化しているとき以外に行なってはならないし、また頻繁に行なってもならない。というのも摂生法や適度な薬で同じ効果がよりよく得られるからである。二七B　したがって、われわれは運動や頻繁な入浴を取り入れ、（瞼に）[2]熱い湯をたっぷり掛けるべきである。食事は刺激の強い、痩せさせるようなものをとり、薬剤はカエサリアーヌム[3]と呼ばれているものを用いる。これは以下を含む。靴墨一と一二分の一デーナーリウス、ミシュ一と六分の一デーナーリウス、白コショウ三分の一デーナーリウス、ケシの涙、ゴム各二デーナーリウス、洗ったカドミア四デーナーリウス、スティビウム六デーナーリウス。この眼軟膏は、あらゆる種類の眼の症状に十分適用できる。ただし、穏やかなもので手当てすべきものは除く。

二八　ヒエラクス[4]に因んで名付けられた眼軟膏もまたトラコーマに効く。以下を含む。ミルラ一デーナーリウス、燻蒸用のハンモーニアクム二デーナーリウス、緑青の削り片四デーナーリウス。同じくカノプス、ズミーリオン、ピュクシノン、スパイリオンと呼ばれる眼軟膏もトラコーマに効く。調合された薬が手元にない場合は、ヤギの胆汁またはできるだけ良質のハチミツがトラコーマを治すのに十分適している。

二九　さらに、乾性の眼炎という種類の病気があって、ギリシア人はクセーロプタルミアー[5]と呼んでいる。腫れることもなく、流出物もないが、その代わり赤くなり、痛みを伴って重くなり、夜になるとやっかいな目脂によって瞼が粘り着いてしまう。この種の眼炎は発症が軽いときほど治り切るのが容易でない。この病気の際には、よく歩き、運動し、入浴し、（浴室では座って）[6]汗を出し、よくマッサージすることが必要で

（1）*τράχωμα* は、ラテン語では *aspritudo*（ざらざらとした荒れ）と表記されている。伝染性のトラコーマを含む、慢性的な結膜炎など、東方の民族に見られる眼病一般を指すのに用いられている。

（2）マルクスに従って括弧内を補った。

（3）ローマ皇帝に因んだ名前と思われる。

（4）不詳。

（5）クセーロプタルミアーは *ξηρο-*（乾燥した）と *ὀφθαλμία*（眼炎）の合成語。

（6）括弧内はマルクスに従って挿入した。

ある。太るような食べ物も、刺激の強いものも決してふさわしくなく、これらの中間のものがよい。朝、消化し切っていることが明らかなときに、カラシの煎じ汁でうがいをし、それから頭や顔を時間をかけてマッサージするのが適切である。

三〇 これに最も有用な眼軟膏は、リーニオン(1)と呼ばれているものである。ミルラ六分の一デーナーリウス、ケシの涙、アカシアの汁、コショウ、ゴム各一デーナーリウス、ヘマタイト、プリュギアの石、リュキアの石、割れミョウバン各二デーナーリウス、煆焼銅四デーナーリウス。またピュクシノンにも同じ効能がある。

三一A さて、眼が痂皮《かさぶた》様に荒れる場合、これは主に眼角に生じるのが常であるが、上述したリーニオンが役に立つ。また次のものも戦力となりうる。以下を含む。緑青のやすりかす、長コショウ、ケシの涙各二デーナーリウス、白コショウ、ゴム各四デーナーリウス、洗ったカドミア、鉛白、各一六デーナーリウス。しかし、エウエルピデスの眼軟膏でバシリコン(2)と名付けられたものに勝るものはない。以下を含む。ケシの涙、鉛白、アッソスの石各二デーナーリウス、ゴム三デーナーリウス、白コショウ四デーナーリウス、サフラン六デーナーリウス、プソーリクム(3)一三デーナーリウス。三一B なお、プソーリクムと名付けられたものは、それ自体が単独の薬物ではない。カルキーティスとその半分強のカドミアを酢に入れて一緒に擦り潰し、土器に入れ、イチジクの葉で包み、土に埋め、二〇日後に取り出し、再び擦り潰すと、このように呼ばれる薬剤となる。眼軟膏バシリコンについては、穏やかな薬剤では治療できないようなすべての眼の疾病にも適していることで意見が一致している。

三一C　調合された薬剤が手元にない場合は、ハチミツやワインが眼角の荒れを和らげる。また、パンをワインに浸して眼の上に置くならば、眼角の荒れや乾いた眼炎の手当てとなる。これは一般的に、眼球だけを刺激する体液であれ、眼角や瞼だけを刺激する体液であれ、表面に出ていれば吸い出すし、近くにあるものは出てこないように押し返す。

三二　ときには眼炎の後、またときには眼炎を起こさなくても、年齢やその他の衰弱のせいで、眼がかすむことがよくある。この病害が、眼炎の後遺症によるものならば、アスクレーピオスと名付けられた眼軟膏が助けとなる。またサフランの絞りかすから作ったものも助けとなる。三三　さらに、この病気のために特別に調合されたものがあって、ディア・クロクー(4)［サフラン入軟膏］と呼ばれている。以下を含む。コショウ一デーナーリウス。キリキア産のサフラン、ケシの涙、鉛白各二デーナーリウス、プソーリクム、ゴム各四デーナーリウス。

三四A　しかし、もし眼が年齢やその他の衰弱のためにかすんでしまったのなら、できるだけ良質のハチミツ、ヘンナの油や古いオリーブ油を塗るのが有効である。ただし、バルサムを一、古いオリーブ油またはへ

(1) ῥινίον は、「小さなやすり」の意。眼軟膏としては、ガレノスが言及している。
(2) βασιλικόν は「王の」の意で、植物などにもこの名を冠しているものが多数ある。
(3) プソーラー ψώρα（疥癬）用の調合薬。
(4) διὰ κρόκου.

ンナの油を二、できるだけ刺激の強いハチミツを三の割合で混ぜたものが最適である。すぐ前で述べた眼がかすんだときのための薬や、瘢痕を薄くするための薬(1)もまた有効である。

三四B　眼が見えなくなりそうだという人は、大いに歩いて運動しなければならない。また頻繁に入浴すべきであるが、その際には全身を、とくに頭部をイリス油で汗をかくまでマッサージする。そしてその後身体をしっかり衣服で包み、家に帰って汗と熱が引くまで脱いではならない。それから刺激的で痩せさせるような食べ物をとり、何日か置いてカラシの煎じ汁でうがいをする。

三五　ギリシア人がヒュポキュシスと呼んでいる体液の浸潤(2)［白内障］もまた、見るという眼の機能を阻害する。すでに慢性化しているならば手術で治療すべきである。初期のうちは別の処置で散らすこともある。前頭部あるいは鼻から瀉血する、側頭部にある血管を焼灼する、うがいをして粘液を誘導する、燻蒸する、眼に刺激の強い薬剤を塗ることが有益である。最適なのは、粘液を薄くする摂生法のものである。

三六　ギリシア人がパラリュシス(3)と呼んでいる眼の麻痺も、これ以外の摂生法や薬剤で治療すべきではない。この疾病は説明するだけにとどめておく。ときには片方の眼にだけ、あるいは両眼に生じ、何らかの衝撃、癲癇、あるいは眼球そのものが激しく振動するような痙攣から起こり、どこかへ注意を向けることができなくなったり、視線がまったく定まらなくなったり、眼がわけもなくあちらこちらへ動いたりする。それゆえ、ものの注視が適わなくなる。

三七A　ギリシア人がミュドリアーシス(4)［散瞳］と呼ぶ病気も上記のものと大差がない。瞳孔が大きく広がって視力が衰え、ほとんど失われてしまう。この種の衰弱を克服するのはきわめて困難である。どちら

（すなわちパラリュシスとミュドリアーシス）においても、眼のかすみのところで示したあらゆる手段で対抗しなければならない。少しでも変化があれば、頭に付けるイリス油に酢を混ぜたり、ソーダを加えたりすべきであり、ハチミツを塗ることでも十分である。三七B　後者の病気の場合、熱い湯を使用して治った人もいるし、はっきりした原因もなく突然失明する人もいる。そのうちの何人かは、しばらく何も見えなくなったにもかかわらず、便を排出することによって突然光を取り戻した。それゆえ、初期の場合にも時間が経った場合にも、有害な物質をすべて下へ放出させるような薬剤で排便を促進することが適当である。

三八　さらに、昼間は十分見えるのに、夜になるとまったく見えなくなるような眼の衰弱もある［夜盲症］。このようなことは、生理が正常であれば女性には生じない。しかし、この症状に苦しんでいる人は、とくに雄ヤギの肝臓を焼いて料理しているときに滴る汁、もしなければ雌ヤギの肝臓の汁を塗布すべきである。そして、肝臓そのものも食べなければならない。瘢痕とかトラコーマを薄くするのと同じ薬剤を用いることは有効だと言える。ある人々は、擦り潰したスベリヒユの種子にハチミツを加え、消息子から滴り落ちない濃

（1）本巻第六章二五B―C。

（2）*ὑπόχυσις* は瞳の奥に体液が浸潤して堆積することを指しており、「白内障」に相当する。ラテン語では「注入、充満」を意味する語 suffusio が用いられている。この病気と外科的治療に関しては第七巻第七章一三A―C参照。なお現在、白内障を表わす語 cataracta が初めて用いられたのは一〇七〇年頃で、コンスタンティヌスがアラビア語から訳したものであった。

（3）*παράλυσις* は一般に腱筋の麻痺を意味するが、ここでは、眼球の不随意往復運動「眼振」に当てられている。

（4）*μυδρίασις*, 瞳孔括約筋の麻痺や痙攣で瞳孔が拡大する症状。

度にまでして、眼に塗布する。運動、入浴、マッサージ、うがいを同じように行なうことは、これらの人々にも有益である。

三九A　以上の病気は身体そのものの中で起こるものである。他方、外からの衝撃が眼を傷つけ血液が眼球内に充満することがある。この場合には、ハトやジュズカケバトやツバメの血[1]を塗る以外によい方法はない。これには理由があって、これらの鳥たちの視力は、外から傷つけられても、しばらくすると元の状態に戻る。中でもツバメが最も早い。三九B　そこで、次のような伝え話ができた。鳥たちは昔から自ら傷を治そうとするとき、薬草[2]［ケリードニウム］を食べて回復してきたという。それゆえ鳥の血は、われわれの眼を外的要因の障害から最もよく守ってくれるという話である。順番でいうと、最もよいのはツバメのもの、次はジュズカケバトで、ハトのものは鳥自身にとってもわれわれにとっても効果が薄い。炎症を和らげるためには、傷ついた眼の上にパップ剤を当てるのがよい。三九C　ハンモンの塩、またはその他どこのものでもよいから、できるだけ良質の塩を、垢の硬さになるまでオリーブ油を少しずつ加えながら擦り潰さなければならない。次にそれを蜂蜜ワインで煮た大麦粉と混ぜ合わせる。ところで、医師たちが記録に残してきたことをすべて調べ上げるとすぐにわかることだが、これまで挙げた眼の病気のなかには、単一の薬物や手近の治療法で取り去ることができるようなものはめったにない。

第七章　耳の病気

―A　以上、眼（の病気）[3]について、薬剤が最も有効であるものを探究してきた。そこで次は、耳に移ることにする。耳を使うことは、自然がわれわれに与えてくれた贈り物として眼の光に次ぐものである。しかし耳には眼よりもはるかに大きな危険がある。というのは、眼の障害は眼の範囲内で害を及ぼすが、耳の炎症や痛みは、ときには患者を狂気や死にさえ突き落とすからである。ただし、なるべく初期のうちにすぐ手当てを施せば、それだけ大きな危険は避けられる。

―B　それゆえ、最初に痛みを感じたときに、ただちに絶食して安静にしなければならない。翌日、病状がさらに悪化していたら、頭の毛を剃り、温めたイリス軟膏を塗布し、布で覆う。しかし発熱や不眠を伴う激しい痛みがあれば、さらに瀉血も必要となる。もし何らかの事情で瀉血ができなければ浣腸をすべきである。熱いパップ剤を繰り返し当てるのも有効である。パップ剤はコロハか亜麻仁、または何かの粉を蜂蜜ワインに浸して煮たものと、熱い湯に浸して絞った海綿とを、繰り返し当てるのが有効である。

―C　その後、痛みが軽くなったら、イリス油やヘンナの油で作った蠟膏を周りに塗る。人によってはバラ油の蠟膏のほうが効き目がある。炎症がひどく、まったく眠れない場合には、ケシの皮質部分を、半分は

（1）ハト（おそらくドバト）、ジュズカケバト、ツバメの血液は浄化作用のある薬としても挙げられている。第五巻第五章一。

（2）ツバメ chelidon にちなんだ名が付けられた *Chelidonium maius*, ケシ科のクサノオウと思われる。ディオスコリデス『薬物誌』第二巻二一一参照。

（3）マルクスに従って括弧内を補う。

焙って擦り潰し、また半分は薄めた干しブドウワインに入れて一緒に煮たものをパップ剤に加える。耳の中にも何らかの薬剤を注入しなければならないが、これはあらかじめ温めておくのが適当であり、ストリギリス(1)を使ってきわめて正確に滴下する。耳が薬剤で満たされたら、液が中に留まるように、やわらかい羊毛を上からあてがう。

―D 以上のものは、まさしく耳の病気に共通の薬剤となる。次のものも同様である。バラ油、アシの根の汁、ミミズを煎じたオリーブ油、苦アーモンドや桃の核を圧搾した液汁。また、炎症や痛みを軽減するための調剤には、おおよそ次のものがある。カストレウムとケシの涙を同量ずつ擦り潰し、これに干しブドウワインを加えたもの。あるいは同じ割合のケシの涙、サフラン、ミルラを、バラ油と干しブドウワインを交互に滴下しながら擦り潰したもの。―E あるいは、エジプト豆の苦い部分を、バラ油を加えて擦り潰したもの。これらに少量のミルラやケシの涙、女性の乳を混ぜた乳香、バラ油を混ぜた苦アーモンドの汁が加えられることもある。あるいは、同量のカストレウム、ミルラ、ケシの涙を干しブドウワインと混ぜたもの、あるいはサフラン四分の一デーナーリウス、ミルラとミョウバンの薄片を各六分の一デーナーリウス。これらを擦り潰しているあいだ、干しブドウワイン三キュアトゥス、ハチミツ一キュアトゥス弱を少しずつ混ぜる。これは最良の薬剤の一つである。あるいは酢に浸けたケシの涙。

―F さらにテミソンの調合薬も用いることができる。以下を含む。カストレウム、オポパナクス、ケシの涙を各二デーナーリウス、リュキアの密陀僧四デーナーリウス。以上を擦り潰して干しブドウワインでまとめ、蠟膏の濃度になるまでに仕上げ、保管する。使う必要があるときは、この薬に再び干しブドウワインを加えながら、消息子で練り合わせる。一般的に言えることだが、耳の中に滴下するには薬剤が濃すぎる場合は、十分に液状になるまで、その調剤に要した液体成分を加えるべきである。

二A　耳に膿が溜まっている場合には、次のものを注入するのが有効である。リュキウムそのもの、あるいはイリス軟膏、あるいはリーキの汁とハチミツを混ぜたもの、ケンタウリオスの汁と干しブドウワインを混ぜたもの、あるいは甘いザクロの汁にほんの少量のミルラを加え、ザクロの外皮の中で温めたもの、である。また次のものも有効である。スタクテー(2)という別名を持つミルラを一デーナーリウス、サフランを同量、苦アーモンド二五個、ハチミツ六キュアトゥス。以上を擦り潰し、使うときになったらザクロの外皮の中で温める。口の潰瘍のために調合される薬剤(3)もまた同様に耳の潰瘍を治す。

二B　病状が慢性化し、多量の希薄腐敗膿が流れ出るときは、エラシストラトスが創案したと伝えられている薬剤が適当である。コショウ六分の一デーナーリウス、サフラン六分の一デーナーリウス、ミルラ、煮たミシュを各一デーナーリウス、煆焼銅二デーナーリウス。以上をワインに入れて擦り潰す。乾燥しすぎてしまったら、干しブドウワイン三ヘーミーナを加え、一緒に煮る。使う必要のあるときには、これにハチミ

(1) 一般には入浴のときに使うS字型の垢とり器を指す。耳用のものは、普通は角《つの》で作られ、くつべらのような形をしているという。

(2) στακτή,「滴る」が語源で没薬油を指す。現代では蘇合香（古代ヘブライの神聖な香）と訳される。

(3) 本巻第十一章。

ツやワインを加える。

さらに、外科医プトレマイオスの[1]薬剤があって、次を含む。レンティスクス六分の一デーナーリウス、没食子六分の一デーナーリウス、オンパキウム一デーナーリウス、ザクロの汁。

二C　メノピロスの[2]薬は非常に強力で、次のものから成る。長コショウ一デーナーリウス、カストレウム二デーナーリウス、ミルラ、サフラン、ケシの涙、シリア産ナルド、乳香、ザクロの外皮、エジプト豆の内側の部分［胚］、苦アーモンド、できるだけ良質のハチミツを各四デーナーリウス。以上を擦り潰しながら、できるだけ酸っぱい酢を干しブドウワインの濃さになるまで加える。

クラトンの[3]薬剤は次のとおりである。シナモン、カシア各六分の一デーナーリウス、リュキウム、ナルド、ミルラ各一デーナーリウス、沈香二デーナーリウス、ハチミツ三キュアトゥス、ワイン一セクスターリウス。以上のうち、まずリュキウムをワインで煮て、そのあとで他のものを混ぜる。

二D　しかし、膿が大量で悪臭がする場合には、次のものを用いる。緑青の削り屑、乳香各二デーナーリウス、ハチミツ二キュアトゥス、酢四キュアトゥスを一緒に煮る。使うときになったら甘いワインを混ぜる。あるいは、割れミョウバン、ケシの涙、アカシアの汁を同量ずつ混ぜ、これにヒヨスの汁を先に挙げたものの各量の半分弱ほど加える。そして、これらを擦り潰してワインに溶かす。またヒヨスの汁だけでも十分効き目がある。

三A　さて、あらゆる耳の症例に共通する治療薬があって、すでに経験上認められている。アスクレピアデスが調合したものは、次のものが含まれている。シナモン、カシア各一デーナーリウス、丸ユンクス、カストレウム、白コショウ、長コショウ、アモームム、ミュロバラノスを各二デーナーリウス、雄性の乳香(4)、シリア産ナルド、脂っぽいミルラ、サフラン、ソーダの浮きかすを各三デーナーリウス。以上をそれぞれ別々に擦り潰してから、次は一緒に混ぜ、酢に浸してさらに擦り潰す。そしてこのまま保存するが、使用するときには酢で溶かす。

三B　同様に、耳の障害に共通の治療薬がある。それはポリュイデスの錠剤で、甘口のワインで溶かす。錠剤の作り方は先の巻で示した(5)。希薄腐敗膿が流れ出し、腫れも見られる場合には、耳専用の洗浄器を使って希釈したワインで洗うのがよい。その後で、バラ油を混ぜた辛口のワインにスポディウムを少量加えたもの、あるいはリュキウムに乳を混ぜたもの、あるいは血止め草の汁にバラ油を混ぜたもの、あるいはザクロの汁にごく少量のミルラを混ぜたものを耳に注入する。

四A　潰瘍が不潔になっている場合には、蜂蜜ワインで洗浄し、その後、すでに挙げた薬剤のうちハチミツを含んでいるものをどれか注ぎ込むのがよい。大量の膿が流れ出る場合には、とにかく頭の毛を剃り、熱

---

(1)不詳。
(2)不詳。
(3)不詳。
(4)プリニウス『博物誌』第十二巻六一参照。丸い滴状の塊となって垂れているものを雄性乳香と呼ぶが、雌性のものはない。

(5)第五巻第二十章二。

い湯をたっぷり注ぎ掛け、うがいをし、体力を消耗するまで歩き、穏やかな種類の食事をとる。潰瘍から出血が見られる場合には、リュキウムにミルクを混ぜたもの、あるいはバラを煮た水、あるいはポリュゴヌムの汁かまたはそれにアカシアの汁を加えたものを注ぎ込む。

四B　潰瘍の上に肉が盛り上がり、悪臭のする希薄腐敗膿が流れ出していたら、ぬるい湯で洗い、それから次のものを注ぎ込まなければならない。それは、乳香と緑青と酢とハチミツ、あるいは緑青と混ぜて煮たハチミツからできている薬剤である。また銅のスケールを鶏冠石と一緒に擦り潰したものを、こぼれないように管を使って少しずつ入れる。

五　虫［蛆］が現われた場合、それが近くにいるのであれば、耳専用の消息子でつまみ出さなければならない。奥深いところにいるのであれば、薬で殺し、後でまた発生しないように処置しなければならない。どちらに対しても、白ヘレボロスを酢と混ぜて擦り潰したものが有効である。またニガハッカを煮たワインで耳を洗浄しなければならない。このようにして死んだ虫が耳の出口付近に送り出されてきたら、あとはごく簡単につまみ出すことができる。

六　耳孔が圧迫され、濃くなった希薄腐敗膿が奥に溜まった場合には、できるだけ良質のハチミツを注ぎ入れるべきである。これであまり効果がなければ、ハチミツ一・五キュアトゥスに緑青の薄片二デーナーリウスを加え、煮つめて、これを用いる。またハチミツを混ぜたイリス油も効果がある。同様に、ガルバヌム二デーナーリウス、ミルラ、ウシの胆汁各三分の一デーナーリウス、ミルラが溶けるのに十分な量のワイン、も効果がある。

七A　音が聞こえにくくなり始めた場合、主にこれは慢性的な頭痛のあとに起こることが多いのだが、初期のうちに、まず耳それ自体を調べる必要がある。というのは、潰瘍の表面にできるような痂皮が見つかったり、耳垢が溜まっているのが見つかったりするかもしれないからである。もし痂皮があったならば、熱いオリーブ油、またはハチミツかリーキの汁を混ぜた緑青、または蜂蜜ワインを混ぜた少量のソーダを注入する。またその痂皮がすでに患部から剝がれていたら、ぬるい水で耳を洗浄し、自然に離れてくるようにして、耳専用の消息子でつまみ出しやすいようにする。

七B　耳垢の場合、もし軟らかければ、同じ消息子で取り出してやる。もし硬ければ、酢と一緒に少量のソーダを注ぎ入れる。そして軟らかくなったら上記と同じようにして耳を洗い、きれいにする。頭重感が続いているのなら、頭髪を剃らなければならない。そして、しばらくのあいだ、（カストレウムで）[1] 頭をやさしくマッサージする。カストレウムにはイリス油か月桂樹油を加えて用いるが、どちらにせよ少量の酢を混ぜる。そのあと、しばらくのあいだ歩きまわり、やさしくマッサージしてから熱い湯を頭に掛ける。

七C　食事は最も軽い食材と中くらいの食材からとるが、飲み物はかなり薄めたものをとる。ときどきうがいをする。さらに、カストレウムに酢と月桂樹油とダイコンの皮の汁を混ぜたもの、あるいは野生のククミスの汁にバラの葉［花弁］を擦り潰して加えたものを耳の中に注ぎ込む。また未熟なブドウの汁にバラ油を混ぜたものを滴下すると、難聴にかなり効く。

（1）マルクスに従って括弧内を補う。

八A　そのほかにも、別種の耳の障害がある。耳それ自体の内部で音が鳴っている場合である。これは外部の音を聞こえないようにもしてしまう。鼻風邪からくるものは最も軽い。頭部の病気や慢性的な頭痛から起こるものはやっかいである。最も重いのは、重篤な病気の発作、とくに癲癇の発作に先行する場合である。

八B　鼻風邪から起こる場合は、耳をきれいにし、そこから何らかの体液が泡となって出てくるまで息を抑える。病気や頭痛が元になっている場合、運動、マッサージ、水浴び、うがいに関することは実行すべきである。食べ物は痩せるようなものだけをとる。耳の中には、ダイコンの汁にバラ油か野生ククミスの根の汁を混ぜたものを入れる。あるいはカストレウムに酢と月桂樹油を混ぜたものを入れる。また同じ目的で、ヘレボロスを酢に浸けて擦り潰し、煮たハチミツで練りあげ、それでコリューリウム［細麺型薬膏］を作って耳に挿し入れる。

八C　これらの原因も見られず、耳鳴りが始まって、それゆえに新たな危険が懸念される場合、カストレウムに酢を混ぜたもの、あるいはイリス油か月桂樹油を混ぜたものを耳に入れなければならない。あるいは、上記のものを混ぜたカストレウムに苦アーモンドの汁を入れたもの、あるいはミルラとソーダにバラ油と酢を混ぜたもの。しかしまた一方で、このような場合にもっと効果があるのは摂生法であり、なおかつすぐ上に述べたのと同じ処置を、より慎重に行なうべきである。さらにまた、耳鳴りの音が止むまでワインは控えなければならない。八D　もし耳鳴りと炎症が同時に生じたら、月桂樹油を大量に注ぎ込む。あるいは苦アーモンドを圧搾して出た油分を注ぎ込むが、これにカストレウムとかミルラを混ぜる者もいる。

九A　さて、耳の中に何か、たとえば小さい石とか何か生き物とかが入り込んでしまうということは、ときどき起こるものである。もしノミが中に入ったら、少量の羊毛を耳に押し込んで、ノミがその中にもぐり込むのと同時に引き出す。それで取り出せなかったり、何かほかの生き物だったりした場合は、羊毛で包んだ消息子を、できるだけ粘り気のある樹脂、とくにテレビン樹脂に浸して、それから耳の中に挿し込み、そこで回転させる。こうすれば、どんな場合でも捕まえられる。生き物でないものが入った場合は、耳専用の消息子、あるいは鈍《なまく》らにした外科用の鉤を少し反り曲げたもので掻き出す。九B　この方法が全然役に立たない場合は、樹脂を用いた同じ方法で取ることができる。くしゃみを催させることもまた、異物を押し出すのに適当であるし、あるいは耳専用の洗浄器で水を激しく注入するのもよい。また、板を使用し、真ん中を固定し、両側を宙に浮かせておく。そして板の上に患者を横向きに固定するが、患っている耳を下向きにし、また耳が板からはみ出るようにする。そのあと、患者の足がある方の板の端を槌で打つ。そうすると、耳に衝撃が伝わり、中に入っていたものが落ちてくる。

第八章　鼻の病気

一A　潰瘍の生じた鼻は、熱湯の蒸気で温めなければならない。この処置は、熱い湯に浸した海綿を絞って鼻に詰めて行なうか、また口の狭い器に熱い湯を満たして鼻の下に置いて行なう。この罨法のあと、潰瘍部に鉛の鉱滓か鉛白か密陀僧を塗布するが、これらのうちのどれにせよ（何らかのパップ剤とともによく擦り潰さなければならない（1）。そして、擦り潰しているあいだ、ワインとギンバイカ油を交互に加えて、（ハチミツの濃度までにする。（2））ところで、もしその潰瘍が骨の付近にあって、痂皮《かさぶた》が多く、悪臭がするならば、それはギリシア人がオザイナと呼んでいるもの（3）であり、この病気を取り除くことはなかなかできないと知っておかねばならない。—B　しかし、それでも次の方法を試すことはできる。頭の毛をすっかり剃って、休まずに強くマッサージし、熱い湯を大量に注ぎ、次に相当の距離を歩く。食べ物は中程度のもので、酸っぱいものや非常に栄養価の高いものはとらない。さらに鼻自体の中には、ハチミツにごく少量のテレビン油を加えたものを（これもまた羊毛で包んだ消息子を使って）挿入し、口の中にこれの味が感じられるようになるまで呼吸によってこの汁を吸い込む。

—C　このようにして痂皮《かさぶた》を溶かしたら、次にくしゃみによってそれを外に出してしまわなければならない。潰瘍部がきれいになったら、熱い湯の蒸気に近付ける。続いて、希釈したワインに浸したリュキウム、あるいはワインの澱、あるいはオンパキウム、あるいはミント、あるいはニガハッカの汁、あるいは靴墨を温めてよく擦り潰したもの、あるいはカイソウの内側部分を擦り潰したもの、以上のうちのどれかにハチミツを加えあてがう。—D　その際、ハチミツはごく少量にしなければならないが、靴墨の場合は、混ぜたものが液体状になるまでの量のハチミツを加えるし、さらにカイソウの場合では、ハチミツが大部分を占める。羊毛を消息子に巻きつけ、この薬剤の中に浸し、これで潰瘍部を薬で満たす。さらにまた、細長い形にぐるぐる巻きにした亜麻布に同じ薬剤を塗りつけて、鼻の中に挿入し、下の部分で軽く固定する。このことを冬と春のあいだは一日に二回、夏と秋のあいだは一日に三回行なう。

二A　さて、ときには鼻孔の中に女性の乳首に似たある種のこぶが生じることがあり、最も奥の最も肉付きのよいところに固着する。これを治療するには、焼灼剤を用いて、完全に焼ききってしまわなければならない。ポリュプース(4)とは、このこぶのことであり、色は白か、赤味がかっている。鼻の骨に固着し、ときには唇の方に伸びて鼻孔を塞ぐことがあり、またときには、逆に穴の奥に伸びて、のどびこの後ろに見えるまでに成長することがある。二B　そしてとくに、南風や南東風が吹くときに患者を苦しめる。ポリープは一般的には軟らかく、硬いのは稀であるが、硬いものの方がより呼吸を阻害し、鼻を押し広げる。硬いものは癌に似ていることが多く、それゆえ触れてはならない。それ以外の種類のポリープは一般的にはメスで治療するが(5)、ときには亜麻布とか刷毛を使って次の薬剤を鼻に挿入すると、干からびて治ることもある。以下を含む。シノペ産の辰砂、カルキーティス、石灰、鶏冠石各一デーナーリウス、靴墨二デーナーリウス。

---

(1) マルクスに従って括弧内を補う。

(2) テクストに混乱がある。マルクスの校訂に従って括弧内のように読んだ。

(3) *ὄζαινα*, 潰瘍にオザイナの語を使ったのはケルススが最初と言われている。ギリシア語では「[ポリープによる] 臭い息」だけを指す。ディオスコリデス『薬物誌』第四巻一四〇参照。後のガレノスはポリープを除去することによるオザイナの治療法を記述している。

(4) *πολύπους*, 原義は「多くの足」の意。ポリープと訳す。

(5) 第七巻第十章。

第九章　歯の痛み

一　さて、歯の痛みは、それ自体耐えがたい激痛の一つに数えることができるが、痛いときにはワインを完全に断つべきである。そしてまずは絶食し、その後は適度で軟らかい食べ物をとり、かじることで歯を刺激しないようにする。それから海綿を用いて熱い湯の蒸気を外からあてがい、キュペルス油またはイリスから作った蠟膏を歯に塗布し、それを羊毛で押さえ、一方、頭部を覆い包む。さらに痛みがひどい場合には、浣腸も効果があるし、熱いパップ剤を頬に当てたり、口に何らかの薬物を混ぜた熱い液体を含み、頻繁に替えたりするのも効果がある。

二　痛みのためには次のものがある。キジムシロの根を希釈したワインで煮たもの、またヒヨスの根をポスカ［酢水］またはワインに入れたもの、これにはほんの少しだけ塩を加える。また乾ききっていないケシの皮と同じく乾ききっていないマンドラゴラの根も入れる。以上三種類のどれにしても、用意した薬液を一気に飲むようなことをしてはならない。また、白いポプラ［白楊］からとった根の皮を希釈したワインで煮たものも、これに適用される。また鹿の角《つの》を削って酢で煮たもの、イヌハッカに油分の多いたいまつと、同じく油分の多い［こってりした味の］イチジクを混ぜ、蜂蜜ワインまたは酢とハチミツの中に入れて煮たもの。そしてイチジクがよく煮えたところでその薬液を漉す。

三　また羊毛で巻いた消息子を熱い油に浸し、歯を直接温める。そしてさらに、パップ剤のようなものを歯そのものに塗布する。この目的で次のものが用いられる。乾燥させた酸っぱいザクロの外皮の内側部分を同量の没食子と松の樹皮とともに擦り潰し、これに辰砂を混ぜ合わせる。そしてこれらを擦り潰したら雨水で練り合わせる。あるいはそれぞれ同量のパナケス、ケシの涙、ペウケダヌム、黒ブリオニアの実から種子を抜いたものを擦り潰す。あるいはガルバヌムを三、ケシの涙を一の割合で混ぜたもの。いずれのものも歯にあてがい、顎の上には先に述べた蠟膏(1)を塗り、羊毛で覆わなければならない。

四 さらにある医師たちは次のものを用いる。ミルラ、カルダモン各一デーナーリウス、サフラン、ピュレトルム、イチジク、スパルテー(2)各四デーナーリウス、カラシ八デーナーリウスを擦り潰し、小さな亜麻布に塗りつけ、歯が痛い側の、上の歯であれば肩甲骨へ、下の歯であれば胸へあてがう。これは痛みを緩和するものであるが、痛みが和らいだら、すぐに取り外すべきである。

五 もし歯がすっかり蝕まれていても、事態が切迫していないかぎり抜歯を急ぐ必要はない。すぐ上で述べたパップ剤に加えて、痛みを和らげる強力な薬剤に次のものがある。ヘラスの薬剤は以下のようなものである。ケシの涙一デーナーリウス、コショウ二デーナーリウス、ソリ［おそらく白鉄鉱］一〇デーナーリウス。これらを擦り潰し、ガルバヌムで練りまとめ、歯の周りに用いる。

メネマコス(3)の薬剤はとくに顎の歯［臼歯］に用いる。以下を含む。サフラン六分の一デーナーリウス、カ

(1) 本巻第九章一。

(2) エニシダ属（*Spartium junceum*）。スペンサーは cytisus と同一視している。

(3) 不詳。

ルダモン、乳香の煤《すす》、イチジク、スパルテー、ピュレトルムを各四デーナーリウス、カラシ八デーナーリウス。また人によっては、ピュレトルム、コショウ、エラテリウム、スパルテー各一デーナーリウス、割れミョウバン、ケシの涙、黒ブリオニアの実、火を通していない硫黄、ビトゥーメン、月桂樹の漿果、カラシ、各二デーナーリウスを混ぜ合わせる。

六　もし、何としても取り去らねばならない痛みであれば、皮を取ったコショウの種子や同じように皮を取ったキヅタの漿果を穴に詰め、歯を割って、その歯を破片として取り除く。そしてわれわれがパスティナーカと呼び、ギリシア人がトリュゴーン(1)と呼んでいる平たい魚の刺［尾の骨］を焼き、擦り潰して樹脂で練りまとめる。これは歯の周りに塗ると歯を溶かす。また割れミョウバンと……(2)を穴に詰めると歯をぐらつかせる。ただしこれは羊毛に包んで穴に押し込めるほうが適当である。というのも、こうすれば歯を守りながら痛みを和らげるからである。

七　以上は医師たちによって認められている方法である。これに対して、地方の民衆の経験によって知られている方法がある。すなわち、歯が痛いときにはメンタストルムをその根っこごと抜き取り、鉢の中に入れ、上から水を注ぎ、衣服にすっぽりと包まって座っている患者のそばに置く。それから、その鉢の中に真っ赤に熱した石を放りこみ、水の中に沈める。患者は大きく口を開いて、その蒸気を受けるが、そのあいだも上に述べたようにすっぽりと包まったままでいる。すると、そのあとすぐに大量の汗が出て、口からは粘液が絶え間なく流れ出る。これによって必ず一年間は、ときにはもっと長いあいだ、健やかな状態がもたらされるという。

第十章　扁桃腺の炎症や潰瘍

一　扁桃腺が、化膿したわけでもないのに炎症を起こして腫れた場合には、頭を覆い包み、外側から患部を熱い蒸気で温めなければならない。歩行を大いに行なう。寝床では頭を高くしておく。炎症を抑える薬でうがいをする。また「甘い」と呼ばれている根〔甘草〕を擦り潰し、干しブドウワインか蜂蜜ワインで煮たものも同じ効果をもたらす。ある種の薬剤を軽く塗るのも適している。それは次のようにして作る。

二　甘いザクロから汁を絞り、その汁一セクスターリウスを弱火で、ハチミツの濃さになるまで煮つめる。次に、サフラン、ミルラ、割れミョウバン各二デーナーリウスを別々に擦り潰しておいて、これらに軽いワイン二キュアトゥス、ハチミツ一キュアトゥスを少しずつ加える。それから最初の汁を混ぜ合わせ、再び弱火で煮る。あるいは、同じくザクロの汁一セクスターリウスを同じように煮つめ、以下のものを同じように擦り潰して加える。ナルド一二分の一デーナーリウス、オンパキウム一デーナーリウス、シナモン、ミルラ、カシア各一二分の一デーナーリウス。化膿した耳や鼻にも同じものが適用される。

（1）τρυγών, アカエイ（尾に刺がある）。骨を焼いて灰にし、酸化カルシウム、生石灰を作る。プリニウス『博物誌』第九巻一五五によれば、刺の長さは一二分の五フィート（約一三センチメートル）あり、鉄の強さと猛毒を持つ。

（2）テクストに欠落がある。

三　このような健康状態にある場合には、食べ物もまた穏やかなものにし、刺激を与えないようにしなければならない。もし呼吸が止まるほどの炎症を起こしているならば、寝床で安静にし、食を断ち、熱い湯のほかはいっさいとってはならない。さらに便通を促し、イチジクを入れた蜂蜜ワインでうがいをすべきである。オンパキウムを混ぜたハチミツを塗布する。口の中にも熱い蒸気を当てるが、扁桃腺が膿んで自然に開くまで、少し長い時間当てておく。膿が溜まっているのにその腫れが破れない場合は切開する。(1) そのあとで温めた蜂蜜ワインでうがいをする。

四　他方、腫れはひどくないが潰瘍化している場合には、麩《ふすま》のクレモルに少量のハチミツを加えたものでうがいをする。潰瘍部には次の薬剤を塗布する。できるだけ甘い干しブドウワイン三ヘーミーナを一ヘーミーナにまで煮つめ、その後で乳香を一デーナーリウス、ニンニク一デーナーリウス、サフラン、ミルラ各六分の一デーナーリウスを加え、すべてを再び弱火で熱する。潰瘍部が浄化されたら、同じ麩のクレモルか乳汁でうがいをする。またこの場合には、刺激のない食べ物をとることが必要であるが、甘口のワインは加えても差しつかえない。

第十一章　口の潰瘍、子供のアプタイ（アフタ、鵞口瘡）

一　さて、口に潰瘍ができて炎症を起こし、汚くて赤味を帯びているなら、（上で述べた）(2) ザクロから作った薬剤が非常によく効く。抑える薬としてハチミツを少量加えたクレモルをときどき口の中に入れて保つ。

散歩をし、刺激の強い食べ物は避ける。潰瘍がきれいになり始めたらすぐに、穏やかな液体を、またときには浄水を口に含む。柔らかいナシを食べるのも効果がある。酸っぱい酢を加えた食事を十分な量とる。また潰瘍には、割れミョウバンを振りかけ、そこに未熟な没食子半分強も加える。

二　すでに痂皮《かさぶた》ができていたら、焼灼の際によく用いるもので、ギリシア人がアンテーラ(3)と呼んでいる次の調剤を適用する。方形ユンクス、ミルラ、鶏冠石、ミョウバンを同量ずつ。あるいはサフラン、ミルラ各一デーナーリウス、イリス油、割れミョウバン、鶏冠石各四デーナーリウス、方形ユンクス八デーナーリウス。あるいは没食子、ミルラ各一デーナーリウス、割れミョウバン二デーナーリウス、バラの葉［花弁］四デーナーリウス。一方、ある人たちは、サフラン六分の一デーナーリウス、割れミョウバン、ミルラ各一デーナーリウス、鶏冠石二デーナーリウス、方形ユンクス四デーナーリウスを混ぜる。前者の薬剤は乾燥させたまま振りかける。後者の薬剤はハチミツと混ぜて、口の潰瘍だけでなく、扁桃腺にも塗布する。

三　ところで、非常に危険きわまりない潰瘍があって、ギリシア人はアプタイ(4)と呼んでいるのだが、子供

(1) 扁桃腺の手術については、第七巻第十二章二参照。
(2) 本巻第十章二。
(3) *ἀνθηρά. ἀνθηρός*「花の」に由来する名称。花の花弁から薬を作ったことから名付けられた。この名はプリニウス『博物誌』第二十四巻六九や、ガレノスの著作にも登場する。
(4) *ἄφθαι*（ギリシア語では複数形で用いられる）。ケルススの記述からもわかるように、いわゆる口内炎だけでなく、かなり悪性の潰瘍も含む。乳幼児の場合には主に鵞口瘡を指すと思われている。第二巻第一章一八、『箴言』第三章二四参照。

たちに生じる。実際、アプタイはしばしば彼らを死亡させることがあるが、大人の男性や女性ではそこまで危険ではない。この潰瘍は歯茎から始まり、次に口蓋、そして口全体を冒していく。それから、のどびこや咽喉へと下りていき、すっかり広まってしまうと年少者が回復するのは困難となる。さらに悲惨なことに、乳児がかかった場合には、何ら治療の手立てさえ講じられないのである。**四** とはいえ、まず授乳者は、歩いたり上半身を動かすような行為によって運動をしなければならない。入浴し、熱い湯を乳房に注ぎ掛けるように指示される。それから、穏やかで分解されにくい[1]食べ物で栄養をつける。飲み物は、もし乳児が熱っぽいなら水を飲み、熱がなければ希釈したワインを飲む。授乳者が便秘しているなら浣腸をする。口の中に粘液が溜まったら吐き出す。

五 ［乳児より大きい子供の場合］潰瘍部自体には、ハチミツにシリアクムと呼ばれるルース[2]、あるいは苦アーモンドを加えたものを塗る。あるいは乾燥したバラの葉［花弁］、松の核、ミント、（ミントの[3]）若茎、ハチミツを互いに混ぜ合わせたもの、あるいはザクロの液汁の薬剤と同じように[4]、クワの液汁をハチミツの濃度まで煮つめてから作った薬剤で、サフラン、ミルラ、ミョウバン、ワイン、ハチミツを同じ方法で混ぜる。そして唾液を出させるようなものはいっさい与えない。

六 すでに体力のある少年の場合は、主に上述したもの[5]でうがいをすべきである。穏やかな薬剤があまり役に立たないようであれば、焼灼作用によって潰瘍部に痂皮《かさぶた》の形成を促すような薬物を適用すべきである。たとえば割れミョウバンとか、カルキーティスとか、靴墨とかである。空腹状態が役に立つので、できるかぎりの節食がとくに指示されることになる。食べ物は穏やかなものにすべきである。一方、潰瘍部を洗浄するために、ときどきハチミツに漬けたチーズを与えるのもよい。

第十二章　舌の潰瘍

一　舌の潰瘍も、前章の初めのほうで示した薬剤以外は必要としない。ただし、舌の横側に生じた場合は、かなり長い期間続くことになる。そして、対面する歯のどれかが尖っていないかどうかをよく観察しなければならない。そういう歯は、その場所の潰瘍が治癒するのを妨げることがよくあるので、滑らかにしてやらねばならない。

第十三章　歯茎の潰瘍、パルーリス（歯齦潰瘍）

一　歯と接しているあたりの歯茎には、痛みを伴うある種の腫れ物がよくできるものである。ギリシア人

（1）スペンサーは「消化しやすい」と解している。
（2）ウルシ属（*Rhus coriacius Syriacus*）。
（3）ダランベールの校訂により括弧内を補った。
（4）本巻第十章二。
（5）本巻第十章三、四。

はパルーリス(1)［歯齦潰瘍］と呼んでいる。これは初期のうちに、擦り潰した塩でやさしくマッサージすべきである。あるいは、岩塩を焼いたもの、イトスギ油、ネペタを互いによく混ぜ合わせたものを用いる。そのあと、レンズ豆のクレモルで口を洗い、十分な粘液が出てくるまで、ときどき口を大きく開けておく。

二　ひどい炎症の場合は、上で述べた口の潰瘍に用いるのと同じ薬剤を用いるべきである。そして、柔らかい亜麻布を小さく丸めたものを、アンテーラと呼ばれていると述べた調剤の中に浸し、歯と歯茎のあいだに詰める。歯茎が硬くて(2)それができないならば、海綿を使って熱い蒸気を外側から当て、蠟を塗る。化膿した膿が出始めていたら、その蒸気をもっと長いあいだ当て、イチジクを煮た熱い蜂蜜ワインを口に含む。膿が熟していなくても切開する。膿が長いあいだそこに留まって、骨を蝕むことのないようにするためである。

三　腫れがかなり大きい場合は、歯の両側が解放されるように腫れ全体をすっかり切除してしまうのが適当である。膿が排出されたあと、その傷が軽ければ、口に熱い湯を含んだり外からその熱気を当てたりするだけで十分である。傷口が大きい場合には、レンズ豆の粥と、ほかの口の潰瘍を治療したのと同じ薬剤を用いる。歯茎には、そのほかにも別の潰瘍が多く発生する。これには口の潰瘍を治療したのと同じ治療が助けとなる。が、とくにイボタノキをかじってその汁を口に含んでおくことが必要である。

四　パルーリスがあってもなくても、歯茎の潰瘍から、かなり長い期間膿が出続けることがときどきある。これは、歯が腐食したり、骨が欠けたり、傷ついたりしたことに起因するが、それ以外では、骨が冒されたときに生じる(3)。そして主に、膿はその割れ目を通って出てくるのが普通である。こういう状態になった場合には、その場所を開いて歯を引き抜かねばならない。骨の断片がそこから突き出ていたら取り除く。骨が冒されていたら削り取る。これらの処置の後に何をすべきかは、ほかの潰瘍の治療のところですでに指示したとおりである。(4) なお、歯茎が歯から剝がれてしまった場合にも、同じくアンテーラが助けとなる。さらに、ナシやリンゴのあまり熟していないものをかじって、その汁を口に含んでいるのも有効である。あまり酸っぱくない酢を口に含んだままにしておくのも同様の効果を示す。

第十四章　のどびこ（口蓋垂）の炎症

一　のどびこ［口蓋垂］の激しい炎症もまた恐れなければならない。この場合も同じように絶食が必要であり、瀉血も適切である。何らかの事情でこれができなければ、便通を促すのが役に立つ。頭は上から覆いをかぶせ、高い位置を保っておく。それから、キイチゴとレンズ豆を一緒に煮つめた水でうがいをする。のどびこ自体には、オンパキウムか没食子か割れミョウバンのいずれかをハチミツを加えて塗る。ケリードニ

---

(1) *παρουλίς*. ガレノスでは『健康の維持について』第六巻四二二、『非自然的な腫瘍について』第七巻七三二（Kühn）参照。

(2) テクストに混乱がある。いくつかの校訂があって、「歯茎が硬くて」の部分を「腫れがあって」とか「口の中が痛くて」と読むものがある。

(3) マルクスに従って訳した。

(4) 本巻第十一章。

ウムの汁も[1]、ハチミツを混ぜて匙を使ってのどびこに塗ると非常に効果がある。[2] さらにこの場合には、アンドローニウムと呼ばれている薬剤が適用される。[3] 以下のものから成る。割れミョウバン、赤銅のスケール、靴墨、没食子、ミルラ、ミシュ。これらをそれぞれ擦り潰してから混ぜ合わせ、ハチミツの濃さになるまで、辛口のワインを少しずつ加え、再び擦り潰す。

二 以上のうちどれかをのどびこに塗ったときには、たいてい、多量の粘液が流れ出るものである。それが止まったら、熱いワインでうがいをする。炎症が比較的小さいものならば、ラーセルを擦り潰し、冷たい水を加えたもので十分であり、その水を匙ですくってのどびこ自体にあてがう。中くらいの腫れも、冷たい水を同様にして当てることで抑えられる。なお、同じ水でうがいもすべきである。ラーセルは入れても入れなくともよいが、うがいによってのどびこに水を当てることができる。

第十五章 口の潰瘍と癌（壊疽）

一 口の潰瘍を癌［壊疽］[4] が襲った場合には、必ず最初に、身体上の不調があるかないかを考慮しなければならない。そしてそれに対処しなければならない。次に、潰瘍そのものを治療する。患部がごく表面にある場合、湿った潰瘍には乾燥したアンテーラを振りかけ、比較的乾燥している潰瘍には、アンテーラにごく少量のハチミツを混ぜて塗ることで十分効果がある。患部が若干深い部分に達している場合には、焼いたパピルス紙［灰］を二に対して、雄黄を一の割合で混ぜたものを用いる。病気が奥深くまでもぐり込んでいた場合には、焼いたパピルス紙を三に対して、雄黄を四の割合にしたものを用いる。あるいは、焙った塩と焙ったイリスを同量ずつ合わせたもの、あるいは同じく、カルキーティス、石灰、雄黄を同量ずつ合わせたものを用いる。

二　ただし、周辺の健康な部分が害を受けないように、これら焼灼作用のある薬剤をつけたところに、バラ油に浸した亜麻布を上からかぶせる必要がある。またある医師たちは、強い酢一ヘーミーナに焙った塩を溶けなくなるまで加えていき、それからその酢を乾燥するまで煮つめ、あとに残った塩を擦り潰して振りかける。ところで、この薬を口の中で用いるときは必ず、その前と後に、レンズ豆の粥、またはエルウムかオリーブかウェルベーナを煮た水で、いずれのものにも少量のハチミツを加えて口を洗わなければならない。

三　カイソウから作った酢を口に含むことはこの種の潰瘍に十分効果がある。同様に、すぐ上に記述したように酢に入れて煮つめた塩に再び酢を混ぜたものも効果がある。いずれの薬剤にしても、病気の重さに応じて決めた時間、口に含むことを一日に二回か三回行なう必要がある。これに冒されたのが子供である場合、うっかり焼灼剤を飲み込んでしまわないように、消息子を羊毛で包み、薬剤の中に浸して、それを潰瘍の上

(1)ケシ科の植物クサノオウ（*Chelidonium maius*）。
(2)「ケリードニウムの……効果がある」の一文には欠落や疑問点があり、この文全体を削除する校訂者や写本もある。
(3)アンドロン（アンドレアスと同一視される）が作った薬剤の意。
(4)「癌」と訳したcancerは、現在の医学用語よりもかなり広い。スペンサーはここでは「壊疽」と解釈している。

に当てて保つようにする。もし患部が歯茎にあって、何本かの歯が動くようであれば、その歯は抜いてしまわなければならない。というのも、非常に治療の妨げになるからである。

四　どの薬剤も効果がない場合には、潰瘍を焼かなければならなくなる。ただし、患部が唇にあるときはその必要がない。というのも切除するほうがより適しているからである。実際、焼くにしても切除するにしても、身体に手を適用する治療［外科的処置］をしておかなければ傷口は再び埋まることができない。ただし歯茎の骨は再生が鈍く、手当てのあともずっと裸のままである。その後も肉が増えないからである。焼灼したところには、可能なかぎり健全な状態に戻るまで、レンズ豆(1)をあてがうべきである。

第十六章　耳下腺の炎症と腫れ

一　頭部に生じる以上のような病気には、多くの場合、薬剤が不可欠である。なお、耳の下にある耳下腺も病気を起こしやすく、ときには健康な状態であるのに炎症が起きたり(2)、ときには熱が長引いたあと、病気の矛先がそこに向いたりする。だがこれは膿瘍［鬱血］の一種であり、それゆえ新しい治療法を必要とするわけではなく、次の点によく注意を向ける必要があるだけである。すなわち、何かの病気をしたわけでもないのに腫れた場合には、まず腫れを抑制する試みをすべきである。一方、体調を崩しているときに腫れたのであれば、腫れを抑制することは逆効果で、それができるだけ早く熟して開くようにするのが適当である。

第十七章　へそヘルニア

一　へそが突出した際には、手やメスを使わなくて済むように、(3) まず先に試みることは絶食であり、便通を促し、次のものから成る薬剤をへその上に置く。ドクニンジンと煤《すす》を各一デーナーリウス、洗った鉛白六デーナーリウス、洗った鉛八デーナーリウス、卵二個、これらにハリカッカブムの汁を加える。これをかなり長いあいだあてがっておかなければならない。そのあいだ、患者は横になり、普通の食事をとるが、ガスを発生させるようなものはすべて避けること。

第十八章　陰部および肛門の病気

一　次に扱うのは、隠される部分［陰部］に関係することである。これらに関するギリシア人による用語

(1) ここの「レンズ豆」は、傷口をきれいにするための粥状にしたレンズ豆（第五巻第五章、本巻第十八章三ほか）のことだと思われるが、その他に、組織を壊死させる薬物として用いられる乾燥して粉状にしたレンズ豆（第五巻第七章）とも考えられるという。また複数の校訂者が、骨を削るときに用いる鑿《のみ》に付いているレンズ豆形の刃（scalper lenticularis）に言及しているのではないかとの説をとっている。

(2) 耳下腺の炎症や腫れが健康な状態のときに起こるというのは、いわゆるおたふくかぜ（流行性耳下腺炎）のことと思われる。『流行病』第一巻一参照。

(3) 外科的治療については第七巻第十四章参照。

は比較的聞くに耐えうるものであり、すでに使われて受け入れられている。事実、大部分の医師の書物や論説の中で、よく用いられている。一方、われわれのあいだの［母国語としての］下品な言葉は、羞恥心のある話し手たちの言語習慣からは決して支持されない。その結果、羞恥心と医学の教えを同時に守ろうとする人々にとっては、これらの解説がかなり難しいものになっている。しかしながら、このような事情があっても、私は書くことを避けるわけにはいかない。というのも、第一に、健康について見聞きしたことはすべて漏らさず記述するつもりだからである。第二に、この部分の治療は、誰でも他人に見せるのが最も嫌な所ゆえに、なおさら一般の人々も知っておくべきだからである。

二A　もし陰茎が炎症のために腫れ上がって、皮を後に引き戻すことも再び引っぱり上げることもできない場合には、そこに熱い湯をたっぷりと注ぎ掛けなければならない。また、亀頭が包み隠されている場合[1]にも、耳用の洗浄器で、その皮膚のあいだに熱い湯を挿入する。このようにして皮膚が軟らかく薄くなって、引っぱると頭が見えるようになれば、そのあとの治療がより容易になる。腫れを克服したら、レンズ豆かニガハッカかオリーブの葉をワインで煮たものをあてがうのだが、これらのいずれのものも、擦り潰している途中にハチミツを少しずつ加える。そして陰茎を腹部の方に持ち上げて縛っておく。

二B　以上は陰茎の治療すべての際に必要な処置である。また患者は身体を休め、食事は控えなければならない。飲み物は水で渇きを救うだけにする。翌日、再び同じ方法で水を注ぐ罨法を行なう。そして、力を加えてみて、皮膚がそれに従うかどうか試してみる。皮膚が従わなければ先端に少しメスで切り目を入れる。というのも、希薄腐敗膿が流れ出れば、その場所が小さくなり、皮膚が引っぱりやすくなるからである。

二C　このような方法で皮膚を従わせるにせよ、もともと抵抗がなかったにせよ、潰瘍が皮膚の裏側にあるのか、陰茎の腺のところか、その後側かが見てわかるようになるであろう。そこは、きれいになっているか、乾燥しているか、湿って化膿しているかのいずれかである。もし乾燥していれば、最初に熱い湯を注ぎ掛ける。次にワインに漬けたリュキウムあるいはオリーブ油の澱にワインを混ぜたもの、あるいはバラ油を混ぜたバターをあてがう。中に薄い体液があった場合は、ワインで洗い流し、それからバターとバラ油に少量のハチミツと四分の一の量のテレビン樹脂を加え、これをあてがう。

二D　そこから膿が流れ出ていたら、何よりもまず熱い蜂蜜ワインで洗い流さねばならない。それから次の薬剤をあてがう。コショウ一デーナーリウス、ミルラ三分の一デーナーリウス、サフラン、煮たミシュを各二デーナーリウス。以上を辛口のワインに入れて、ハチミツの濃さになるまで煮つめる。同じ薬剤は、扁桃腺、体液が滴るのどびこ、口、鼻の潰瘍にも適している。同じ目的のための別の薬剤。コショウ六分の一デーナーリウス、ミルラ六分の一デーナーリウス、サフラン三分の一デーナーリウス、煮たミシュ一デーナーリウス、煆焼銅二デーナーリウス。まずこれらを辛口ワインに漬けて擦り潰し、次に乾燥させてから再び干しブドウワイン三キュアトゥスに漬けて擦り潰し、ヤドリギ［＝鳥もち］の濃さになるまで煮つめる。

二E　緑青に煮たハチミツを混ぜたもの、口の潰瘍のために上述したもの(2)、あるいはエラシストラトスの

---

(1) 包茎のこと。第七巻第二十五章二では、φίμωσις という語を用いているが、これが包茎に専門用語を用いた最初のものとされている。

(2) 本巻第十一章一―二。

調剤やクラトンの調剤も、[1] 化膿した陰部にあてがうと効果がある。またオリーブの葉……[2]デーナーリウスを九キュアトゥスのワインで煮て、これに割れミョウバン四デーナーリウス、リュキウム八デーナーリウス、ハチミツ六キュアトゥスを加える。膿がかなり多いときは、この薬剤をハチミツで、少ないときにはワインで薄める。治療のあとも炎症が長引いているかぎり、先に述べたように、[3] 上からパップをするとか、同じ方法で潰瘍部を手当てすることを毎日続ける。

二F　大量でしかも悪臭のする膿が出始めた場合には、やはりハチミツを少量加えたレンズ豆のクレモルで洗い流すべきである。あるいは、オリーブかレンティスクスの葉またはニガハッカを煮込んで、その液汁を同じようにハチミツと混ぜて用いる。さらにハチミツを混ぜたオンパキウムや、耳のために緑青とハチミツで作った薬、[4] アンドロンの薬剤、[5] アンテーラ[6]にやはりハチミツを少量加えたものが同様にあてがわれる。二G　ここで述べたすべての潰瘍をワインに漬けたリュキウムで治療している医師たちもいる。潰瘍が深く広く進行していたときには、同じようにして洗い、緑青またはハチミツを混ぜたオンパキウム、アンドロンの薬剤、あるいはニガハッカ、ミルラかサフラン、煮た割れミョウバン、乾燥させたバラの葉［花弁］、没食子各一デーナーリウスとシノペ産の辰砂二デーナーリウスを、まずそれぞれ別に擦り潰し、次に混ぜ合わせてハチミツをときどき加えて、液体の蠟膏の濃さまでにする。そして銅製の容器でふきこぼれないように静かに煮る。二H　滴が固くなってきたら容器を火から下ろす。この薬剤は必要に応じてハチミツかワインで液状にする。なお、そのままでなら瘻の治療に役立つ。潰瘍は腱筋にまで達していることよくあり、膿は多量に流れ出るし、希薄腐敗膿は薄く悪臭があり、色が付いていたり[7]あるいは新鮮な肉を浸した水のようだったりする。そこには痛みがあるが、さらに刺すような痛みも生じる。
二一　この種の潰瘍はたとえ化膿している最中でも、穏やかな薬剤で治療すべきである。たとえばテトラパルマコンをバラ油に漬けて液状にし、さらに乳香を少量混ぜたもの。あるいはすぐ上で[8]述べたバター、バラ油、樹脂、ハチミツでできた薬剤。またとくに、この潰瘍は大量の熱い湯を注ぎ掛け、包帯で巻いておくべきで、決して寒さに晒してはならない。しかし、ときにはこの潰瘍そのもののせいで、陰茎が皮膚の下で亀頭を失ったように侵食されていることがあり、そのような状況では皮膚そのものをぐるりと切除しなければならない。二K　原則的には、亀頭やその他の部分が陰茎から失われたり、切除したりしたときは、決して皮膚を残してはならない。その皮膚が滞留したり、潰瘍に癒着したりしないようにするためで、でないと後々、皮膚を引っぱり戻すことができなくなり、尿道までが塞がってしまうおそれがある。またギリシア人がピューマタと呼んでいる小腫瘍[9]が亀頭の周りにできたときには、薬剤か焼灼器で焼灼する。痂皮《かさぶた》が取れた

（1）本巻第七章二B、C。
（2）テクストに混乱がある。写本によっては、単位のマーク「P*（デーナーリウス）」も省いている。マルクスは、数値のみを不明のままにしている。
（3）本章二C以下。
（4）本巻第七章四B、六。
（5）第五巻第二十章四、本巻第十四章一。
（6）本巻第十一章二。
（7）テクストに混乱がある。マルクスに従って non cocta（煮熟していない）ではなく、colorata（色が付いている）と読んで訳した。
（8）本章二C。
（9）*φῦμα*（あるいは *φύματα*）、できはじめの小腫瘍の名称。

ら、銅のスケールを振りかけ、そこが再び膨れないようにする。

三A 以上は、癌に至る前のことである。癌は、他の部位でもこの部分でも、とくに潰瘍部を冒すものである。癌は黒い色から始まる。黒い色が皮膚を覆い占めたらすぐに消息子を皮下に挿入し、皮膚を切開し、次にその縁を小さいピンセットでつかむ。それから、だめになったところを切除するのだが、健康な部分からも少し切り取っておく。そしてさらに焼灼する。このような処置をしたときには必ず、ここにレンズ豆[1]をあてがっておくことも忘れずに行なう。次に痂皮《かさぶた》が取れたら他の潰瘍と同じように治療する。

三B だが、もし癌が陰茎の本体を冒してしまったら、何らかの焼灼剤を振りかけなければならない。とくに石灰、カルキーティス、雄黄からなる薬剤がよい。薬剤が力及ばなければ、この場合もやはりメスで腐敗した部分を、健康な部分も幾分か取り込むように切り取らなければならない。これもまた同様に原則なのだが、癌を切除したら、傷口を焼灼しなければならない。ただし、薬剤によってであろうと焼灼器によってであろうと、痂皮《かさぶた》が硬化すると、それが剝がれたとき、陰茎から出血する危険が大きい。**三C** それゆえ、痂皮が陰茎から静かに外れるまで、しばらくのあいだ休養し、身体をほとんど動かさないようにしておく必要がある。患者が意識的にせよ不注意にせよ早く動き始めすぎて、痂皮が剝がれてしまうと出血が起こり、冷水をあてがわなければならなくなる。これであまり効果がなければ、出血を止める薬剤に頼らなければならない。薬剤がまったく効かない場合は、慎重に注意深く焼灼し、その後また動くことによって同じ危険に陥る可能性がないようにする。

四 ときには、ギリシア人のあいだでパゲダイナ[2]と呼ばれている種類の癌がこの場所にも生ずることがある。この場合は一刻も猶予すべきでなく、すぐに同じ薬剤で焼灼し、もしあまり効果がなければ焼灼器で焼く。黒色化が見られ、感覚はないが広がっていくので、放っておくと膀胱にまで達し、そうなってからでは手の施しようがない。この病気が亀頭の先端の尿道の周りにできたなら、まずは、細い消息子を挿入し、尿道が閉じてしまわないようにする。それから焼灼器で焼く。もし深いところまで入り込んでいたならば、冒されているところはすべて切り取る。その他の手当ては、他の癌の場合と同じことを行なう。

五　陰茎に何らかの硬いものができることがときどきあり、それらはすべて感覚がほとんどない。これも切除すべきものである。一方、ここに生じたカルブンクルス[3]は、耳用の洗浄器を使って水で洗い、それから患部を薬剤で焼くべきである。とくにハチミツを混ぜたカルキーティス、または煮たハチミツを混ぜた緑青、ヒツジの糞[4]を焙って擦り潰し、同じくハチミツを混ぜたもの、がよい。患部が剝がれ落ちた場合は、口の潰瘍のために調合した液状の薬剤を用いる。

---

(1) ここの「レンズ豆」も「レンズ豆の粥」と解釈する。

(2) φαγεῖν（貪り食う）に由来するこの潰瘍（φαγέδαινα）は、あっという間に拡大し、骨まで侵食するのが特徴だとされている。第五巻第二十八章三B参照。

(3) carbunculus は、carbo（炭）に由来するが、やはり悪性の潰瘍で、一般的な症状と治療については第五巻第二十八章一。また、眼のカルブンクルスについては本巻第六章一〇参照。

(4) ヒツジの糞は、第五巻第八章一で、雄黄や緑青などと並んで焼灼作用のあるものとして挙げられている。

六A　睾丸に、損傷がないにもかかわらず炎症が起こったときには、くるぶしから瀉血する。[1] 食事を控え、次のものをあてがう。煮た蜂蜜ワインに浸した豆の粉に、煮たハチミツに浸して擦り潰したクミンを混ぜたもの。あるいは擦り潰したクミンにバラ油から作った蠟膏を混ぜたもの。あるいは亜麻仁を焙って擦り潰し、蜂蜜ワインで煮たもの。あるいは小麦粉を蜂蜜ワインに浸してイトスギと一緒に煮たもの。あるいはイリスの根を擦り潰したもの。一方、睾丸が硬くなった場合には、亜麻仁またはコロハの種子を蜂蜜ワインに浸して煮たものをあてがう。あるいはヘンナの油から作った蠟膏、あるいはワインに漬けて擦り潰した上質の小麦粉に少量のサフランを加えたもの。硬くなったまま慢性化した場合には、野生ククミスの根を蜂蜜ワインに入れて煮て、それから擦り潰したものがとくに効果がある。

六B　睾丸が損傷によって腫れた場合にも瀉血が必要であるが、青黒くなっていたら、なおさら必要である。また次の薬剤のうちどちらでもよいからあてがう。すぐ前に示したクミンを混ぜて調合した薬剤、あるいは以下を含む薬剤。煮たソーダ一デーナーリウス、松の樹脂、クミン各二デーナーリウス、種を抜いた黒ブリオニア四デーナーリウス、これらをまとめあげるのに十分な量のハチミツ。損傷によって睾丸に栄養分が行かなくなると、ほとんどの場合膿が増加する。そのときは、陰嚢を切開して膿を出し、睾丸そのものを切り落とす以外、手当てのしようがない。

七A　肛門もまた不快に満ちたさまざまな病気にみまわれるが、かけ離れた治療法がいろいろとあるわけではない。まず、肛門の何箇所かの皮膚が裂けることが多いが、ギリシア人はこれをラガディア[2]と呼んでいる。裂けたばかりのときは安静にし、熱い湯の中に座る。またハトの卵をゆでて、固くなったところで殻を剝く。次に一つは熱湯の中に沈めておいて、もう一つを熱いまま患部にあてがう。そして、かわるがわる用いるようにする。またテトラパルマコンまたはリュポーデース(3)を、肛門用にバラ油で溶かす。あるいは新鮮な羊毛の脂分にバラ油から作った液状の蠟膏を混ぜたもの、あるいは洗った鉛に同じ蠟膏を混ぜたもの。

七B　あるいはテレビン樹脂に少量のミルラを加えたもの、あるいは古い油に少量の密陀僧を加えたもの。これらのうちどれでもよいから肛門によく塗布する。もし何らかの損傷があり、それが外側にあって内部に隠されているのでなければ、同じ薬を亜麻布に染み込ませて上から当てるが、何か当てる前には蠟膏で庇護しておく。この病気の場合も、刺激の強い食べ物や粗雑な食べ物はとってはならず、便を滞らせてもならない。また乾燥した食べ物は何であろうとたくさんとってはならず、きわめて少量にする。液状で穏やかで粘りがあって栄養のあるものがよい。軽いワインを飲むことは差し障りない。

八A　コンデュローマは小さい腫瘍で、何らかの炎症がもとで生じるのが常である。これが生じたときには、休養や食べ物や飲み物が関係しているので、すぐ上で記述したのと同じことを守らなければならない。

---

(1) 瀉血については、患部の近くからするか、できるだけ遠くからするかという論争が当時あった。ケルススは「患部、または少なくともそこに最も近い箇所から」としながらも、「瀉血はどこからでもできるわけではなく、額、腕、踝の近くからしかできない」との見解をとっている（第二巻第十章一二）。なお、血管と瀉血の関連については『人間の自然性について』一一参照。

(2) *ῥαγάδια*, 外科的治療については第七巻第三十章一以下参照。またガレノス『類による薬剤の複合について』第十三巻五一六、七一五（Kühn）参照。

(3) 第五巻第十九章一五。

この小腫瘍も同じく卵でパップするのが適当である。しかし、患者はあらかじめ抑制剤の一つとしてウェルベーナを煮た水の中に座る。それから、ほんの少しハチミツを混ぜたレンズ豆の粗挽き粉やワインに浸して煮たカンパニア産のセルトゥラをあてがうのが適切である。また、キイチゴの葉をバラ油から作った蠟膏と一緒に擦り潰したもの、また同じ蠟膏と一緒にマルメロかワインに漬けて煮たザクロの内側の部分を擦り潰したもの、またカルキーティスを煮て擦り潰して、その後で羊毛の脂分とバラ油で練りまとめたもの。

八B　また以下を含む薬剤がある。乳香一デーナーリウス、割ミョウバン二デーナーリウス、鉛白三デーナーリウス、密陀僧五デーナーリウス。以上のものを擦り潰しながらバラ油とワインを交互に滴下する。なお、ここに当てる包帯は、四角い亜麻布や布で、上側の角《かど》二箇所に取っ手となる輪を二個付け、下側にそれに応じた二本の紐を付ける。これを下から患部に当て、取っ手の輪を腹側にもってきて、後ろから紐をまわしてその輪に通し、きつく締めてから、右側の紐を左へ、左側の紐を右へ［背側から］前方へ伸ばし、腹部の周りをまわしたら、最後に互いを結ぶ。

八C　もしコンデュローマが慢性化し、すでに硬くなっていたら、前述の治療のもとでは症状はよくならないが、以下のものから成る薬剤で焼灼することができる。緑青一デーナーリウス、ミルラ四デーナーリウス、クミン八デーナーリウス、乳香一二デーナーリウス、スティビウム、ケシの涙、アカシア各一六デーナーリウス。この薬剤によって、先に述べた(1)ような潰瘍も元に戻る。これがコンデュローマにはあまり効果がなかった場合には、さらにもっと強い焼灼剤を適用する可能性もある(2)。ただし、腫れが抑えられたら、穏やかな薬に移さなければならない。

九A　三つ目の病気は、小さい頭のような部分から血管の口が突き出たようになって、しばしば出血するというものである。ギリシア人たちは、ハイモロイス[3]と呼んでいる。これはさらに、女性の子宮口にも生じやすいものである。だが、人によっては出血を止めることが安全ではなく、出血していても衰弱しない場合がある。というのも、これが病気ではなく浄化の役目を持つからである。それゆえ、治療を受けた人が、血液の排出が止まってから急に、病的物質が心窩部や内臓に向きを変えて重い病気に襲われることがある。

九B　他方、出血が害になる人の場合には、ウェルベーナを浸した水の中に座り、とくにザクロを乾燥させたバラの葉［花弁］と一緒に擦り潰したもの、あるいは出血を止める薬剤のうちどれかをあてがうべきである。この炎症がとくに起こりやすいのは、〈激しい便意がまず皮膚を傷つけ、次に〉[4]固い便がこの部分に損傷を与えたときである。このようなときには、真水の中に座り、卵でパップする。卵の黄身を、干しブドウワインに浸して煮たバラの葉［花弁］とともにあてがうのだが、場所が内部であれば指で塗り、外部であれば布片に塗りつけてからあてがう。また、すぐ上の裂傷のところで挙げた薬剤もこれに適している。この症状の場合も、食事は上述と同じものをとる。このような手当てがあまり助けにならない場合には、焼灼剤をあてがって、その小さい頭の部分を焼きとってしまうのが一般的である。

(1) スペンサーは本章二C―Dとしている。
(2) コンデュローマに対する外科的な治療については第七巻第三十章二参照。
(3) *αἱμορροΐς*, 外科的治療については第七巻第三十章三参照。
(4) マルクスに従って括弧内を補った。

九C　もしすでに慢性化していたら、ディオニュシオスの創案したとおりに鶏冠石を振りかけ、次に以下のものから成る薬剤をあてがう。銅のスケール、雄黄各五デーナーリウス、石灰石八デーナーリウス。翌日、針で患部に穴を開ける。小さい頭が焼灼されると痂皮《かさぶた》ができ、これによって出血が抑えられる。しかし、出血を抑えたら、何らかの危険が続かないように、運動をたくさんして、病気の物質を散らさなければならない。さらに男性と月経のこない女性の場合には、ときどき腕から瀉血をすべきである。

一〇　肛門自体あるいは子宮の入り口が脱出した場合（このような事態もときどき生じるものなのである）、突出した部分がきれいであるか、あるいは粘液状のものに覆われているかを調べなければならない。きれいであれば、患者は水の中、とくに塩水かウェルベーナを入れた水かザクロを煮た水の中に座る。もし湿っていたら、辛口のワインで洗い、ワインの澱を焙ったものを塗布する。どちらかの方法で手当てをしたら、［脱出部分を］中へ戻し、擦り潰したオオバコ、あるいは酢の中で煮たヤナギの葉をあてがう。そして亜麻布、またその上に羊毛を置く。脚を互いに固く縛り合わせた状態でこれらを包帯する。

一一　同じく肛門にはキノコに似た潰瘍が生じることがある。冬であれば、ぬるま湯で、その他の季節であれば冷水を浴びる。次に、銅のスケールを振りかけ、その上にミルテから作った蠟膏に少量の銅のスケールと煤《すす》と石灰を加えたものをあてがう。この方法で取り除けなかった場合には、より強力な薬剤や焼灼器で焼灼する。

第十九章　指と爪の病気、プテリュギオンなど

一　指の慢性的な潰瘍は、リュキウムか煮たオリーブの澱、どちらにしてもワインを加えたもので治療するのが最も適している。またこの部分では、激しい痛みを伴って爪から肉片が剝離するということが起きる。ギリシア人たちはプテリュギオン(1)と呼んでいる。メロス産の丸ミョウバンを水に溶かしハチミツの濃さにする。それから乾燥していたときのミョウバンと同じ量のハチミツを注ぎ入れ、小さな棒でサフラン色に似てくるまで混ぜ合わせ、これを塗布する。同じ目的のために、ある医師たちは〔同じ材料を〕(2)等しい重さの乾燥ミョウバンとハチミツを混ぜてから一緒に煮ることを薦めている。

二　この方法で病巣が消滅しなければ、切り取らねばならない。その後、指にウェルベーナを浸した水を注ぎ掛け、次のものから成る薬剤を上からあてがう。カルキーティス、ザクロ、銅のスケールを、熟したイチジクをハチミツに浸して軽く煮たもので練りまとめる。あるいは焼いたパピルス紙〔灰〕、雄黄、火を通していない硫黄を同じ割合にして、ミルテから作った蠟膏と混ぜる。あるいは緑青の破片一デーナーリウス、〔銅の〕スケール二デーナーリウスを、ハチミツ一キュアトゥスでまとめる。あるいは石灰石、カルキーティ

(1) *πτερύγιον*, ケルススは爪囲炎やひょう疽の意味で用いているが、現存するギリシア語文献のなかで、この意味で使われている例はほとんどない。本来は、眼角の炎症性の腫れを指す語である（ちなみに現代医学用語では翼状贅片）。第七巻第七章四参照。なお、ひょう疽を指すギリシア語は*παρωνυχία*（『流行病』第二巻二七）で、これに相当するラテン語は**reduvia**なのだが、ケルススは用いていない。

(2) マルクスに従って括弧内を補った。

ス、雄黄を同じ割合で混ぜる。以上のうちどれをあてがうにせよ、水に浸した亜麻布で包帯する。

三　三日目に指の包帯をほどいて、もし乾燥していたら、薬剤を取り除き、もう一度同じ治療を施す。これでうまくいかなかったらメスできれいにし、細い焼灼器で焼灼し、他の部分を焼灼したときのような治療をする。

爪がざらざらに荒れたときには、肉組織と接している周りに切り目を入れる。それから爪の上に次の薬剤を乗せる。鶏冠石、硫黄各二デーナーリウス、ソーダ、雄黄各四デーナーリウス、液状の樹脂八デーナーリウス。これを三日目に外す。この薬剤の下で、病気の爪は剝がれ落ちて、同じ場所によい爪が再び生えてくる。

第七巻　外科治療について

序章　外科手術の進歩と功労者、外科医の資質

一　医学の第三の部門が手で治療するものであることは、世間一般にも知られているし、私もすでに言及した[1]。この部門でも、決して薬剤や摂生法を無視するわけではないが、大部分は手によって治療を行なっている。そして、医学の全部門の中で、この部門がその効果の最も明瞭なものである。それというのも、病気には運が大きく関係していて、同じ治療法がときには健康を回復させるが、ときには無益なこともあるので、健康回復が医学によるのか体力によるのか、それとも幸運[2]のためなのか、疑わしい場合があるからである。

二　主として薬剤に依存するような病気の場合においては、回復が顕著に見られる一方で、薬剤によっても健康がもたらされなかったり、さらには薬剤を用いずに回復できたりすることが明らかな例が少なくない。実際そうしたことは、眼の病気の場合にも、医師たちが長いこと苦労したあげくに、薬剤を用いなくても治ったという例がときとして見られる。しかし、手で治療するこの部門においては、多少は他の治療法に助けられるところがあったとしても、健康回復がもっぱらこの治療法のおかげであることは明白である。

三　さて、この部門は非常に古いものであるが、どの先人たちよりも、やはりすべての医学の父である、

かのヒッポクラテスによって、その基礎が築かれた(3)。のちに、他の部門と区別されて以来、この部門は独自の専門家を擁することになり始めた。エジプトではとくにピロクセノスが権威となって発展した。彼はこの部門を数多くの書物によって綿密にまとめあげた。また、ゴルギアス、ソストラトス、ヘロン、二人のアポロニオス、アレクサンドリアのハンモニオス(4)、そしてその他の多くの秀でた人物たちが、何がしかを発見し

(1)「手で治療する部門」は、*χειρουργία*（ケイルールギアー）と呼ばれる。序巻九参照。

(2)マルクスに従って fortunae「幸運の」を補って訳した。

(3)ヒッポクラテスの名を冠した、「ヒッポクラテス全集」（前三世紀頃成立）には、『頭部の損傷について』『骨折について』『関節について』『てこの原理を応用した整復法』『診療所内において』など、外科に関する書が含まれており、戦場や闘技場で生じる骨折や脱臼、外傷に対する治療法が発達していたことが窺われる。また外科用の器具も充実しており、その高い技術は長く後世に伝えられた。

(4)ピロクセノス…前一世紀に活躍したアレクサンドリアの外科の権威。

　ゴルギアス…不詳。前三世紀頃。

　ソストラトス…不詳。前一世紀頃。

　ヘロン…おそらく前三世紀の医師で、産婦人科医でもあったと言われている。

　二人のアポロニオス…*Ἀπολλώνιος* という名の医師は何人もいて、ここでケルススが言う二人が誰であるかについては解釈が分かれるところである。独訳版の編訳者E・シェーラーは、次のうちの二人と考えている。

①キティオン出身。前一世紀に活躍。

②メンピス出身。人体の部位とその名称、植物学の著作がある。

③アポロニオス・ミュス。前一世紀。『ヘロピロスの学説について』を著わした。

　アレクサンドリアのハンモニオス…前三世紀頃の外科医。膀胱結石の粉砕術の創案者。本巻第二十六章三C参照。

た。やがてローマでも非凡な専門家たち、とくに最近では、父トリュポンやエウエルピストス、そして、その著書からも知ることができるように、彼らの中でも最も学識のあるメゲス(1)が、より優れたものに改良することによってこの部門に大きな貢献をした。

四　外科医というものは年の若い者である必要がある。もしくは、少なくともそれに近い者でなければならない。手は敏捷でしっかりとし、決して震えるような手であってはならない。左手も右手に劣らず器用でなければならない。眼は鋭く明敏な視力を持ち、何事をも恐れない精神を持ち、自分が引き受けた患者を治したいという慈悲深い心を持たなければならない。しかし、患者の叫び声に動揺して必要以上に急いだり、切るべき必要のあるところを十分に切らないでしまうことのないよう、まるで他人の嘆きに無関心であるかのようにすべてを遂行しなければならない。

五　ところで、この部門にとって、何が独自の専門領域であるべきかを問うてみよう。というのは、私が他のところ(2)で記述した数多くの傷や潰瘍の治療も、外科医たちは自分の専門としているからである。私としても、一人の人間がこれらすべてを扱ってもよいと考えている。各専門に分かれるとしても、できるだけ多くのことを習熟できる医師を私は賞賛しよう。一方、この部門独自のものとして、私がこれから挙げるのは、次のものである。すなわち、なかった傷を医師が作るという手術［切開術］、薬剤よりも手［手術］が有効だと私が確信している傷や潰瘍、そして骨に関係しているすべての損傷である。以上について、これから記述しようと思う。なお、骨については次の巻に記述をまわすので、ここではそのほかのことから説明する。まず、身体のどの部分にでも生じるものについて先に述べ、次に特定の部位に起こるものへと移ろう。

第一章　打撲傷、内出血

一　打撲傷(3)には、身体のどこに受けたものであっても、できるだけ早急に次のような治療を行なわねばならない。すなわち、痛みのある部分の皮膚によく切れるメスで切れ込みを入れ、流れ出る血液をメスの反対側で拭い取るようにする。もし治療にあたるのが少し遅れて、すでに赤くなっていたとしても、また赤くなっている組織にさらに腫れが生じていたとしても、そしてそれがどの部分であろうと、これが最もよい治

(1) 父トリュポン…クレタ島出身の、アウグストゥス時代に活躍した外科医。
　エウエルピストス…後一世紀頃に活躍した外科医。

　メゲス…シドン出身、最も有名なアレクサンドリアの外科医。前一世紀前半にはローマで活躍した。著作は断片が現存するだけだが、ケルススは何度も彼を引用している。

(2) 第五巻第二十六章以下。

(3) 打撲傷と訳したのは luxata. この単語はラテン語著作家のあいだでは通常「錯位」や「転位、脱臼」の意味で用いられている（カトー『農業論』一五七、セネカ『道徳書簡集』第百四書簡一八、プリニウス『博物誌』第三十一巻三七ほか）。一方、ケルススは脱臼に関して記述している章（第八巻第十一章）で、「脱臼」にこの単語を用いていない。つまり、彼はこの語をここでしか用いていないのだが、この項の記述から見ると、ボクシングの際に受けるような打撲・殴打による怪我を扱っていると思われる。当時のボクシングではコテを使用しており、擦り傷と同時に皮下出血を引き起こした。その場合、確かにすぐに切開すれば、広範囲の化膿を防ぐことができる。『頭部の損傷について』一三―一二参照。
　なおリンデンは、怪我をした部位を意味する一般的な単語 vexata に校訂している。

療法である。

二　その後で抑える作用のもの、とくに酢とオリーブ油に浸した羊毛を上からあてがうべきである。症状が軽い場合には、メスなしで同じものを当てて治すこともできる。他に何も手元にないときには、灰、とくにブドウの蔓の灰（これがなければ他の木の灰でもよい）を酢か水に入れて練りまとめたものを用いる。

第二章　被膜を持つ膿瘍（鬱血・前膿瘍）とパーヌス

一　以上は応急的なものである。しかし、損傷そのものが内部で起こっていると、腫れを引き起こし、化膿に至りやすくなるという、より深刻な事態となる。それが、さまざまな種類の膿瘍［鬱血］であることについては他のところで述べたし(1)、それらに適した薬剤を記述しておいた。今残っていることは、手で行なわなければならない治療について述べることである。まずは、それが硬くなってしまう前に、皮膚を切開し、吸玉をあてて、そこに溜まっている有害で腐敗した物質を吸い取る。そしてすべての炎症の徴候が消えるまで、三日目ごと［＝一日おき］に繰り返して行なう。

二　しかし、吸玉がなんら効果を上げないという事態も決してないわけではない。ときには、といってもめったに起こることではないが、膿瘍化したところが自ら膜を作って包まれてしまうことがある。これを昔の人々はトゥニカ［被膜］と呼んでいた。ちなみに、すべてのトゥニカが腱筋に似たものであることについて、メゲスは、肉組織が侵食された傷の下には腱筋が生じることはなく、長いあいだ膿が溜まっていると、その周りにはカルス〔硬皮〕が生じるのだと言った。が、このことは治療の方法とは関係がない。トゥニカであろうとカルスであろうと、しなければならないことは同じだからである。仮にカルスであっても、覆われた状態にあるのだから、トゥニカと呼んでもかまわないことになる。

三　さらにまた、膿がすっかり熟してから被膜ができることもしばしばある。そうすると、その下にあるものを吸玉で引き寄せることは不可能である。このとき、吸玉を当てても何も動かなかったことは容易にわかる。それゆえ、こういう場合や、すでに硬くなってしまった場合には、吸玉は助けにならない。私が別のところで記述したように(2)、集まっている病的物質はそこから排出するか、散らすか、熟成を促すかを、しなければならない。前者二通りのようになれば、それ以上何も必要はない。また、膿が熟してしまっていれば、腋窩や鼠蹊部とかであっても切る必要はめったにないし、同様に膿瘍〔鬱血〕があまりひどくない場合、病巣が皮膚の下にある場合や、肉組織の中にある場合でも、患者が衰弱していてどうしても急がなくてはならないときを除けば、やはりめったに切るものではない。膿が自ら開いて出てくるような効力を持つパップ剤で十分である。

四　一般的に、メスを経験しなかったところは瘢痕を形成しないで済ますことができる。しかし、患部がかなり深いところにある場合には、まず、その場所が腱筋のあるところかそうでないかを考慮しなければな

---

(1) 第三巻第二十七章四、第五巻第二十八章一一、また五七頁　(2) 第五巻第二十八章一一B—C。

註（2）参照。

らない。もし腱筋がないならば、熱した焼灼器で開くべきである。これには次のような利点がある。すなわち、膿を取り去るための傷口をごく小さく、そして比較的長いあいだ開けておけるので、その後の瘢痕が小さくて済む。しかし、腱筋に隣接している場合は、焼灼は適さない。腱筋が伸びきってしまったり、手足が麻痺したりするおそれがあるからである。そこでメスの仕事が必要となる。ただし他の場所なら熟していないものを切開することができるが、腱筋のあいだにあるものは、最後まで熟すのを待たなければならない。そうすれば、そこの皮膚は薄くなり、皮膚に膿が繋がるので、より近いところで取ることができる。

五　さて、たいていの膿瘍〔鬱血〕はまっすぐに切ることを要するが、パーヌス(1)の場合には、一般的に皮膚がおそろしく薄くなっているために、膿の上の皮膚は全部切り取らねばならない。メスを動かす際には、傷口ができるだけ小さく少なくなるよう操るべきだが、その程度と数において、切るべきは切るようにしなければならない。すなわち、より大きい膿の洞は、より広く切ったり二箇所か三箇所の切り目を入れたりしなければならないことがあるし、その洞の最も奥に出口を作り、何らかの体液が溜まらないように施術しなければならない。でないと、その体液がそれに接する未だ健全な組織を侵食して洞を広げてしまうことになる。

六　皮膚をかなり広く切り取らねばならないという事態は往々にして起こりうることである。たとえば、慢性的な病気によって身体全体の状態がすっかり悪くなってしまったところに洞が大きく広がって、そこの皮膚が青黒くなっていたならば、その皮膚はもはや死んでおり、将来的にも役に立つことはないと知ることができる。それゆえ、その皮膚は切り取ってしまうほうが適当である。とくに大きな関節の周りに現われた場合や、伏せっている患者が下痢で衰弱しきって食事を通して体に力を得られないでいるときには。ところで、皮膚を切除する際には、傷口が治りやすいように、ギンバイカの葉の形に似るようにする。このことは医師がいついかなる理由で皮膚を切り取る場合でも一般的な原則である。

七　膿が流れ出たあと、腋窩や陰部の場合には、亜麻布［の包帯］で押さえる必要はないが、ワインを浸した海綿をあてがっておく。他の部位で、もし同様に亜麻布を詰めるのが不要であるならば、浄化するために少量のハチミツを注ぎ込み、それからその上に膠着剤を付けるべきである。もし亜麻布が必要な場合には、その上に、上述と同じようにワインに浸して絞った海綿を同様にあてがう必要がある。ところで、どんなときに亜麻布［包帯］が必要であるか、どんなときに必要でないかについては、他のところ(2)でも述べた。そのほかの化膿した部位を切開した際になすべきことは、以前に述べた薬剤で腐食させたところになすべきこと(3)と同様である。

第三章　外科治療におけるよい徴候・悪い徴候

一　さて、治療がどの程度効果を上げるのか、またどの程度希望が持てるのか、あるいは恐れなければならないかは、いくつかの徴候によって知ることができるが、そのほとんどは、傷のところ(4)で記述したものと

(1) 毛嚢の表面にできる腫瘍。第五巻第十八章一九参照。
(2) 第五巻第二十八章一一E。
(3) 第五巻第二十八章一一D—F。
(4) 第五巻第二十六章二六。

同じである。またよい徴候は、睡眠がとれること、呼吸が楽にできること、渇きに憔悴しないこと、食欲があること、もし熱が出ていたならそれが下がること、また膿が白く滑らかで悪臭がしないことである[1]。悪い徴候は、不眠、呼吸が重苦しいこと、渇き、食事への嫌悪、発熱、膿が黒かったりワインの澱のようであったり悪臭がすることである。

二　また同様に悪い徴候としては、治療の最中の出血、あるいは洞が肉で満ちる前に傷口に肉がついて、しかもその肉が無感覚で、しっかりしたものでないこと、がある。しかしあらゆる徴候の中で最悪なのは、治療の最中であれその後であれ、患者が意識を失うことである。また、症状そのものが突然鎮まったあとに化膿が突発したり、あるいは膿が出たにもかかわらず悪い状態が続いたりしたときには、当然心配しなければならない。また傷に蝕まれている感覚がないならば、それも心配の理由に入る。まさに運命なるものが、こちらかあちらかを分ける一方で、何とか健康な状態を再び得ようと努力することは医師の分に属する。

三　そこで、傷を開けて見るたびに、体液を抑えるべきだと思われたときには、雨水か、レンズ豆を煮た水を混ぜたワインで洗わなければならない。浄化しなければならない場合には、蜂蜜ワインで洗い、また再び同じものをあてがう。すでに体液が抑えられたように見え、傷がきれいになりそうなら、肉を再生させるのが適当である。その際には傷をワインとハチミツを同じ割合にしたもので罨法し、その上にワインとバラ油に浸した海綿をあてがう。

四　以上の手当てによって肉が再生してきたら、それに加えて摂生法（これについても別のところで述べた）[2]も患者に課すようにする。すなわち、熱が引いて食欲が戻ったら、ときどき入浴し、毎日軽く身体を揺するようにし、食べ物や飲み物は身体を作るのに適したものとする。これらすべては化膿部分が薬剤によって破かれたあとにも適用されるものであるが。ここまで記述を延ばしたのは、大きな病変部はメスなしには治療を済ませられないものだからである。

第四章　瘻《ろう》

一A　瘻に対しても、もしそれが一番奥までコリューリウム〔細麺型薬膏〕を挿入できないほど深く入り込んでいたり、ねじ曲っていたり、数多く枝分かれしていたりする場合には、薬剤よりも手術のほうが大きな助けとなる。もし瘻が皮膚の下で横行して広がっているならば、内部に垂直に延びている場合よりも手術は簡単である。すなわち、皮下を横行している瘻であれば消息子を挿し込み、その上の部分を切る。屈曲が見つかったら、これらも消息子とメスで同時に追跡する。瘻が枝のように数多く延びている場合にも同様にする。(3)

一B　瘻の先端まで達したら、そこからカルス〔硬皮〕を全部切り取り、皮膚の上から留金を付け、癒合

(1) 術後の膿の状態による徴候のよし悪しについては、『箴言』第七章四四—四五参照。
(2) 第五巻第二十六章三四C。
(3) 瘻の治療については第五巻第二十八章一二でも詳述されていて、一二Lでは切開にも言及されている。

させるような薬剤を塗る。しかし、もし下に垂直に延びている場合には、主にそこから広がっているという場所を消息子で探り出してから、その洞を切除する。その後で、留金を皮膚の切り口に刺し、同じように膠着剤を上に付ける。ただし潰瘍部がかなりひどく腐敗していたならば、それはしばしば骨まで冒されているときに生じることなので、まず骨も治療してから化膿促進の薬剤を付けるべきである。

二A　さて、肋骨と肋骨のあいだを瘻が垂直に貫いていることがよくある。これを切る際には、瘻のある場所の肋骨のどちら側かの肋骨を切断しなければならない[1]。そして内部に腐敗したものが残らないように除去しなければならない。瘻が複数の肋骨を横切っている場合には、上部の内臓と腸を横に分けている隔壁［横隔膜］までをも冒しているのが常である。二B　このことは瘻の場所と痛みの大きさから知ることができる。またときには、瘻から呼気が、泡立ったかのような液体とともに飛び出すことからもわかる。それはとくに患者が呼気を口に留めた場合である。このような状態では医学の出番はない。これ以外の、肋骨の近くのものでも治療の可能性があるものであれば、油分の多い薬剤は不適当であるが、傷に適用されるような他の薬剤は使用してもかまわない。ただし、最もよいのは、乾いた亜麻布であり、何らかの浄化が必要と思われるようなときにはハチミツに浸した亜麻布をあてがうことである。

三A　腹部の中には骨はないが、そこにはやはりソストラトスが治療不可能と考えたほどのきわめて危険な瘻が生じる。経験からすると、必ずしもそのような状態になるわけではない。ただし、注目すべきことは、肝臓や脾臓や胃に向かってできる瘻のほうが腸にできるものよりは安全であるということである。しかもそれは、その場所そのものが危険だというのではなく、そこには別の危険が生じるからなのである。自らの治療経験に依る著述家でも、このことをあまりよく認識していない者がいる。そもそも腹部は武器によって貫かれることが多く、脱出した腸は中に戻され傷口は縫合でくっつけられる。これをいかにして行なうかはまもなく述べるつもりである。(2) 三B　そこで、細い瘻が腹部を貫いている場合にも、それを切除し、傷口を縫合で結合することができる。しかしながら、この瘻がずっと内部まで延びていたならば、切除したあとには必然的にかなり大きな切り口が残ることになる。この切り口は大きな力がなければ、とくに内側の部分では縫い合わすことができない。そこには膜のようなものが腹部を囲っているからで、ギリシア人はそれをペリトナイオン(3)［腹膜］と呼んでいる。したがって、患者が歩いたり動きはじめたりしたときに、その縫合が破れると、腸が脱出することになる。これこそが、患者にとって死をもたらすかもしれない事態なのである。もっとも、この場合でさえ必ずしも絶望的ではないのだから、比較的細い瘻になら治療を施すべきである。

四A　なお、独特な処置が求められるのが肛門にできた瘻である。肛門の瘻には消息子をつきあたりまで挿し入れ、そこの皮膚に切り口を開ける。次に亜麻糸を通しながら新しい傷口から消息子を引き抜く。そのために消息子の一部に穴を開け、そこに亜麻糸を通しておく。次に、亜麻糸を手に取って、それぞれの端を、瘻の上にある皮膚をゆるく縛るように結ぶ。この糸は未加工の亜麻の繊維で、二―三本の撚り糸から作ったもので、その撚り糸自体は一本の繊維で作られているかのように強く撚ったものにすべきである。そのあい

（1）骨の切断については第八巻第二章。

（2）本巻第十六章四。

（3）περιτόναιον.

だ、患者はまったく健康なときと同様に仕事をしたり歩いたり入浴したり食事したりしてよい。四B ただ、この亜麻糸だけは一日に二回、結び目をそのままにして、上にあった部分が瘻の下に入るように引っぱる。しかしこの亜麻糸が腐敗するようなことになってはならないので、三日目には結び目を解き、一方の端に新しい亜麻糸を結び付け、古いほうをひっぱり出して、新しいものが瘻の中に入るようにし、同じ結び目を作ってそこに残す。こうすると、この亜麻糸が少しずつ瘻の上の皮膚を切っていく。すなわち、縛られていない部分は回復しつつ、同時に亜麻糸で縛られた部分は切り取られる。この治療方法は、長く時間がかかるが痛みがなくて済む。

四C 治療を急ぐ人は、より早く切り離されるように亜麻糸で皮膚をきつく縛る必要がある。そして夜には毛でできたガーゼのなかでもとくに薄いものを中に挿入する。すると皮膚はこれにひっぱられて薄くなる。ただし、この方法は痛みを引き起こす。次のようにすると、さらに痛みが増すが、速効性も増大する。すなわち、亜麻糸や毛でできたガーゼを、カルスを腐食すると記述した薬剤(1)のなかのいずれかに浸すのである。しかしながら、次の場合にはメスによる治療へ移る必要がある。すなわち、瘻が奥に広がっていたり、多く枝分かれしていたりする場合である。

四D この種の瘻の場合、消息子を挿し込んで二重の線に沿って皮膚を切らなければならない。そして、そのあいだにある細長い紐状の部分も取り払うようにする。傷口がすぐにくっついてしまわないようにするためである。またあてがう亜麻布をできるだけ少なくするとはいえ、ある程度の場所を確保するためでもある。そして膿瘍［鬱血］のところで述べた処置(2)をすべて同じように行なう。一つの入り口から数多くの洞が延びている場合、まっすぐの瘻はメスで切り込みを入れるべきであろう。そこから延びる他の瘻はその時点で現われてくるが、それらは亜麻糸で縛るべきである。もし内部へ延びているとすればメスが安全に達することは不可能なので、コリューリウムを挿入すべきである。

ところで、手術と薬剤のどちらを施しているのであれ、どちらの場合にも食べ物は水分の多いものを与え、飲み物は飲みたいだけ与えるが、しばらくは水を与える。肉が増殖してきたら、それからやっと、たまの入浴もできるし、また食べ物も身体を太らせるようなものをとるようにする。

第五章　飛び道具の摘出

一A　飛び道具も、身体に突き刺さると内部に留まるので、除去するのはかなり面倒になることが多い。[3]難しさのいくつかは、それら飛び道具の種類に由来する。また別の難しさは、それらが入り込んだ部位に由

(1) 第五巻第二十八章一二I—K。

(2) 第五巻第二十八章一一—一二。

(3) 飛び道具 telum は、投げ槍、矢、鉛玉などの戦闘武器。ここでケルススが提示する当時の戦争における傷の手当てに関する情報は、われわれが得られる唯一のものと言われている。彼の記述した治療法がきわめて有用であったので、後の有名な外科医たち、たとえばアイギナのパウロス（六二五頃—六九〇年頃）やアブルカシス（九三六頃—一〇一三年頃）らが取り入れたと言われている。ルネッサンス期に入ると、火薬の導入によって傷の型が大きく変化したが、それでもフランスのパレ（一五一〇頃—九〇年）やイタリアの外科医たちが参考にしたとされている。

来する。しかしいずれの飛び道具も、それが入り込んできた場所か、あるいは狙われた場所の先から引き抜くことになる。前者の場合は、引き戻す道筋を飛び道具自体が作ってきたわけだが、後者の場合はメスによって開くことになる。すなわち切先がつき当たっているところの肉を切るのである。ただし飛び道具が深くない場所で表面の肉組織に留まっていて、大きな血管や腱筋のある部位を通っていないのが確かならば、刺さったところから抜き取るのが何より有益である。

一B　一方、戻るべき距離が切開する距離より長い場合、またすでに血管や腱筋を通ってしまった場合は、その先の部分を切り開いて取り除くほうが適切である。つまり、近いところで取り出せば、それだけ安全に取り除かれる。また大きい四肢の場合、切先が真ん中以上を通り過ぎていたら、傷は貫通させてしまったほうが比較的治りやすい。というのも両側から薬剤を注ぎ込めるからである。

一C　後ろに飛び道具を引き戻さねばならない場合には、取り出しやすくするためと、炎症が小さくて済むようにするために、メスで傷口を広げてやらなければならない。引き戻している途中に飛び道具自体が組織を引き裂いたりすると炎症は大きくなる。同様に、他の部分から傷を切り開く場合でも、あとから飛び道具が通るときに広げられる幅よりも、もっと広くしておかなければならない。どちらの部分にしても、血管や大きい腱筋や脈管を切らないように細心の注意が払われなければならない[1]。これらのうちのいずれかが現われた場合は、なまくらにした外科用の鉤で遮ってメスから遠ざける。十分に切開したら飛び道具を取り出すのだが、その際にも同じ方法で同じように注意を払う。摘出している手元で、保護すべきだと述べたものがどれも傷つけられることのないようにするためである。

二A　以上は共通事項である。各種の飛び道具にはそれぞれ独自のやり方があるので、これからすぐに説明しよう。さてまず、矢は何よりも身体の中に突き刺さりやすいし、非常に深いところに留まる。こうなるのは矢が大きな力で飛ばされるからであり、またそれ自体が尖った形をしているからである。それゆえ入ってきたところよりも、その反対側から取り出すことのほうが多く、とくに、ほとんどの鏃《やじり》には逆鉤《かえし》が付いているので、もし引き戻そうとするなら、反対側に引き出すよりもずっと大きく傷が裂けることになる。

二B　そこに〔矢の〕道筋が開いていたら、ギリシア文字の「……」(2)に似せて作られた金属の器具で肉を広げて、すっかり見えるようにする。アシの茎〔矢柄〕が鏃に付いている場合には、それを押し込んで反対側から矢を摑んで引き抜くことができるようにする。一方、すでに矢柄が抜け落ちて金属部分だけが中に残っている場合には、指か鉗子で鏃を摑んで同じように導いてやらねばならない。

二C　入ってきた場所から引き抜くほうがむしろよい場合にも、摘出の方法が変わるわけではない。すなわち、傷口を広げておいて、矢柄が付いていればそれを持って引き抜き、付いていなければ金属そのものを

(1)「血管」は今の静脈を指し、「脈管」は動脈にあたる。「腱筋」は nervus で、今では「神経」と訳されるが、当時は腱や靭帯、ときには神経の束が含まれていたとされている。第二巻第十章一五の瀉血に関する記述では、メスが腱筋に触れると痙攣や死が引き起こされ、脈管を切ると激しい出血が起こることがあると警告している。

(2) テクストには具体的なギリシア文字の表示が欠落している。いくつかの文字、Ψ、Λ、Υ、ν が候補に挙がっているが、Υ（ユプシロン）が、最も可能性があると言われている。

引き抜く。もし逆鉤が露わになって、それが短く薄いものであれば、その部分をハサミで切り落とし、逆鉤のなくなった矢を引き出す。一方、逆鉤がかなり大きく頑強であれば、アシのペンの割れ目で覆って、逆鉤が肉を裂かないようにしてから引き抜く。矢の場合は、以上が注意事項である。

三A　幅の広い飛び道具が突き刺さった場合、反対側から摘出するのは得策ではない。大きな傷に、さらにまた大きな傷をわれわれが加えることにならないようにするためである。それゆえ、ある種の金属器具を使って摘出すべきである。それはディオクレスが発明したことから、ギリシア人がディオクレウース・キュアティスコス(1)［ディオクレスの鉗子］と呼んでいるものである。彼のことは、古代の偉大な医師の一人であるとすでに述べた。鉄製または銅製の二枚の板で、片方の頭の両側に、下方に曲げた鉤が付いている。三B もう一方は、両側が二つ折りにしてあり、先端の一部が少し曲がっていて、そこには穴が開けられている。後者を飛び道具の近くを通るように送り込み、切先に届いたらほんの少しひねって、穴に嵌めて捕まえる。飛び道具の切先が穴に入ったら、ただちに指を潜り込ませてもう一方の板をその鉤で取り付け、その金属器具ごと飛び道具を一緒に引き出す。

四A　摘出しなければならないことがある三種類目の飛び道具は、鉛の玉(2)や小石や、それに類するものである。これらは皮膚を破り、そのままの形で体内に留まる。これらすべての場合、傷は比較的大きく開くものなので、中にあるものは入ってきたところから鉗子で引き抜く。だが、飛び道具が骨にめり込んでいるとか、二つの骨のあいだの関節に入り込んでいるとすれば、どこに受けた傷であろうと、ある程度の困難が伴うことになる。

四B　まず、その先端がめり込んでいる場所から外れるまで、それを骨の中で動かさねばならない。そうしてから手や鉗子で飛び道具を引き抜く。これは抜歯するときの方法でもある。(3)このようにすれば、飛び道具が出てこないことはまずないのだが、もし応じないときには何らかの金属器で打撃を加えることもありうる。それでも摘出できないときの最終的な手段は、すぐ脇に穿孔器で穴を開け、その穴から飛び道具に向かって文字の形(4)になるよう骨を切り取るのだが、その際には、広がる線が飛び道具の方へ向くようにする。これを行なったら、外して取り除くのは容易なはずである。

四C　二つの骨のあいだの、まさに関節部分が破壊された場合、傷の周りの二つの肢を帯か紐で縛って、腱筋が伸びるように各々反対の方向へ引っぱってやらねばならない。こうして引っぱることで、骨のあいだに広い空間を開けて、飛び道具を取り出しやすくする。ここで注意しなければならないことは、別のところ(5)で述べたように、それと同じ方法で摘出している最中に、腱筋や血管や脈管を飛び道具で傷つけないようにすることである。

---

(1) *Διοκλέους κυαθίσκος.*
(2) この鉛の玉は、完全な球形ではなく、トウモロコシの実のような形で一方の端が若干尖っている。その尖った先が前方に飛び、皮膚を破るようにしてある。
(3) 本巻第十二章一A。
(4) ここもやはり文字の種類が欠落している。Vと読む説が適当と思われるが、ほかにΨ、νと読むものもある。
(5) 本章一C。

五　毒を塗った飛び道具で傷害を受けた場合には、同じ処置をすべて、もしできるなら急いで行ない、さらに毒を飲んだときやヘビに咬まれたときに施す治療を加える。(1)飛び道具を取り出したあとの傷口そのものの手当ては、傷害を受けた身体に何もめり込んでいないなら、他のところで十分に述べておいたもの(2)と何ら変わらない。

第六章　頭部に生じるトゥーベルクルム（皮様嚢腫）

一　以上の傷は、身体のどの部分でも負う可能性があるものである。この他に、決まった部位に生じるものがあり、これらのうち頭部に生じるものから述べることにしよう。頭部には多種多様のトゥーベルクルム［皮様嚢腫］が生じる。ガングリオン、メリケーリス、アテローマと呼ばれているが、別の医師たちは別の用語で区別している。私は、これらにステアートーマを付け加えようと思う。(3)これらは首や腋窩や側胸部にもよく生じるものであるが、私はこれらを個別には取り上げなかった。というのは、それらはすべて大きな違いのないものであるし、恐れるほどの危険もないし、異なったやり方で治療するわけでもないからである。

二　さて、これらはすべて非常に小さい状態から始まり、長い時間をかけてだんだんと大きくなり、やがてそれ自体の被膜に包まれる。このうちあるものは硬く抵抗感があり、あるものは軟らかく抵抗感がなく、あるものは部分的に禿げた状態になるし、あるものは独特の毛髪で覆われたままである。多くの場合、痛みはない。内部に何があるのか、それが外に出てこなければ完全に知ることができないので、推測して予知するしかできない。しかし概して、抵抗感のあるものの中には何か小さな石に似たものや、髪の毛が固まって凝縮されたものが見つかる。抵抗感のないものの中には、ハチミツとか薄い粥とか、軟骨の削りかすとか、軟弱で血の混じった肉に似たものがあって、いろいろな色をしているのが常である。

三　一般にガングリオンには抵抗感がある。アテローマには薄い粥のようなものが入っている。メリケーリスにはもっと液状の体液が入っていて、そのために押されると周りに流れ出る。ステアートーマには脂っぽい種類のものが入っている。これは最も大きく広がる性質があり、上にある皮膚全体が動くほどにゆるんでしまうのに対して、他のものの場合はもっとピンと張った状態である。どれの場合にも、髪の毛に覆われていたならば、あらかじめ剃り落としておき、中心を通って切り目を入れる。この際、ステアートーマの場合は、中に溜まっているものが流れ出るようにするため被膜も切る。というのは、この被膜を皮膚やその下の肉から剥がし取るのは容易ではないからである。他のものの場合は、被膜そのものは無傷のまま保つ。**四** 白く張りつめた被膜が現われたら、ただちにメスの柄の部分で皮膚と肉から引き剥がし、中に溜まっている

---

(1) 第五巻第二十三、二十七章。
(2) 第五巻第二十六章二一以下。
(3) tuberculum は、もともと「小さい腫瘍」という意味だが、ここでは皮様嚢腫と思われる。なお、その四つの種類の名称については次のとおりである。
ガングリオン γαγγλίον は本来、腱鞘の抵抗性のある腫瘍のことで、これに似ていることから名付けられた。メリケーリス μελικηρίς は μελικήριον（蜂の巣）、アテローマ ἀθέρωμα（ἀθήρωμα）は ἀθάρη（粥）、ステアートーマ στεάτωμα は στέαρ（脂肪）にそれぞれ由来する。

ものと一緒に取り出す。しかし被膜の下の方の部分で筋肉と癒着しているときには、それを傷つけないように、被膜の上の部分を切り取り、最も下のところはそこに残す。全体を除去したら、傷口を合わせ、留金をここに刺し込んで、その上から膠着剤をあてがう。被膜が全体または一部でも残ったときは、膿を出す薬剤を適用する。

第七章　眼の障害

一A　さて以上は、傷害の種類にしても治療の方法にしても、互いに大きな隔たりはないのに対して、手術を必要とするような状態の眼の場合は、それぞれが異なり、かつそれぞれ別の方法で治療される。

たとえば、上まぶたには包嚢ができやすく、眼を上に向けるのが困難なほど厚く重くなり、わずかだが絶え間ない膿の流出が眼に生じる。これは主に年少者に生じる。一B　二本の指で眼を抑え込んで皮膚をつっぱらせたら、メスで横切るような線に切開するが、包嚢自体は手で軽くつまんで傷つけないようにする。その箇所が開かれると、包嚢そのものが押し出されてくる。そうしたら、指でそれを摑み取り除くのだが、簡単に取れるものである。次に、涙で眼がかすむときに塗った眼軟膏のうちのどれかを塗る。ほんの数日で小さい痂皮《かさぶた》ができる。包嚢が切れてしまうとより面倒な事態になる。というのは、中の液体が流れ出しまうのだが、非常に薄い液体であるために、切った後でそれを止めることはできないからである。図らずもそういう事態に陥った場合は、化膿を促進する薬剤のどれかをあてがうべきである。

二　同じくまぶたの、睫毛の場所の上にとても小さいトゥーベルクルムが生じる。大麦に似ていることから、ギリシア人はクリーテー〔麦粒腫〕(1)と呼んでいる。あるものはなかなか熟すことなく、被膜に覆われている。これを、熱いパンや穏やかに温められた蠟で、あまり熱くなりすぎないように、しかし楽には耐えられないくらいに罨法してやる。この方法で散らされることが多いし、ときには熟させることもある。膿が現われたらメスで切り割って、内部にある一種の体液を押し出す。それからあとは、回復するまで同じ熱気で罨法し、軟膏を塗る。

三　そのほかにも、まぶたには似たような腫物の一種が生じる。しかし形はまったく同じではないし、指であちこちへ押すと動く。そこでギリシア人はカラジオン〔霰粒腫〕(2)と呼んでいる。これは切開しなければならないものだが、皮膚の下にあれば外側から、軟骨〔瞼板〕の下にあれば内側から切開する。それからメスの柄を使って健康な部分から引き離す。そして切開の傷口が内側にあれば最初に穏やかな軟膏を塗り、次に強いものを塗る。外側であれば、癒合させるような硬膏を上にあてがう。

四A　ギリシア人がプテリュギオン(3)と呼んでいる翼状片は、眼角に生じる繊維質の膜で、ときには瞳孔に

(1) *κριθή* は、大麦を意味する。
(2) *χαλάζιον* は、*χάλαζα*（雹、霰）に由来する。とくに、眼瞼内にできたものは霰粒腫に相当すると思われる。
(3) *πτερύγιον*（翼状片）は *πτέρυξ*（翼）に由来する。ラテン語では unguis（爪）の語が当てられている。なお、ケルススはプテリュギオンを爪囲炎やひょう疽の意味でも用いている。第六巻第十九章一参照。

まで達してその妨げとなることがある。多くの場合は鼻の側から、またときにはこめかみの側から生じてくる。初期のものであれば、眼の中の瘢痕を薄くする薬剤(1)で散らすことも難しくない。もしすでに慢性化して、さらに厚さを増しているならば切除しなければならない。まず一日間の絶食の後、その患者を医師に対面する座席に座らせる。あるいは後ろ向きに座らせ、患者の頭が医師の膝のあいだに仰向けに倒れこむようにする。**四B** ある医師たちは、病気が左眼にある場合は向き合った位置に、右眼にある場合は仰向けの位置にくるようにしている。さて、一方のまぶたを助手が持ち上げ、もう一方を医師が持ち上げるのだが、患者が向かい合って座っていれば、医師は下まぶたを、仰向けなら上まぶたを持ち上げる。それから医師は、先端をほんの少し内側へ曲げた鋭い外科用鉤を、翼状片の末端部から差し込み、貫入させる。そしてまぶたを助手に委ねて、医師自身は鉤を握りしめて翼状片を持ち上げる。そして糸を付けた針で貫く。次に針を置いて、糸の両端を持って、それで翼状片を立ち上がらせ、もし一部が眼にかかっているならばメスの柄で眼角に届くまで引き剝がす。次に糸を引いたりゆるめたりする。すると翼状片のでき始めの部分と眼角の末端がわかる。

四C このとき、二重の危険性がある。すなわち、翼状片の一部が残ってしまう場合で、それが潰瘍化すると、いかなる治療も受けつけなくなる。一方、眼角の肉の一部まで切り取ってしまう危険もある。あまり強く翼状片を引っぱると、眼角の肉の一部までがついてきて、気がつかないことがあり、そのまま切除すると穴が開き、後々そこからつねに体液が垂れてくることになる。ギリシア人はこれをリュアス(2)と呼んでいる。それゆえ、とにかく眼角の本当の末端を知る必要がある。境目が十分確定したならば、翼状片を過度に引っぱりすぎないようにしてメスを用いる。そしてその小さい膜を切除するが、決して眼角の一部を傷つけないようにする。

四D　その後、この部分にハチミツに浸した亜麻布を上からあてがい、さらにその上に小さい亜麻布、あるいは海綿か未脱脂の羊毛を当てる。そして、瘢痕でまぶたが互いに癒着しないようにするために、二、三日のあいだは毎日眼を開かなければならない。もし癒着すれば、三つ目の危険が加わることになる。その後、同じように亜麻布をあてがい、最後に潰瘍を瘢痕へと導いてくれる眼軟膏を塗布する。ただし、この治療は春か少なくとも冬の前に行なうべきである。この点については非常に多くの症例にも適合するのだが、ここで一度説明しておくことで十分としよう。四E　すなわち、治療には二種類あり、一つは時を選ぶことが許されないもので、たとえば怪我の場合のように、突然生じたものに行なわれる。もう一つは治療の時期を急がず、待つことが最も安全なもの、たとえばゆっくりと進行し、痛みに悩まされないような場合である。後者の場合は、春を待つべきである。比較的切迫しているならば、夏や冬よりは秋がよいし、秋は秋でも中頃の、すでに暑さは過ぎ、寒さはまだやってこないという時期がよい。取り扱われる部分が重要な部分であればあるほど、そこにはより大きな危険が潜んでいる。そして多くの場合、障害が大きければ大きいほど、この時節の法則がより守られるべきである。

（1）第六巻第六章二五B。

（2）*ῥυάς*, ここでは涙管瘻を指しているが、本巻第二十六章二Iでは、結石の切石術のあとにできる膀胱頚部の瘻に用いられている。

五　さて、すでに述べたように翼状片の治療の過程では、障害が生じることがある。しかもその障害自体は別の原因から生じやすい。眼角にはときどき、翼状片の切除が不十分な場合や、あるいは他の原因でトゥーベルクルムが生じ、両まぶたを開けにくくなることがある。ギリシア人はこれをエンカンティス[1]と呼んでいる。これは、外科用の鉤で押さえて、回りを切開しなければならないが、この場合も眼角自体から一部を切り取ってしまわないよう慎重に手術を施す。それから、ごく小さな亜麻布にカドミアか靴墨を振りかけ、両まぶたを引き離しておいてから、その眼角の中に挿入する。そしてその上にを同じようにした包帯をする。二、三日は同様に手当てするが、その際は、まず最初にぬるま湯かむしろ冷水でパップしてからにする。

六A　ときには、まぶたが互いにくっついて眼が開けられなくなることがある。この障害には、さらに次の事態が加わるのが常である。すなわち、まぶたが白目にも癒着するのである。つまり、両方にあった潰瘍がぞんざいに治療されたためであり、治っていく過程で引き離すことができたし、そうしなければならなかったものが癒着したというわけである。この両方の障害に陥ることを、ギリシア人はアンキュロブレパロス[2]と呼んでいる。互いにくっついただけのまぶたは容易に引き離されるが、無駄になることもある。再び癒着してしまうからである。六B　しかし多くの場合はうまくいくのだから、試みるべきである。まず消息子の後端部を挿入し、それで両まぶたを引き離す。次にその部分の潰瘍が収まるまで小さい毛のガーゼをあいだに入れる。

しかし、まぶたが白目本体にくっついた場合には、メスを前方に当てながら、眼球からもまぶたからも何一つ取り去らないようにきわめて慎重に切り剝がさなければならない。もしどうしても仕方のないときは、まぶたのほうから切り取るほうがよい。この方法はタラスのヘラクレイデスが創案した。六C　この後、眼球にはトラコーマを治す薬剤(3)を塗る。また、まぶたは毎日めくり上げる。それは単に潰瘍部に薬を塗り込むためだけでなく、再び癒着してしまわないようにするためである。さらに患者自身にも、二本の指でまぶたをしばしば持ち上げるよう指導する。だが、私はこのようにして誰かが回復したという話を記憶していない。メゲスは、自身で何度も試みたが、必ず再びまぶたが眼球に癒着してしまい、ついに一度も成功しなかったという記録を残している。

七A　さらにまた、鼻に近いほうの眼角には、何か別の病気が原因で、小さい瘻のようなものが開く。そこからは絶え間なく粘液が滴ってくる。ギリシア人はアイギロープス［山羊眼］(4)と呼んでいる。これは絶えず眼を悪い状態にする。さらには骨を蝕んで、鼻にまで浸透することもある。またときにはカルキノーマ(5)の様相を呈することもあり、血管が緊張し、弓状に曲げられると、色が青黒くなり、皮膚は硬くなり、ちょっと触れただけでビリビリ痛み、近接する部分にも炎症を引き起こす。

---

(1) *ἐγκανθίς*,「眼角（*κανθός*）の中で」の意。

(2) *ἀγκυλοβλέφαρος*（*-οι*),「曲がったまぶた」の意。

(3) トラコーマと訳した語は aspritudo, 薬剤については第六巻第六章二七参照。

(4) *αἰγίλωψ*, ヤギ（*αἴξ*）と *ὤψ*（眼）の合成語。ヤギの眼にはつねに粘液が流れていることから。

(5) *καρκίνωμα*, 第五巻第二十八章一二参照。

七B　これらのうち、カルキノーマのように思われるものは治療するのが危険である。なぜなら治療することが、さらに死を早めるからである。鼻にまで広がってしまうと治療は無益である。回復することがないからである。それが眼角だけにある人には治療を施すことができるが、その際にも治療が困難であるということを忘れないようにする。その開口部が眼角に近いほど、手を動かせる空間が非常に狭くなるので、それだけ治療は難しくなる。

七C　一方、発症が最近のものであれば、治療は比較的容易になる。まず外科用鉤でその開口部の端を摑む。次にその洞全体を、瘻の項(1)で述べたように、骨のところまで取り除く。そして眼球と隣接する他の部分をしっかりと覆い、骨を焼灼器で焼く。すでに腐敗［壊疽］によって激しく冒されていれば、それだけ厚い破片が剝がれる。ある医師たちは、たとえ作用がより遅く同等ではないとしても、焼灼剤、たとえば靴墨、あるいは削ったカルキーティスとか緑青をあてがう。骨を焼灼したら、そのあとは、他の焼灼された傷と同じ治療を行なう。

八A　まぶたにある毛［睫毛］は、二つの原因で眼をチクチクさせることがよくある。一つには、まぶたの表面の皮膚がたるんで前に落ちる。そうすると、そこの睫毛が眼球自体のほうへ向いてしまう。なぜなら軟骨［瞼板］も同時にゆるむわけではないからである。もう一つは、睫毛の自然な並びのもとに、別の並びがあとから生えて、それが直接内側の眼の方向に向いている場合である。治療は次のとおりである。

八B　もし睫毛が本来あるべきでないように生えていたら、槍に似せて作られた細い鉄の針を火に投入し、次にその有害な睫毛が治療者のよく見えるところに来るようにまぶたを持ち上げて、一方の眼角からまぶたの三分の一の長さを横断するように、その熱い針を睫毛の毛根そのものに押し当てていく。そして二度目、三度目で反対側の眼角までに達する。このようにすると、睫毛の毛根がすべて焼かれて死んでしまう。その後、炎症を防ぐ薬剤を上に塗る。そして痂皮《かさぶた》が落ちたら瘢痕化へ導く。

八C　この種の障害は非常に容易に治せる。ある医師たちは次のように言っている。睫毛のすぐ近くからまぶたの外側の部分へと針を刺し、女性の毛髪を二つ折りにしたものを通す。そして針が通ったら二重に折ってある毛髪の輪のところ睫毛を挿し入れ、毛髪でまぶたの上のほうへ引っぱり上げる。そして、その場所でまぶた本体に糊着させ、さらに傷穴を膠着させる薬剤もあてがう。そうしていると、その睫毛はだんだん外側へ向くようになると。八D　しかしこの処置は、まず睫毛が比較的長くなければ行なうことはできない。この状態ではたいてい、睫毛は短くしか生えないものである。次に、睫毛がとても数多い場合、何度も針を通すことは、どうしても苦痛が長引くことになり、やがては大きな炎症を招くことになる。最後に、ある種の体液がそこにあって、以前は睫毛のせいで、今度はまぶたの穴のせいで眼が刺激された場合、睫毛を押さえておく膠がその体液で溶かされずにいる可能性はまずない。そうなれば睫毛は無理に引き上げていたところから元に戻ってしまう。

八E　一方、（ゆるんだまぶたに対して）誰でもよく用いる次の治療法は、まったく疑いないものである。すなわち、眼を閉じて、上あるいは下のまぶたの真ん中の皮膚を指でつまんで持ち上げ、どれくらい引っぱ

(1) 本巻第四章一。

ると本来のあるべきまぶたに戻るのかをよく吟味する。というのも、この方法にも二つの危険が待ち受けているからである。あまり多く切り取ると眼を閉じることができなくなるし、少なければ何もしたことにはならないばかりか、患者は無駄に切られたことになる。八F　さて、どれくらい切るべきかを見極めたところで、インクで二本の線を印すが、睫毛の生え際と、それに近いほうの線とのあいだには幾分か間があくようにする。というのは、あとでそこを針でかがることができるようにするためである。以上のことが整ったらメスを用いる。睫毛に近いほうの線を、上のまぶたであれば先に、下のまぶたであればあとから切る。また切り始めるのは、左眼ではこめかみ側の眼角から、右眼では鼻に近いほうの眼角からにする。そうして二本の線のあいだの部分を切除する。

八G　次に、傷の縁を互いに一つの縫い目で縫い合わせる。眼をつぶって、もしまぶたが少ししか下がらないようなら、縫い目をゆるめ、下がりすぎているなら縫い目をきつくするか、あるいは再度、睫毛の反対側の縁から細い紐状に切除を行なう。切り取ったところは新たに縫合しなければならないが、三回を越えて行なってはならない。さらに、上まぶたの場合、睫毛の下側に、線状の切り込みを入れる。すると睫毛は下の部分から引き離されて上を向くようになる。もし睫毛の傾きがわずかならば、これだけでも十分である。なお下のまぶたには、これは必要ない。八H　以上がなされたら、冷水に浸して絞った海綿を上に固定する。翌日、膠着用の硬膏をあてがい、四日目に縫合を取り除き、炎症を抑えるコリューリウム［細麺型薬膏］を上に塗布する。

九A　ときには、この治療の際に、皮膚を切りすぎて眼を覆えなくなるということが起こる。また、別の原因でこの状態になることもあり、ギリシア人はラゴープタルモス［兎眼］(1)と呼んでいる。この障害で、まぶたがかなり大きく欠損した場合には、元に戻す治療法はない。欠損がわずかであれば治療は可能である。眉毛の少し下の皮膚を、角《かど》が下方を向いているような三日月形に切開するのである。九B 切開の深さは軟骨［瞼板］のところまでだが、それ自体を決して傷つけないようにする。というのも、それが切られるとまぶたが崩れて、それ以降持ち上げられなくなるからである。皮膚だけが引き離されれば、当然傷口の上に割れ目ができて、まぶたの最も下の縁のところで少し垂れ下がってくれる。その傷口には亜麻布を入れる。引き離した皮膚がくっつくのを防ぐためであり、中央に肉片ができるのを促すためである。この肉片がその場所を満たしたら、そのときから眼は正しく覆われることになる。

一〇 ところで、上まぶたに障害があって少ししか下がらず、そのために眼が覆われないということがあるように、下まぶたに障害があって、上方にあまり持ち上がらず、垂れ下がって大きく開いたまま、上まぶたと合わさらないということがある。そして、これもまた、ときには治療上の同じような欠陥によって、またときには老年が原因で生じる。ギリシア人はエクトロピオン(2)と呼んでいる。もし悪い治療が原因なら、上

(1) *λαγωφθαλμός. λαγώς*（野ウサギ）と *ὀφθαλμός*（眼）の合成語で、びっくりしたウサギの大きく開いた眼に似ていることに由来する。現存するギリシア語文献のうち、この語をこの意味で用いている最初のものはガレノス（『医学的定義群』第十九巻四三九（Kühn））だが、ケルススより約一五〇年後であり、また偽作と言われている。

(2) *ἐκτρόπιον*, ここでは、とくに下まぶたの外翻、外転を指す。

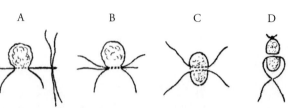

1図．スタピュローマを結紮で切除する手順

で述べたのと同じ医学的方法がある。ただし切り口の〔月形の〕角《かど》が眼のほうではなく、顎のほうを向くようにしなければならない。老齢が原因ならば、細い焼灼器で、はみ出た部分全体を焼灼し、ハチミツを塗布する。四日目に眼を熱い蒸気に当て、瘢痕へ導く薬剤を塗布する。

一一　以上は、一般的に眼の周りの眼角やまぶたに生じやすい障害である。一方、ときには眼球そのものにも、内部で何らかの膜が破れたりたるんだりして、表面の被膜が持ち上がりブドウの実のような形になることがある。このことからギリシア人はスタピュローマ〔葡萄腫〕[1]と呼んでいる。治療には二つの方法がある。一つは次のとおりである。二本の糸を通した針をそのスタピュローマの根元の部分に、真ん中を横切るように通す。次に一方の糸の両端を上部で、もう一方を下部で、それぞれ互いにきつく結び合わせる。そうして徐々に切断することで、これを切除する。[2]もう一つの方法は次のとおり。スタピュローマの頂上をレンズ豆大に切除する。次にスポディウムかカドミアを振りかける。どちらを行なうにしても、羊毛を卵白に浸し、あてがわねばならない。それから眼を熱い湯の蒸気に当て、穏やかな作用の薬剤〔緩和剤〕を塗布する。

一二　白目にできる硬い小突起〔小結節〕は、クラーウス〔鋲〕[3]と呼ばれている。形が似ていることから付いた名である。最も下の根元を針で貫いてから、そのすぐ下を切除するのが最もよい方法である。その後、穏やかな薬剤を塗布する。

一三A　体液の浸潤［白内障］の記述は、すでに他のところで済ませた。(4) なぜなら生じて間もないものであれば、薬剤で散らすことが多いからである。しかし、かなり慢性化してしまった場合は、手による治療が必要であるが、これは最も繊細な手術の一つに入ると言える。(5) この病気については前に述べてあるが、あらかじめ眼の形質そのものを少し説明しておかねばならない。この知識はいろいろなところで役に立つが、とくにここでは役に立つ。眼には二つの外膜がある。そのうちの外側のものをギリシア人はケラトエイデース

---

(1) *σταφύλωμα*（葡萄腫）。*σταφυλή*（ブドウの房）に由来する語で現代でも用いられている。外側の鞏膜が膨れたり破れたりして虹彩を押し出して、ブドウのような腫瘍を起こした症状を指す。

(2) 1図（ロウブ版より）参照。

A. 二本の糸を通した針をスタピュローマの根元に刺す。

B. 二本の糸が通ったところ（横から見た図）。

C. 同右（上から見た図）。

D. 糸をそれぞれ根元できつく結んで、徐々に切断されるようにする。

(3) 現代医学用語では「うおのめ」を指す。第五巻第二十八章一四C参照。

(4) 第六巻第六章三五。以下「白内障」とする。

(5) 次頁2図（ロウブ版より）参照。

A. 穿刺用の針は、鋭く槍のような先端で、眼球に刺し込んで、押したり回転したりできるように持ち手は円筒形になっている。

B. 眼角と虹彩の間から針を入れる。針が水晶体の前まで届いたかどうかは瞳孔ごしに確認できる。

C. 水晶体を回転させ、硝子体の中に押し込んで、落とす（光は得られるようになるが、元の視力は戻らない。分解された場合、破片はやがて吸収される）。

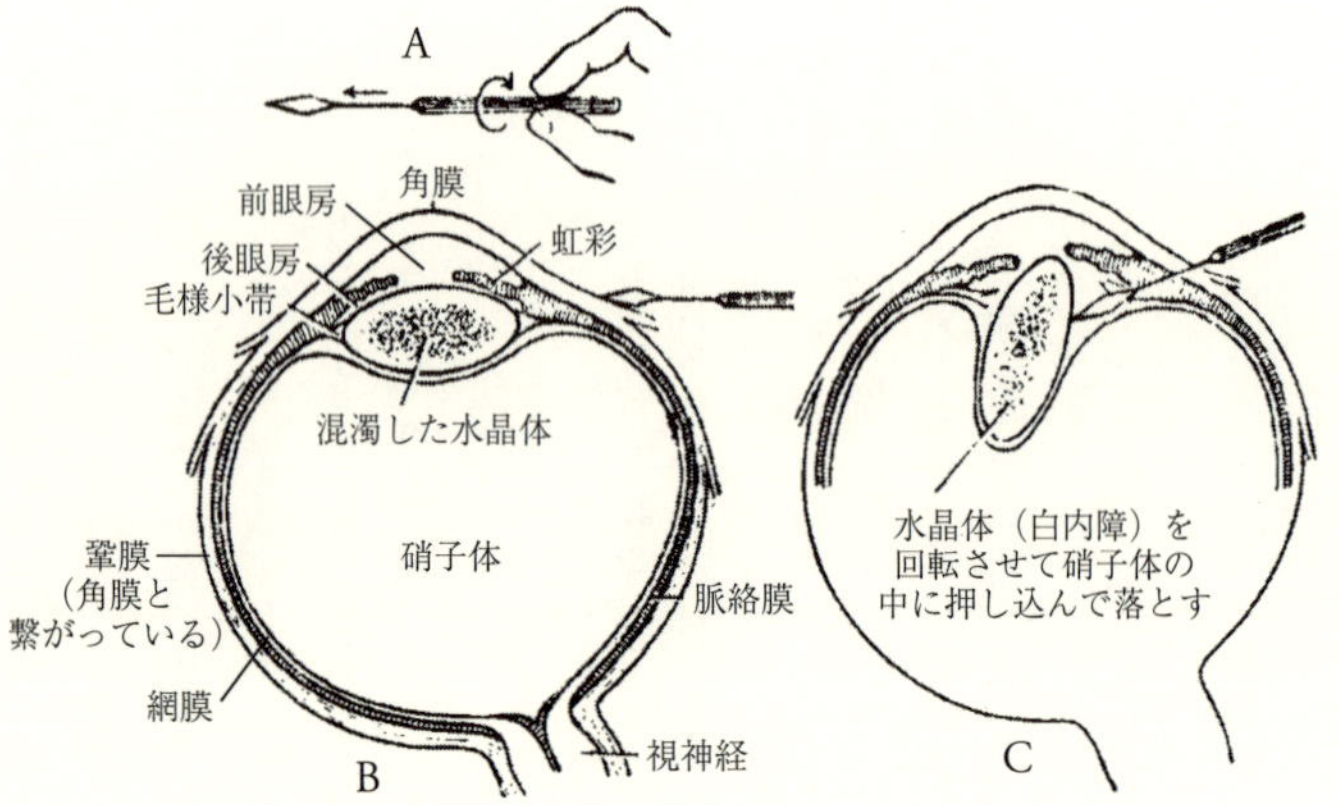

2図．近代における眼球の構造と白内障墜下法（18世紀頃）

〔角膜〕[1]と呼んでいる。この膜は白目のところでは十分に厚みがあり、瞳のところでは薄くなっている。

一三B　この膜に下のほうで繋がっているもう一つの膜があり、瞳のある真ん中には小さい孔が開いている。これもまた瞳のあたりは薄く、周りの部分では厚い。ギリシア人はコリオエイデース〔脈絡膜〕[2]と名付けた。この二つの被膜は、眼の内部を被覆しているが、後ろでは一緒になり、非常に薄くなって、骨にある穴を通って一つにまとめられ、脳の膜に達していて、それに繋がっている。一方、これら二つの被膜の下の、瞳のある部分には、「何もない場所」[3]がある。さらにその下には再びきわめて薄い被膜があり、ヘロピロスはこれをアラクノエイデース〔蜘蛛膜＝網膜〕[4]と呼んだ。一三C　この被膜は真ん中でへこんでおり、眼の残りの部分を空洞になるよう取り囲んでいる[5]。その空洞の中には、ガラスに似ていることからギリシア人がヒュアロエイデース〔硝子体〕[6]と呼ぶものが入っている。これは液体でもなく固体でもなく、いわば体液が凝固したもののようである。瞳の色はこれの色によって黒かったり、鋼色だったりするのであって、表面の被膜はまったく無色である。このガラス様のものを、内側で最初にくる薄い膜が包んでいる。これらの上に卵の白身に似た体液のしずくがある。見るという機能はこれに由来している。ギリシア人はクリュスタロエイデース［水晶体］[7]と呼んでいる。

一四A　さて、病気や衝撃［打撲など］が原因で、二つの外膜の下で体液が凝固してしまうことがある。そ

（1）*κερατοειδής*（*χιτών*）は、*κέρας*（角《つの》）に由来し「角のような形の〈膜〉」の意であるが、ケルススがいうケラトエイデースには角膜のほかに鞏膜（*σκληροειδής*（*χιτών*））も含まれているという。これら二つが区別されたのは、この後である。

（2）*χοριοειδής*（*ὑμήν*）（脈絡膜）は、*χόριον*（胎膜、腸膜など）に似て、無数の血管を含んでいることから名付けられた。

（3）当時考えられていた眼の構造に特徴的な部分。

（4）*ἀραχνοειδής*（*ὑμήν*）（網膜）。「*ἀράχνη*（蜘蛛の巣）に似た〈膜〉」の意。現在は脳のクモ膜を指すが、当時は眼の網膜を指す。この膜にはもう一つガレノスによって付けられた名、*ἀμφιβληστροειδής*「網のような〈膜〉」がある。現在「網膜」の意で用いられている語 retina は、後者のラテン語訳である。

（5）マルクスはテクストに欠落があると考えており、補われた文を訳した。読み方によって、眼の構造に違いが生じる。

（6）*ὑαλοειδής*（硝子体）。「*ὕαλος*（ガラス）のような〈体液〉」。

（7）*κρυσταλλοειδής*（水晶体）。「*κρύσταλλος*（氷、水晶）のような〈体液〉」。視力の座は水晶体レンズにあるが、この時代には両凸レンズの機能が理解されていなかったし、もちろん製作されてもいなかったため、ここでレンズに当たる語は用いられていない。

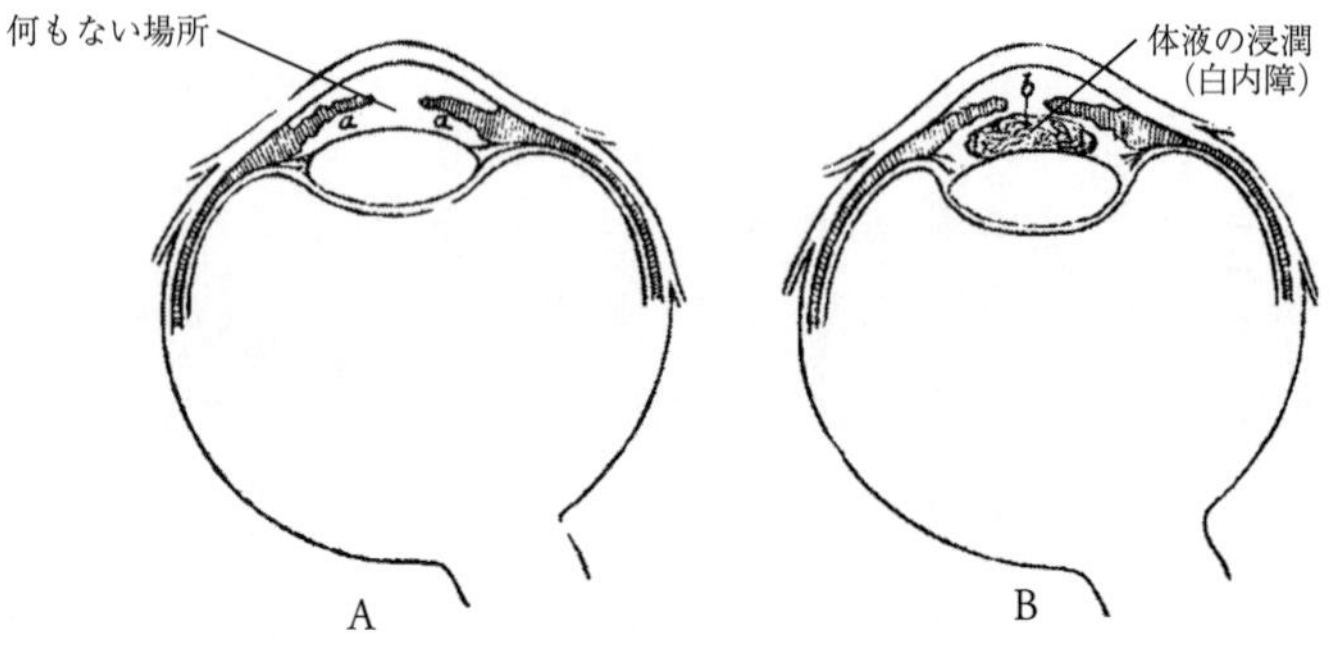

3図．ケルススの時代の白内障（体液の浸潤）のイメージ

こは「何もない場所」と言った部分である[1]。その体液が徐々に硬くなっていくと、眼[2]の内部の能力を妨げる。この障害には多くの種類がある。あるものは回復する可能性があるが、あるものは治療を受けつけない。もし白内障がごくわずかなものであれば、また動くことがないものであれば、また海水の色とか光沢のある鉄の色をしていて側面に何らかの光輝の感覚が残っている場合には、まだ望みが十分ある。白内障が大きい場合、また眼の黒い部分が本来の形を失って、別の形に変わっていたり、白内障の色が空色や金色に似ていたり、揺れ動いたり、あちこちに移動していたりする場合には、これを取り除くのは困難である。

一四B　概して悪性なのは、重篤な病気、激しい頭痛や大きな衝撃が原因で起こったものである。また老齢者は治療には適していない。その障害がなくても視力が弱っているからである。年少者も決して適さないので、その中間の年代がよい。小さすぎる眼や凹んだ眼も治療に十分適しているとはいえない。また白内障自体の熟し具合がある。それゆえ、流れることなく、すでにある程度の硬さに固まったと思われるまで待たなければならない。さて、治療の前には、適度の食事をとり、三日間水を飲み、前日にはいっさいのものを節制する。

一四C　以上のあとで、患者を向き合うように座らせ、明るい場所で光に対面するようにし、医師は反対側に少し高くなるように座る。助手は治療を受けようとしている患者の頭を後ろから押さえ、頭が動かないように支える。というのも、ほんの少し動いただけで視力が永久に奪われる可能性があるからである。さらにそれだけでなく、治療される眼そのものをもっと動かないようにしなければならない。そこでもう一方の眼に羊毛をあてがって固定しておく。左眼は右手で、右眼は左手で治療する。

一四D　そのようにしてから、針を用いるのだが、この針は穴を開けるための鋭いものでありながら、細すぎてもならない。これを挿入するが、黒目とこめかみ側の眼角との中間に、表面の二つの外膜を通るようにまっすぐに入れる。そして血管を傷つけないように、白内障の中央部の領域の手前で止める。「何もない場所」に達するので、怖がって挿入することはない。そこに到達すれば、手応えが何もなくなるので、経験の浅い者でも失敗することはない。

一四E　「何もない場所」に達したら、針を白内障［体液の浸潤］本体へ傾けて、それをゆっくりとその場で

（1）3図（ロウブ版より）参照。

A．ケルススが「何もない場所」といった部分は、図のaで、虹彩と水晶体の間にある後眼房を指している。実際には房水が入っている。

B．当時白内障は、水晶体そのものが濁ったのではなく、bのように、水晶体の前に（病的な）体液が浸潤して凝固したものと解釈されていた。ゆえにこの手術も凝固した体液の除去を目的とするが、実際に沈み込ませたり分解したりしたのは水晶体そのものであったと考えられている。

（2）oculi（眼の）を補って訳す。

回転させ、少しずつ瞳の領域の下へと導く。次に、それが回転したら少し強く圧迫して、下の部分に沈み込ませるようにする。[1] 止まったら治療は完了である。もしすぐに元に戻ってしまうなら、同じ針で刻んで幾つかの部分に分解する。それらは個々に、比較的簡単に吸収され、大きな妨げになることはない。

一四F　その後、針をまっすぐに引き抜く。卵白に浸した柔らかい羊毛をあてがい、その上に炎症を抑える薬をあてがう。そして、そのまま包帯する。術後は安静にし、食事を控え、穏やかな薬剤の塗布が必要である。食餌は、翌日には十分与えてもよい時期になるが、始めは流動食で、顎を使わないようにする。次に炎症が終わったら、傷のところ[2]で述べたようなものを食べる。以上に付け加えるべきことは、しばらくのあいだ、水を飲むということである。

一五A　眼を傷つける薄い粘液の流れ［目脂の流出］についても、どのような薬剤を使用すべきか、すでに記述した。[3] さて今は、手による治療が要求される症例に言及しよう。われわれは、眼が決して乾くことなく、絶えず薄い体液で湿っている人たちに注意を向けた。この状態はトラコーマを持続させ、ちょっとした変化で炎症やカタル性眼炎を引き起こし、結局患者の全生活を害する。この障害は、人によって、どんな手当ても助けになりえない場合と、治る可能性のある場合とがある。

一五B　まず、その違いを知っておかなければならない。一方の患者においては障害が取り除かれるが、一方では手術をすることさえできないということである。第一に、乳幼児の頃からこの障害を持っている人の場合、治療は無益だということである。というのも、その障害は必然的に死ぬまで続くものだからである。第二に、量は多くなくとも刺激性の粘液がある人の場合も、手術はまったく助けにならないので、手術する必要はない。むしろ、濃い粘液を元に戻すような薬剤や摂生法が健康へと導いてくれる。さらに、幅広い頭も医学にはほとんどなじまない(4)。

一五C　また、その粘液を送り出している血管が、頭蓋骨と皮膚のあいだにあるものか、それとも脳膜と頭蓋骨のあいだにあるものか、という点も重要である。一般に、前者の血管はこめかみを通って眼へと粘液を導いている。後者の血管は、眼から脳へと延びている膜を通って送っている。つまり、骨の上を流れているものには治療を適用できるが、骨の下のものには適用できないのである。また、粘液が両方から下りてくる人も、一方が取り除かれても、もう一方が少なからず眼を傷つけるのだから、回復することはない。どのようになっているかは次の方法でわかる。

(1)「それをゆっくりとその場で回転させ、……沈み込ませる」。一般に、この部分の記述は、白内障墜下法（白内障圧下法、ギリシア語では *παρακέντησις*, 英語では couching）に相当すると解釈されている。この手術は、白内障になった水晶体を硝子体の中へ落とすというもので、古代から長く行なわれた。この方法には、術後の雑菌感染が少ないという利点があるからである。また、水晶体がやわらかい場合は、手術用の針で壊し、破片が吸収されるのを待つという方法もよくとられてきた。

(2) 第五巻第二十六章三〇B。

(3) 第六巻第六章一六。

(4)「さらに、幅広い頭も……なじまない」。いわゆる長頭（caput longum）に対して幅広い頭（caput latum）と言っているものと思われる。長頭および長頭族についてはヒッポクラテス『空気、水、場所について』一四に記述がある。ただし、ここでケルススが「幅広い頭」を引き合いに出して何を言いたいのか、なぜこの一文を挿入しているのか明らかではない。

一五D　あらかじめ頭の毛を剃り、カタル性眼炎の際に粘液を抑える薬剤(1)を、眉毛から頭頂部まで塗布する。眼が乾き始めたら、皮膚の下の血管を通って粘液が侵入していたことが明らかとなる。相変わらず湿っていれば、骨の下から下りてきたことが明らかとなる。体液が出ていても軽減したならば、その障害は二通りによるものである。なお、この症状に陥った人のうち大多数は、表面の血管によって悩まされていることがわかっているので、多くの人は、症状を取り除くことができる。このことは、ギリシアだけでなく、他の民族のあいだでもよく知られている。医学のどの分野も、これ以上に各国々の民に広まっているものはない(2)。

一五E　ギリシアでは、皮膚に九本の切り込み線を入れる治療者たちがいる。後頭部に垂直な線二本とその上を横切る線を一本、次に両耳の上に垂直に二本、同じくそれを横切るように一本、そして頭頂部と前頭部のあいだに垂直に三本入れる。また、他の治療者たちは、頭〔頂〕からこめかみまでまっすぐに線を引き、顎の動きから筋肉の始まりのところを確かめておいて、その上の皮膚を軽く切る。そして鈍い外科用鉤で切り口を開き、亜麻布を挿入する。あらかじめ作った切り口の縁がくっついてしまわないようにするためであり、あいだに肉を増殖させ、眼に体液を送っている血管が締めつけられるようにするためである。一五F　またある医師たちは、一方の耳の中心からもう一方の耳の中心までと、鼻から頭頂部までと、二本の腺をインクで引く。そして二つの線が交わったところをメスで切開し、血を流し出したあとで、そこの骨を焼灼する。またそれにとどまらず、こめかみや前頭と頭蓋のあいだの浮き出ている血管に、同じく熱した焼灼器をあてがう。

一五G　頻繁に行なわれている治療は、こめかみの血管を焼灼することである。この血管は、このような悪い状態のときには、たいてい腫れ上がっているものである。それでもなお、一層膨らませてはっきり見えるようにするために、あらかじめ頸部を適度に縛っておく。そうして、眼の粘液の流出が止まるまで、細いが鋭くない焼灼器で血管を焼灼する。つまり、それが体液を運んでいる道筋を塞いだ証拠となる。

一五H　さらに、もっと強力な医学的方法がある。血管が細く埋もれていて見つけ出すことができない場合、同じ方法で頸部を縛り、患者が自分の呼気を止めておくと、血管は前よりもさらに浮き出てくるので、こめかみのところと、頭頂と前頭のあいだの血管にインクで印を付ける。そうしたら、頸部を解いて、血管の印をしたところを切開し、瀉血をする。十分に血液が流れ出たところで、細い焼灼器で焼灼する。一五I　こめかみのところでは慎重に行なわねばならない。その下にある顎を制御する筋肉が影響を受けないようにするためである。一方、前頭と頭頂とのあいだは、骨から薄片が剝離するほど強力に行なう。さらに効果の高いのは、アフリカ人の治療法で、彼らは頭頂部の骨を、骨の薄片が剝離するくらいに焼灼する。しかしガリ

（1）第六巻第六章一H—九C。

（2）このあと紹介される治療法は、古代では広く一般的に、熟練者の手によって行なわれていた。リビア人のあいだで行なわれていたことはヒッポクラテスが言及しているし、北アフリカやスーダンでは近代まで主流の方法であったという。この治療は、古代の体液の流通経路に関する独特の考え方に依っている。すなわち、頭部に発する過剰な粘液は、頭蓋骨の下を通って眼の後ろの血管へ流れるほか、もっぱら頭の表面の血管を通って眼に流れ込む。この流れを切開や焼灼によって遮断するのだが、できるだけ出血を抑えるように工夫したものと思われる。

ア・コマタ(1)で行なわれている方法に勝るものはない。そこでは、こめかみと頭の上部にある血管を選び出したうえで焼灼している。

一五K　焼灼のあと、どのように治療すべきかはすでに説明した。(2)今ここでは、次のことを付け加える。血管を焼灼したら、決して痂皮《かさぶた》が落ちるようにとか、潰瘍部が満たされるようにとか促すべきではない。突然出血したり、膿が急に止まったりしないようにするためである。なぜなら、その部分は潰瘍によって乾燥するのが適当であり、痂皮がついていることによって、出血しすぎないようにするのが適当だからである。もし急に出血したときは、焼灼はしないようにして、出血を止める薬剤を振りかけるべきである。ところで、どのようにして血管を選び出すべきか、選び出した血管に何をなすべきかについては、脚部の脈瘤のところに来たとき述べることにしよう。(3)

第八章　耳の詰まりによる難聴、およびピアスの治療

一　さて実際のところ、眼は手による多種多様な治療法を必要とするのに対し、耳の場合、この医学分野[外科]で取り扱うものは非常にわずかである。よく起こるのは、誕生の日からずっとであったり、後に化膿を起こしたためであったりするが、瘢痕のせいで耳がつまって穴がなくなってしまい、その結果、聴くという用益を欠いてしまうことである。このような状態になったら、消息子を使って、それがずっと奥深くまでつまっているのか、それとも表面が膠着しているだけなのかを調べるべきである。奥までつまっていれば

押しても道はあかないが、表面であれば消息子はすぐに通る。

二　前者には関わってはならない。効果の希望がないままに、痙攣が生じたりして、それがもとで死ぬ危険を招くことのないようにするためである。後者は容易に治療できる。すなわち、穴を開けるべきところに焼灼作用のある薬のうちのどれか一つをあてがうか、あるいは熱した焼灼器で穴を開けるか、あるいはメスで切開する。穴が開いて、すっかり傷がきれいになったら、瘢痕を促す薬を塗った羽[4]を挿入してその周りの皮膚が治るようにし、周囲にも同じ薬を塗る。そうすると、羽をとったあとに、聴く能力が戻ってくる。

三　たとえば男性の場合、穴［ピアス］[5]を開けた耳が嫌になったときは、熱した針をすばやくその穴に通過させ、その穴の縁を軽く潰瘍化させることで十分である。あるいは焼灼する薬で同じく潰瘍化させ、そのあと浄化させる薬をあてがって、それから、そこを［肉で］満たすようにする薬と瘢痕を形成させる薬をあてがう。その穴が大きい場合、これは耳にかなり重いものを飾っていた人によく起きるのだが、残っている

---

(1)「長髪のガリア」の意。カエサルのガリア征服当時、ローマの属州となった領域を指す。

(2)火傷の治療と同様にする。第五巻第二十七章一三。

(3)本巻第三十一章。

(4)pinna は羽毛ともとれるが、スペンサーは羽軸と解釈している。耳にも鼻にも、中空の羽軸は適していると思われる。

(5)耳飾りを付けるために耳たぶに穴を開けることは、かなり古い時代から一般的に行なわれていた行為である。一方、旧約聖書『出エジプト記』第二十一章六には「……主人は錐で彼（奴隷）の耳を刺し通さなければならない。そうすれば彼はいつまでもこれに仕えるであろう」という記述が見られるので、穴を塞ぐのは奴隷の印を消すための処置とも考えられる。

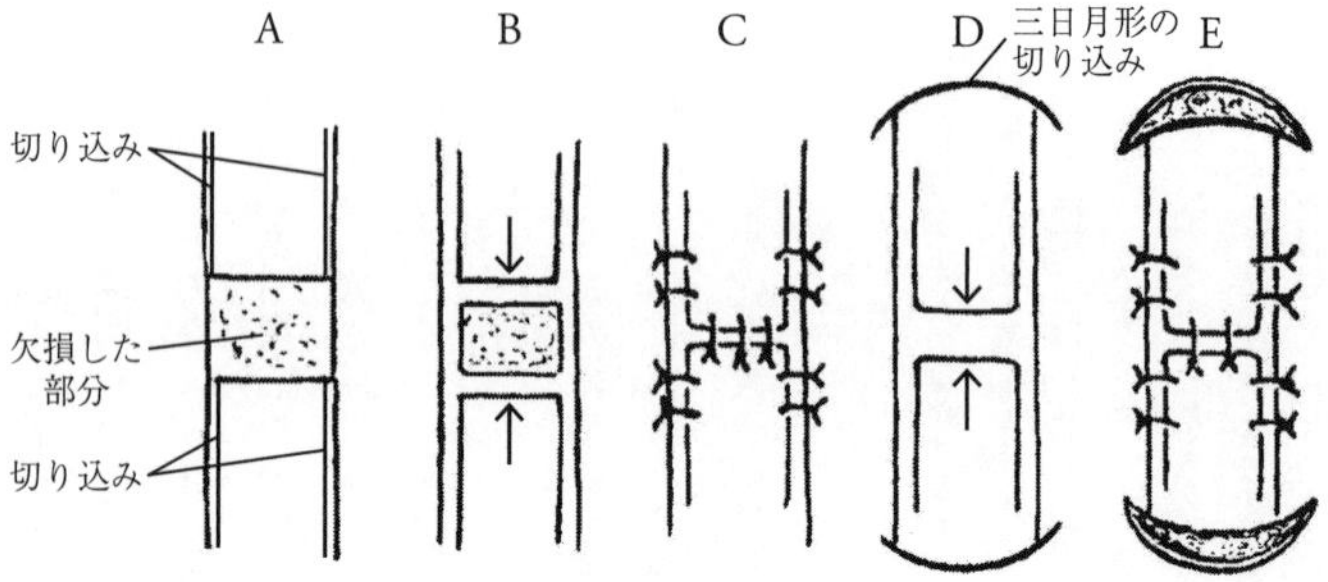

4図. 欠損した皮膚の修復法

部分の端を切り離す。次に、傷口の上部をメスで傷つけ、そのあと縫い合わせ、膠着させる薬をあてがう。三番目は、その部分のどこかが切断された場合に、修繕する方法である。この手術法は唇や鼻にも施すことができ、同じ方法をとるので、あわせて説明することにしよう。

第九章　耳、唇、鼻における切断の修復術

一　では、これら三つの身体部分〔耳、唇、鼻〕における切断だが、小さいものであれば治すことができる。大きいものである場合には、治療のしようがないか、あるいは治療そのもののせいでかえって不格好になり、以前より醜くなってしまう。そして、耳や鼻のときには不格好を心配するだけでよいが、唇の場合には、はなはだしく引きつると、必要不可欠な用をなさなくなる。つまり、食物をとることも、言葉を話すことも容易ではなくなってしまうのである。そこで、そこには身体組織を新しく作るのではなく、近くからひっぱってくることになる。わずかに動かすのであれば、何も失うこともなく、人の目をごまかすこともできる。しかし、大きく動かすのはだめである。

二　また年をとった身体や不調を抱えた身体、潰瘍が治りにくい身体は、この医療には不適当である。なぜなら、何よりも、瞬く間に癌(1)がはびこって、取り除くことが困難になるからである。治療の方法は次のとおりである。切断された部分を四角形に整え、その内側の角《かど》と交わる切り込み線を入れ、こちら側と向こう側とにきれいに分ける。次に、切り込み部分を剝離して引き寄せて合わせる。

三　もし十分に合わせられなければ、前もって入れていた切り込み線の向こう側に別の二つの三日月形の線を傷口に対して逆向きに入れ、それによって表皮だけが開くようにする。このようにすると、引き寄せた部分をより楽に従わせることができる。とにかく、力ずくではなく、楽に従って、放してもあまり大きく元に戻らない程度に引っぱり寄せる(2)。ときには、片方の皮膚の部分からほとんどまたは全部引っぱり寄せることになって、残された片側が不恰好になってしまうことがある。そのような場所では一方だけに切り込みを入れ、もう一方はそのままにしておくべきである。

四　耳の最下部［耳たぶ］や鼻の中央部［鼻柱］、または外鼻の最下部［鼻孔のへり］、唇の角《かど》からは決して

---

(1) 現在の癌とは定義が異なり、悪性の潰瘍から丹毒や壊死まで指すこともある。

(2) 4図（ロウブ版より）参照。

A．欠損した部分を四角形に整えて、それぞれの角を通る切り込みを平行に入れる。

B．切り込みを入れた部分の皮膚を剝離し、欠損部に引き寄せる。

C．欠損部を覆ったら縫合する。

D．引き寄せるのが難しい場合は、両端に三日月形の切り込みを新たに入れる。

E．欠損部を覆うまで、さらに引き寄せて縫合する。

引っぱり寄せようと考えないようにしよう。もし、耳の最上部や鼻の最下部［鼻のてっぺん］や中央部［鼻柱］、あるいは鼻の中心［鼻孔のあいだの皮膚］または唇の中心から何がしかが欠けてしまったときには、両方から引き寄せることにしよう。ところで、二箇所で切断されることもよく起こることであるが、治療の方法は同じである。もし切断されたところに軟骨が突出していたら、切除すべきである。というのは、軟骨は癒合しないし、針を安全に刺し通すことができないからである。ただし、あまり長く切除してはならない。軟骨から切離した皮膚の二つの縁のあいだに両方から膿の集積が起こらないようにするためである。**五**　その後、傷口［皮膚の縁］を合わせて互いに縫い合わせるが、両側とも皮膚をすくい取るように行なう。そしてあらかじめ切り込んでいた線にも、縫合を施す。鼻孔のように乾いている場所には密陀僧を塗るのが十分役立つ。少し離れた三日月形の傷には、亜麻布をあてがって肉が増殖して傷が満たされるようにする。そして縫合されたところは細心の注意をもって保護すべきであることは、癌について先述したようなことからも明らかである。したがって、三日目ごとに熱い湯の蒸気をあてて、再び同じ薬をあてがう。一般的には七日目には傷口は癒合する。そうしたら縫合を取り、傷は快方に向かうことになる。

第十章　鼻のポリープ

一　鼻孔に生じるポリープはメスで治療するのがよいと、すでに他のところで[1]述べた。ポリープは刀剣のように鋭く作られたメスで骨から切り離す必要があり、しかも下にある軟骨を傷つけないよう慎重な配慮が払わなければならない難しい治療である。切り離されたら、金属製の鉤で引き出す。それから、亜麻布を巻いたものか、刷毛のようなものに止血作用の薬を注ぎ掛け、これを鼻にそっと詰める。出血がとまったら亜麻布で傷を浄化する。きれいになったら、耳のところですでに述べたのと同じように、瘢痕を促す薬を羽に塗り、完全に治るまで中に挿入する。

第十一章　オザイナ

一　障害の中に、ギリシア人がオザイナ(2)と呼んでいるものがあるが、もし薬剤でよくならなかった場合、手で［外科的に］どのようにして治療するのか、偉大な外科医たちの著作の中にも、私は見たことがない。私が思うには、治療そのものにおいて、ある程度の苦痛があるにもかかわらず、健康回復にはなかなか役立たないことが多いからであろう。ある人々が伝えるところによると、粘土の管か、節のない葦ペンを上に向けて、骨に届くまで鼻に挿入する。それからその管を通して、熱した細い焼灼器を骨自体のところまで送り込む。次に焼灼した場所を緑青とハチミツで浄化する。そこがきれいになったらリュキウムで快方へ導く。あるいは鼻を最下部から骨のところまで切開し、その場所がよく見えるようにし、熱した焼灼器を送り込み

(1) 第六巻第八章二B。
(2) ὄζαινα, もともとは「臭い息」の意。ケルススは鼻の潰瘍にこの語を用いている。第六巻第八章一。

やすいようにする。それから鼻を縫合する。そして焼灼した傷は同じ方法で治療する。縫合部には密陀僧かその他の膠着作用のものを塗る。

第十二章　口の障害

一A　口のなかにも、何がしか手で治療するものがある。まず歯だが、歯はぐらぐらと動くことがよく起こる。これは歯の根が弱っているため、あるいは歯茎がひからびてしまう病気のためである。どちらの場合も、焼灼器を歯茎に適用するが、押しつけるのではなく、軽く触れるようにする。歯茎を焼灼したらハチミツを塗り、蜂蜜ワインで洗い流す。傷がきれいになり始めたら、［炎症を］抑制する薬剤のうち、乾燥した薬剤を振りかける。もし、歯が痛みを引き起こし薬剤がまったく効かないため、その歯を取り除くことが決まったら、歯茎がその歯から離れるように回りを削らなければならない。一B　それから、その歯を揺り動かす。すっかり動くようになるまで行なわなければならない。なぜなら固着している歯を引き抜くことにはきわめて危険が伴い、ときには顎がずれてしまうこともある。さらに上の歯にはもっと大きい危険があるというのは側頭部や眼を撹乱する可能性があるからである。さてその後、できるならば手で、力が足りなければ鉗子を使って歯を引き抜く。もしその歯が腐食していたら、（その穴に）亜麻布か、うまく調整した鉛をあらかじめ詰めておいて、鉗子でこなごなに砕いてしまわないようにする。

一C　鉗子はまっすぐに引き抜く。でないと根が曲がっていたときに、歯が固着している薄い骨がバラバラに砕けてしまうからである。またとくに歯が短い場合、その歯にはたいてい長い根もついていないので、この危険がつきまとう。というのも、鉗子が歯を摑むことができないため、あるいは間違って摑んでしまって、歯茎の骨をとらえて砕いてしまうことがよくあるからである。とにかく、すぐに大量に出血したときは、骨のどこかを砕いてしまったと知ることができる。―D　そうなれば、消息子で、取れてしまった骨の破片を探し出し、ピンセットで取り出さなければならない。もし出てこなければ、はぐれた骨の破片が見つかるまで、歯茎を切開しなければならない。これをちゃんとやっておかないと、顎がその外側まで硬くなり、患者は口を大きく開けることができなくなる。小麦粉とイチジクから作ったパップ剤を温めて、そこで膿が生じるまであてがう。そのあとで歯茎を切開する。―E　多量の膿が流出することもまた、骨の破片がある証拠である。このような場合も破片を取り除くことが必要である。［顎の骨が］傷つけられると、ときには瘻ができ、掻き取らなければならなくなる。

一方、荒れて一部が黒くなっている歯は、削り落して、バラの花弁を擦り潰し、これに四分の一の没食子と同量のミルラを加えたものを塗る。そして、希釈していないワインを頻繁に口に含む。このような場合には、頭を覆い包んで、大いに歩き、頭のマッサージを行ない、刺激の強くない食べ物をとる。また、衝撃や何か他の原因で歯がぐらついたならば、その歯を、しっかり生えている歯に金の針金で結びつける。そして抑制する薬を口に含む。たとえばザクロの外皮を煮たワインや真っ赤に焼いた没食子を入れたワインである。

―F　子供の場合、もし最初の歯が抜け落ちる前に、次の歯が生えてきたならば、落ちるべき歯は周りを浄化して引き抜かなければならない。最初の歯のところに生えた歯は、毎日、正当な大きさに至るまで指で促してやる。歯を取り除いたときに根が残ったら、この目的のために作られた鉗子――ギリシア人はリザグラ[1]と呼んでいる――で、その都度すぐにそれを取り除かねばならない。

二　扁桃腺は、ギリシア人にアンティアデス[2]と呼ばれているが、炎症を起こしたあとで硬くなってしまう。薄い皮膜の下にあるので、指で周りを掻き取ってから取り除かねばならない。もしこのようにしても取れない場合には、外科用の鉤で、それを捕まえてメスで切り取らねばならない。そのあと、傷口を酢で洗い、傷には止血する薬を塗布する。

三A　のどびこ［口蓋垂］が炎症によって下に垂れ下がってきて、痛みがあり、赤味を帯びた色をしている場合、切り取るには危険が伴う。なぜなら大量の血が流出するのが常だからである。そういうわけで、他のところ[3]で記述したような方法を用いるのが適当である。が、炎症がまったく見られず、それでも粘液によって正常な範囲を超えて引き下げられていて、なおかつ薄く、先が尖っていて白い色であれば、切り取るべきである。同様に、先端が青黒く太くなっていて、上の方［根元］が薄い場合も切るべきである。ピンセットで摑んでおいて、その下の切りたいところで切り取るのが何よりもよい方法である。三B　ピンセットの下の明らかに不要な分だけを除去することができるので、切りすぎたとか切り足りないとかという危険はまったくない。また、本来あるべき長さを越した分だけを切る。治療のあとは、すぐ上の扁桃腺のところで述べたのと同じことを施す。

四　生まれつき、舌がその下の部分と結合していて、そのためにまったく話すことができないという人々がいる。この人たちの舌の先端をピンセットで摑み、舌の下にある膜を切り込むのだが、そこに繋がる血管を傷めたり、出血が害を及ぼしたりしないように細心の注意を払う。あとの傷の手当ては、先述したとおりである。そして実に多くの人が、傷が完治したときには話をしていた。しかし一方、私が知っているところでは、舌の下を切ったところ、舌が歯の上に出すぎて話すための機能がついてこないという事例もある。まさに、医学においては、何がなされるべきかは決まっていても、どんな結果が訪れるかは決まっていないということである。

五　舌の下でも何らかの膿瘍［鬱血］が形成されることがときどきある。一般に、被膜に包まれており、かなりの痛みを起こす。きわめて小さいものならば、一回切開すれば十分である。大きいものの場合は、表皮を被膜のところまで切り取って、次に外科用の鉤で両側の切口を押さえ、回りを取り巻くものがいっさい取り払われてから（全体を取り出す）(4)。治療のあいだはずっと、大きい血管を切らないように、きわめて慎重に行なう。

六　唇はしばしば裂けることがあるが、これは痛みを伴い、さらに話すことに支障をきたすという厄介な

(1) ῥιζάγρα はギリシア語で「根（ῥίζα）摑み器」の意。この種の器具は実際にローマの外科器具のコレクションの一つとして発見されている。

(2) ἀντιάδες は、ἀντιάς の複数形であるが、一般に複数で用いられる語である。扁桃腺がそれぞれ対称的に向かい合って（ἀντι-）位置しているのに由来する。『疾病について』第二巻一一および三〇参照。ラテン語の tonsillae も、対のオール（tonsae）のような位置であることからついた名である。なお、ギリシア語にはもっと一般的な語として παρίσθμια（扁桃腺、扁桃腺炎）があって、『箴言』第三巻二六などに見られる。

(3) 第六巻第十四章。

(4) マルクスに従って括弧内を補う。

ものである。話す行為は、痛みとともに、繰り返しその亀裂を引き裂いて出血させる。しかし、これが表面だけならば、口の潰瘍のために作った薬剤で治療するのがより適当である。一方、かなり深くまで達していたら、細い焼灼器で焼灼する必要がある。その焼灼器は刀剣に似たもので、押しつけるのではなく、上を通過するようにあてがう。そのあとは、耳の焼灼のところ[1]で記述したのと同じ手当てを行なう。

第十三章　頸部のブロンコケーレー（甲状腺の腫れ）

一　頸部においては、皮膚と気管のあいだに腫瘍が生じる。これをギリシア人たちはブロンコケーレー[2]と呼んでいる。この中には軟弱な肉質、あるいはハチミツや水のような何らかの液体が含まれている。さらには、髪の毛と細い骨とが混じったものが含まれていることもある。以上のうちのどれにしても、被膜に包まれている。そこで、表皮をその下にある被膜とともに腐食させるような焼灼作用の薬を用いて治療することが可能である。これを行なったときに、もし体液が入っていれば排出するし、もしもっと濃いものが入っていれば指で押し出す。その後は傷を亜麻布で覆って癒す。

二　しかし、メスによる治療のほうが短時間で済む。腫れものの真ん中を一直線に、被膜の手前まで切開し、次に指で病巣の嚢を健康な組織から離し、その被膜ごと全部を取り出す。それから塩かソーダを加えた酢で（傷を）[3]洗い、傷口を一縫いで閉じ合わせる。そのほかには、別の縫合のところで上にあてがったのと同じものをあてがい、喉を（締め付けたり）[4]圧迫したりしないように、紐でそこを軽く縛る。もし被膜を取り除くことができなかったら、中に焼灼する薬を振りかける。そして亜麻布で包帯をし、膿を生じさせる別の薬を用いて治療する。

第十四章　ヘそヘルニア——メゲス、ソストラトス、ゴルギアス、ヘロンの原因説

一　へその周りにも、多くの障害が起こる。が、これについては、その珍しさのためか、権威ある著述家のあいだでも、あまり取り上げられていない。おそらく、それぞれ知らないことは省略したというのが本当のところであろう。見ていないことは誰によっても表現されることはない。さて、すべての場合に共通なのは、へそが見苦しく突出していることであり、その原因が探究されてきた。メゲスは三つの場合を述べている。腸がへそに押し入ったとき、あるいは大網、あるいは体液が入り込んだときである。ソストラトスは大網については何も述べていない。大網以外の同じ二つの場合に加えて、肉がときどきそこで増殖することが

(1) 本巻第八章一二。

(2) *βρογχοκήλη*. ギリシア語の *βρόγχος* は「気管」を指し、これに「腫れ」を意味する *κήλη* が付いた語であるが、ここで記述されているのは「甲状腺の肥大」と思われる。中には暗赤色のやわらかい物質が入っているが、囊腫特有の変質をすることがあって、ハチミツ様の液体になることもある。また、首にできる皮様囊腫には毛髪や石灰質化した物質が入っていることがある。

(3) マルクスに従って括弧内を補う。

(4) マルクスに従って括弧内を補う。

あるとしている。その肉は健全なもののときもあれば、癌に似たもののときもある。二　ゴルギアスその人も、大網の記述は省いている。が、やはり三つの原因から生じるとし、ときにはガスがそこへ押し入ることがあると述べた。ヘロンは以上の四つすべての原因を記述し、大網にも言及しているが、それは、大網と腸とが同時に原因となるという説である。

さて、以上のうちどれが原因であるかは、次の徴候でわかる。腸が中に突出した場合には、腫れものは硬くもなく軟らかくもなく、何か冷たいものによって小さくなる。そして何か熱いものと、息を止めたときに大きくなる。三　またときどき音が鳴り、患者が仰向けになると、腸が滑り落ちて、腫れもの自体も沈み込む。一方、大網の場合は、他の徴候は似ているが、腫れものは比較的軟らかいし、最下部が幅広く、先端では細くなっている。これを摑もうとすると滑って逃げられる。両方の場合には、徴候もまた両方混ぜたもので、軟らかさも両方の中間である。肉の場合は比較的硬くて、患者が仰向けになると、必ず腫れ上がる。前者二つが、押すと簡単にへこむのに対し、押してもへこまない。悪性のものであれば、カルキノーマのところで述べたものと同じ徴候がある。(1)

四　体液の場合は押されると周りに流れる。またガスは押されるとへこむが、すぐに元に戻るし、仰向けになっても腫れものは同じ形を保っている。以上のうち、ガスによって生じた障害には、医学は関与しない。またカルキノーマに似た肉の場合も、取り扱うには危険が伴うので、そのままにしておくべきである。健康な肉であれば切除すべきで、傷口は亜麻布で治療する。体液のときは針で穴を開けるか、腫れものの先端を切るかして、体液を排出し、傷口は同じく亜麻布で手当てする。その他のものについては、さまざまな見解がある。

五　さて、患者は仰向けに寝なければならないが、これによって、腸であろうと大網であろうと、腹部に滑り落ちるかどうかを明らかにする。そのあと、ある医師たちによる方法だが、空になった袋状のへそを二本の棒でつまみ出し、その頭の部分をきつく縛って、そこで壊死させる。また他の医師たちによれば、一番下のところに二本の糸を通した針を刺し通し、両方の糸の先をそれぞれ反対側で結ぶ。これは眼のスタピュローマ［葡萄腫］のところでも行なった方法である。[2]こうすると結んだ糸の上の部分が壊死するのである。

六　ある医師たちはさらに次のことを付け加える。すなわち、結びつける前に、先端に一本の切り込みを入れて切り取る。このことによって、より楽に指が挿入しやすくなり、そこに飛び出しているものを押し込みやすくなる。そして、それから結ぶ。

一方、その腫れものが最大でどれほどになるのかを明らかにするには、患者に息を止めるよう指示すれば十分である。そして、その最も下の基底部に、墨で印をつけ、患者を仰向けにして指でその腫れものを圧迫し、突出がなかった場合の状態に、手で強制的に戻す。**七**　こうしたあと、へそ［の袋］を引っぱり上げ、墨で印をしたところを糸できつく結び締める。次に上の部分を薬または焼灼器で壊死するまで焼灼する。そして、他の焼灼した傷と同じように養生する。この方法は、腸、大網、またはその両方の場合に限らず、体液の場合にも非常に役に立つ。

（1）第五巻第二十八章二A。

（2）本巻第七章一一。

しかし、何よりもまず、結んだ糸によって何らかの危険が生じないかよく注視しなければならない。なぜなら、幼児も、壮健な年令の者も老人も、この治療には適していないからである。約七歳から一四歳（の少年）[1]には適している。八　その次にこの治療に適している身体は、健全な身体である。不調を抱えていたり、パプラやインペティーゴー[2]や同様の病気があったりする身体には適していない。また、腫れものが比較的軽ければ容易に治るが、あまり大きい腫れものの治療には危険がある。季節では、秋と冬は避けるべきで、春が最も適しており、初夏も不適というわけではない。このほかにも、治療の前日は絶食すべきである。だが、これだけでは不十分であり、便も排泄しなければならない。そうして、突出していたものがすべて腹部に収まりやすくなるようにする。

第十五章　ヒュドロープス（水腫症）における水の排出

一　ヒュドロープス［水腫症］になった人はその水を排出しなければならないと、他のところですでに述べた[3]。今ここでは、どのようにして行なうかについて述べなければならない。ある医師たちはへその下、およそ四本の指を置いたくらいのところの左側を、また別の医師たちはへそそのものに穿孔してこれを行なうのを常としている。ある医師たちは最初に皮膚を焼灼し、それから下腹部の内部を切開する。なぜなら、火によって分離されたところは、速く癒着しすぎないで済むからである。メスを挿入する際には、血管を切ってしまわないように細心の注意を払う。メスはおおよそ切先の幅が指の三分の一くらいのものでなければならない。そして肉と内部を分けている膜も貫通するように挿入する。

二　そこへ鉛か銅でできた管を送り込む。この管は外側へと折り曲げられた縁が付いているか、真ん中にぐるりと輪になった止め具が付いているもので、まるごと中へ滑り落ちることがないようにしてある。中に入っている部分が外に出ている部分より少し長くなるように挿入して、より内側の膜を越えて奥に達するようにする。この管を通して体液を排出する。大部分の体液が抜き出されたら、布片を押し入れて管を閉じる。そして、傷口を焼灼していない場合は、管をそこにそのまま残しておく。そして次の日からは一ヘーミーナくらいずつ排出させ、水の痕跡がまったくなくなるまで続ける。他方、ある医師たちは皮膚を焼灼していない場合でも、すぐに管を抜いて、傷口の上に絞った海綿を固定する。そして翌日（新しい傷は少し引っぱると口が開くので）再び管を挿入し、体液が残っていたなら排出させる。彼らはこれを二回行なえば十分だとしている。

第十六章　怪我等による腸の体外への脱出

一　さて、ときには何かに刺されて腹部に穴が開き、そのせいで腸がはみ出ることがある。このような事

（1）マルクスに従って括弧内を補う。

（2）パプラについては第五巻第二十八章一八、インペティーゴーは同章一七参照。

（3）第三巻第二十一章一四以下。

態になったら、まずすぐに腸が無事であるかどうか、次に腸本来の色を保っているかどうかをよく観察しなければならない。もし小腸に穴が開いていたら、助けになることは何もないとすでに記述した[1]。大腸は縫合することが可能だが、それは確固たる信頼性があるからというわけではなく、確定した絶望よりは疑わしい希望の方がましだからである。実際、ときには傷が癒合してくれることもある。しかし、どちらの腸にしても、青黒かったり青白かったり黒かったりしたならば、その場合は必然的に感覚がないという状態に陥るが、いかなる医学も無力となる。

二　もしそれらが本来の色をまだ保っていたら、大至急治療を施さなければならない。というのも、晒されたことのない外部の空気に囲まれて、腸は刻一刻変化していくからである。患者は仰向けになって腰を上げた状態にする。傷口が、腸を適切に元に戻すのに狭すぎる場合、十分に広くなるまで切開する。またすでに腸が乾きすぎていたら、ほんの少し油を加えた水で洗い流す。それから、助手が傷口の縁を自分の手で軽く引っぱる。あるいはさらに、二つの鉤を内部の膜に挿入する。医師は必ず、あとから滑り出た腸を先に、それぞれの輪の場所を保つようにして収める。

三　すべてが元に収まったら、患者の身体を軽く揺らすべきである。こうすることで、腸がそれぞれ本来の位置に自然に導かれ、そこに落ちつくようになる。腸が収められたら、大網も考慮しなければならない。大網の中で、すでに黒く（壊死した）部分があったら、ハサミで切り取らなければならない。傷ついていなければ、やさしく腸の上へ導く。縫合は、表皮だけでも内部の膜だけでも十分ではなく、その両方を縫合する。

四　縫合は二重の縫い目を施すが、他のどこよりも緻密に縫合する。なぜなら、腹部の動きで簡単に破れてしまう可能性があるし、その部分は比較的大きな炎症にはかかりにくいからである。それゆえ、二本の針に糸を通し、両手で同じように持つ。まず先に内部の膜の縫合を次のように行なう。傷口の先端から始めるが、左の手が右側の傷の縁に、右手は左の縁に、内側から外側へと針を送る。つまり、つねに針のお尻を腸の側から押すような形になる。五　同時に、両側に針を入れ、両手のあいだで針を交代する。すなわち左手にあったものが右手に、右手に持っていたものが左手に移る。そして再び同じようにして、傷口の縁を針で通す。さらに三、四回、両手のあいだで交互に針を交代させながら、傷口を塞ぐ。この後、同じ糸と同じ針で皮膚のほうに取りかかる。同様の方法で、つねに針を内側から送り、つねに両手のあいだで交差するようにして、この部分に縫合を施す。次に膠着剤をあてがうが、これに海綿か未脱脂の羊毛を酢に浸けて絞ったものを付け加えるべきであることは、何度も述べているように明白である。これらの手当てがなされたら、腹部をやさしく包帯する。

第十七章　腹膜の破裂による腸の脱出

一A　ときには、何らかの衝撃で、あるいはしばらく息を止めたり重い荷を担いだりしたせいで、表面の

（1）第五巻第二十六章二一。

皮膚は何ともないのに、中の腹膜が破裂してしまうことがある。女性の場合、妊娠によってこのような事態に陥ることがよくある。またとくに腸のあたりで起こりやすい。さてこのようになると、その上の肉は軟らかい性質なので、十分に腸を保持できなくなり、皮膚が強く押しつけられ、醜く盛り上がる。

一B　これもまた、医師たちによって各々別の方法で治療されている。ある医師たちは、針に二本の糸を通し、［盛り上がりの］最も下の基部に針を送り、両側から縛りあげる。それはちょうど、へそやスタピューローマのところで述べたのと同じ方法で、縛ったところから上の部分が壊死するようにする。またある外科医たちは、盛りあがった部分の中央をギンバイカの葉の形に似せて切除し――これはつねに同じように守るべきだとすでに述べた(1)――そして、傷口を縫合によって閉じ合わせる。だが最もよい方法は、次のとおりである。患者の身体を仰向けにし、どの部分でその膨らみが最も動きやすいかを手を使って探る。というのも、必然的にその部分で膜が破れているからである。比較的抵抗感のあるところは傷ついていないところである。次に、破れていると思われる部分に、メスで二本の切り込みを入れ、真ん中は切除し、内部の膜の両側にも新しい傷口ができるようにする。なぜなら傷口が古くなると縫合してもくっつかないからである。その場所が開かれたとき、もしその部分の膜にあるのが新しい傷でなく古い傷であったなら、その傷の縁を新しくするためだけに細い紐状に切り取る。縫合およびその後の治療に関するその他のことは、上に記述した。

二　このほかに、腹部に脈瘤が生じるということもある。これには脚部の脈瘤に通常行なわれる治療以外に治療法がない。それゆえ、その部位について解説するところまで(2)、後回しにする。

第十八章　精巣の構造と病気（障害）の種類

一　では、性器の、精巣のあたりに生じやすい障害に話を進めよう。それらをより容易に説明するためにも、まず先に、この場所そのものの形質を少しだけ前置きしておこう。精巣は何か髄に似たものを持っている。すなわち、血液が送られず、いかなる感覚もない。しかし、それを包んでいる被膜に衝撃や炎症が起こると痛みが起こる。これらは鼠蹊部から、ギリシア人がクレマステール(3)と呼んでいる腱筋［＝精索］によって、それぞれぶら下がっている。これら精巣の両方に、一対の血管と脈管が下りている。そしてこれらは被膜に包まれているが、その被膜は薄くて筋っぽくて、血はかよっておらず、白く、ギリシア人たちにエリュトロエイデース［鞘状の被膜］(4)と呼ばれている。

二　これの上に、さらに強い被膜があって、内側の膜と最も下の部分で強力に固着している。ギリシア人たちはダルトス(5)と呼んでいる。さらに多くの薄膜が血管と脈管と、あの精索を包んでいる。さらに、二つの

（1）本巻第二章六。

（2）本巻第三十一章。

（3）*κρεμαστήρ*,「吊り下げる」の意で、現在では musculus cremaster（精巣挙筋）で用いられているが、ここでは精索を指している。ラテン語では *nervus* が用いられるが、精索を指すことが明らかな箇所は、「腱筋」ではなく「精索」と訳す。

（4）*ἐλυτροειδής*,「鞘状の（膜）」の意で、精巣鞘膜 tunica vaginalis testis を指す。

（5）*δαρτός*,「剝がれる（膜）」の意で、表皮のすぐ下にあって、これにぴったりとくっついている。

被膜のあいだにも、その上部に薄く小さい膜がある。これほどに、二つの精巣には、特別の包みと保護がある。両精巣と内部のすべてに共通しているのは、われわれが目にするところの「袋」である。ギリシア人はオスケオン(1)と呼んでおり、われわれはスクロートゥム(2)と呼んでいる。これは下の部分では中間の被膜と軽く付着しているが、上のほうでは単に周りを囲んでいるだけである。

三　このあたりにはさまざまな障害が起こるものである。それらは、鼠蹊部から始まっていると述べた被膜が破けたときにも、あるいは損傷のないときにも起こる。たとえば、病気が原因で起こるときがあるが、はじめに炎症が起こり、そのあとで重みによって破れる。あるいは、何らかの衝撃によって生じるときは、下の部分と腸とを分けていなければならなかった被膜が先に破け、それから自らの重みで大網やさらには腸までが落ちてくる。鼠蹊部から下部への道が徐々に開かれると、支えられていた腸や大網は、すぐ下にある腱筋状の被膜［精索］と、この重みを受けている被膜とを引き離す。ギリシア人はエンテロケーレーとかエピプロケーレー(3)と呼んでいる。われわれのあいだでこれらに付けた、聞き苦しいが一般的な名前はヒルネア(4)である。

四　さて、大網が下りてくると、陰嚢の中の腫れは、患者が断食するとか身体をあちこち回すとか、別の姿勢で横になってみるとかしないかぎり決してなくならない。また、息を止めてみても、あまり大きくならない。手で触れると、均質ではなく、軟らかくつるつる滑る。

一方、腸が下りてきた場合、その腫れは炎症を起こすこともなく、ときには小さくなったり、ときには大きくなったりする。また一般に痛みはなく、軟らかい。患者が安静にしたり、横になっていたりすると完全に消失することもあるし、陰嚢の中にほんのわずかなものが残留する程度に分けられることもある。**五**　しかし、叫んだり食べすぎたり、患者が何らかの重みを支えるようなことをすると大きくなる。すべて冷たいものは収縮させるが、熱は拡大させる。陰嚢は球状になり、触れると滑らかである。その下にあるものもつるつると滑る。圧迫すると鼠蹊部のほうへ戻り、離すと再び何か妙な音をたてて滑り落ちてくる。このことは病気が軽い場合に生じることである。だが、ときに排泄物が入り込んでしまうと、かなり大きく腫れ上がり、元に動かすこともできなくなり、やがて陰嚢にも鼠蹊部にも下腹部にも痛みがおそってくる。

六　またときには、胃までが冒されて、[5] はじめに赤い胆汁を口から戻し、次に緑色の、さらに黒っぽい胆汁を戻すことがある。またときには、膜に損傷がないのに、その場所を体液が苦しめることがある。これには二種類がある。被膜と被膜のあいだに体液が溜まる場合と、血管と脈管の周りにある膜に溜まる場合で、そこでは膜が重くなって感覚がなくなる。また被膜とのあいだに溜まった液体は、決して一ところに留まっ

（1）*ὄσχεον*,「陰嚢」。ギリシア語のより一般的な語形は *ὄσχη* で、ヒッポクラテスの著作ではもっぱらこれが用いられている。

（2）scrautum（矢を入れる皮製の鞘）から派生した語と言われている。

（3）*ἐντεροκήλη*, および *ἐπιπλοκήλη*. *κήλη* は「腫れ」とくに「ヘルニアによる腫れ」を指す語で、それぞれ「腸（*ἔντερον*）」「大網（*ἔπιπλον*）」と合成した語。

（4）「陰嚢の脱腸」を指す。hirnea は現在一般的に用いられるヘルニア hernia と同語。なお、ケルススが「聞き苦しい名前」だと言う理由は、第六巻第十八章一（陰部に関する記述の項）を参照。

（5）本巻第二十七章四で、膀胱の病気（癌）が胃にも及ぶ可能性が大きいことも指摘されている。

ていない。すなわち、表面と中間の被膜とのあいだに入ったり、中間と最も内側の被膜とのあいだに入ったりする[1]。

七　ギリシア人は、これらには共通の名前で、ヒュドロケーレー[2]を用いている。われわれは残念ながら、さまざまな差異を十分に知らないので、これにも先述したのと同じ名前を用いている。さて、その徴候には、いくつか共通のものと、いくつか固有のものがある。共通の徴候としては、体液が認められるということがあり、固有のものとしては、その場所がある。もし腫れが完全に治まることがいっさいなく、空腹や発熱でときどき軽くなるならば、体液が溜まっていると知ることができる。とくに、これは少年に多い。また体液があまり溜まっていなければ、腫れは軟らかい。一方、体液が極度に増えてしまった場合の腫れは、まるで皮袋を満たしてきつく縛ったときのように、パンパンになる。**八**　さらに、陰嚢の中の血管も膨れ上がる。指で押すと体液は引っ込んで、周りの圧迫されていないところへ流れて盛り上がり、まるでガラス瓶とか角《つの》の容器に入っているものを、陰嚢ごしに見ているかのようである。だが、どれほど大量に入っても痛みはない。

一方、その体液の位置は次のようにして把握される。表面と中間の被膜のあいだにある場合、二本の指で圧迫したあと、(戻ろうとする)[3]体液は膜のあいだに向きを変えて少しずつ下がってくる。陰嚢は本来より[4]白い。引っぱってみてもまったく伸びないか、ほんの少しだけ伸びる。当の側にある精巣は見た目にも、触れてみてもわからない。**九**　体液が中間の被膜の下にある場合、陰嚢は伸ばされてかなり膨れ上がり、上のほうにある陰茎がその膨張部に隠れてしまうほどである。以上に加えて、健全な被膜にも同じように脈瘤が生じる。ギリシア人はキルソケーレー(5)と呼んでいる。血管は膨れ上がり、ねじれて上の方で一塊になり、陰嚢そのものや中間の被膜または最も内側の被膜を膨張させる。またときには、最も内側の被膜の下で、精巣そのものやその精索の周りを大きくすることがある。

一〇　これらのうち、陰嚢そのものにある血管は目で見ることができる。一方、中間や最も内側の被膜に位置している血管は、さらに鞘に収まっているために、同じように目で識別することはできないが、それでもやはり視覚に属している。ともかく、膨れの具合が血管の大きさや様子に応じていること、圧迫に対してより強い抵抗感があること、血管の結節そのもののために均質でないこと、また精巣が当の側で通常よりかなり下がっていることなどが目に見える。さらに、この障害が精巣やその精索そのものの上に拡大した場合、精巣はかなり長く垂れ下がり、栄養分が失われるゆえに、もう一方よりも小さくなる。珍しいことではある

(1) 表面の被膜と中間の被膜は、陰嚢表皮（ダルトスを含む）と精巣鞘膜で、最も内側の被膜は、白膜を指すと思われる。

(2) *ὑδροκήλη*, 水（*ὕδωρ*）とヘルニア（*κήλη*）の合成語で陰嚢水腫。

(3) マルクスに従って補って訳す。

(4) テクストに混乱がある。「本来より」を「鼠蹊部より」や「よりゆるんでいて」とする読みがある。

(5) *κιρσοκήλη*, 脈瘤（*κιρσός*）とヘルニア（*κήλη*）の合成語で精索静脈瘤を指す。「脈瘤」と訳したラテン語は ramex で、精索静脈瘤のほか、陰部にできる静脈瘤に用いられている。その他の部位の静脈瘤には varix が用いられる傾向がある。また、静脈瘤ではなく「脈瘤」と訳したのは、ケルススの時代には動脈と静脈の認識が今とは異なっていて、「静脈」という訳語が用いづらかったからである。陰嚢の静脈瘤については本巻第二十二章、鼠蹊部の静脈瘤については第二十四章に記述がある。

が、ときどき被膜のあいだに肉が増殖することがある。ギリシア人たちはサルコケーレー(1)と呼んでいる。

二　さらにまた、精巣そのものが炎症を起こして腫れたり、また熱を出したりすることがある。そしてその炎症が速やかに治まらないかぎり、痛みは鼠蹊部や腸にまで達し、その部分が腫れ上がる。精巣を吊り下げている精索は、かなり肥大して同時に硬くなる。これに加えて鼠蹊部が脈瘤に覆われてしまうことがある。ブーボーノケーレー(2)と呼ばれている。

第十九章　精巣の治療（鼠蹊部、陰嚢の切開および各種被膜の切除）

一　以上を知ったうえで、その治療法について述べねばならない。治療法のなかにはすべてに共通のものと、それぞれの症状に固有のものとがある。まず先に、共通のものについて述べることにしよう。ただし、今ここで話すことはメスを必要とするものについてである。治療が不可能なものや、他の方法で手当てすべきものについては、個々の種類の項へ至ったときに述べるのがよいであろう(3)。

さて、鼠蹊部も陰嚢もときには切開すべきことがある。どちらの治療に際しても、患者は事前の三日間は水を飲み、前日は食事を控えなければならない。当日は仰向けに寝る。鼠蹊部を切開しなければならない場合、恥骨部がすでに陰毛で覆われている場合は、あらかじめ剃っておかなければならない。次に、鼠蹊部の皮膚がピンと張るまで陰嚢を引っぱってから、下腹部の最も下を切る。内側の被膜は腹部［腹壁］と通じている。

二　陰嚢自体のものである表面の被膜が切り込まれて、中間にある被膜に達するまでは、大胆に切開しなければならない。傷口ができたとき、穴は下方に向かって開いている。この中に左手の人差し指を挿入し、あいだに入っている薄い膜を引っ張って、空洞を広げる。一方、助手は左手で陰嚢を摑んで上方に向かって引っ張り上げ、できるだけ鼠蹊部から離れるようにしておく。はじめは、精巣そのものも一緒に引っ張り上げる。そのあいだに医師は、中間の被膜の上にあるすべての薄い膜を、もし指で引き剝がせなければメスで切り離す。次に、放したら下に滑り落ちそうな精巣を傷口のところで押さえておいてから、指で引き出し、腹部［腹壁］の上に、二つの被膜とともに置く。

三　もし病気に冒されたところがあれば、周りから切り取る。その中には多数の血管が走っており、比較的細いものは即座に切断することができるが、太いものは、あらかじめ長い亜麻糸で縛っておき、危険なほど出血しないようにする。もし中間の被膜が冒されていたり、あるいはその内側で病巣が大きくなっていたりしたら、鼠蹊部自体を切り込むほど上まで切除しなければならない。一方、下のほうは、いっさい取り除いてはならない。なぜなら、それは精巣の基底部において最も内側の被膜と密接に繋がっているからで、切

(1) *σαρκοκήλη*, 肉（*σάρξ*）とヘルニア（*κήλη*）の合成語。本巻第二十三章参照。
(2) *βουβωνοκήλη*, 鼠蹊部（*βουβών*）とヘルニア（*κήλη*）の合成語。本巻第二十四章参照。
(3) 本巻第二十章以下

除することは極度の危険なくしては不可能だからである。

四 そういうわけで、そこはそのままにしておくべきである。また最も内側の被膜においても、もし病気に冒されていたら、同じことを施すべきである。しかし、下方の鼠蹊部側の傷口の一番端からは、いっさい切り取ってはならない。腹膜が傷ついて炎症を起こさないようにするためである。その一方で、上の部分ではあまりたくさん残さないようにしなければならない。でないと、あとで空洞化し、その病気に場所を提供することになる。こうして精巣は、洗浄したら、傷口を通して血管や脈管や精索とともに慎重に下に降ろす。また血液が陰嚢の中へ流れ落ちていないか、あるいは固まりがどこか他のところに留まっていないか注意しなければならない。

五 このことは、医師が血管を結ぶときに注意を向けていれば済むことである。亜麻糸は、糸の両端を結びつけておいて、傷口から外に垂らすようにする。これらは、膿が発生したときに、痛みもなく落ちてくる。傷口自体には二つの留金を打ち込み、その上に膠着させる薬を塗る。しかし、ときには瘢痕をより大きく厚くするために、どちらかから傷口を少し切除することも、よく行なわれている。こうした場合には、上に亜麻布を、押しつけるのではなく、軽く乗せるだけにし、炎症を起こさないようにする薬、たとえば未脱脂の羊毛か海綿を酢に浸したものを上に置く。その他は、膿を出さなければならないときに適用したものと同じである。

六 下の方を切開しなければならない場合には、患者を仰向けに寝せて、左手を陰嚢の下に入れる。次に、それをしっかりと摑み、切開する。もし冒されている部分がわずかであれば、精巣をぶら下げるために、下の三分の一を手つかずのまま残すように、ほどよく切る。もし患部がかなり大きくて、さらに広がっているならば、精巣がその場所に留まることができるよう、最も下の部分を少しだけ手つかずで残す。最初に陰嚢そのものを開くまでは、最も器用な方の手にメスを垂直に持ち、それから切先を傾けて、表面と中間の被膜の下にある横断している膜を切る。

七　そして、もし病巣がこの付近にあるなら、中間の被膜は触れられるべきではない。しかし病巣がその被膜の下に隠されていたならば、これもまた切開する。同様に、三つ目の膜も病巣を覆っていたら切開する。どこであろうと病巣が見つかったら、助手は下の方から陰嚢をやさしく押し上げる。医師は指かメスの柄で、下の部分から被膜を引き剝がして外へ置く。次に、コルウス〔カラス〕[1]に似ていることから、そう呼ばれている外科刃でその被膜を切開し、人差し指と中指の二本の指が中に入ることができるようにする。**八**　二本の指を（中に）[2]挿入したなら、被膜の残っている部分を引き出しておいて、二つの指のあいだにメスを刺し入れ、悪くなっているところはすべて取り出し、除去する。どの被膜であろうと、何かに冒されているなら、それも切除しなければならない。そして、すでに述べたように[3]、中間の膜は鼠蹊部のできるだけ上のところまで切るが、最も内側の膜は少し下までとする。また切除する前にはやはり表面の血管を亜麻糸で縛らねば

（1）カラス（corvus）の鋭いくちばしのような道具。ギリシア語では *ὀξυκόρακον σμιλίον*（鋭いカラス口の小刀）。

（2）マルクスに従って括弧内を補う。

（3）本章三―五。

ならない。そしてその糸の先端は、他のところの血管の場合にも要求されていたように、傷口の外へ残しておく。これを行なったら、精巣を中に収め、陰嚢の口を縫合で閉じ合わせる。縫合が少なすぎて癒合が不十分となり治療が長引かないように、また多すぎて炎症を大きくしないようにする。

九 さらに、ここでも決して血液が陰嚢の中に残らないように注意を払う。それから膠着させる薬をあてがう。陰嚢の中に血液が流れ込んでしまったり、血液の固まりが沈んだりしたときは、必ず下のほうを切開しなければならない。そして、それを洗浄したら、きつい酢の中に浸した海綿を周りに当てる。これらの理由で作られた傷は、すべて［包帯で］固定し、痛みがなければ最初の五日間はそれを解かないで、一日二回だけ、海綿または羊毛を酢で湿らせる。もし痛みがあれば、三日目に包帯を解き、留金があればそれらを取り除く。亜麻布をあてがっていたならば、新しいものと取り代えるが、バラ油かワインに浸して用いる。

一〇 もし炎症が大きくなってきたら、先述の手当てに加えて、レンズ豆とハチミツ、あるいはザクロの外皮を辛口のワインで煮たもの、あるいはこれらを混ぜたものから成るパップ剤を用いる。これらをあてがっても炎症が治まらない場合には、五日後に、陰嚢自体が縮んでしわしわになるまで、大量の湯を傷口に注ぎ掛ける。それから、松脂を加えた小麦粉のパップ剤をあてがう。このパップ剤は、臥せっている患者が頑健ならば酢で煮て用い、虚弱な患者ならばハチミツで煮る。

一一 どんな薬を採用しようとも、炎症が大きいならば、膿を促すようなものをあてがうべきだということに疑問の余地はない。ただし、陰嚢そのものの中に膿が溜まっている場合には、ほんの少し切開して出口を作ってやる。そして穴を埋めるのに十分なだけ亜麻布を詰める。炎症が終息したら、精管(1)のためにまずパップ剤を、次に蠟膏を用いる。以上がこの種の傷に役立つ適正な方法である。そのほかの治療や摂生上のことは、別の種類の傷のところで、すでに記述したことと当然ながら同様である。(2)

第二十章　精巣への腸の脱出

一　以上を前置きしたうえで、個々の症例に移ろう。まず少年で、腸が少し下がっている患者には、メスの前に包帯術を試みるべきである。このためには、紐を用意し、その端に布で作った球を縫い付け、腸を押し戻すためにその場所の下にあてがうようにする。次に、紐の残りの部分をしっかりと巻きつける。こうした状態でおくと、頻繁に腸が中に押し込められて、被膜が互いに膠着することがある。

二　これに対して、年をとっている患者では、多くの腸が下りてしまっていることは腫れの大きさでわかるし、これに痛みや嘔吐が加わる。これらはたいてい、不消化が原因の汚物がそこに落ち込むことによって生じる。このような場合には、破滅することなくメスを適用することは明らかに不可能である。そこで、単に悪い状態を軽減するだけにすべきであり、他の治療法によって引き戻すべきである。すなわち、瀉血を腕

(1) ここでは精索ではなく、精管を指していると解釈されている。ガレノスはギリシア語で πόροι と呼び、後期のラテン著作家たちは vasa deferentia と呼んだものである。

(2) 第五巻第二十六章二四―三〇。

から行なう。次に、体力が耐えられるならば、三日間の絶食を命じるべきである。少なくとも、とにかく体力に応じて、できるだけ長く絶食する。三　そのあいだ、あらかじめ蜂蜜ワインで煮ておいた亜麻仁のパップ剤を上に置いておく。その後には、大麦粉を樹脂とともにあてがい、オリーブ油も加えた熱い風呂に患者を浸からせる。そして何か軽くて温かい食事を与える。ある医師たちはさらに浣腸も行なうが、これは何がしかのものを陰嚢に引き入れる可能性が出るだけで、そこから引き戻すことはできない。以上の方法によって悪い状態が軽減されたなら、もしいつか痛みが再発したときに、有効だとわかったのと同じ方法を施すようにする。

四　痛みもなく多くの腸が滑り落ちた場合、切ることは無益である。炎症が邪魔しないかぎりにおいては、陰嚢から腸を排除することは不可能ではないが、押し返された腸は鼠蹊部に入り込み、そこで腫れを引き起こす。つまり悪い状態は終わったのではなく移動したのである。ただし、メスによる治療が至当であろう症例においては次のようにする。鼠蹊部に施した傷〔切開部〕が中間の被膜に達したと同時に、その傷口の付近で二つの外科用鉤によって、膜を捕まえる。医師はその薄い膜をすべて引き出してから、それを自由にする。そうすれば、切除すべきところを切るのに危険が伴わなくて済む。というのも、腸はその被膜の中以外には存在しえないからである。**五**　中間の被膜が引き出されたら、鼠蹊部から精巣まで切開するが、精巣そのものを決して傷つけないようにする。それから切除する。しかし、この治療法は一般的に年少の者とか、状態がさほど悪くない者に施されるものである。もし患者が頑健な体で、病状がかなり悪い場合には、精巣まで引き出してはならず、あるべき位置に保っておくべきである。それは次のように行なう。まず鼠蹊部を同じ方法で、中間の被膜のところまでメスで開ける。そしてこの被膜を同じように二つの鉤で受けとめる。そのとき助手は、傷口から精巣が出てしまわない程度に精巣を保持しておく。六　それから、その被膜をメスで下方に向かって切開する。その切開したところから左手の人差し指を精巣の一番下まで挿入し、それを切開した傷口まで持ち上げる。次に右手の二本の指――親指と人差し指で――血管と脈管と精索とそれらの被膜を上の被膜から引き剝がす。(1) もし他の薄い膜が邪魔になるようだったら、メスでよけて被膜全体が目の前に見えるようにする。切除すべきところを切除したら、精巣を元の位置に戻し、さらに鼠蹊部にある傷口からやや幅広い紐状に切り取って、傷口を大きくし、より多くの肉組織が作られるようにする。

第二十一章　精巣への大網の脱出

一A　もし大網が落ちてきたら、ちょうど上で記述したような方法で鼠蹊部を開き、被膜を引き出す。そのとき、その大きさがかなり大きいのか、ごく小さいのかを考慮しなければならない。というのも、わずかなものは、鼠蹊部を越えて腹腔の中へ、指や消息子の後端部で元に押し戻すべきだからである。もしかなり大きければ、腹部から落ちてきている分だけぶら下げた状態のままにしておき、これに焼灼作用のある薬を壊死して落ちるまで塗布する。

(1) 白膜を精巣鞘膜から引き剝がすことと思われる。

一B　この場合にも、ある医師たちは二本の糸をつけた針を刺し貫き、それぞれ二つの糸の端を反対側のものと結びつける。すると、糸のところで同じように壊死するが、時間がかかる。縛ったところの先の大網に、侵食させるが腐食させないような薬を塗ると、これに速効性が増す。ギリシア人はこれをセープタ(1)と呼んでいる。

一方、大網をハサミで切ってしまう人々もいたが、わずかであれば必要ないし、大きければ出血を起こす可能性がある。大網は何らかの血管と、さらにはかなり大きな血管とも絡みついているからなおさらである。確かに、腹部が破れたときには脱落した大網をハサミで切るのだが、それは壊死していて、他の方法では安全に取り去ることができないからである。ゆえに、そこから例をとるべきではない。さて、大網が元に戻されたら、縫合によって傷を治療する。もし外に出して壊死させた大網がかなり大きかったならば、上で述べたように、傷口を［紐状に］切り取ってから縫合すべきである。

二　もし体液が内部に溜まっていたら、少年の場合は、その体液の量が多すぎて妨げにならないかぎり、鼠蹊部を切開する。成人の場合は、どこであろうと体液が多くあるところ、すなわち陰嚢を切開する。鼠蹊部を切開した場合は、そこで被膜を前に引き出して体液を排出する。陰嚢やそのすぐ下に病巣［体液の溜まり］があれば、体液を流し出して、もし膜が体液を包んでいたらその膜も切り取るという以外のことは何もしない。次に、塩かまたはソーダを加えた水で洗い流す。体液が中間か最も内側の被膜の下にあるならば、これらを全部陰嚢の外に出してから切る。

第二十二章　精巣および陰嚢における脈瘤

一　脈瘤［静脈瘤］が、もし陰嚢自体の上にあるならば、薄くて鋭い焼灼器で焼灼する。それらを血管そのものの中に差し入れるが、血管より幅広く焼かないようにする。血管が互いにもつれて固まりになっている場合にも、とくにこの焼灼器が適用される。それから、冷たい水で練りあげた小麦粉を上にあてがい、肛門の治療のときに適していると述べた包帯を用いる。(2) 三日目に、ハチミツを加えたレンズ豆をあてがう。痂皮《かさぶた》が取れたら、潰瘍部をハチミツで洗浄し、バラ油で満たし、乾燥させた亜麻布で瘢痕化を促す。

二　血管が中間の被膜の上で腫れているときには、鼠蹊部を切開し、被膜を引き出す。そして被膜と血管を指かメスの柄で分離させる。部分的に固着していても、脈瘤の上と下を亜麻糸で縛る。それから糸の下［内側］を切り、精巣を元に戻す。三つ目の被膜の上に脈瘤ができていたら、中間の被膜は切る必要がある。また、二つか三つの血管が腫れていて、一部が冒されていても、大部分が障害から免れていたら、上で書いたのと同じことを行なう。すなわち、血管を鼠蹊部と精巣の側で縛って切断し、精巣を収める。

（1）σηπτά, 第五巻第十九章一八参照。ケルススでは rodere（erodere）→ exedere → adurere の順で作用が激しくなるとされる薬剤に対して、本書では訳語として腐食する→侵食する→焼灼する、を当てており、ここでもそのまま当て嵌めて訳した。

（2）第六巻第十八章一八B。

三　もし脈瘤が一方の精巣全体を占めていたら、傷口から人差し指を挿入し、血管の下に入れ、少しずつそれを引っ張って、精巣がもう一方と同じになるまで引き寄せる。それから傷口と血管とを同時に押さえるように留金を傷口に打ち込む。これは次のようにして行なう。針を傷口の外側から刺し込む。それから血管自体には通さず、その膜を通して送り込み、さらに膜を通って傷口の反対側へと押し通す。出血しないように血管を傷つけてはならない。**四**　膜はつねに血管と血管のあいだにあり、危険を伴うことはなく、留金が糸で押さえられると血管も十分に保持される。そのようにして二つの留金をすれば十分である。それから、前に引き出されている血管を鼠蹊部自体の中に消息子の後端部を用いて押し込んでやる。留金をとる時期は、炎症が終わって傷が浄化されたときで、一つの瘢痕で傷口と血管が同時に綴じられるようにする。

五　しかし、最も内側の被膜と精巣および精索のあいだに脈瘤が生じたら、治療法は一つである。すなわち、精巣全体を切除する。なぜなら、それは生殖にはまったく役に立たないし、誰にとっても醜さを伴って、さらに人によっては痛みを伴ってぶら下がっているだけだからである。鼠蹊部を切開し、中間の被膜を前に引き出し切除する。最も内側の被膜も同様にする。精巣がぶら下がっている精索もすっかり切り取る。このあと、鼠蹊部に向かっている血管と脈管は亜麻糸で縛り、結び目の下を切除する。

第二十三章　被膜の間に肉が増殖した場合

一　被膜のあいだに肉が増殖した場合、切除すべきか疑う余地はない。この切除は陰嚢そのものを切開して行なうのがより適切である。しかし、もし精索が硬くなっていたら、手術によっても薬によっても治療することはできない。燃えるような熱と緑色とか黒色の吐瀉に攻め立てられ、これらのせいで、すさまじい渇きと舌の荒れが生じる。そしてたいていの場合、三日目からは泡立った胆汁の便が腹痛を伴って出る。患者は容易に食事をとることもできず、［胃に］留めておくこともできない。まもなく、末端部が冷え、震えが生じ、手がわけもなく外に伸びる。その後に顔に冷たい汗をかき、死が訪れる。

第二十四章　鼠蹊部の脈瘤

一　鼠蹊部自体に脈瘤がある場合、もし腫れがひどくなければ一線の切開でよいし、腫れが大きければ二つの線を切って、そのあいだを切り取るようにする。それから腸が脱出したときによく行なうことがあると述べたように、精巣の引き出しは行なわずに、被膜に固着している血管を取りまとめて縛り、これらの下を切除する。この傷の治療に必要な新しいことは何もない。

第二十五章　陰茎の治療

一A　続いて、陰茎そのものに施す治療に移ることとする。もし亀頭が裸で、その人が見た目の理由でそれを覆いたいと思った場合、そのようにすることはできる。ただし、成人よりは少年の方がやりやすいし、民族の習慣によって割礼[1]された場合よりは、自然にそうなった場合のほうがやりやすい。また亀頭が小さい人や、亀頭のすぐ周りの皮膚が広いとか、陰茎そのものが短い人の場合は、これと反対の人よりもやりやすい。

一B　自然にそうなった人の治療は次のようにする。亀頭の周りの皮膚を摑んで、皮膚が亀頭を包むところまで伸ばして、そこで縛る。次に、恥骨の近くの皮膚を陰茎が裸になるまでぐるりと切り込む。その際、そこにある尿道や血管を切ってしまわないように細心の注意を払う。これを行なったら皮膚を縛ってあるところのほうへ寄せて、恥骨の周りを帯状に裸にする。そこには亜麻布〔包帯〕をあてがい、肉が増殖して満たされるようにする。（もし皮膚がまったくかあるいは少ししか伸ばされなければ、陰茎の大部分が裸になることを覚悟すべきである。[2]）上の部分で十分な包皮を供給するのは、傷の幅なのである。そして瘢痕ができるまでは、縛っていなければならないが、真ん中を尿の通り道にするため、ほんのわずかだけ残しておく。

一C　一方、割礼をした人の場合は、亀頭の縁回りの下の皮膚を陰茎の内側からメスを使って引っぱり起こさなければならない。これはさほど痛くない。というのも、一番表面は自由になっていて、下方へは恥骨まで手で引き寄せることができるからで、それゆえ出血もない。自由にされた皮膚は再び亀頭を越えて伸ばされる。そのあと、多量の冷水を注ぎ掛け、激しい炎症を抑える硬膏を周りに塗る。翌日から彼には絶食による摂生法が適当となる。飽満によってその部分を無理に動かしてしまわないようにするためである。すっかり炎症がなくなっていれば、恥骨から縁回りのところまで包帯で縛る。亀頭の上には、（消息子の[3]）後端部に硬膏を乗せて塗りつける。このようにするのは、下の部分は固着させ、上の部分は癒着しないうちに治るようにするためである。[4]

二　反対に、亀頭が覆われていて、裸にすることができない場合、ギリシア人はこの障害をピーモーシス[5]と呼んでいるが、開くようにしてやらなければならない。これは次の方法で行なう。皮膚の一番上の口から下方の手綱［包皮小帯］までまっすぐな線状に切開し、包皮の上部をゆるめて後ろに動かせるようにする。もし皮が窮屈だったり、硬かったりして、このようにうまくいかなかったら、すぐそばの下方の部分から、頂点が包皮小帯に、底辺が包皮の縁にくるような三角形の皮膚を切り取る。それから亜麻布を上にあてがい、回復に導くような別の薬剤をあてがう。瘢痕ができるまで安静にしている必要がある。歩くことは傷をいため、汚くしてしまうからである。

三　ある人々のあいだでは、青少年に対して、ときには声のためとか、ときには健康のためとして、性器

---

(1) 割礼は、一般には陰茎の包皮を環状に切りとる風習で、現在でもユダヤ教徒のあいだでは重要な宗教儀式の一つとして行なわれている。なお、割礼に関して最初に記述しているのは、旧約聖書続篇『マカバイ記一』第一章一四、一五と言われている。

(2) マルクスに従って括弧内の一文を補った。

(3) マルクスに従って括弧内を補う。またこの部分に硬膏の名前も欠落していると指摘している。

(4)「下の部分」は恥骨と輪（亀頭冠）のあいだの部分で、「上の部分」は亀頭のところを指す。

(5) φίμωσις, 包茎のことで、この語を専門用語としてこれに用いたのはケルススが最初と言われている。

の封鎖をするという習慣がある。(1) この方法は次のとおりである。亀頭の上にある皮膚を引っ張りあげて、穿通のために両側に靴墨で印をつける。次に元に戻す。もしその印が亀頭の上に来ていたら、取りすぎなので、もう少し先端の方に印をつけなければならない。もし亀頭が印にかからなければ、その場所が留金に適したところである。次に糸を通した針で印をした皮膚を貫き、その糸の両端を互いに結ぶ。そして、針穴の周りが瘢痕化するまで毎日この糸を動かす。そこが硬くなったら、糸を取り除き、留金を入れる。留金は軽ければ軽いほどよい。ただしこの手術は必要な部類というよりは、ほぼ余計なものの部類に入る。

第二十六章　尿道結石および膀胱結石

一A　尿がちゃんと送り出されないとき、手で無理に尿を出し切るということがときどきある。これは老齢のせいで尿道が弱っているためであったり、結石や血液の固まりか何かが中に詰まってしまったためであったりする。また、ちょっとした炎症が自然な送り出しを妨げることもよくある。

次の手術は男性だけでなく、ときには女性にも必要なことがある。このために銅製の管を作るが、万人の身体に合わせるために、医師は大きいものと小さいものを備え、男性用には三本、女性用には二本持っておかなければならない。男性用のうち、最も長いものは指幅の一五倍、中間は一二倍、最も小さいものは九倍である。女性用の大きいほうは九倍、小さいのは六倍である。一B　これらの管は少しカーブをつけるが、男性用はよりカーブをつけておかねばならない。またきわめて滑らかなで、太すぎても細すぎてもいけない。

患者は、肛門の治療の際に示したように、腰掛かベッドの上に仰向けの姿勢をとる。医師はその右側から左手で、男性の陰茎を持ち、右手でその管を尿道に送り込む。そして膀胱の頸部に届いたら、陰茎と管を一緒に傾けて、膀胱自体の中へ押し込む。すると尿が送り出されて再び出るようになる。一C　女性は尿道が、より短くよりまっすぐである。下の縁のあいだには、生殖器［膣］の上に乳首に似たものがある。少なからず助けを必要とすることもあるが、困難をもたらすことはあまりない。

さて、ときには結石が管［尿道］自体の中へ落ちてきて、そこから下の、出口からすぐのところで狭くなっているのでひっかかってしまうこともある。もしできるならば、耳用の消息子か切開術のときに石を引き出す金属器で石を引き寄せる。これができなかったら、最も前の皮膚をできるだけたくさん手前に引っぱって、亀頭を包むようにして亜麻糸で縛る。次に陰茎の側面に縦の切り口を入れる。そして石を取り出し、そのあと皮膚を元に戻す。このようにするのは、切開した陰茎を健全な部分の皮膚が庇護して、尿が自然に流れるようにするためである。

二A　さて、膀胱や石の話が出たので、この項では膀胱結石の治療について記述するのがふさわしいと思われる。すなわち、他の方法では助けられないような場合に、どのような治療法が適用されるかについてである。ただし、危険であるゆえに、急ぐことは決してふさわしくない。どんな季節でも、どの年代でも、どんな症状でも急いで試してはならないが、唯一、春に、また身体はすでに九歳になっているか一四歳を超え

（1）男性の性器封鎖（包皮の縫合）はとくに古代ギリシアで行なわれ、κυνοδέσμη（犬のひも）と呼ばれていた。

ておらず、薬では克服できないほどひどく、しばらく間をおいてから除去するのでは、もう耐えられないと思われる場合にのみ急いで行なう。

二B　たまには、せっかちな医学が役に立たないこともないのだが、とにかくこの場合には危険の種類も危険な季節も多いので、やはり失敗することのほうが多い。以上のことも、治療そのものと同時に述べることにしよう。そのために、この最終的な手段を試みようと決めたならば、あらかじめ何日間か摂生法によって身体の準備をしておかなければならない。すなわち、身体によい食事を適量食べ、脂っこいものはできるだけとらず、水を飲む。このあいだ、歩く運動を行なう。そうすると石が膀胱の頚部へと降りてきやすくなるからである。

二C　この状態になっているかどうかは、治療のところで述べるつもりだが、やはり指を挿入して知ることができる。このことに確信がついたら、前日その少年を空腹状態に保ち、それから暖かい場所で治療を行なう。まず次のような手順で行なう。力強く、経験を積んだ男が高い座椅子に座る。後ろを見せている少年を背中側から引き寄せ、お尻が膝の上に来たら押さえる。少年の脚を引き上げて、さらに手を膝の裏へまわし、できるだけ近くに引き寄せる。そして同時にこの姿勢を保つ。

二D　治療を受ける少年の身体が比較的力強いようであれば、二つの椅子を繋いで二人の屈強な男が座るが、椅子も男たちの内側の脚も互いに結んで離れないようにする。そして少年は二人の男の膝の上で、同じ姿勢をとる。そして座った場所に応じて一人は少年の左脚を、もう一人が右の脚を引き寄せ、また同時に患者も自分の膝を引き寄せる。一人で押さえようと二人で押さえようと、少年の肩の上を胸で押さえつける。

二E　以上のようにすることで、恥骨の上の腸の空間が折りたたまれることなく広げられて、膀胱が狭い所に押し込められるので、石を捕まえることが容易になる。これに加えて、少年を押さえている一人または二人の男の両側に、さらに二人の屈強な男を立たせ、滑り落ちないよう配置する。次に医師は、慎重に爪を切り、左手に油を塗り、その人差し指と中指の二本の指を、初めは一本をやさしく、次にもう一本と肛門に挿入する。そして右手の指を下腹部に軽く置くが、どちらの指も石の周りで強く動きすぎて膀胱を傷つけてしまうことのないようにする。

二F　この治療においては、決して急がずに行なうべきで、大方の治療もそうだが、何よりも安全に事を運ぶようにする。なぜなら、膀胱が傷つくと、死の危険を伴う痙攣が起きるからである。まず、はじめは膀胱頸部の周りで石を探す。そこで見つかった石は、わりと支障なく押し出される。それゆえ、私はこの状態特有の徴候が認められないかぎり、切開術をしてはならないと言ったのである。

二G　もしそこに石がなかったり、元に戻ってしまったりした場合は、［左手の］指を膀胱の底にもっていき、右手もその上にあてがって、少しずつ移動させて下へ持っていく。そして石が見つかったら、まず手の中に落とす必要があり、それから逃がさないように、少しずつ滑らかに、非常に注意深く導く。（これは膀胱をあまり頻繁に動かさないようにするためである。）それゆえ、医師の右手はつねに石の上にあてがい、左手の指は石が膀胱頸部に達するまで下方へと押してゆく。その場所で、もし石が細長ければ先端が前になって出るように押す。もし平らならば横にしたまま、四角ならば二つの角《かど》を動かさないようにして押す。どちらかの部分が膨らんでいたら、細い方が先に出てくるように押す。

二H　丸い場合は、片面が滑らかで、そちらが先に出てくる場合を除けば、形自体による差はないのは明らかである。いよいよ石が頚部に到達したら、膀胱頚部の上にある皮膚を、肛門に近いところから三日月形に、角がお尻の方を向くように、膀胱頚部のところまで切開する。次にその傷口の曲がったところの少し下方、皮膚の下に、横断するような傷口を開ける。これによって膀胱頚部が開けられるが、傷口が石より少しだけ大きいように、尿の道を開く。

二I　というのも、瘻――この場所のものはリュアス[1]とギリシア人は呼んでいる――を心配して、わずかしか切開しなかった医師は、余計に大きい同じ危険に陥ることになる。なぜなら、石が力ずくで押されたとき、通り道が用意されていなければ、石が道を作ることになるからである。さらに石の形とか荒らさが加われば、より破滅的な事態になる。つまり、これによって出血や痙攣が起こる可能性がある。患者が何とかこれらを切り抜けても、頚部が裂ければ、切開したとき残ったかもしれない瘻よりも、ずっと大きな瘻を持つことになる。さて、頚部が開かれると石が目に見えるところに現われてくるが、この石の色に関しては何ら区別することはない。

二K　石がとても小さければ指で一方から押して、反対側から引き出してやることができる。もし大きければ、これ専用に作られた鉤を石の上の方へ挿し込んでやる。この鉤は、先は細く半円形に打ち出されており、外側の、身体に触れる部分は滑らかで、内側の、石に接する部分はざらざらしている。そして、かなり長いものである必要がある。短いと引き出す力がないからである。これを挿し込んで、手応えがあれば、石の様子が明らかになる程度に両側に傾けてみる。しっかり捕まえられたときには石も同時に傾く。

二L　成功のためには、引き寄せはじめたときに、石が内部に逃げないように、また傷口の縁に切り込んだり、損傷を与えたりしないように行なわなければならない。この手術にどれほどの危険があるかは、すでに述べたとおりである。石をしっかり捕まえたとわかったら、ほぼ同時に三重の動きを行なわねばならない。両側へ、かつ出口に向かって、やさしく、最初はごく少しずつ石が少し引き寄せられるように動かす。これを行なうときには鉤の一番後ろ［手元部分］を上にあげる。石が鉤の中にさらにしっかり入るようにして、引き出しやすくするためである。もし石が上からでは一向にうまく捕まえられない場合でも、横の方から捕まえられることがある。以上は最もシンプルな治療の過程である。

二M　しかし、さまざまな事態があるので、さらに何かと注意が必要となる。石が単に荒れているだけでなく、刺も持っていることがある。自ら頸部に落ちてきたものは危険なく出せるが、これを膀胱の中で探したり引き寄せたりするのは安全ではない。膀胱に損傷を与えれば痙攣を起こして死ぬという事態になる。さらに、刺のどれかが膀胱にひっかかっていて、それが引っぱられたら、ますます危険が増す。

二N　尿がかなり出にくければ、石が頸部にあることが推測されるし、血尿が滴れば、石に刺があることがわかる。こうした状況では、やはり指で探ってみなければならない。そしてこれを見極めないうちは手術を適用しないようにする。そしてこのときも、激しく押し動かして損傷を与えないように、内部では指はやさしく差し出さねばならない。それから切開すべきである。多くの医師はここでもメスを使っている。一方

（1）ῥυάς, この語は本巻第七章四Cでは涙管瘻に用いられている。

メゲスは、先端の上部に［指当て用の］縁がついていて、その下は半円形で鋭くなっているような、まっすぐな金属器具を作った。というのも、メスには弱点があって、ある種の突出物は切り込むことができるものの、下に空洞があるような突出物の上の肉組織は、切り目はつけられても、すっかり切断することはできず、再度切らなければならない部分が残ってしまう、という理由からであった。二〇　この器具は人差し指と中指の二本の指のあいだに挟み、［縁の］上に親指を置き、押し下げるようにすると、たとえ石から突起が出ていても、［膀胱頚部を］肉組織とともに切除できるという。こうすると、一回で十分な切り口を開けられることになる。どのような方法であれ、頚部が開かれたら、急いで無理な力をかけることなく慎重に荒れた石を取り出すことが必要である。

三A　砂状の石は、砂状の尿が出ることから、あらかじめ明らかにわかるし、治療の現場でも、挿入した指に均等な手応えがなく、その上崩れてしまうので明らかにわかる。同様に、軟らかい石とか、たくさんの細かい石が互いにゆるく固まっているような石は、尿が鱗片のような物質を伴うことでわかる。これらはすべて、石の下で指をやさしく前後に動かして引き寄せるべきで、膀胱を傷つけることのないようにし、またバラバラになったものも、後々の治療を難しくするので、内部に残すことのないようにする。

三B　これらのうち、どれかが目に見える形で出てきたら、指か鉤で取り出す。石が複数あった場合、一つずつ引き出していかなければならないが、あまりに小さいものは残っていても、あえてそのまま残すようにする。膀胱の中では発見するのが困難であるうえ、見つけたとしてもすぐに逃げてしまうからである。そのように長く探査すれば膀胱は傷つくし、致命的な炎症を誘発することになる。切開しなかったのに、膀胱が長い時間無益に指で掻き乱されたために死んでしまうことさえある。これに加えて、微細な石はあとで傷口のほうへ尿によって動かされ流し出されることもあるからである。**三C** 一方、頸部が裂けないかぎり出てこないと思われるほど石が大きい場合は、石を割らなければならない。この方法の発案者はハンモニオス〔=アンモニオス〕で、これに因んでリトトモス(1)とあだ名された。これは次のようにして行なわれる。鉤を石にあてがって、石に衝撃を加えてもちゃんと押さえておけるように、また後ろに転がり返らないようにする。それから、中くらいの太さの金属器具を用意するが、尖端部は細くなまくらにしてあるものを用いる。これを石に近づけ、後ろの端を打撃して石を割る。なお、金属器具が膀胱自体に触れないように、また石の破片が膀胱を切らないように、細心の注意を払って行なう。

四 この治療は女性の場合もほぼ同じだが、いくつか特別に述べるべきことがある。女性の場合、石が小さければメスは無用で、石は尿によって、男性よりも短く広い頸部へと送られるからである。それゆえ、しばしば自然に出てくるし、比較的狭くなっている最初の部分にひっかかっても、同じ鉤を使って傷つけることなく引き出すことができる。しかし、大きい石の場合は、同様の治療が必要である。処女には男性の場合と同じように〔肛門に〕指を挿入し、婦人には膣を通して行なう。それから処女では左側の口〔陰唇〕の下を、婦人では尿道と恥骨のあいだを切開すべきである。なお、どちらの場所でも、切り口自体は横断するように

(1) *λιθοτόμος*,「砕石術者」の意。*λιθοτομία*(砕石術)という語は、採石場における石切りの技術を意味するが、ハンモニオスが活躍した前三世紀以降、医学上の結石手術に関する専門用語としても用いられるようになった。

すべきである。婦人の身体から比較的多くの出血があっても、決して恐れる必要はない。

五A　石が取り除かれた後、身体が丈夫であまり損傷を被っていなければ、出血はそのままにしておき、炎症が比較的小さくなるようにする。またまったく歩かないということも適切ではない。内部に血の固まりが残っていたら落ちてくるようにするためである。これに対して、自力で出血が止まらない場合には、体力がすべて失われないように止血する必要がある。止血は身体の弱い患者の場合には、治療後すぐに行なわねばならない。彼には、膀胱が動かされているあいだは痙攣の危険があり、さらに（薬剤を使用しなければ）致命的な量の出血が生じるのではないかという、もう一つの危機が待ち受けている。

五B　こうした事態に陥らないために、患者は、ある程度塩を加えたきつい酢の中に座るべきである。こうすると、血はほとんど止まり、膀胱も収斂され、その結果炎症も小さくなる。もしこれがあまり役に立たなかったら、吸玉を鼠蹊部、臀部、恥骨の上部に吸着させる。十分に血液が引き寄せられるか、あるいは出血が止まったら、患者は頭を低く、腰を少し持ち上げるようにして仰向けに横たわる。そして傷の上に酢に浸した亜麻布を二、三重にして置く。五C　次に二時間ほど間をおいて、患者は熱い湯の浴槽に仰向けに身を沈める。膝からへそまでが湯に浸かるようにし、他の部分は衣服で巻くが、手と足だけは裸のままにしておく。これは患者があまりのぼせないようにして、より長くそこに留まっていられるようにするためである。これによって大量の汗をかくのが常である。口と顔は何度も海綿で拭き取る。この罨法の終了は、体力の消耗によって害が及ぶ手前である。その後、大量のオリーブ油を塗布し、温かいオリーブ油で満たした柔らかい羊毛の傷当てで、恥骨と腰と鼠蹊部と傷口そのものを覆う。なお傷口には前もって、亜麻布ではなく同じものをあてておく[1]。傷当ては何度も温かいオリーブ油に浸してやり、冷たさが膀胱に達しないように、また腱筋をやさしくやわらげるようにする。

五D　ある医師たちは温めたパップ剤を用いているが、これは温熱が役に立つのに比して、重みで膀胱を圧迫し傷に障るという点で、害がある。それゆえ包帯もいっさい必要ない。翌日、呼吸が苦しくなったり、尿が出なかったり、恥骨のあたりが時期尚早に腫れたりした場合、膀胱の中に血の固まりが残ってしまったと知ることができる。そうしたら、同じ方法で指を挿入し、膀胱をやさしく探って、血が凝固していたら砕いてやる。するとその後、傷口を通して出てくる。

五E　さらに、傷口を通して耳用の洗浄器で、ソーダを混ぜた酢を膀胱に送り込むことも悪いことではない。なぜなら血が固まっているなら、こうすることもまた、それを砕くことになるからである。もし中にまだ何かがあるのではないかと心配な場合、とくに身体が弱っていて歩行によって破片を誘い出すことが妨げられているようなら、これは初日に行なうのが都合よい。その他にすべきことは同じで、浴槽に身体を浸したり、同じように布片や羊毛を傷の上にあてがったりする。

五F　ただし、少年を大人のように頻繁に長い時間、熱い湯に浸けてはならない。身体の弱い人も壮健な人のようにしてはならない。また炎症の軽い人と重い炎症に掛っている人を同じようにしてはならない。身体がゆるんでいる人も、引き締った人のようにしてはならない。さて、この治療のあいだ、睡眠や呼吸がい

(1) マルクスは、eodem（同じもので）の部分が madente aceto（酢に浸けたもので）の転化だと指摘している。

つもどおりで、舌も濡れていて、渇きも普通で、下腹部も腫れがなく、また適度な熱とともに適度な痛みがあるときには、治療が正しく進んでいると知ることができる。また、このようなときには、炎症もたいてい五日目か七日目には終息する。炎症がなくなったら入浴は必要ない。

五G　患者は仰向けになって、傷口に熱い湯を注ぎ掛けるだけにして、尿が傷口を刺激するようなら、これを洗い流す。さらに膿を促す薬をあてがう。また、傷口を浄化すべきだと思えたら、ハチミツを塗る。それが傷を刺激するときは、バラ油を混ぜて和らげる。この治療に最も適していると思われるのは、エンネアパルマコンという硬膏である。なぜならこれは、膿を促すための脂肪を、傷口を浄化するためのハチミツを、さらに髄、とくに子ウシの髄を含んでいるからである。この硬膏の成分は、瘻を残さないようにするのにとくに役立つ。

五H　このとき、傷の上に亜麻布の包帯は不要であるが、薬剤がきちんと保持されるようにするために、薬剤の上にあてがうのはよい。ただし、傷が浄化されたら、清浄な亜麻布によって瘢痕の形成を促す。ところで、この期間に治療が効を奏しなかった場合、さまざまな危険が生じてくる。次のような場合、危険がすぐに予知される。すなわち、不眠が続く、呼吸が困難になる、舌が乾燥する、渇きが激しい、下腹部が腫れる、五I　傷口が開く、尿が貫流しても傷を刺激しない[1]、（夜も昼も変わりなく[2]）三日目前に青黒いものが排出される、患者がまったく何も答えないか、あるいは緩慢にしか答えない、激しい痛みがある、五日目以降に高熱が突発し、食欲不振が続き、うつぶせに寝るほうが楽、という場合である。しかし、何より悪いのは、痙攣と、九日目前の胆汁の嘔吐である。一方、炎症のおそれがあるとき助けとなるものは絶食であり、また適量適時の食事であり、そしてこの節制中にも罨法や上述したこと(3)を行なう。

第二十七章　結石手術の後遺症、とくに癌

一　最も差し迫った危険は癌(4)である。これがわかるのは、傷口を通してであれ陰茎を通してであれ、悪臭のする希薄腐敗膿が流れ出た場合、またこれとともに血の固まりに近いようなものや、小さい毛の固まりのような薄い肉の小片が出たときである。これに加えて、傷口の縁が乾燥したり、鼠蹊部が痛んだり、熱が下がらないまま、夜になると上がり、不規則な戦慄に襲われる場合である。こうなれば、どこかの部位に癌が広がっていると考えるべきである。陰茎に広がっているとすれば、その部位が硬く赤くなって、触ると痛みを起こし、精巣が腫れる。膀胱そのものに広がっているのであれば、肛門の痛みが後に続き、股関節が硬くなり、脚が容易に伸ばせなくなる。

二　体側のどちらか一方に広がっているとすれば、これは見た目に明らかなのだが、両側に同じ徴候が現

(1)「傷を刺激しない」のは、患者の感覚が麻痺しているという悪い徴候である。
(2)欠落があり、マルクスは第二巻第八章三一との比較で、「夜も昼も変わりなく」を補っている。
(3)本章五B—C。
(4)第五巻第二十六章三一参照。

われるとはいえ、片側が小さめである。まず初めに、身体を正しく横にすることが重要である。すなわち、上にくる部分がいつも同じ側、すなわち病気が生じている側であるようにする。もし、陰茎に癌ができていたら、患者は仰向けに寝るべきである。膀胱にきていたらうつぶせに寝る。体側にきていたら健全なほうを下にして寝る。次に、治療の段になったら、患者はニガハッカあるいはイトスギかギンバイカを煮た水の中に身体を沈める。同じ液体を浣腸器で中にも注入する。**三**　その後、ザクロの外皮を混ぜたレンズ豆——これらは両方ともワインで煮ておく——を上にあてがう。あるいはキイチゴかオリーブの葉を同じように煮たもの、あるいは別の薬剤、すなわち癌を抑制して浄化するために前述した薬剤[1]をあてがう。これらの薬剤のうち、乾燥したものであれば、筆記用の葦ペンを使って振りかける。癌が止まり始めたら、傷を蜂蜜ワインで洗うが、この時点では蠟膏は避けておこう。というのは、蠟膏は身体組織を柔らかくして、病気が入り込みやすいようにしてしまうからである。むしろ、洗った鉛をワインと混ぜて塗布するほうがよい。さらに、これを塗った亜麻布を上にあてがう。

四　以上の治療のもとで、回復に達することはできるのだが、同時にわれわれは、癌ができたら、膀胱と何らかの繋がりがある胃も冒されていることがよくあると知るべきである。このようになると胃は食べ物を保持できなくなるし、何らかのものを保持したとしても消化することができなくなり、身体には栄養がいかず、それゆえ傷は浄化されることも栄養を受けることもできなくなる。これは必然的に死を早めることになる。どんな方法も、この状態を助けることはできない、とはいえ、最初の段階からしばらくは、次の療養の方法を続けるしかない。その中では食べ物や飲み物に対して一定の注意を払うことが必要となる。

五　すなわち、初期の段階では流動食以外は与えてはならない。傷が浄化されたら、中くらいの食材[2]で作ったものを与える。野菜や塩漬け〔魚〕はつねに不適である。飲み物は適量にすべきである。なぜなら少ししか飲まないと傷を熱くし、不眠を引き起こし、体力を弱める。適量以上にとりすぎると、頻繁に膀胱が満たされ刺激される。水以外を飲んではならないことは繰り返すまでもなく明らかである。このような食事法のもとでは便秘になるのが普通である。六　便は、コロハかウスベニアオイを煮た水で導き出す。

尿が傷を刺激して、浄化に耐えられないときには、同じ水にバラ油を混ぜたものを耳用の洗浄器で傷そのものの中に送り込む。一般に尿は最初、傷口から出てくる。やがて傷が治ってくると分かれてきて、傷が完全に塞がるまでは、一部だけが陰茎を通って下りてくるようになる。こうなるには、ときには三ヵ月、ときには六ヵ月を過ぎてから、またときには丸々一年かかることもある。

七　頚部がギザギザに裂けたとか、癌のせいで大きな肉片が大量に落ちるとか、何か繊維質のものが落ちるとかしないかぎりは、傷口のしっかりした癒合を諦める必要はない。ただし、いかなる瘻も、どんな小さな瘻もそこに残らないように最大の注意を払わなければならない。そのためには、傷がすでに瘢痕化に向かっていたら、大腿と脚を伸ばして横になるべきである。ただし、石が柔らかい場合、砂状である場合は除く。こういう場合には、膀胱が洗浄されるのに時間がかかるからである。それゆえ、より長いあいだ傷口が

(1) 第五巻第二十六章三二―三三。

(2) 第二巻第十八章参照。病気回復と健康維持に重要な食物や飲み物を、素材と調理法による「強弱」で分類している。

開いている必要があり、すっかり何も外に出てこなくなったとき、やっと瘢痕化に導くことになる。

八　もし膀胱が浄化される前に、傷口の縁が癒着してしまい、痛みと炎症が再発したら、指か消息子の後端部で傷口を再び開き、苦痛を起こしているものに出口を与えてやらなければならない。これらが放出されて、しばらくきれいな尿が出るようになったら、そのときになって瘢痕を導くものをあてがってやる。上で述べたように、できるだけ足を閉じたまま、脚は伸ばすべきである。上述したような原因で瘻のおそれが潜んでいると思われたら、より容易に瘻が閉じるように、または少なくとも狭くなるように、肛門に鉛製の管を挿入したうえで、瘢痕が然るべき状態になるまで、脚は伸ばし、大腿とくるぶしはそれぞれ互いに結び合わせる。

第二十八章　女性性器（膣の入り口）の癒着

一　さて、以上は男性にも女性にも共通に起こりうる障害である。が、いくつかの障害は女性に特有のものである。まずたとえば、女性の性器が、稀にその入り口が互いに癒着して、性交を受け入れられないということがある。これは、ときには母親の子宮の中で起こることもあるし、ときにはこの部位に潰瘍が生じた際の不適切な治療のせいで、治るときに入口がくっついてしまうこともある。生まれながらのものであれば、膜が外陰の口を塞いでいるが、潰瘍によるものであれば、肉がそこを満たしている。

二　膜は、二本の線が互いに交差してXの文字に似るように切るべきで、尿道を傷つけないよう細心の注意を払う。それからその膜をぐるりと切り取る。一方、肉が増殖した場合には、まっすぐな線で切開する必要がある。それから、ピンセットか鉤で押さえつけて、切口から紐状に切り取る。そして内部に、長細く巻いた亜麻布（ギリシア人はレームニスコス[1]と呼んでいる）を酢に浸し、挿入する。さらに、酢で湿らせた未脱脂の羊毛を上から縛ってとめる。三日目にそれを取って、傷を、その他の傷と同じように治療する。すでに回復に向かっていたら、瘢痕を促進する薬剤を塗った鉛の管を内部に挿入する。さらに上に、同じ薬剤を、傷口が瘢痕化に至るまであてがう。

第二十九章　死亡胎児の摘出

一　婦人が妊娠したあと、すでに出産に近づいていた胎児が中で死んでしまい、自力では分娩できなくなった場合には、治療を施さなければならない。この治療は、最も難しいものに数えることができる。すなわち、細心の慎重さと器用さが不可欠で、最大の危険が伴う。このような症例でも、その他の多くのことでも容易にわかることだが、子宮の自然性は何よりも不思議に満ちている。

さて、まず婦人を仰向けに、寝台を横切るように寝かせる。その際、彼女自身の大腿で腹部を圧迫する。こうすると、下腹部が医師の目に入るようになるし、また胎児が子宮口の方へ追い込まれる。二　子宮口に

（1）*λημνίσκος*, 羊毛または亜麻布を細長い形状にしたもの。

死んだ胎児を押しつけておいて、しばらくおいてから少しずつ開けるのが一般的である。[1] 機会を待って、医師は油を塗った手の人差し指を最初に挿入し、そこで（子宮口が）再び開くまでそのままにしておく。さらにもう一本の指を入れ、同じように機会を待って、別の指も挿入していき、手が全部中に入ることができるまでにする。このことが可能になるには、膣の大きさや、その腱筋の強さ、身体全体の状態、さらには精神の強さによるところが大きい。ことに、両手を中に入れなければならないことさえ、ときにはあるからである。

三　下腹部や身体の末端部をできるだけ温かくすることも重要である。また炎症が起こってしまわないように、事態が新しいうちに、すぐ医療を施すことが大事である。というのも、身体が腫れ上がってしまったら、手を挿入することも、胎児を引き出すことも、悲惨な思いをせずにはできなくなり、やがて嘔吐や震えとともに致命的な痙攣が襲ってくることが多くなるからである。手が内部の死んだ胎児に届くと、すぐにその状態を感じ取ることができる。すなわち、頭を向けているか、足を向けているか、あるいは横になっているかである。一般的には手とか足が近くにある。

四　まず医師のやるべきことは、胎児が図らずも［一般的な位置と］別の位置にいたら、頭か足がくるように手で治してやることである。別の位置ではなかったら、手や足を捕まえて胴体をよりまっすぐにする。すなわち手は頭の方へ、足は足の方へ向ける。もし頭が一番近くにあったら、あらゆる面が滑らかで短い尖った爪のついた鉤を挿入し、眼か耳か口、ときに前頭部[2]にしっかりと刺し込む。そして、胎児を出すために引っ張る。

五　しかし、いつでも引き出してよいわけではない。というのも、子宮口が収縮しているときに引っ張り出そうとすると、胎児は出ることができず、胎児は引き裂かれ、鉤の爪が子宮口そのものに滑り刺さる。すると痙攣が起こり、大きな（死の）危機に瀕する。それゆえ子宮口が収縮しているときは休んでいて、口が開いたときにやさしく引き寄せなければならない。そして、このような機会ごとに少しずつ引っ張り出す。右手は鉤を持ち、左手は中に入れて、胎児そのものを引っ張り、同時にこれをまっすぐに導く。

六　さらに、胎児が体液で満たされていて、そこから悪臭のする希薄腐敗膿が流れ出るという事例も多い。そういう場合は、人差し指で胴体に穴を開け、体液を流し出してしまうと小さくなる。それから、そっと両手だけで取り出す。なぜなら鉤を刺し込んでも、もろくなった小さい身体から簡単に滑り抜けてしまうからである。そのとき鉤にどんな危険があるかは、上で述べた。足の方を向けた胎児も引き出すのは難しくない。両手で摑み、適切に引き出す。

七　横向きになっていて、まっすぐ治すことができなかった場合には、鉤を腋窩に刺し込んで、少しずつ引き寄せる。こういう場合、たいてい、首は力に応じて曲がり、頭は後ろの残った胴体の方へ向く。手術としては、首を切断して二つの部分を別々に取り出す。これは前述のものと似ている鉤で行なうが、鉤の内側部分だけが全体的に鋭く研いである。取り出す際には、まず頭を、次に残りの部分を取り出す。というのは

(1) テクストに混乱がある。マルクスに従った。

(2) 胎児に特有の閉じていない大泉門に刺し込むものと思われる。

一般的に、大きい方の部分が取り除かれると、頭が空になった子宮の中へ滑り落ちてしまうからで、それを引き出すには、きわめて危険が伴うからである。

八　もしそういう事態に陥ったら、婦人の腹の上に二重にした布を置き、力の強い経験のある男が彼女の左側に立ち、下腹部の上に両手を当てて、いろんな方向から圧迫する。こうすると、頭が子宮口の方へ追い込まれてくる。これを上で述べたのと同じ方法で鉤を使って引き出す。片方の足はすぐに見つかったのに、もう一方が胴体とともに後ろにいっていたら、引き出せるほうの足を少しずつ切り取っていく。臀部が子宮口に迫ってきたら、再び後ろへ戻して胎児の足を見つけて引き出す。

九　丸ごと全部出なかった胎児は、細かく切って出さなければならないという別の困難さをもたらす。さて、胎児が引き出されたらすぐに、助手に胎児を上向きの手で支えるよう手渡す。次に医師は左手でへその緒を、ちぎれてしまわないようにやさしく引っ張る。右手は、セクンダエ［後産］(1)と呼ばれているもの（胎児が中に入っていた包み）を探して、これの端を摑んだら小血管も膜もすべて、同じように手を使って子宮から引き出す。中に血の固まりがまだ残っていたら、それも全部取り出す。

一〇　そのあと、大腿部を閉じた状態におさえて、適度な暖かさの小部屋に寝かせ、風が当たらないようにする。下腹部の上に、酢とバラ油に漬けた未脱脂の羊毛を乗せる。あと残っている治療としては、炎症のときや、腱筋のある部分に負った怪我のときに行なったのと同じようなことを施す(2)。

第三十章　肛門の障害

一A　肛門の障害もまた、薬で克服できない場合には、[3]手の助けが必要となる。いかなる裂傷も、時が経って硬くなり、すでに硬皮化してしまったら、最も適切な方法は、次のとおりである。便を排泄させ、温かい海綿をあてがい、そこを緩和し、外へ突出するようにする。目に見えるようになったら、一つずつメスで切り取って傷を新しくする。次に柔らかい亜麻布を当て、その上にハチミツを塗った小さい亜麻布をあてがう。その場所を柔らかい羊毛で満たして包帯する。翌日とそれ以降の日は、その他の穏やかな薬剤を用いる。これらは、この病気が新しいうちに必要だと述べたところ[4]の薬剤である。

一B　とにかく最初の何日かはソルビティオーで栄養をとる。やがて少しずつ何か食べ物を与えるが、その種類は同じところで指示したものとする。炎症が原因でそこに膿が生じる場合、肛門そのものが化膿しないように、膿が最初に現われた時点で切開する。ただし、これを早まって急いではならない。なぜなら未熟なまま切開すると炎症が大きくなって、なおさら多量の膿が生じてしまうからである。この傷の場合も、穏やかな食事と同様の薬剤が必要である。

(1)「二番目の」の意で、複数・女性形で後産のこと。
(2) 以上で、死んだ胎児の摘出法の記述は終わるが、スペンサーは、助産婦やその他助手として手術を助ける女性についてまったく言及がないこと、また母親が死んだあとにしばしば行なわれていた、いわゆる帝王切開への言及もないことを注目すべき点と指摘している。
(3) 薬による治療については第六巻第十八章七─一一、肛門の裂傷については、同章一七A─B参照。
(4) 第六巻第十八章七A─B、九B。

二　コンデュローマ(1)と呼ばれている小腫瘍は、硬くなってしまったら、次の方法で治療する。あらかじめ便はすべて出しておく。鉗子で小腫瘍の根元付近を摑んでおいて切断する。これを行なったら、治療のあと施すべきだと上述したのと同じことを行なう。ただし、小腫瘍が大きくなっていたならば、そのときだけは銅のスケールで抑制する必要がある。

三A　血液が流れ出た血管の口〔痔〕(2)は次のようにして処置する。出血した人には絶食を指示し(3)、より強めに便(4)を排泄させ、それによってその口がより前に持ち上がるようにする。そうすると血管の口はすべて、小さい頭(5)〔痔核〕のように目立ってくる。もし痔核がとても小さくて、その基部が薄い場合には、肛門と繋がっているところより少し上を亜麻糸で縛る。（次に）熱い湯（に浸けて絞った）(6)海綿を、痔核が青黒くなるまであてがう。それから爪かメスで結び目の上の部分を引っ掻き取る。三B　これをしないと、あとで強い痛みがやってきて、ときには排尿も困難になる。痔核がもっと大きくて基部が幅広い場合、一本か二本の鉤で引っ張りあげておいて、基部の少し上を切る。痔核からは何も残さず、肛門からは何も取り去らないようにするためで、鉤を引っ張り過ぎず、かつ小さすぎず引くことによって遂行できる。切ったら針を通し、その針の下で痔核を亜麻糸によって固く縛る。

三C　二つか三つある場合、一番下にあるのを一番先に治療すべきである。もっとたくさんある場合も、すべてを一度には治療しない。一度に至るところに軟弱な瘢痕ができないようにするためである。出血があったら海綿で受けとめる。次に亜麻布をあてがう。大腿部と鼠蹊部、また傷の近くにも油を塗布する。さらに上に、蠟膏と温かい大麦をあてがい、この場所を（柔らかい羊毛で）(7)満たし、縛っておく。翌日、患者は熱い湯の中に座り、また同じパップで温める。

三D　それから日に二回、治療の前と後に、頸部(8)と大腿部に液状の蠟膏をまんべんなく塗布する。そして患者は暖かい場所に留まる。五、六日おいてから、耳用の消息子を使って亜麻糸を引き剝がす。もし痔核が一緒に落ちなければ指で動かす。そして別のところで述べたのと同じ穏やかな薬剤(9)で、傷口を快方へ導く。障害が終息したら、どのようにすべきかは、すでに（上の）他のところ(10)で述べた。

第三十一章　脚の脈瘤

一　次は脚に移ろう。脚にできる脈瘤は、難しくない方法で除去できる。頭部で害となる小血管や、腹部

（1）第六巻第十八章八。
（2）第六巻第十八章九。
（3）「出血した人には絶食を指示し」の部分はテクストが不確実で、写本によっては「流出した血に希薄腐敗膿が混じっていたら」という文になっている。
（4）「より強めに」を「より強い薬で」と読む校訂者もいる。
（5）痔の症状を表わすときに用いられる語で、痔核のこと。第六巻第十八章九A参照。
（6）マルクスに従って括弧内を補った。
（7）マルクスに従って括弧内を補った。
（8）マルクスは写本どおりに cervices（頸部）と読んでいるが、文脈から見て不自然である。リンデンは coxendices（座骨部）と読み、タルガは coxae（腰部＝股関節）を提案している。
（9）第六巻第十八章七。
（10）本章一B、第六巻第十八章九。

にできる同様の脈瘤の治療について、ここまで記述を延ばしたのは、どこにできても同じだからである。害となるすべての血管は、焼灼して消失させるか、手術で除去するかである。まっすぐな場合や、また横行していても単純な場合、中くらいの大きさの場合は焼灼したほうがよい。曲がっている場合とか、何かの輪のようにもつれている場合、数が多く互いに巻き込んでいる場合は切るほうが有益である。

二　焼灼の方法は次のとおりである。皮膚は上の方だけ切開する。血管が現われたら、細くてなまくらにしてある金属器を熱して適度に押しつける。切開した傷口自体を焼かないよう避けるが、鉤で引っ張っておくのが簡単である。これを、約四本指の幅の間隔を開けながら、脈瘤全体に行なう。それから、火傷を治す薬剤を上にあてがう。

切除は次の方法で行なう。血管の上の皮膚を同じ方法で切開し、傷口を鉤で受けとめる。メスで血管をぐるりと組織から引き剝がす。三　この間、なまくらにした鉤をその下に挿し挟んで、血管そのものを傷つけないように行なう。上述したのとほぼ同じ間隔をあけて、同じ血管に同じことを行なう。血管がどこに延びているかは、鉤を引っぱり上げると簡単にわかる。脈瘤があるところすべてに同じことを施す場合は、まず一箇所において鉤で血管を引き寄せて、切除する。次に隣でも鉤で引き寄せてから（引き剝がして）再び切り取る。このようにして脚から脈瘤がすっかりなくなったら、傷の縁を合わせ、上に膠着させる硬膏をあてがう。

第三十二章　指の癒着

一　指がくっついてしまったら、それが子宮にいたころからずっとであれ、生後、普通の化膿が原因となったのであれ、メスで切り離す。そのあと、一本一本の指の周りに脂っぽくない硬膏を塗ると、いずれの指もそれぞれ快方へ向かう。指に傷を負って、その後できた瘢痕が悪く、指が曲がった状態になった場合、まずはパップ剤を試してみる。これが役に立たなかった場合には、(古い瘢痕や腱筋が損傷を受けたところにはこういうことが起こりやすいのだが、) その障害が腱筋にあるのか皮膚にあるのかを見なければならない。腱筋にある場合は、手を出してはならない。というのは治らないからである。皮膚にある場合は、瘢痕全体を切除する。たいていは、これが固くなって指を伸ばしにくくしているのである。まっすぐにしたら新しい瘢痕ができるよう導く。

第三十三章　ガングライナ（壊疽）

一　爪のあいだや腋窩や鼠蹊部に生じたガングライナ［壊疽］は、もし薬剤で克服できなかったときは、他のところで私が述べたように[(1)]、手足を切断しなければならない。しかし、これもまたきわめて危険を伴っている。すなわち、手術そのものの途中で、出血や失神によって死に至ることが多いのである。だが、ここ

（1）第五巻第二十六章三四D。

でもまた治療手段が十分安全であるかどうかは問題ではない。なぜならそれが唯一の方法だからである。健康な部分と病気の部分のあいだの肉を骨までメスで切り込むが、その際、関節自体に向かっては行なわない。また病的な部分を残してしまうよりは、むしろ健康な部分から幾分か切除するほうがよい。

二　骨に達したら、健康な肉を骨から引き剝がし、骨の周りの肉を切除し、その部分の骨を剝き出しの状態にする。次に小鋸で骨を、健康な肉がまだ付着しているところのぎりぎり近くで切断する。その後、小鋸が荒らした骨の端を滑らかにし、その上に皮膚を被せる。この皮膚は、この治療の際に余るようにしていたものであり、これでできるだけあらゆる面から骨を覆うようにする。皮膚が覆えなかった部分は亜麻布で覆い、その上に酢に漬けた海綿を縛りつける。その後に施すべきその他の事柄は、膿を出させる傷のところ(1)で前述したとおりである。

(1) 第五巻第二十六章二七B以下。

第八巻　骨の障害（骨折や脱臼）について

第一章　全身の骨の形や仕組みについて

一　あと残っているのは骨に関する事柄である。できるだけ分かりやすくするために、まず先にそれらの場所と形状について述べよう。

頭蓋骨(1)から始めるが、この骨は、内側の部分が空洞状で、外側に膨らんだ形状である。いずれの面も滑らかで、内では脳膜を包み込み、外では毛髪の生えた皮膚に被覆されている。後頭から側頭にかけては単層で、前頭から頭頂までは二層になっている。そこの骨は外側両面［外板と内板］が硬く、それらを互いに結合している中間部分［板間層］は比較的軟らかい。この中には血管が走っており、この血管がこれらに栄養を供給していると思われる。

二　縫合のない固まった頭蓋骨は稀である。それでも灼熱の地では、比較的容易に発見される(2)。このような頭は、きわめて頑丈で、痛みから最もよく守られている。そのほかの地でも、縫合が少なければ少ないほど頭の状態はよい。すなわち、縫合の数は、その場所も含めて、一定ではないのである。しかし、たいていの場合、耳の上にある二つの側頭骨は、頭の上部から分かれている。三つ目の縫合は頭頂部を通って耳まで延びており、後頭部を頭の最上部から切り離している。三　四つ目は、同じく頭頂から頭の中心を通って前頭まで達している。これは、ときには頭髪の生え際で止まっている場合もあるし、ときには前頭［額］を分けて眉のあいだで終わっている場合もある。……(3)これらの縫合のうち、他のものはすべてきっちりと組み合わされているが、耳の上を横切るようにしている縫合だけは、縁全体が段々と薄くなっていて、下側の骨が上側の骨に、滑らかに重なっている。頭の中で最も厚い骨は、耳の後ろの骨で、そこに髪の毛が生えていないのは、まさにこのためらしい。

四　側頭骨に繋がっている筋肉の下では、中央の骨(4)が外側へと傾きながら位置している。さて、顔面部には大きな縫合がある。それは側頭から始まって、眼の中央を通り、鼻を横切ってもう一方の側頭に達する。またこれらから二本の短い縫合が内側の角《かど》［眼角］の下から下方へ向かっている。上顎にもその上部にそれぞれ横切る縫合がある。鼻の中心あるいは上歯の歯茎の中心から、口蓋の中心を通って一本の縫合が延びている。また別の縫合が同じ口蓋を横に分けている。大多数の頭蓋骨において見られる縫合は以上のとおりである。

（1）頭蓋骨は calvaria. また脳膜は membrana cerebri で、硬膜、クモ膜、軟膜の区別はまだない。

（2）ヘロドトス『歴史』第九巻八三「プラタイア人は敵の戦死者の骨を一箇所に集めたのであるが、肉の剥落した死体に縫合線が全くなく、全部一つの骨でできている頭蓋骨が発見されたのである……」（松平千秋訳）。

（3）マルクスは、冠状縫合に関する記述が抜けていると註記している。ラムダ状縫合、矢状縫合、前頭縫合、鱗状縫合に相当する縫合は言及されている。

（4）os medium は蝶形骨を指している。

ある。(1)

五　頭の内部へ通じる穴で最も大きいのは眼の穴で、次は鼻の穴、それから耳に開いている穴である。これらのうち眼の穴は、真直に単純な形で脳まで広がっている。鼻の二つの穴は、中央の骨で分けられている。これは、最初、眉や眼角から約三分の一の部分まで骨で始まり、次に軟骨に変化し、口の近くに下りてくるほど肉のようになり、軟らかくなる。**六**　これらの穴は、鼻の最も高いところから最も低いところまでは単純であるが、そこから再び二つの通路に分けられている。二つのうち一方は、喉への通路で、息を送ったり入れたりしている。もう一つは脳へ向かっており、最も先端は数多くの細い穴に分散している。これを通じて匂いの感覚がわれわれにもたらされる。(2)耳の中も最初は真直で単純な道である。先に進むにしたがって曲がりくねるようになる。これも脳の近くで無数の細かい穴に分かれている。聞くという機能はこれらの穴によるる。

七　この［耳の穴］近くに二つのきわめてわずかな凹みのようなものがある。(3)この凹みの上で、より下方の骨に支えられて眼の下から延びて横断している骨が終わっている。この骨は形が似ていることから、「くびきの骨［頬骨］」と名付けることができよう。ギリシア人もやはり、その類似性からジュゴーデスと呼んでいる。(4)下顎骨は軟らかい骨である。(5)一個の骨であり、この骨の中央の最下の部分が顎であり、ここから両側の側頭骨まで延びている。そして、これだけが動くようになっている。一方上顎骨は、(6)上の歯が生えている骨と合わせて全体が動かない骨である。

八　さて、下顎骨自体の先端部は、まるで二股の角《つの》のようになっている。一方の突出部［筋突起］は下のほうでは幅広く、尖端自体は細くなっている。より長く延びて頬骨の下に入り込んでいて、上のほうでは、側頭の筋肉によって繋がれている。もう一方の突出部［下顎頭］は、より短く丸みを帯び、耳の穴の近くにある凹み［下顎窩］に嵌って、蝶番のようになっている。この部分で、こちら側あちら側へと傾いて、下顎骨に動きやすさを与えている。

九　歯は骨より硬い。一部は下顎骨に、また一部は上の顎の骨にしっかりと付いている。これらのうち最

---

(1) 顔面の大きな縫合とあるのは、前頭頬骨縫合~前頭涙骨縫合~前頭上顎縫合~前頭鼻骨縫合を指し、以下は頬骨上顎縫合や、鼻骨間縫合、上顎間縫合、正中・横口蓋縫合などに相当するものと考えられる。

(2) 篩骨の小孔には嗅神経が通っているが、この当時、またガレノスの時代にも神経の概念がなく、この孔は空気が脳に送られたり、体液が流れ出てきたりする通路と考えられていた。

(3) 頬骨の側頭骨側の基部にあることから、「二つのわずかな凹み」は側頭窩と下顎窩と推察されている。

(4)「くびきの骨」は os iugale, *ζυγώδης* で頬骨を指す。現代医学用語では、ガレノスが用いた *ζύγωμα* から os zygomaticum と表記される。

(5) 現代医学では maxilla を上顎骨とするが、ケルススではもっぱら下顎骨に用いられる。なお、「軟らかい骨（os molle）」という記述は明らかに間違いであり、「動かせる骨（os mobile）」と読む説が妥当と思われる。また、ヒッポクラテス『関節について』三四では、結合部で二つに分かれるとされ、ガレノスも二つの部分にわかれるとしたが、ケルススの記述のように、生後は一個の骨になっている。この記述の正しさについては、ヴェサリウスが引用している。

(6) os malae は「頬の骨」の意であるが、頬骨ではなく上顎骨を指す。

も前の四本ずつは、噛み切ることから、ギリシア人によってトメイス[1]と呼ばれている。そしてこれらは［上下］計四本の犬歯によって両側から囲まれている。この奥には［上下］両側に顎の歯［臼歯］が、おおむね四本ずつある。が、そのほかに、（あとから生えてくる歯が一本ずつあって、[2]）五本ずつの臼歯を持つ人もいる。最後の四本は、遅く生えてくるのが常なので、生えないままの人もいる。一〇　以上のうち、前歯はそれぞれ一つの根で支えられており、臼歯は少なくとも二つ、あるものは三つまたは四つの根で支えられている。概して、長い根には短い歯が生えている。また、真直な歯には真直な根が、曲がった歯には曲がった根がある。少年期には同じ根から新しい歯が下から生えてくる[3]。新しい歯はほとんどの場合、以前にあった歯を押し落とすように生えてくるが、ときには以前の歯［乳歯］の前や後ろに現われることもある。

一一　頭を受けとめているのは脊椎である。脊椎は二四個の椎骨から構成されており、七個は頚部に、一二個は肋骨と接し、残りの五個は肋骨の下方にある。椎骨は楕円形で短い。両側には二つの突起［横突起］が出ている。中央は穴［脊柱管］が開いており、そこを、脳に繋がっている脊髄が通っている。またこの近くには、二つの突起を通って、さらに細い空洞が貫通している[4]。そして、この細い空洞を通って、脳膜に似た薄い膜が導かれている。最上部の三個を除いて、すべての椎骨は、突起自体の上部に、わずかに沈んだ凹みを持ち、下部には、反対に下へ向かって別の突起を出している［上関節突起と下関節突起］。

一二　最上部の椎骨［環椎］は直接頭を支えているが、二つの凹み［上関節窩］で頭の小さい突起［後頭顆］を受けとめることによって支えている。このことによって、頭は上下に（動くように[5]）なっている。第二椎骨［軸椎］は、隆起物［歯突起］によって不規則な形にできていて、その隆起物が上の骨の下部［歯突起窩］

に（嵌っている）(6)。そして最も上の部分が比較的小さい球体で終わっていることが、［頭の］回転と関係している。すなわち、球体の上の部分が最上椎骨に囲まれていることが、頭が左右両側へ動くことを可能にしている。三番目の椎骨も同様にして二番目を受けとめている。これによって、頸部の動きが容易になっている。

一三　さて、真直で強力な腱筋(7)が両側で首を保持していなければ、頭を支えることは決してできないであろう。この腱筋をギリシア人たちはテノンテス(8)と呼んでいる。あらゆる屈曲において、これらのどれかがつねに緊張することで、上にあるものが限度を超えて滑り落ちないようにしている。三番目の椎骨には小さい隆起物が出ていて、これが下の椎骨に挿入されている。その他の椎骨は、下方に向かっている突起［下関節

（1）τομεῖς（τομεύς の複数形）は「切歯」。ほかに犬歯と臼歯、智歯（親知らず）が言及されているが、臼歯は molares（擦り潰す歯）ではなく maxillares（顎の歯）と記述され、小臼歯と大臼歯は区別されていない。

（2）テクストに混乱がある。読み方には諸説あるが、括弧内はマルクスの校訂に従って訳した。

（3）乳歯と永久歯が同じ根から生えると明確に記述したのは、ケルススが最初と言われている。

（4）横突孔のことと思われる。ここには頸骨動脈・静脈が通っているが、ケルススは「脳膜に似た薄い膜」と記述している。

（5）マルクスに従って括弧内を補った。

（6）マルクスに従って括弧内を補った。

（7）ここの nervus（腱筋）は項靭帯を指している。ちなみに現在「靭帯」を表わす ligamentum は、ケルススでは「包帯、紐」を指す語としてのみ用いられている。

（8）τένοντες（τένων の複数形）はもともと「張るもの、支柱」の意で一般には「腱」と訳される。現在「腱」を表わす tendo はこのギリシア語を語源とする。なお『関節について』四五では tonoi（複数形）という語が用いられている。

突起」によって、下の椎骨へ入り込んでおり、両側にある凹みで上の椎骨を受けとめている。そして多くの腱筋と多くの軟骨によって保持されている。**一四** このようにして、一方向への屈曲に適正に即応し、かつ他方向に動かないようにすることで、人間は真直に立っていられるのであり、また必要な行動のためにそれなりに曲げることができる。

首「頸部」の下には、最も上の肋骨が肩に面して位置している。さらにここから下の六本の肋骨が胸「胸郭」の最も下まで達している。これらの肋骨「真肋」は、一番先の部分で丸く、わずかに小さい頭のようになって、椎骨の横突起と椎骨自体の小さな凹み「肋骨窩」とにくっついている。そこから肋骨は太くなり、外側に向けて徐々に曲折し、軟骨へと変化していく。そしてこの部分で再びゆるやかに内側方向へ曲がり、胸骨と繋がる。

一五 胸骨は、強く硬い骨として喉の部分から始まり「胸骨柄」、両側で三日月状に曲がり、心窩部「みぞおち」からは、骨自体が軟らかくなり軟骨として終わっている「剣状突起」。上部の肋骨「真肋」の下には、ギリシア人がノタイ[1]と呼ぶ肋骨が五本ある。これらは短く、より薄く、骨自体も徐々に軟骨へと変わり、腹部の上端のあたりで互いにくっついている。肋骨のうち最も下にあるもの「浮動肋」は、すでに大部分が軟骨以外の何ものでもない。

再び上に戻ると、頸部から二つの幅広い骨が両側に、肩まで広がっている「肩甲骨」。われわれは、これを「隠された盾」とも呼び、ギリシア人はオーモプラタイと呼ぶ[2]。**一六** 一番上に陥没したところ「棘上窩」があり、そこから三角形になり、少しずつ広くなりながら脊柱へと延びている。広くなるにつれて、その部分は鈍くなる(3)。そして後ろ側の最下部では骨自体が軟骨化していて、まるで浮いているようである。というのも、最上部以外は、どの骨ともくっついていないからである。最上部のほうは、強力な筋肉や腱筋で、しっかり保持されている(4)。

さて、最も上の肋骨あたりから骨がのびている［鎖骨］。その骨の中央あたりでは、肋骨のほうが少し引っ込んでいる。その骨は中央部では細いが、肩甲骨に近くなるにつれ太く、幅広くなり、また若干外側に湾曲している。もう一方の先端は適度にふくらんで、首元を支えている。一七 だがこの骨自体は湾曲していて、（最も丈夫な骨や(5)）最も硬い骨の中に数えられるものではない。一方の骨頭は、今述べた骨［肩甲骨］に、もう一方は胸骨の小さい凹み［鎖骨切痕］に嵌っている。腕を動かすと少し動く。肩甲骨［の肩峰］とは、骨頭の下側で腱筋や軟骨によって繋がれている。

（1）*νόθαι* は「偽りの（肋骨）」の意で複数形。真肋七対に対して、胸骨に達しない肋骨として第八―十二肋骨が、現在も偽肋（仮肋）costae spuriae と呼ばれている。そのうち第十一、十二肋骨がケルススによって「大部分が軟骨」と記された浮動肋である。

（2）肩甲骨のことを、ケルススは os latum scapulae「肩の広い骨」と表わしている。ラテン語の別名「隠された盾」は scutula operta, ギリシア語では *ὠμοπλάται*（複数形）。訳は肩甲骨とする。

（3）「鈍くなる」部分とは、板状の骨の縁を指すと思われる。下角のところは、脊柱に向く縁にいくにつれ、繊維軟骨質に転ずる。板状の部分が透けるほど薄いのに対して、縁は生体内では厚く鈍くみえる。

（4）最上部では、肩甲棘とその端である肩峰、烏口突起などに、僧帽筋、小胸筋ほか多くの筋肉と靭帯がついている。

（5）マルクスに従って括弧内を補った。

一八　ここから上腕骨が始まる。両端の骨頭は、膨らんでいて軟らかく、髄はなく軟骨質である。中央部は強く硬く髄を持っている。前方と外側へ、わずかに弓なりなっている。ここでいう前側とは胸の側で、後ろ側とは肩甲骨の側、内側とは体側に向いた方で、外側とはそこから遠い方である。このことは当然のことながら、以下の章のすべての関節に当て嵌まる。(1)

一九　上方の上腕骨頭は、これまで述べてきた他のどの骨より丸くなっていて、隆起部分のわずかな範囲で肩甲骨の頂点部に嵌っている。そして大部分は挿入部の外側で、腱筋によって固く繋がれている。上腕骨の下方部には二つの突起があり、そのあいだの真ん中の部分が両端よりも大きく凹んでいる。(2)これによって、前腕の座が提供される。

前腕は二つの骨から成っている。橈骨はギリシア人がケルキス(3)と呼んでいる骨で、より上にあり、より短く、上端は比較的細く、丸く、わずかに凹んだ骨頭［橈骨頭］で、上腕のごく小さな結節［上腕骨小頭］を受けとめている。そこも腱筋と軟骨によって保持されている。二〇　尺骨(4)は橈骨より下にあり、橈骨より長く、上端は太く、骨頭の最上部は二つのせりあがった突出部(5)によって、上腕の凹み——この凹みは二つの突起のあいだにあると述べた——に嵌っている。前腕の二つの骨は、上端において合わさっているが、徐々に離れて厚みが変化しながらも手首のところで再び一緒になる。(6)そこでは橈骨がより太く、尺骨は非常に細くなっている。さらに橈骨は、［下の］骨頭に行くにしたがって軟骨質の骨が広がり、その先端で凹んでいる［手根関節面］。尺骨は先端が丸く、一部に小さな突起［茎状突起］がある。

二一　繰り返して述べなくてもいいように、次のことを知っておくべきである。すなわち、大部分の骨は先端が軟骨化して終わる。関節で、このようになっていないものはない。なぜなら、滑らかな部分に支えられていなければ動くことができないし、何か中間的な材料で組み合わされていなければ、肉や腱筋が結びつくことができないからである。

手においては、まず掌《てのひら》の最初の部分は、多くの細かい骨から成っている。これらの骨の数は決まっていないが、すべてやや細長い三角形で、ある一定の構造で互いに繋がっている(7)。それはちょうど、ある一個の骨の上の角《かど》と別の骨の平らな部分とが交互にくるようになっている。このようにして、これらの骨から、若

---

(1)現在の解剖学的正位は、手掌が前方を向くようにするのに対して、ケルススでは手掌を大腿側に向けた姿勢を標準としている。前腕の説明においても、橈骨が上に、尺骨が下にあると述べている。ただし、その他後半の説明において、方向の表現は多様である。

(2)二つの突起は、上腕下端部にある内側上顆と外側上顆を指すと思われる。凹みは、尺骨と関節を作る上腕骨滑車と肘頭窩などと思われる。

(3)*κερκίς* は、本来「織機の杼」の意。ラテン語の radius も真直ぐな棒を意味する語。

(4)尺骨は一般的には ulna で表わされるが、ケルススではつねに cubitus が用いられている。この語は主に「肘」を意味するが、尺骨そのものも指す。いわゆる肘頭は尺骨の一部だからである。ulna に相当するギリシア語の *ὠλένη* も前腕の骨と肘の両方を指す。

(5)上腕骨滑車と関節をなす、鉤状切痕と鉤状突起を指していると思われる。鉤状切痕の後部には肘頭がある。

(6)上下でそれぞれの関節環状面と切痕が繋がり、中央では骨間靭帯によって離れた状態に保たれていることを表わしている。

(7)実際の手根骨は八個あって、異なる形の骨が組み合わされている。個々に名前がつけられたのは、十七世紀になってからである。

干内側に屈曲した一つの骨のような形ができている。二二　手から出た二つの小さな突起［舟状骨と月状骨］が橈骨の凹みに嵌っている。もう一方の側では、五本の真直な骨［中手骨］が、指に向かって延びながら、掌を満たしている。これらから、指の骨すべてが生えていて、また指の骨はそれぞれ三つの骨からできている。すべての指は同じ作りになっている。[1] より内側［近位］の骨は先端に凹みがあり、より外側［遠位］の骨のごく小さい結節を受けとめ、腱筋がこれを保持している。そして、これらから爪が生えて硬くなっているが、実際には爪の根は骨ではなく肉［爪床］に固着している。

二三　上半身の諸部分は以上のように配置されている。さて、脊椎の最下部は、腰の骨［寛骨］[2] に固定している。この骨は横に広がっていて、非常に頑強で、子宮や膀胱や直腸を守っている。寛骨は外側に弓形になっていて、脊椎の方へ反る形になっていて、体側の側では（寛骨それ自体に）丸い凹み［寛骨臼］がある。ここからペクテン[3]と呼ばれる骨が始まる。この骨は恥部の下、腸の上で横行し、腹部を強固にしている。男性の場合は比較的真直で、女性の場合は、出産を妨げないように、かなり外側に湾曲している。

二四　ここから大腿骨について始めよう。この骨の骨頭は上腕骨の骨頭よりもさらに丸く、つまり他のすべての骨の中でも最も球形に近い。その下には二つの突起［大転子と小転子］が前と後ろについている。その次には硬くて髄を持つ部分があり、外側に弓形をしている。再び下の骨頭で大きく膨れている［内側顆・上顆と外側顆・上顆］。上の骨頭は、上腕骨が肩にある骨に嵌っているのと同じように、寛骨の凹み［寛骨臼］に嵌っている。そしてこの骨は、下のほうではやや内側に向かって伸びている。これによって上体をより並行に支えることができる。また下の骨頭は中央で凹んでおり［顆間窩］、ここで下腿の骨を受けとめやすくすることができる。

二五　この接合部分［膝］は、小さく軟らかく軟骨質の骨によって覆われている。これは膝蓋骨と呼ばれている[4]。この骨は、上で浮かぶようにしてあり、どの骨ともくっついていないが、肉や腱筋で固定されている。そして、脚が曲がっているときはつねに、やや大腿骨のほうへ傾きながら、関節部を保護している。

下腿［脚］そのものは二つの骨でできている。あらゆる点で大腿骨は上腕骨に、下腿は前腕に似ている。それゆえ一方の形状も外観も、もう一方から知ることができる。すなわち、骨に始まって肉に至るまで相対しているのである。

（1）手首と指とを連結する骨（中手骨）が五つあると記述したのはケルススが最初と言われている。各指が三つの骨（基節骨、中節骨、末節骨）からできているという点については、親指（母指）以外では正確である。現代解剖学では親指には中節骨が欠けているとされている。ただし、親指も三つの骨から成り、欠けているのは中手骨であるとする別の見方もあり、ガレノスやヴェサリウスはこちらの説をとっている。

（2）寛骨は腸骨、座骨、恥骨の三骨が一体化したもので、ケルススが os coxae（腰の骨）と記述した。にもかかわらず、ガレノスが「名のない骨」と記述したために、近代まで os innominatum（無名骨）と呼ばれていた。

（3）ここで pecten「櫛」と呼ばれる骨は、いわゆる恥骨 os pubis 全体のことを指し、現在の恥骨櫛 pecten ossis pubis だけを指すものではないと思われる。

（4）「丸い小皿」を意味する patella は、正確には大腿四頭筋から延びる腱（膝蓋骨靭帯）の中に生じた種子骨である。内側と外側には膝蓋支帯がある。完全には骨化せず、軟骨部などを残す。

二六　さて、一方の骨は外側（すなわち［前腕で言えば］上側）に位置している。この骨は腓骨(1)と呼ばれている。これはもう一方の骨より短く、上の方が細く、足首［くるぶし］に至るところで膨らんでいる。もう一方の骨はより前側に位置しており、名前は脛骨(2)で、より長く、上方で幅広く、尺骨が上腕骨に繋がっているのと同様に、これだけが大腿骨の下の骨頭と繋がっている。これら二本の骨もまた、前腕におけるのと同様に、上と下では接していて、中間では離れている。

二七　下腿は下で、足首［両くるぶしの間］に横行する骨(3)［距骨］によって受けとめられている。この骨自体は踵の骨の上に収まっている。この骨(4)は、ある部分で凹んでおり、別の部分では突起を持つ。足首(5)の突出部分を受けとめるところと、凹みに嵌るところである。踵の骨には髄はなく、硬く、さらに後ろ側へ丸く突出しており、そこは形が見てとれる［踵骨隆起］。足のその他の骨は、手にある骨と同様に構成されている。足の裏は掌《てのひら》に、指は指に、爪は爪に対応している。

第二章　骨の肥大、カリエース（骨疽）

一　さて、いずれの骨も損傷を被った場合には、病気になったり、割れたり、砕けたり、穴が開いたり、打ち砕けたり、脱臼したりする。(6)

病気にかかった骨は、一般的に、まずはじめは肥大化し、次に黒くなったりカリエース［骨疽］になったりする。これはひどい潰瘍や瘻が生じた場合、それらが慢性化したり、さらには癌化したりしたときに、付加的に生じる。まずあらかじめ、潰瘍部を切除して骨を剝き出しにして、潰瘍のところよりもさらに病巣が広がっていたら、健康な骨が見えるようになるまで肉を切開するべきである。二　骨が肥大化していた場合は、一度か二度、焼灼器を用いて、骨の薄片が落ちるまで焼灼するだけで十分である。あるいは、出血が見られるようになるまで骨を削り取る。というのも、出血は健康な骨の証であり、病気にかかったところは必然的に乾いたままだからである。冒された軟骨にも同じことを行なう。もしメスで削り取らなければならな

(1) ケルススは腓骨を表わすのに、現代医学で用いる fibula ではなく、sura を用いている。sura は一般的にはふくらはぎを表わす語である。一方 fibula は本来、留金やピンを指す語で、ケルススは第五巻第二十六章二三B他で傷の留金にのみ用いている。ちなみにその fibula に対応するギリシア語 *περόνη* は留金を指すほか、骨の名前としては脚の腓骨と前腕の橈骨の両方に用いられている。

(2) *tibia* も脛（すね）そのものを指す語で、ここでは脛骨に用いられている。

(3) ケルススは距骨を表わすのに、os transversum talorum（足首［両くるぶしの間］に横行する骨）としている。ここでの talus の複数形は両側のくるぶし（脛骨の内顆と腓骨の外顆）を指している。距骨は距骨滑車で脛骨と腓骨と関節をなしている。ただし talus は足首全体や距骨自体を指していると思われる場合もある。

(4) スペンサーは「この骨」を踵骨と訳し、「足首」（単数の talus）はくるぶしではなく距骨を指すとしている（距骨下関節面）。

(5) 第二から四章までの骨の治療のなかで、頭蓋骨に関するものについては、『頭部の損傷について』参照。また症例については『流行病』第五巻一六、二八、六〇、九七、第七巻三二、三五、『疾病について第二巻』七、一四、一五、二四参照。

いなら、残った部分が健康なところだけになるまで行なう。そして、骨とか軟骨を削り取った場合には、よく擦り潰したソーダを振りかける。骨の表面がカリエースになっていたり、黒色化したりしていた場合でも、これら以外にすべきことはない。ただし、少し長めの時間をかけて、同じように焼灼器で焼灼したり、削り取ったりする。

三　骨を削る医師は、思い切りよく器具を押しつけて、少しでも効果を上げ早く終わるようにしなければならない。白い骨または硬い骨に至ったところで終わりとする。黒から白へ、カリエースから一定の硬さになることによって病気がそこまでで止まっていることがわかる。さらに健康な部分からは若干の出血が加わるということは上で述べた。

いずれの場合でも、どれほど深く進行しているかが疑わしい場合があるが、そのようなとき、カリエースならばすぐ調べることができる。細い消息子を穴の中に送り込み、それが深く入るか浅く入るかで、カリエースが表面的なものか、深くまで進行しているかがはっきりする。

四　黒色化は痛みと熱からでも推し量ることができる。痛みや熱が中程度ならば、それほど深く進行している可能性はない。もっとも、穿孔器を用いれば、よりはっきりする。すなわち、黒くなった骨の屑がなくなったところが病気の境目である。

もしカリエースが深く進んでいたら、やはり骨に穿孔器で穴を密に刺し通すべきである。その穴は病気の深さと同じ深さになる。それから、骨が完全に乾燥した状態になるまで、その穴に熱した焼灼器を送り込む。すると、この処置のあと、病気に冒された部分がいっせいにその下の骨から離れる。やがてその凹みは肉で満たされ、その後体液はまったく出ないか目立たない程度である。

五　黒色化やカリエースが骨の反対側の部分まで進んでいたら、切除すべきである。（またカリエースの場合も、骨の反対側まで進行していたら同様の処置が可能である。）[1]全体が病気に冒されていたら、全体を切り取らねばならない。が、もし下の部分が健康であれば、だめになったところに限って切除すべきである。なお、頭の骨、胸の骨、または肋骨がカリエースになった場合には、焼灼は有効ではなく、切除が必要である。ただし、切除するに際しても、骨を露出してから三日間も待った人の意向に沿うわけにはいかない。なぜなら炎症が起きる前こそ、すべてのことがより安全に進むからである。つまり、可能な手当ては、皮膚を切開し、骨を露わにし、それと同時に病気を取り除くというものである。なお非常に危険なのは、胸の骨の場合である。治療がうまくいったときでさえ、本当に健康に戻ることはめったにない。

第三章　骨の切除、とくに頭蓋骨に用いる各種器具の説明

一　さて、骨は二通りの方法で切除される。傷んだところがかなり小さければ、ギリシア人がコイネイキ

(1) テクストに混乱がある。括弧内の「またカリエースの場合も……処置が可能である」の一文を、前文と重複するとの理由で削除する校訂者もいる。一方マルクスはここの in carie を in cancro「癌の場合」と校訂している。

スと呼んでいるモディオルス［筒鋸］(1)を用い、もし広ければ穿孔器を用いる。どちらの使用法についても示しておこう。筒鋸は、中空の円柱形の鉄製器具で、下の口が鋸状になっている。その内部には、真ん中に鋲が取り付けられた円盤が嵌め込まれている。一方、穿孔器には二種類ある。一つは鍛冶屋が使っているのに似ている。もう一つは、刃の部分がより長い。その刃は尖った切先で始まって、すぐに幅広くなり、もう一方の端にむかって再び細くなるが、上の方と同じ太さというより少し細くなっている。

二　病巣が、筒鋸で囲むことが可能なくらい狭い範囲である場合には、これの方が適用しやすい。そしてその下にあるのがカリエースであれば、真ん中の鋲を腐食した穴に挿入する。黒色化であれば、鑿《のみ》の角《かど》で、鋲を受けとめる小さい穴を開ける。そしてこれで支えることによって、筒鋸を回した際に、滑り落ちることのないようにする。次に、革紐を用いて、穿孔器のように回転させる。押しつける力具合は、ちょうど次のようにする。すなわち、穴が開くように、なおかつ回転するように、である。なぜなら、軽く押しつけたのでは、なかなか前に進まないし、強くしすぎると動かないからである。

三　バラ油か乳汁を少量垂らすと、円滑に回転しやすくなるので悪くない方法である。ただし多すぎると、鋸刃の鋭利さが失われてしまう。筒鋸で道筋が刻みつけられたら、中心の鋲を引き抜き、本体だけを動かす。やがて下の部分の削り屑が健康なものだと確認できたら、筒鋸を取り外す。筒鋸では囲みきれないほど患部が幅広い場合には、穿孔器で施術する。

四　まず穿孔器で、病気の骨と健康の骨との境目に穴を開ける。次にあまり離れていないところにもう一つ、そして三つ目の穴も開ける。そして切除すべき場所全体を、このような穴で取り囲むようにする。ここでもまた、どれくらい深く穴を開けるべきかは、削り屑が示してくれる。それから、よく研いだ鑿を、ある穴からある穴まで小槌で打ち込み、穴と穴のあいだにある骨に切り込みを入れていく。そうして、その丸い輪は丁度筒鋸で刻みつけた小さい円と似た形になる。五　いずれの方法においても、丸く切り込みをめぐらせたら、よく研いだ同じ鑿で、腐敗した骨の部分をできるだけ平らな小片にして除去し(2)、健康な骨だけが残るようにする。

黒色化の場合では、まずめったにないことだが、カリエースではときおり骨全体が貫通して冒されることがある。とくに頭蓋骨に病巣がある場合である。これもまた消息子で様子が明らかになる。すなわち、下に硬い底を持つ穴に挿入すると、これのために何らかの抵抗感に出合い、濡れて出てくる。六　通り道に遭遇すると、消息子は骨と膜を通って深く下りていき、抵抗するものには何も出合わない。また引き抜くと乾いている。これは、そこに病的な希薄腐敗膿が存在しないからではなく、より広い底の中に流れ広がっているからである。穿孔器で露わになった黒色化であれ、消息子で明らかにしたカリエースであれ、骨を貫通していたら、筒鋸の使用はほとんど役に立たない。なぜなら、深く進行しているものは、より広く広がっている

（1）*χοινεικίς*（または *χοινικίς*）は、一般的には「(かぶりやすいように) 冠の底部に取り付けられた鉄の輪」を指し、*modiolus* はコップ型の容器を指す。現代でも用いられる穿頭円鋸の原型で、筒鋸と訳す。P・アエギネタによれば、彼の時代（七世紀）にはこの器具は推奨されず、もっぱら穿孔器が用いられたという。

（2）マルクスに従って「小片にして除去し」と読んだ。

はずだからである。

七　そこで、私が二番目に述べた穿孔器を用いなければならない。これは、あまり熱くならないように、何度を冷水に浸けてやらなければならない。そして、単層であれば半分ほど入ったところで、あるいは二層であれば上層だけを穿ったところで、最高度の注意を払わなければならない。前者は穴の深さそのものが、後者は出血が示してくれる。それゆえ、左手で穿孔器を支え持ち、革紐はよりゆっくりと引き、かなり頻繁に持ち上げてみて穴の深さを把握する。そして、いつ貫通するか判断できるようにして、切先で脳膜を傷つけてしまうような危険を避ける。脳膜が傷つくと、死の危険を伴う重篤な炎症が生じる。

八　穴ができたら、あいだの隔壁を同じ方法で、ただし鑿の角《かど》がその膜に当たらないように、さらにもっと注意深く切除する。出入口になる穴ができた時点で、そこから脳膜の保護器を中に入れる。ギリシア人はこれをメーニンゴピュラクス(1)と呼んでいる。青銅の板で、先の方が少し反っていて、外側の面は滑らかになっている。この外面が脳に接するようにして、鑿で打ち砕く場所の下へと挿入し、鑿の角がぶつかっても、それよりも下へは行かないようにする。

九　これによって医師は、小槌で鑿を打つ作業をより大胆により安全に行なうことができる。そして全周を切り終わった骨をその保護板で持ち上げ、脳にまったく損傷を与えることなく取り外すことができる。切り取った骨をまるごと外し終えたら、切口の周りを削って滑らかにする。もし何らかの削り屑が膜に落ちてしまったら、拾い集めなければならない。上層部分を除去して下層部分を残した場合には、切口だけでなく、骨全体(2)を滑らかにしなければならない。それは、後に弊害なく皮膚が増殖するようにするためである。荒れた骨に生じた皮膚はすぐに健康にはならず、新たな痛みを引き起こす。

一〇　脳が露わになったとき、どんな方法で施術すべきかは、骨折の項(3)がきたら述べることにしよう。下層の骨がいくらか残された場合には、新しい傷に適用される薬剤で脂っぽくないものを上にあてがう。さらにその上に、未脱脂の羊毛をオリーブ油と酢に漬けてからあてがう。時間が経つと、骨自体から肉が生じ、手術でできた凹みを埋めてくれる。もし骨を焼灼した場合には、そこは健康な部分から剝がれるが、健康な部分と死んだ部分とのあいだに、肉芽［肉の小片］が生じ、剝がれたものを排除する。これを一般的には、薄くて細かい破片であることから、ギリシア人はスクァーマ（すなわちレピス「鱗」）と呼んでいる(4)。

一一　さらに、起こりうることとして、折れたり砕けたりはしないまでも、衝撃によって表面が割れたり粗くなったりすることがある。このようになったら、削り取るか滑らかにすることで十分である。こういうことは主に頭部に起こることではあるが、他の骨にも共通で、同じことが起こったら同じ治療を施す。確かに、折れたり割れたり穴が開いたり砕けたりした骨では、多くの場合共通の治療が求められるのだが、それ

（1）μηνιγγοφύλαξ は、μῆνιγξ（膜、とくに脳膜）と φύλαξ（守るもの）の合成語で「脳膜保護器」。同様の器具が同様の目的で、今日も用いられることがある。本巻第四章一七にも使用例がある。

（2）ここの「骨全体」とは、外板を切除して露わになった下層部分（内板）の表面全体のこと。

（3）本巻第四章八―九。

（4）テクストどおりに訳したのだが、ラテン語とギリシア語が逆になっている。すなわちスクァーマ squama がラテン語で、レピス λεπίς がギリシア語である。

ぞれ骨の種類によって独自の治療も必要とされる。次はこれらについて述べるつもりだが、まずは、当の頭蓋骨から始めよう。

第四章　頭蓋骨の骨折

一　頭蓋骨を強打した場合、すぐに次のことを調べなければならない。その患者が胆汁を吐いたか、目が見えなくなっているか、声が出なくなったか、鼻や耳から血が出ているか、昏倒したか、感覚もなく眠っているように横たわっているかを。なぜなら、このような症状は骨が折れていなければ起こらないからである。このような場合、治療は必要だが難しいものになると知っておかなければならない。もしさらに、意識が混濁したり精神が錯乱したり、麻痺や痙攣が続いたりしたら、脳膜にまで傷が及んだ可能性が高い。この場合、助かる望みはさらに薄い。

二　しかし、以上の症状が併発しないのであれば、骨が折れたかどうかには、まだ疑いが残る。そこですぐに次のことを調べるべきである。その傷が石によるものなのか木なのか、金属なのか、あるいは何か他の武器によるものなのか、また武器であれば、滑らかなものか、ごつごつしたものか、通常の大きさか、巨大なものか、強く当ったのか軽く当たったのかを。なぜなら衝撃が軽ければ軽いほど、骨はそれに耐え得ると考えてよいからである。しかし、探査することでより明確に知ることが何よりである。そこで、傷のある所から消息子を挿入する。この消息子は、細くもなく鋭くもないものを用いて、いくつかある本来の凹み［骨の縫合など」を探って、骨折の診断を誤って立てたりしないようにする。一方、非常に小さな割れ目を見逃さないよう、太すぎる消息子も用いないようにする。

三　消息子が骨に達したとき、少なくとも滑らかですべりやすいものと出合ったら、それは健全だと見なすことができる。しかし、骨の縫合がないはずところに荒れたものがあるなら、骨が折れている証拠である。かのヒッポクラテスは、縫合のせいで誤診したという記録を自ら公に残している(1)。これは、重大な事柄に真摯に向き合う偉大な人物たちに備わる徳によるものである。**四**　浅薄な才能は、何も持っていないゆえに自分自身から何も差し引くことができないが、偉大な才能には、率直な真実の告白、とくにその職務に関する告白をすることこそがふさわしい。そして、多くの功績を持っているからこそ、有益性をもって後世へ伝えられよう。そうすれば、かつて誰かが誤った同じやり方で誤る者はいなくなるであろう。ともあれ、偉大な先達の記憶ゆえに、この話をここに挿入しないではいられなかった。

五　確かに、縫合は惑わす原因となる可能性がある。なぜなら、縫合は［骨折と］同じように荒れているからである。したがって、人は、縫合がありそうなところでは、たとえ割れ目があろうとも、むしろ縫合であると判断してしまう。このことのために誤ってはいけない。最も確実なのは、骨を剥き出しにすることで

（1）『流行病』第五巻二七に、誤診の症例が記述されている。「私はこの損傷が開頭手術を必要とすることに気づかなかった。それは傷がちょうど縫合線の上にきていたからである。だが、そうだとわかったのは後になってからだった」（今井正浩訳）。また、縫合線との見分け方の難しさについては『頭部の損傷について』一二も参照。

ある。というのも、上述したように、縫合の位置は、とにかく確定したものではないし、縫合と打撃による割れ目とが偶然一つに合わさることも、割れ目と近接するという可能性もある。

六　さらに、打撃が激しかったにもかかわらず、消息子で何一つ探り出せないこともときにはあるので、開いてみるのがより適切である。そして、割れ目がはっきりしない場合には、骨の上に筆記用の墨[1]を塗り付け、鑿でこすり落とす。割れ目があれば、黒くなったまま残るからである。またさらに、ある一方に打撃を受けたのに、反対側の骨が割れるということも、よく起こりうることである。そういうわけで、ある人がひどく頭を打って、悪い徴候が続いて生じたとき、皮膚が破れている側に割れ目が見つからなければ、反対側を、どこか軟らかくなっていたり腫れていたりしないか調べて、そこを開いてみることが肝要である。まさに、そこに骨の割れ目を発見するかもしれないからである。

七　たとえ切開が無駄になっても、皮膚は大きな面倒もなく治るものである。が、折れた骨のほうは治療を急がなければ、重篤な炎症が生じ、のちのち困難を引き起こすことになる。そして稀にではあるが、ときどき骨にはまったく創傷がないまま、内部で脳膜の血管が衝撃によって破裂し、出血することがある。そして、その血液がそこで固まると、激しい痛みを起こしたり、目が見えなくなったりする。一般的に出血の場所に相応して痛みが起こるのだが、そこの皮膚を切開すると、青白くなった骨を見つけ出すことになる。その場合、その骨もまた切除しなければならない。

八　どんな原因であれ、この治療［開頭術］は必要である。もしまだ十分に皮膚が開かれていないならば、損傷を受けたところがすべて目に見えるように、もっと広く開けなければならない。この際、注意すべきことは、皮膚の下で頭蓋骨を覆っている一番下の薄い膜が、骨の上にまったく残っていないようにすることである。もし、そのまま鑿とか穿孔器でズタズタに引き裂いてしまうと、激しい熱が炎症を伴って生じる。それゆえ、この膜を骨から完全に切り離しておくのが適当である。

九　傷口が、もし怪我によるものであれば、引き受けたままにしておくべきだと考えよう。もし手術で開くならば、一般的に二本の線が交差したXという文字の形に見えるようにするのが最適である。それからそれぞれの小さい舌状のところから、皮膚を下から切り離す。このあいだ、出血があれば、酢に浸した海綿で繰り返し出血を抑制する。また亜麻布をおいて塞ぎ、頭をより高く持ち上げる。側頭部を覆う筋肉のあいだでないかぎり、何も危険ではない。またその場所であっても、より安全な方法はほかにない。

一〇　昔の医師は、骨が割れたり折れたりした場合には、どのような場合でも、すぐに骨を切除する器具の使用に及んでいた。しかしその前に、頭蓋骨のために処方された、いくつかの硬膏[2]を試してみるほうがずっと良策である。これらの硬膏の一つを酢で軟らかくし、割れたり折れたりした骨の上に単独であてがう。次にその上に、傷口より少し広く同じ薬を塗った亜麻布を置き、さらに未脱脂の羊毛を酢に漬けてあてがう。それから包帯で縛り、毎日解き、五日目まで同様の治療を行なう。**一一**　六日目から、さらに海綿を使って

（1）ヒッポクラテスでは筆記用墨（インク）ではなく、黒い薬剤が用いられている。『頭部の損傷について』一四参照。

（2）第五巻第十九章七、八、一一Bなどが頭の骨折に効くとされている。

湯の蒸気を浴びせ、その他は、これまでと同じことを行なう。肉芽の形成が始まり、熱が下がるか、比較的早く終わるかし、食欲が戻り、睡眠が十分取れるようになったならば、同じ薬を続けてみるべきである。その後しばらく経ったら、その硬膏にバラ油製の蠟を加えて穏やかにし、肉が増殖しやすくしてやる。というのも、その硬膏は、単独では抑制作用を持っているからである。

一二　しばしばこの方法によって、割れ目が、ある種の硬結で満たされ、ちょうど骨の瘢痕のようになる。またもっと広い範囲で骨が折れた場合、骨どうしが癒合することができないとしても、その同じ硬結によって膠着される。これは脳にとって、骨を切除したあとに増殖する肉組織よりも適した覆いとなる。もし最初の治療の段階で、熱が高くなり、睡眠が短く、睡眠中に混乱したりするならば、また傷が湿っていて養生されておらず、頚部の腺が腫れ上がり、激しい痛みが起こり、これらに加えて食欲不振が募るならば、このときになって、いよいよ手と鑿の段階に移る。

一三　ところで、頭蓋に衝撃を受けた場合、二通りの危険がある。骨が割れるか、あるいは真ん中が陥没するかの二つである。割れた場合、割れ目は閉じている可能性がある。なぜなら一方が一方の上に乗り上げていたり、あるいは再び強く噛み合ったりするからである。だが、このような場合、体液が脳膜のところに溜まって出口がなく、脳膜を刺激するようになって、重い炎症を引き起こすことになる。また真ん中が陥没した場合も、やはり脳膜を骨が繰り返し圧迫したり、さらには何らかの破片が刺のように脳膜を傷つけたりする。

一四　以上のような場合、取り除く骨が最小限になるように手当てをする必要がある。それゆえ、一方の縁がもう一方に乗り上げている場合には、突出している部分を平たい鑿で切り除くだけで十分である。これが除去されると、ちゃんと治療に十分な程度の割れ目が開く。一方、割れた縁が互いに押し合っている場合には、その片側に指幅くらいの間をあけて、穿孔器で穴を一つ開ける必要がある。そしてそこから鑿で割れ目に向かって二本の切り目をV(1)の字形につける。すなわち頂点が穴で、底辺が裂け目になるようにする。

一五　ただし、割れ目がかなり長く延びている場合には、もう一つ穴を開けて再び同じ三角穴を作らなければならないであろう。そのようにして骨の中に隠れた空洞がないようにし(2)、中に溜まった有害な物質に十分な出口を与える。

折れた骨が沈み込んでいても、陥没部全体を切除する必要はない。ただし、それが周りの骨から完全に離れている場合とか、周りの頭蓋骨とごくわずかな部分でしか付いていない場合にのみ、健全な骨から、鑿を使って切り離さねばならない。一六　陥没した骨の中に、われわれが割れ目の近くに作ったような穴をいくつか加える。狭いところで障りになりそうならば二つの穴を、比較的広ければ三つの穴を、そして穴と割れ目に挟まれた部分を切除する。鑿を、穴の両側の割れ目に向けて用いる。三日月形の切り口になるよう、最下［ふくらみ］の部分が内側に向かい、角《かど》が健全な骨のほうに向くようにする。それから次に、動いたり、簡単に取れてしまうものがあれば、それ専用に作られた鉗子で拾い集める。とくに、尖っていて、脳膜を傷つけるようなものを取る。

---

(1) リンデンの校訂に従って、「c」ではなく「V」とした。

(2) テクストに混乱があるとされるが、そのまま読んで訳した。

一七　もしこれが容易にできなかったら、脳膜の保護器として先に述べた板[1]を下に挿し入れるべきである。これの上で、尖った骨片や、内側に突出している骨片をすべて切除するようにする。また同じ板で、陥没していた骨を持ち上げる。この治療法を用いると、折れているが、まだくっついている骨を固める効果も得られる。またその部分から剝離した骨を、薬剤を当てながら、強い痛みなく取り除くこともできる。そしてこれらのあいだに希薄腐敗膿を排出させるために十分な大きさの空隙を残すこともできる。そして何より、すっかり切除した場合に比べて、より大きな保護器、すなわちより大きな頭蓋骨の中に、脳は保たれることになる。

一八　これらの処置がなされたら、脳膜に強い酢を振りかける。それは、もしそこから多少の出血があった場合には、この出血を止めるためであり、またもし内部に血の固まりが残っていたら、この固まりを溶かすためである。その後、上述[2]したのと同じ薬剤を同じように軟らかくして、膜そのものにあてがう。その他のこと、すなわち、薬剤を塗布した布や未脱脂の羊毛に関しても同様にする。患者は温暖な場所に寝かせ、傷口の手当ては毎日、さらに夏期には一日に二回行なう。

一九　脳膜が炎症を起こして腫れた場合[3]には、温かいバラ油を注ぎ掛ける。頭蓋骨の上に盛り上がるほど腫れ上がったら、次のもので抑制してみる。よく擦り潰したレンズ豆または擦り下ろしたブドウの葉を新鮮なバターまたはガチョウの脂肪と混ぜたもの、である。さらに頸部を、イリス油から作った液状の蠟膏で和らげてみる。他方、脳膜があまりきれいでないように見えたなら、それ専用の硬膏とハチミツを同量混ぜて膜の上に注ぎ掛ける。そして、これを保持するために、一枚か数枚の亜麻布を中に入れ、その上を、硬膏を塗った包帯で覆う。脳膜が（比較的）きれいになったら、肉を増殖させるために、同じ方法で硬膏に蠟膏を加えて用いる。

二〇　節制すべきことや、初期およびその後の飲食に関することは次のとおりである。飲食物は、傷のところ[4]で述べたものと同じものを与える。傷がこの部分に影響を与える危険なものであればあるほど、なおさらである。さらには、体力を保持するためだけでなく、身体に栄養をつけなければならなくなったときでさえ、噛むものはすべて避けるべきである。同じく煙とかくしゃみを引き起こすものも避けるべきである。脳膜が動くようになり、本来の色になり、また肉組織が増殖し赤味を帯び、顎や首が動かしやすくなると、確かな希望が見えてくる。

二一　悪い徴候は、脳膜が動かなくなり、黒くなったり、青黒くなったり、腐敗したような色になったりすることである。また錯乱状態、酸っぱいものの嘔吐、麻痺または痙攣である。肉組織が青黒くなり、顎や頚部が硬直する。そのほか睡眠、食欲、熱、膿の色について、健康になるか死に至るかは、他の怪我の場合と同様である。快方へ向かっている場合は、脳膜自体から、あるいは骨が二層の場合はそこからも肉組織が増殖し始める。そして骨と骨のあいだの空隙が再び埋まっていく。ときには頭蓋骨の上にまで盛り上がるこ

（1）本巻第三章八。
（2）本章一〇。
（3）この状態は、hernia cerebri（脳ヘルニア）と呼ばれるが、実際には、腫れている部分に脳の実質が含まれているわけではない。『頭部の損傷について』一五、一七参照。
（4）第五巻第二十六章二五。

こともある。

二三　このような状態になったら、盛り上がりを抑えて止めるために、銅のスケールを振りかける。そして瘢痕へと導く薬を肉組織の上に用いる。これは、どの場所であろうと適宜用いるべきであるが、前頭部のうち、眉のあいだの少し上の部分[1]は例外である。なぜならそこは、生涯にわたる潰瘍化を避けることがほぼできない場所だからで、薬をつけた包帯で被覆しておかなければならない。いずれにせよ、頭を骨折した場合には、瘢痕がしっかり強固になるまで、日差し、風、頻繁な入浴、大量の飲酒を避けるよう注意しなければならない。

第五章　鼻の骨折

一　鼻においては[2]、骨と軟骨が砕かれるのが常で、逆方向に潰されるか、片側に折れるかである。逆方向に折れた場合は、両側でも片側でも、鼻が落ち込んでしまうので、呼吸がしづらくなる。片側に折れた場合には、その場所が陥没する。軟骨が折れた場合は、鼻がどちらか一方に傾くことになる。

軟骨の場合は、どんなことが起こったにしても、消息子または指を二本挿入して両側を押し上げて、慎重に立て直す。次に、細長く巻いた亜麻布に、柔らかい小さい帯状の革を巻きつけたものを、鼻の中へ挿入する。あるいは乾いた筆を土台に同じように形づくったもの、あるいは大きな羽軸にゴムや職人用の膠《にかわ》を塗ったものとか、柔らかい革を巻いたものを挿し入れる。これらは軟骨が再び陥没するのを防いでくれる。

二　軟骨が逆方向にめり込んだ場合には、鼻の両方とも均等に詰めものをしなければならない。片側の場合は、挿入するものを、鼻が傾いたほうではより太く、もう一方では少し細くする。外側では、柔らかい革紐を周囲にあてがうが、その中央にはシミラ［上質小麦粉］と乳香の煤《すす》を互いに混ぜたものを塗っておく。これを、耳の向こうを回して前頭部で両端を結ぶ。これは、固くなってくると、膠のように身体にくっつき、鼻を程好く保持してくれる。**三**　中に入れた詰めものが害をなす場合は、起こした鼻を革紐だけで保持する。こういうことは、かなり奥の軟骨が砕けたときによく起こる。そして一四日後、これ自体も外す。湯で患部を和らげ、その後も毎日その場所に湯を掛ける。

一方、骨が折れた場合は、骨そのものを指で元の位置に戻す。そして、その衝撃が正面からのものであれば、両方の鼻孔に詰めものをする。**四**　片側であれば、骨が押し潰された方に詰めものをする。そして蠟膏をあてがい、少し強めに縛る。なぜなら、その場所にできる硬結は、快方に役立つ一方で、腫れも引き起こすからである。三日目から湯を注ぎ掛ける。たくさん掛けてその分だけ早く快方に向かわせるべきである。そして骨がいくつかの破片になっていたとしても、やはり外部から指で一つずつ元場所へ押し戻してやる。そして外から同じ革紐をあてがい、その上に蠟膏を塗る。ただし、その上を包帯では覆わない。

五　ある破片がまったく分離してしまって、他の部分とは癒合しそうもない場合には、傷口から大量に体

（1）傷が sinus frontalis（前頭洞）を含んでいる場合のこと。

（2）鼻の骨折については、『関節について』三五—三九、および『梃子の原理を応用した整復法』二参照。以下、ヒッポクラテスの参照箇所は主だったものを注記する。

液が出ることでわかるので、ピンセットで取り除く。最後に炎症が起こるが、穏やかに抑制する薬のうちどれかをあてがう。

六　骨または軟骨の損傷に皮膚の傷が加わった場合は、より厄介である。これはわりに珍しい。こういう事態になっても、とにかく同じ方法で骨や軟骨を元の場所に立て直す。皮膚には、新しい傷に適用される硬膏のうちのどれかを上にあてがう。ただし、その上を紐などで縛らないこと。

第六章　耳の骨折

一　耳においても、(1) ときには軟骨が壊れることがある。もしこういう事態になったら、膿が生じる前に、膠着させる薬をあてがう。というのも、この薬が化膿を防いで耳を快方に導くことがよくあるからである。耳の場合も鼻の場合も、決して軟骨自体を癒合させようとしないで、周りの肉組織を増殖させて、その場所を固めるということを知っておくべきである。そこで、皮膚とともに軟骨が折れた場合でも、皮膚を両側から縫い合わせればよい。

二　さて次は、皮膚が無傷なまま、軟骨が破砕した場合について述べよう。この場合、もしすでに膿が生じていたら、別個に皮膚を開き、そこの軟骨を傷口とは逆の三日月形に切除する。(2) 次に穏やかに抑制する薬を用いる。たとえば、リュキウムを水で薄めたものを、出血が止まるまで用いる。それから脂っこいものをすべて避けた硬膏をつけた亜麻布をあてがう。そして耳の後ろの部分に柔らかい羊毛を敷いて、耳と頭のあいだの部分を埋める。それからやさしく包帯で固定し、三日目から、鼻のところで述べたように蒸気をかける。耳の怪我の場合にも、初期には、炎症が終わるまで節制が必要である。

第七章　下顎骨の骨折と共通事項

一　以上の項から、下顎骨の説明に移るにあたって、まず、繰り返し同じことを述べなくても済むように、すべての骨に共通する関連事項を述べておくべきだと思う[3]。骨はすべて、まっすぐな丸太のように縦方向に割れるか、横に砕け折れるかで、ときには斜めに折れることもある。そして折れた骨自体は、その先端［折れ口］が鈍いこともあるし鋭いこともある。後者がきわめて悪い種類である。なぜなら、先端を合わせにくいし、鈍さが滑り止めになることがないので、肉を傷つけたり、ときには腱筋や筋肉を傷つけたりするからである。また、いくつか複数の破片になっていることもある。

二　そのとき、他の骨の場合は、破片と破片とが完全に離れてしまうことがしばしばあるが、下顎骨では、

（1）耳の骨折については、『関節について』四〇、『梃子の原理を応用した整復法』三参照。

（2）この切除によって、膿が排出されると同時に、耳にできる襞状の目立つ瘢痕を避けることができるという。

（3）すべての骨の骨折や脱臼については、『骨折について』に詳しく記述されている。あご（下顎骨）については『関節について』三二―三四参照。

激しい衝撃を受けたときでさえ、必ずどこかの部分で互いにくっついている。そこで、両手の親指で、口の中と皮膚の両側から押して、すべての骨片を元の位置に押し戻すべきである。もし下顎骨が横断するように折れたなら（こういう場合には、一般的に、ある歯が近くの歯より上に突き出るものである）、その歯を元の位置に戻し、近くの二本の歯、あるいはそれらが傷ついていたらその向こうの歯に、たてがみを用いて互いに縛って固定する。**三**　この処置は、折れ方によっては必要ないものだが、以下は同様になされるべきである。すなわち、二重にした亜麻布をワインとオリーブ油に浸してから、先述(1)と同じシミラ［上質小麦粉］と乳香の煤《すす》と一緒に上に乗せる。それから布紐または柔らかい革紐の中央に縦に切り目を入れ、顎を両側で挟み込むようにし、そこから両端を頭の上へ持っていき、そこで縛る。

四　次も、すべての骨に関することを述べよう。最初のうちは絶食が必要である。その後三日目からは流動食を、また炎症が治まったら少し滋養のある食事をとり、体の肉を養う。ワインはいずれの時期にも不適当である。また次の三日目に包帯を解き、海綿を使って湯の蒸気で罨法する。そして最初にしたのと同じように包帯をあてがう。同じことを五日目に行ない、そして炎症が終わるまで行なう。なお炎症は、たいてい九日目か七日目に治まるものである。**五**　炎症が治まったら、再び手で触ってみて、もし骨折した骨が元の場所に戻っていなければ、もう一度置き直す。そして、骨がくっつくまでの期間の三分の二が経過しないうちは包帯を外してはならない。一般的に、下顎骨や上顎骨、鎖骨、胸骨、肩甲骨、肋骨、脊椎、寛骨、足首の骨［距骨］、踵の骨、手の骨、足の裏の骨は、一四日から二一日目のあいだに治るものである。下腿の骨や前腕の骨は二〇日から三〇日、上腕骨や大腿骨は二七日から四〇日かかる。

しかし、下顎骨の場合、流動食しか摂取できないという一定の期間を加えなければならない。六　さらにまた、この期間が過ぎても、硬皮が下顎骨を完全に固めるまでは、パン菓子やそれに類する栄養物で持ちこたえなければならず、（固いものは）いっさい噛んではならない。[2]また最初の何日かはとにかく沈黙を守らなければならない。

第八章　鎖骨の骨折、その他

一A　鎖骨[3]が横に折れた場合、ときには自然に元のとおりに正しく繋がることもあるし、動かさなければ包帯をしなくても治ることがある。一方、とくに動かしてしまった場合には、外れてしまうことがある。たいていの場合、胸側についている方は（前方に）[4]、肩側についている方は後方にずれる。その仕組みは、次のとおりである。鎖骨はそれ自体だけでは動かないが、肩[5]の動きにつられて動き、（胸側の骨は動かない。）[6]

(1) 本巻第五章二。
(2) 写本によっては「何も噛んではならない」と読むものもあり、内容が矛盾することからこの部分を省く写本や校訂者も複数ある。が、この矛盾を避けて読むために、マルクスに従って duri を加え、「固いものはいっさい噛んではならない」と訳した。
(3) 鎖骨の骨折については、『関節について』一三―一六参照。
(4) マルクスに従って括弧内を補った。
(5) umerus の訳は、適宜「肩」または「上腕」とした。
(6) テクストに欠落がある。括弧内をマルクスによって挿入する。

胸側の鎖骨がこのように固定されているので、肩が動くと、肩側の鎖骨には、下に動くような力がかかるのである。ごく稀に、肩側の鎖骨が前方へずれることがあるが、あまりに稀すぎて、偉大な医師たちでさえ自分たちでは直接見たことがないと記録に残しているほどである。―B　もっとも、この症例についてはヒッポクラテスの典拠で十分である。[1]

さて、これら二つの症例はそれぞれに異なるものであるから、必要とする処置も異なっている。肩側の鎖骨が肩甲骨の方へずれている場合、右手の掌《てのひら》で、肩を後方へと押し込むと、同時に鎖骨は前方に押し出される。胸の方へずれている場合には、逆のことを、すなわち肩を前方へ引き寄せる。また、もしそれが下方にずれていたら、胸側についている部分は押さずに、というのも、それは動かないからなのだが、肩自体を高く持ち上げる。―C　もし、鎖骨が上方にずれていれば、胸側についている部分に羊毛をたくさん当てておいて、肩［上腕］を胸側に寄せて縛るべきである。

尖った破片があるならば、そこに面した皮膚を切開すべきである。骨から、肉組織を傷つけるようなものが出ていたら、あらかじめ切除し、骨［の折れ口］をなまくらな状態にしてから合わせる。どこか部分的に盛り上がっていたら、亜麻布を三重にし、ワインとオリーブ油に浸したものをあてがう。破片が多数の場合には、内側に蠟を塗ったオオウイキョウ製の樋状の副木で受けとめ、包帯によってずれないようにしておく。―D　鎖骨を固定したら、包帯を巻くが、強く巻くより、何度も巻いたほうがよい。このことは、あらゆる骨折の場合にも共通のことである。包帯は右の鎖骨が折れた場合は右の鎖骨から左の脇の下へ、左の鎖骨からは右の脇の下へ回し、再び戻して折れた側の脇の下で結ぶ。このあと、もし鎖骨が肩甲骨の方へずれたら、上腕を体側に縛る。もし前方へずれたら、上腕を首の方へ上げて縛り、患者は仰向けで寝る。その他のなすべきことは、前述したことと同じである。(2)

二A　多くの骨があまり動かない骨だったり、硬い骨だったり軟骨質の骨だったりするが、いずれも折れたり、穴が開いたり、打ち砕けたり、割れたりすることがある。たとえば、上顎骨、胸骨、肩甲骨、肋骨、脊椎、寛骨、足首の骨［距骨］、踵の骨、手［掌《てのひら》］と足［足裏］の骨である。

二B　これらすべての骨の治療法は同じである。もし骨折の箇所に傷があったら、それ専用の薬剤で手当てすべきである。傷が治れば、骨の割れ目も、あるいは穴があればそれも、硬皮が満たすこととなる。皮膚に傷がないものの、痛みによって骨が損傷を受けたことが推測される場合には、安静にする以外にない。そして骨が回復することによって痛みが治まるまで、蠟膏をあてがい、やさしく包帯を巻いておく。

第九章　肋骨の骨折、および椎骨突起の骨折

一A　肋骨(3)については、特別に述べねばならないことがいくつかある。なぜなら、すぐ近くに内臓があるため、その場所はかなり深刻な危険に晒されているからである。また、この骨は、表面は何ともないのに、

(1)『関節について』一五で、めったに起こらないこととして、鎖骨が逆の仕方で折損した症例を紹介している。

(2)本巻第七章四以下。

(3)肋骨の骨折については、『関節について』四九、五〇参照。

内部の脆弱な部分が損なわれるという具合に折れることもあれば、それが原因で全体がぽっきり折れることもある。

完全に折れたのでなければ、出血もないし、熱が続くこともない。また、ごくわずかな例を除いて、化膿もしないし、痛みもひどくない。ただし、その場所を触ると軽く痛みを感じる。―B それゆえ、上に述べたように[1]するだけでも十分である。包帯を巻くなら、包帯の中央から［両側に］巻き始めて、皮膚が別の部位にずれないようにする。二一日目から、すなわちこの日から骨が癒合するはずなので、滋養のある食事をとらせ、体の肉にできるだけ栄養をつけさせ、それが骨をよく被覆するようにする。というのも、その場所では骨が弱くなっているのに加えて、皮膚も薄くなっていて、損傷しやすいからである。―C また、治療の全期間を通して、叫んだり（声を[2]）を張り上げたりすること、騒ぐこと、怒ること、激しく体を動かすこと、煙や埃、また咳やくしゃみを引き起こすようなもの、すべてを避けなければならない。また、息を極端に止めたりしないようにする。

一方、肋骨が完全に折れた場合には、事態はかなり深刻である。なぜなら、重い炎症も熱も化膿も起こって、しばしば命の危険に至るからである。さらに出血も生じる。―D それゆえ、体力が許すなら、その肋骨側の上腕から瀉血をすべきである。もし体力的に無理ならば、刺激のない薬で浣腸し、しばらくのあいだ絶食で対抗する。パンは七日目以前にはとってはならず、ソルビティオーだけ飲む。患部に亜麻仁から作った蠟膏に、煮た樹脂を加えたものをあてがう。あるいは、ポリュアルコスが作ったパップ剤[3]、あるいはワインとバラ油とオリーブ油に浸した布片をあてがう。その上には、未脱脂のやわらかい羊毛と、二重にした包帯を中央から巻き始めてあまり縛りつけないようにしてあてがう。

一E　そして、上述したことすべてを[4]、もっとしっかりと避けなければならない。さらに、せわしく呼吸することもないようにする。もし咳によって害が及びそうであったら、トリクサーゴーまたはヘンルーダ、またはストエカス、またはクミンとコショウから作った飲み物をとる。かなり激しい痛みに苦しむようなら、ドクムギとか大麦のパップ剤に三分の一の完熟イチジクを加えたものをあてがうとよい。日中は上にあてがっておくが、夜は落ちてしまう可能性があるので、上述の[5]蠟膏や［緩和性の］パップ剤とか布片をあてがう。

一F　それゆえ、蠟膏やパップ剤だけで十分だと思えるまで、これを毎日外す。一〇日で体は栄養不足によって痩せてくるが、一一日目からは栄養をつけさせ始める。さらに包帯は最初の頃よりゆるく巻きつける。一般的に治療は四〇日目まで続く。化膿するおそれがあったなら、蠟膏よりはパップ剤のほうが散らす効果がある。

一G　もし化膿が勢いを得てしまったら、上述の方法で追い散らすことは不可能である。その下にある骨が冒されないようにするため、いかなる遅怠も避けなければならない。その部分がとくに腫れていたら、熱した焼灼器を膿に達するまで送り込む。そして膿を放出させる。腫れものの頭部がはっきりしない場合でも、

(1) 本巻第八章二B。
(2) マルクスに従って括弧内を補った。
(3) 第五巻第十八章八。
(4) 本章一C。
(5) 本章一D。

どこの下に膿が隠れているかは次のようにして調べる。キモロスの白亜土を腫れもの全体に塗り、乾燥させるようにする。その中に、とくに湿ったまま残っている場所があれば、そこが膿に近いところであり、焼灼すべきところである。

一H　広範囲に膿瘍〔鬱血〕化してしまったら、二箇所か三箇所穴を開ける。そこに亜麻布や筆状のものを、先端を糸で硬く縛って出し入れしやすいようにして挿入する。そのあとは、その他の焼灼において行なうことと同じことを施す。潰瘍部が浄化されたら、体に栄養をつけさせ、この障害のあとに致命的な癆症〔消耗状態〕が続かないようにする。ときには、骨自体がごくわずかに冒されて、初期には見逃されているうちに、膿ではなく鼻汁に似た体液が内部に溜まって、面した皮膚が柔らかくなることがある。このような場合にも同様の焼灼法が用いられるべきである。

二　脊椎における骨折は、註記すべき特殊なものである。[1] 椎骨から出ている突起が何らかの状況で折れた場合、その場所は湾曲し、刺すような痛みを感じることになる。なぜなら、その破片が刺状になることは避けられないからである。このような状態になると、患者はどんどん前のめりに傾いていく。腰が曲がることは、これが原因となっていると知るべきである。この章の前半に示しておいたのと同じ薬剤が必要である。

第十章　四肢の骨折

一A　上腕骨と大腿骨の症例とその治療法は、大部分で類似している。[2] さらにある程度は、上腕、前腕、大腿、脚、指の骨にも共通する。確かに真ん中で骨折すれば、あまり致命的ではない。しかし、骨折が骨頭や上端や下端に近ければ、それだけ事態は悪い。なぜなら痛みが激しく、治療も難しいからである。最も耐えられるのは、単純に横に折れた場合である。多くの破片になったり斜めに折れたりすると、かなり厄介である。最も悪いのは、それらが尖った状態になった場合である。

一B　これらの骨においては、折れた骨がそれぞれあるべき場所にそのまま留まっていることが、ときにはある。が、大半の場合は、外れたり、上に乗り上げたりする。その点こそ、何よりも先に考慮すべきであり、徴候ははっきりしている。折れた骨が元の場所にあるときには、動かすと音が鳴り、刺すような痛みの感覚に襲われる。触ると平らでなく段差がある。他方、相対する形でなく、斜めに組まれている場合、骨は本来の場所にないわけだから、肢はもう一方より短くなり、そこの筋肉は腫れ上がる。

一C　この状態が認められたら、すぐに肢を引き伸ばさなければならない。なぜなら骨によって張り伸ばされていた腱筋や筋肉が収縮しているのだから、誰かが力をかけて引き伸ばさないかぎり、本来の場所には戻らない。そのうえ、初期の段階でこれを怠ると、炎症が生じる。炎症が起こってしまうと、腱筋に力をか

(1) ケルススは、脊椎の脱臼の項（本巻第十四章）においても、危険を伴うような強制的な整復や治療を記述していない。ヒッポクラテスでは『関節について』四一―四八、『梃子の原理を応用した整復法』三六―三八に、さまざまな器具を用いた治療法が記述されているが、ケルススが引用したのは、ごく軽症の患者に対して手で行なう治療のみである。

(2) 上腕骨と大腿骨の骨折については、『骨折について』八、一九―二二など参照。

けることは難しいし、危険でもある。というのは、痙攣や癌を引き起こすし、最も穏やかに経過したとしても膿が生じるからである。そこで、もし炎症前に骨を元の場所に戻せなかった場合には、炎症が治まってから戻す。

―D さて、指やその他の肢の場合でも、まだ柔らかい状態であれば、引き伸ばすのは、片側を右手で、もう片側を左手で摑んで一人の人間でもできる。もっと強い肢は、二人がかりでそれぞれ反対側に引っ張って行なう。腱筋がかなり硬い場合、たとえば屈強な男性の、とくに大腿部や脚部に生じた場合、革紐か亜麻布の包帯で関節の両端を縛り、複数の人間でそれぞれ反対方向に引っ張る。―E その際、力によって肢が自然の長さより少し長めになった場合には、骨を両手でちょうど本来の位置に戻るよう縮めてやる。骨が元どおりになった徴候は、痛みが治まること、肢がもう一方と同じになることである。（そうしたら、それを）[1] ワインとオリーブ油に浸した布で二重か三重に巻きつける。そのときの布は亜麻製のものがより適している。

一般的には包帯[2]は六枚必要である。最初は非常に短いものを用い、骨折部の周りを三回巻く。ちょうどカタツムリの渦巻のように上へ向かって巻いていく。このようにして三周も巻けば十分である。―F 次の包帯は、半分ほど長いものを用い、もし骨がどこか突出していたら、その部分から巻く。もし全体が平らであるならば、どこからでもよいから、骨折部の上を最初の包帯とは逆側から始め、下方へと向けて巻いていく。そして再び骨折部から戻るように最初の包帯の上を巻いて、上部で止める。これらの包帯の上に、幅の広い亜麻布を使って蠟膏を塗りつけて包帯を保持するようにする。もしどこか骨が突出したら、三重にした布を同じくワインとオリーブ油に浸してからあてがう。―G　これを三つ目の包帯でしっかり包み込む。四つ目の包帯も、つねにすぐ下の包帯とは逆向きになるように巻く。三つ目の包帯だけが骨折部より下で止め、他の三つ〔一、二、四番目〕は上で止める。また包帯は、縛るというより周りに何度か巻くという程度で十分である。もしきつく縛られると、異常を起こし、癌に冒されやすくなる。ところで、関節はできるだけ固定しないのがよいのだが、すぐ近くの骨が折れた場合には、固定も必要である。

―H　肢は、三日目まで包帯で固定しておかねばならない。その固定の具合は次のようにする。初日は支障のないかぎり、ゆるみは見られないようにし、二日目に少しゆるくして、三日目にはほとんど解けてしまうくらいにする。その後、また再び包帯を巻かねばならないが、その際には前の包帯〔四枚〕に五枚目の包帯を加える。さらに、五日目に再び解いて、六枚の包帯で包む。三枚目と五枚目が下で終わり、その他の包帯は上で終わるようにする。そして包帯を解かれているときには、必ず肢に湯を掛ける。

―I　骨折が関節に近い場合には、少量のオリーブ油を混ぜたワインを繰り返して(3)滴らせる。そして同じ治療をすべて、炎症がすっかり治まるまで、あるいはまた肢が元より細くなるまで行なう。たとえ七日目にそうならなくとも、少なくとも九日目にはそのようになる。その後は、骨は非常に扱いやすくなる。それゆ

（1）マルクスに従って括弧内を補った。

（2）包帯の種類や巻き方等に関しては、『診療所内において』七―一二、『骨折について』四―五など参照。

（3）マルクスに従って die（一日）ではなく subinde（繰り返して）と読む。

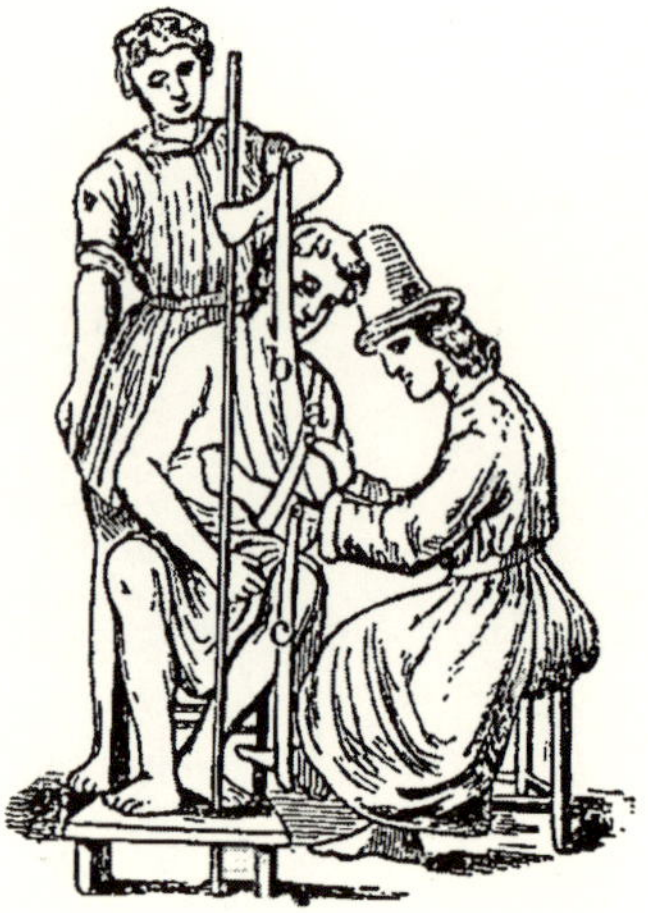

5図. 包帯を用いた上腕骨引き伸ばしの様子

え骨の整復が不十分であれば、もう一度整え合わせるし、骨片が突出していたら、元の場所に押し戻す。

一K　次に、同じ方法で肢に包帯を巻き、その上に副木を当てる。これらを動かないようしっかり周りに添えると、骨を本来の場所に保ってくれる。折れた骨がずれやすい方向にはより幅広く強い副木をあてがう。また、これらの副木は関節に当たる部分が反対向きに反っているのがよい。それは、関節を傷つけないようにするためであり、骨を保持する目的以上に締めつけすぎないようにするためである。また隙間があいてゆるんだら、三日目ごとに少しずつ紐で締める。

一L　痒みもなく、痛みもないならば、骨が癒合するのにかかる期間の三分の二が過ぎるまでそのままにしておく。そのあと、熱い湯で軽く罨法する。まず悪い物質を溶かして、次に引き出す必要があるからである。それゆえ次に、液状の蠟膏を薄くそこに塗布して、表皮をマッサージする。包帯はゆるめに巻く。そして三日目ごとに包帯を解き、湯はかけずに、他の手当てを同様に行なう。ただし包帯を解くたびに、一枚ずつ包帯を減らしていく。

二A　以上が共通のことで、次は個別のことである。上腕骨が折れた場合[1]、他の肢を引き伸ばすときとは違って、患者を高い椅子に座らせ、医師はそれより低いところに向かい合って座る。一本の包帯を患者の首にまわして、怪我をした側の前腕を支える。もう一本を脇の下[2]から頭の上のほうへ持っていき、そこで結び目を作る。三本目は上腕骨の最下部に結びつけて下の方へ送り、両端をそこで互いに結ぶ。二B　次に患者の後頭部側にいる助手が、右側の上腕を引き伸ばさなければならないときは右手を、左側なら左手を二番目に巻いた包帯に通して、治療を受ける患者の大腿のあいだに立てられた棒を持つ。医師は三番目に述べた包帯の上に、左腕を治療するなら右足を、右腕なら左足を乗せる。そして同時に助手は一方の包帯を持ち上げ、医師は一方を押し下げる。このようにすると上腕はやさしく引き伸ばされることになる[3]。

二C　包帯に関しては、もし骨の中央や下のほうが折れた場合には、短めの包帯でよいが、上のほうの場合は長めの包帯が必要である。そこから反対側の脇の下を通して胸と肩甲骨を廻すようにするためである。（骨を組み合わせた状態にして巻きつけ、前腕を首から吊り下げて、動かないようにする[4]。）前腕は、上腕に包帯を巻いている最中もずっと曲げておく。すなわち、包帯をする前からこの形を作り、吊り下げておいて、骨折部に包帯を巻いているときも他のときも、上腕がぐらつかないようにする。また、前腕を吊ったあとに、上腕自体を体側に寄せて軽く縛っておくべきである。こうすると、ほとんど動かないようになり、骨は組み

（1）上腕骨の骨折については、『骨折について』八、四六など参照。
（2）マルクスは、altae（もう一方の）ではなく、alae（脇の下の）と読むべきだとしており、これに従った。
（3）5図（シェーラーより）参照。
（4）括弧内の文は、マルクスが復元したものを訳した。

合わされたまま保持される。

二D　副木をするときになったら、外側には一番長いものを、力こぶの側には短めのものを、脇の下には最も短いものをあてがう。上腕の骨折部が肘の近くの場合、包帯は、より頻繁に解かねばならない。でないと、そこの腱筋が硬直化し、前腕が使えなくなる事態になるからである。解くたびに、骨折部を手で保持し、肘に湯を注ぎ掛け、やわらかい蠟膏でマッサージする。副木は肘の突出部に面しては、どこも当たらないように、あるいは短めのものを用いる。

三A　前腕が骨折した場合、(1)最初に考慮すべきことは、片方の骨なのか、あるいは両方の骨［橈骨と尺骨］とも破損しているかどうかである。それによって別の治療を施すわけではないのだが、もし片方の骨が健全で、腱筋を伸張しているのであれば、当然腱筋の収縮はより小さいのに対し、両方の骨が折れているなら、はじめにより強く引き伸ばす必要がある。一方がもう一方の助けとならない場合、次にすべきは、何より慎重に両方の骨を同時に合わせ繋げることである。

三B　片方が無傷である場合、骨折した骨にとっては、包帯や副木によるよりも、もっと大きな助けとなる。前腕は、親指を軽く胸のほうへ傾けて包帯する。実のところ、これが前腕にとって最も自然な状態なのである。包帯された前腕は吊り包帯で適切に受け止める。吊り包帯の幅は前腕自体の長さに合わせ、細い先端が首のところにくるようにする。そして、前腕を首からちょうどよく吊り下げるが、もう一方の肘よりほんの少し上になるよう吊るす。

四　………(2)もし尺骨の先端［肘頭］に何らかの骨折があった場合は、縛ることによって癒合させるのは有害である。なぜなら前腕が動かせなくなるからである。痛み以外の何も矯正しないほうが、以前と同じように機能する。

五A　脚部［下腿］の場合[3]も同じく、少なくともどちらかの骨が健全であることが重要である。大腿骨と共通のことは、包帯をしたところに樋状の副木を添わせることである。この樋状副木は、下の部分に二つの穴があって、体液が流出した際には、そこを通って排出される。足裏のほうに、支えると同時に後ろにずれないようにする止め具が付いている。また両脇に溝があって、そこに紐を通すと止め具となって、下腿や大腿が一つに合わさるように保持してくれる。

五B　下腿の骨が折れた場合、樋状副木は足裏まで添える必要がある。大腿骨の場合は、膝窩のあたりから寛骨までとする。ただし、骨折箇所が上の大腿骨頭の近くであれば、寛骨自体もすっぽりその中に入るようにする。他方、次のことを知っておかねばならない。すなわち、大腿骨が折れた場合には、足が短くなってしまうことである。なぜなら、その骨は以前の位置に戻ることが決してないからであり、その後は足のつまさきで立たなければならなくなる。不運の上に、治療上の怠慢が加わった場合には、非常に醜い不具者となってしまう。

（1）前腕の骨折については、『骨折について』四―七参照。

（2）マルクスによれば、ここには橈骨と尺骨の中央から下部にかけての骨折に関する記述が大きく欠けている。

（3）脚部（脛骨と腓骨）の骨折については、『骨折について』一五―一八参照。

六　指の場合は、炎症が治まってから、一本の若枝を添えて包帯することで十分である。

七A　以上は、各々の肢に関して固有のことである。次は再び共通のことである。初期の何日かは絶食する。それから、硬皮が形成されるべきときになったら、わりと自由に栄養をとる。酒はしばらく控える。炎症があるあいだ、湯を浴びるのは自由にしてよい。炎症が治まったら控えめにする。その後かなりしばらくのあいだ、肢の骨折箇所より末端に、やわらかい蠟膏で軽いマッサージを行なう。その肢をすぐに強く動かしてはならず、(徐々に)[1]以前の機能を戻していく。

七B　骨折に、肉組織の傷が加わると、かなり重症である。とくに大腿や上腕の筋肉に損傷が及んでいると、そうである。すなわち、炎症もかなり重くなるし、癌〔壊疽〕にもなりやすくなる。大腿骨では、もし骨が互いに分離したままなら、ほとんどの場合切断が必要である。上腕骨もまた、この危険に陥ることがあるが、大腿骨よりは比較的容易に残すことができる。ただし、打撃を受けたのが関節の近くであれば、それだけこの危険に晒される。

七C　それゆえ、治療はより慎重に行なわなければならない。また傷口の中央を横行している筋肉は切断せざるをえない。出血が少なすぎる場合は瀉血をする。身体は絶食によって痩せるようにする。ほかの肢の場合は、ゆっくりと引き伸ばしをし、やさしく、それぞれの骨が本来の位置に戻るようにする。しかし、これら〔大腿骨と上腕骨〕の場合は、腱筋を引き伸ばすことも骨を引っぱることもあまり有益ではない[2]。患者に許されることは、できるだけ痛くないような姿勢をとることである。

七D　これらすべての傷には、最初は、ほんの少しバラ油を加えたワインに浸した亜麻布をあてがい、その他のことは同様に手当てする。包帯は、傷の幅よりある程度広く巻く。また傷口がない場合より、当然ゆるめに巻く。傷口が悪化しやすいほど、また癌に冒されそうなほど、（締めつけないように(3)）巻く。包帯の数は、ゆるくても同じように保持するために、より多く用いる。

七E　以上は、大腿骨や上腕骨において、たまたま複数の骨が正しくまとまって位置していた場合のことである。そうでない状態にある場合には、包帯はあてがった薬を保持するためだけに周りに巻くべきである。その他の治療は、前に述べたの(4)と同じことを施せばよい。ただし、副木や樋状副木は除く。これに挟まれていると傷が治りにくくなるからである。ひたすら大量のそして巾広い包帯が必要である。そしてその中に、とくに（初期の炎症の際には(5)）、熱いオリーブ油とワインを繰り返し注ぎ込む。最初は絶食を行なうべきである。（ワインを飲むのは(6)）有害である。

七F　傷には湯を注ぎ掛け、冷たさはあらゆる点で避ける。それから膿を促す薬に移る。骨の治療より、傷の治療を優先して行なうべきである。それゆえ、包帯は毎日解いて傷の手当てをする。この間に、小さな骨片が突出していた場合、それが尖っていなければ元の場所に戻してやる。鋭いものの場合、その先端が比

（1）マルクスに従って括弧内を補った。
（2）無理に引き伸ばしをしないほうがよい場合について、『骨折について』三一、三五参照。
（3）マルクスに従って括弧内を補った。
（4）本章一H以下。
（5）マルクスに従って括弧内を補った。
（6）マルクスに従って括弧内を補った。

較的長ければ切断し、短ければ削り、どちらの場合も鑿で滑らかにしてから元に戻す。七G　これを手で行なうことができなければ、鍛冶屋が用いているようなペンチ〔挟む器具〕を使い、凹んだ側を正しい位置にある骨の先端に当て、でっぱりのある側で突出した骨片を本来の位置に押し込むようにする。もしその骨片が大きく、小さな膜で被覆されている場合には、その膜が薬の下で溶けていくようにしておいて、その骨がすっかり剝き出しになってから切除する。以上の処置は、早急に行なうのがよい。この方法で骨は繫がり、傷も治ることができる。前者は然るべき時間によって、後者はその状態の程度による。

七H　大きな怪我の場合、いくつかの骨片が死んだようになって、他の骨と繫がらないことがある。このことは体液の流出の様子から推察される。そこで、体液が多ければ、それだけより頻繁に傷の包帯を解き、手当てする必要がある。すると、何日か後に、その骨は自ら離れ出てくる結果となる。

七I　傷の状態がかなり早くからひどくなってしまった場合でも、ときには手術で（治すこともできる。このような怪我においては、炎症と痛みが生じたら、肢に冷たい水を注ぎ掛けるべきで）[1]、これをしばらく行なう。というのも、骨によって健全な皮膚が破られることがしばしばあるが、するとすぐに、むず痒さや痛みが生じるからである。もしそのようになったら、ただちに包帯を解いて、夏のあいだは冷水を、冬のあいだはぬるま湯を注ぎ掛ける。次に、ギンバイカの蠟膏をあてがう。またときには折れた骨が刺のように肉組織を苦しめることがある。むず痒さや刺すような痛みによって、これがわかったら、医師は切開して、その刺状のものを切除する必要がある。残りの治療は、どちらのときでも、打撃を受けた直後に生じた（傷）[2]の場合と同じである。

七K　傷が浄化されたら、肉組織を増殖させるための食べ物を与える。もし肢がこれまでより短く、骨が本来の位置にない場合には、薄いくさび、しかもできるだけ滑らかな種類のものをそこに、先端が潰瘍の上に少し出るように挿入すべきである。そして毎日、より太い方へと押し込んで、その肢がもう一方と同じになるまで行なう。その後くさびを取り除き、傷を癒す。瘢痕化は冷水を注ぎ掛けて促す。その冷水は、ギンバイカ、キヅタ、または同類のウェルベーナを煮たものである。乾燥させる薬を塗布する。そして肢がちゃんと固まるまで、しっかり安静にする。

七L　しばしば包帯がほどけたとか、何度か動いてしまったために骨がつかなかった場合でも、その後の治療は明解である。すなわち、（安静を保てば(3)）骨は癒合できるのである。もし時間が経ってしまっても、ある程度傷をつけることを目的として、肢を引っ張るべきである。すなわち、両方の骨を手を使って引き離し、互いに突き合わせることで、骨折面を粗くする。何か脂肪がついていたらそれをこそげ落とし、全体を新しい傷のような状態にする。ただし、腱筋とか筋肉を傷つけないように細心の注意を払う。七M　それからザクロの外皮を入れて煮たワインを注ぎ掛ける。またその（外皮）そのものと卵の白身とを混ぜたものをあてがう。三日目にそれを取り除き、上述したようにウェルベーナを煮た水を注ぎ掛ける。五日目にも同じ

（1）マルクスは、ここに大きな脱落があると考え、括弧内の文を挿入したので、それに従った。
（2）マルクスに従って括弧内を補った。
（3）マルクスに従って括弧内を補った。

ことをやり、副木を周りに添える。この前後に行なうべきその他のことは、前に記述したとおりである。[1]

六九　ときには骨が互いに横に並んだ状態で癒着してしまい、肢がかなり短くなって見苦しくなってしまうことがある。また、先端が尖っている場合には、絶え間のない鋭い痛みを感じる。このような症例に対しては、骨を再び折ってから、ちゃんと整えてやらねばならない。それは次の方法で行なう。湯をたっぷり注ぎ掛け、液状の蠟膏でマッサージをし、引っ張る。この間、医師は骨に触れながら、硬皮がまだ柔らかいときにはそれを手で剝がし、飛び出たところを元の位置に押し戻す。もし力が足りなかったら、外れ出ている側の骨に、羊毛で包んだ真直な棒を添える。そしてそれを縛ることで力をかけやすくして、再び元の場所に収まるようにする。

ときには、骨はまったく正しく癒合したのに、硬皮が大きくなりすぎて、そのために患部が腫れ上がってしまうことがある。七〇　このような状態に陥ったら、しばらくのあいだその肢をオリーブ油と塩とソーダで軽くマッサージし、熱い塩水をたっぷり注ぎ掛ける。そして散らす作用のパップ剤をあてがい、きつめに縛る。青野菜を食べ、続けて嘔吐を行なう。これによって、肉組織とともに硬皮も薄くなる。また、カラシをイチジクと一緒にしたものを、もう一方の同じ肢にあてがって、それが少し侵食をおこし、悪い物質を呼び出すまで（包帯をする）[2]。腫れが小さくなったら、再び普通の生活に戻す。

第十一章　脱臼に関する共通事項

一　ここまで骨折について述べた。次に二種類の脱臼[3]に話を移そう。一つには、連結していた骨が互いに離れてしまう場合、たとえば肩甲骨から上腕骨［鎖骨］[4]が離れたり、前腕において橈骨が尺骨から、また脚においては脛骨が腓骨から離れたりする場合である。ときには（跳躍によって）踵骨が足首［距骨］から離れるが、これは稀である。もう一つには、関節が本来の位置から外れる場合である。まず前者から述べよう。

二　この種のことが起こった場合には、すぐにその場所が凹んでしまう。そして指で押すと空洞に出合う。次に重い炎症が生じ、とくに足首に生じる。さらにこの場合、発熱や癌［壊疽］、また痙攣とか、頭部が肩甲骨に傾倒する硬直を引き起こすのが常である。これらを避けるためには、すべての骨の怪我のところで[5]述べたことと同じことをすべきである。その結果、痛みと腫れが取り除かれる。離れてしまった骨は決して再

（1）本章一K―L。
（2）マルクスに従って括弧内を補った。なおこの治療は、患部と反対側の肢が、病気や障害に感応するという考え方に基づいている。
（3）ケルススは、一般的に「脱臼」を表わすluxataを用いず、suis sedibus（本来の位置から）excidere（外れる）、あるいはmovere（動く）、prolabi（滑り出る）、expellere（追い出す）など、多様な表現を用いている。luxataは「打撲傷」の意味で第七巻第一章一のみで用いられている。
（4）テクストには上腕骨を指すumerusとある。ただし、関節の脱臼ではなく、隣り合う骨のずれであれば、スペンサーのように鎖骨ととるのが適当と思われる。
（5）本巻第七章四。

び繋がり合うことはなく、その場所にはある種の醜さが残り、同時にその機能も失われる。

三　関節のほうは、顎や椎骨なども含め、すべて強力な腱筋で保持されている。しかしそれでも脱臼してしまうのは、力ずくで外されるか、何らかの原因で腱筋が切れるか弱くなった場合である。壮健な者はなりにくく、子供や若者がなりやすい。これらには、前後内外[1]あらゆる方向に滑り外れるものと、一定の方向に滑り出るものとがある。またすべてに共通の徴候と、各々に固有の徴候とがある。たとえば、骨が外れ出た方向の部分には必ず腫れがあるし、落ち込んだ方は凹みができる。**四**　この徴候はすべての骨に認められるが、その他の徴候は各々の骨でのみ認められる。これらのほうは、各々について述べるとき同時に示そう。

さて、すべての関節に脱臼する可能性があるのとは違って[2]、すべてが元に戻るわけではない。というのも、頭を（本来の位置へ）[3]押し戻すということはありえないし、脊柱における椎骨も、そして下顎骨も例外ではない。下顎骨はどちらの側でも外れるが、元の位置に戻るまでは炎症を引き起こす。また、腱筋の欠損によって外れた関節は、本来の位置に力で戻しても再び脱臼してしまう。子供時代に脱臼して元に戻らなかった人では、他の部位より成長が悪い。

五　本来の位置にないすべての関節の肉は痩せ衰えるが、四肢においても遠いところより近くのほうがより痩せてくる。たとえば、上腕骨が本来の位置にない場合、衰弱は前腕より上腕で顕著であり、手よりは前腕に見られる。**六**　その後、肢に残る機能の大小は、ずれた位置やずれ方に応じる。機能が比較的残っている場合には、それだけ衰弱も少ない。

本来の位置から動いてしまったところは、どこであれ炎症が起こる前に元に戻さねばならない。炎症がその場所を占めてしまったら、それが治まるまで刺激してはならない。炎症が終わって、肢が治療に耐えうるようになったら、取りかかる。これには患者の身体や腱筋の状態が大いに関わってくる。七　なぜなら体が細く、湿性で、腱筋が弱ければ、比較的簡単に骨を元に戻せる。しかし、もともと外れやすかったように、後々もしっかりとは保持しにくい。これと反対の場合には、よりよく保持するのだが、押し外されたものを押し込むのは難しい。

さて、炎症そのものは酢に漬けた未脱脂の羊毛を上にあてがって軽減すべきである。食事を控えるのは、関節が丈夫な場合で三日間、ときには五日間ということもある。渇きがなくなるまで湯を飲む。このことは、強くて巾広い筋肉で保持されていた骨が動いた際には、より念入りに行なう。熱が出てしまったら、さらに入念に行なう。八　その後五日目から、湯を注ぎ掛ける。羊毛を取り去ったら、すべての炎症が終わるまで、イトスギから作った蠟膏にソーダを加えたものをあてがう。それから、肢にマッサージを適用する。良質の食事をとり、ワインはほどほどにする。その次には、本来の機能回復に向けて、肢をよく動かす。というのは、運動は痛みのあるときには有害だが、それ以外のときは身体にとって有益だからである。以上は共通のことである。これから、個々のことについて話そう。

（1）マルクスに従って「後」と「内」を補う。
（2）コンスタンティヌスに従って non を削除して訳す。
（3）マルクスに従って括弧内を補った。

第十二章　下顎骨の脱臼

一　下顎骨[1]は前方向に外れるが、片側だけであったり両側が外れたりする。片側だけだと、それとともに頤が反対側へ傾く。歯は相応する歯と合わなくなり、切り歯の下には犬歯がくる。両側が外れた場合には、頤全体が外側に出て、下の歯が上の歯より長く突き立つ。そして、伸びきった筋肉が、その上に見える。

二　まずはじめに、患者は椅子に座り、助手が後ろで彼の頭を支えるようにする。あるいは壁の近くに座って頭と壁のあいだに硬い革製のクッションを挿し入れ、頭が動かないようにするため、助手によってそこに押しつけられるようにする。それから医師は、滑らないように手の親指に亜麻布とか包帯を巻いてから口の中に入れ、他の指は外に出しておく。

三　下顎骨をしっかり摑んで、片側だけが外れているなら頤を前後に揺らして、喉の方向に押して寄せる。それから頭を一緒に摑んで、頤を持ち上げ、下顎骨を元の位置に押し戻し、患者の口を押し閉じる。その際、これらすべてをほぼ一連の動きで行なう。

四　両側が外れていても、すべて同じことをするのだが、下顎骨は等しく真直に押す。骨が元に戻ってから、もし眼や頚部の痛みを伴う状態に陥ったら、前腕から瀉血をする。骨が動くようになったあとも患者は皆、最初はかなり流動的な食事をとるのがよい。とくにこの場合は、会話のように腱筋を用いて口を頻繁に動かすことは有害である。

第十三章　頭部の脱臼

一　頭部は、二つの突起が一番上の椎骨の二つの穴に嵌って、頚部の上に保持されていると、最初のところ[2]で述べた。これらの突起が、ときに後方へ外れることがある。このようになると、後頭部の下にあった腱筋が引き伸ばされて、頤が胸部に貼りつくほどになる。飲むことも話すこともできなくなり、ときには意識に反して射精することもある。このような人には、ただちに死が訪れる。私は次のことを主張しておくべきだと思う。すなわち、このような事態には、いかなる治療法もないのであり、そのことをいくつかの証拠から知るべきであり、誰かを亡くした人が、医師の失敗と見なしてはならない。

第十四章　脊椎の脱臼

一　同じ最期が、脊椎[3]の外れた人にも待っている。というのも、脊椎の脱臼は、中央を通っている脊髄と両側の二つの突起を通る二つの小膜、および脊柱を支える腱筋が破壊されなければ生じえないことだからで

---

(1) 下顎骨の脱臼については、『関節について』三〇、三一、『梃子の原理を応用した整復法』四参照。

(2) 本巻第一章一一―一三。

(3) 脊椎の脱臼については、『関節について』四一―四八、ヒッポクラテスの引用に関しては四七、『梃子の原理を応用した整復法』三八参照。

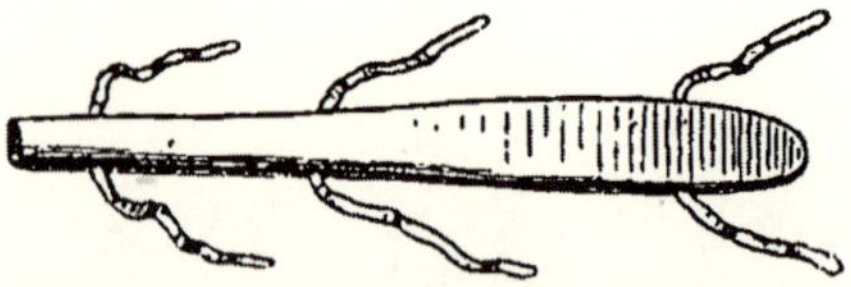

6図．上腕骨の脱臼の治療に用いる板の一例

ある。椎骨は、後ろ側にも前側にも外れるし、横隔膜の上でも下でも外れることがある。

二　どちらの方向に外れたのかは、背中側の腫れや凹みによってわかる[1]。横隔膜の上で生じた場合、手が麻痺し、嘔吐とか痙攣が続き、呼吸が困難になり、痛みが激しくなり耳が聞こえなくなる。横隔膜の下で生じた場合には、大腿が麻痺し、尿が出せなくなったり、ときには無意識に失禁したりする。このような事態になると、頭の場合よりは遅くなるが、患者は三日のうちに死亡する。

三　ヒッポクラテスの言うところでは、外側に椎骨が滑り出たときは、患者をうつぶせに寝かせ、引っ張る。そして別の人が踵を当の骨の上にのせ、中へと押し戻す。これは椎骨が少しだけずれた患者には適用すべきだが、完全に外れた人には適用できない。またときに、腱筋の衰弱が、椎骨の脱臼とまではいかなくとも、ほんの少しだけ（後ろか[2]）前に出っ張る原因となる。これは致命的ではないが（、内側からは力で押し込むことはできない。内側は触れることができないからである[3]）。外側から押し込んだ場合には、腱筋の力が復調しないかぎり、再び外れることが多い。ちなみに復調は非常に稀である。

第十五章　肩（上腕骨）の脱臼

一　上腕骨［上腕骨頭］は、腋窩の方へ外れることもあるし、前方に外れることもある。腋窩の方へ滑り落ちた場合には、肘が体側から離れる。そして肘は上腕とともに、同じ側の耳の近くまで伸ばすことができなくなり、前腕はもう一方より長くなる。前方に外れた場合は、前腕の上部は伸ばせるが、いつもどおりには伸ばせない。肘は、後方よりも前方に動かすのが難しくなる。

二　上腕骨が腋窩のほうへ外れた場合、まだ少年期であるとか体が柔らかいならば、また少なくとも腱筋が弱い力で伸張されているならば、椅子に座らせるやり方で十分である。二人の助手のうち一人に命じて、肩甲骨をやさしく引き寄せ、もう一人には前腕を引っ張るよう命じる。医師自身は、後ろ側に座って、一方の手[4]を患者の腋窩の下へ入れる。同時にその骨を上へ挙げ、もう一方の手で前腕を体側へと動かす。

三　しかし、体が頑健であるとか、腱筋が強い場合には、木の板が必要である。この板は巾が二指分あり、長さは腋窩から指に届くまでとする。上端は少しまるく、ゆるい凹みになっていて、上腕骨頭の一部を受けることができるようになっている。そこには三箇所に一定の間隔を空けて二つずつの穴があり、そこに軟らかい紐を通す[5]。四　この板に包帯を巻きつけ、接触によって傷つけないようにして、前腕から腋窩まで真直にする。板の先端の頭は腋窩の下にくるようにする。次に紐を腕に結び付けるが、一箇所は上腕骨頭の少し

（1）マルクスに従って indicat と読んで訳す。
（2）マルクスに従って括弧内を補った。
（3）括弧内の部分は、タルガとマルクスに従って訳した。
（4）この前後の文は、マルクスの校訂に従って読んだ。
（5）6図（シェーラーより）参照。

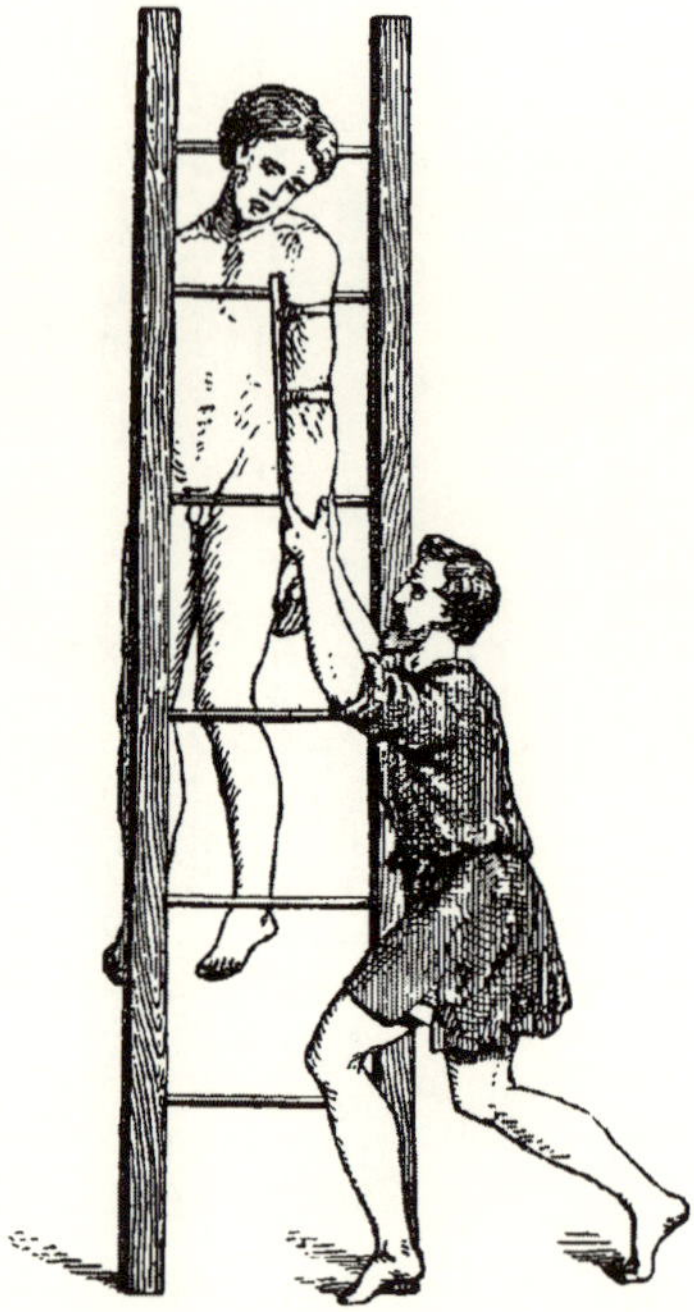

7図．梯子を使った引き伸ばし法の一例

下に、もう一つは肘の少し上、三つ目は手首のあたりを縛る。このことのためには、六つの穴のあいだに空ける二箇所の間隔を［患者の腕に］きちんと合わせる。

五　このように縛った腕を、家禽用の梯子[1]の横木の上に渡す。高さは、患者自身がしっかりとは立てないくらいとする。体は反対側で下に沈めるようにし、同時にもう一方の側では腕を引き下げる[2]。すると木の先端部分によって上腕骨頭が本来の位置に押し込まれて、ときには音とともに、ときには音もなく嵌め込まれる。ヒッポクラテス一人の著作を読むだけでも、他に多くの方法があることを簡単に知ることができるが、これより実用的な方法は他には認められない。

六　一方、上腕骨が前方に外れた場合には、患者は仰向けに寝るべきである。包帯か革紐で脇の下の中央を巻く。その先端を患者の頭の下で助手が手に持ち、もう一人の助手が前腕を手に持つ。そして前者は革紐を、後者が前腕を引っ張るよう指示する。それから医師は、肩の頭[3]を左手で押し戻して、右手で肘を上腕とともに持ち上げ、骨を元の場所に嵌め込む。この症例は、前述のものより元に戻すのが容易である。

七　上腕骨が元どおりになったら、内側［腋窩側］にずれていた場合には、それに対する押さえとなるように羊毛を腋窩に置く。前側にずれていた場合には包帯するのがより適している。その際、包帯はまず脇の下を覆ってから骨頭を保持し、それから胸を通って反対側の脇の下へ廻し、そこから肩甲骨へ行き、再び同じ上腕骨頭へと伸ばす。きちんと保持されるまで同じ順序で何度か巻きつける。上腕を体側に引き寄せて包帯する場合にも、この順序で巻くと、上腕はより適切に保持される。

第十六章　肘の脱臼

一　肘[4]において、三つの骨すなわち上腕骨と橈骨と当の尺骨が繋がり合っていることは、この巻の最初のほうで述べたので理解されていることと思う。上腕骨と連接している尺骨が外れた場合、尺骨に結合している橈骨は、ときには引きずられるが、元に留まることもある。尺骨は四方向いずれにも外れる可能性がある。

（1）梯子を用いた整復法については、『関節について』六、七など参照。ただしケルススの言う「家禽用」の梯子にどのような利点があるのかについては不明。
（2）7図（シェーラーより）参照。
（3）コンスタンティヌスに従って hominis（患者の）ではなく humeri（肩の）と読んで訳す。
（4）肘の脱臼については、『骨折について』三八―四五、『関節について』一七―二三、六六、『梃子の原理を応用した整復法』七―一五参照。

前方に滑り出た場合、前腕が伸びきって曲げられなくなる。後方にずれた場合は、前腕は曲がるが伸ばせなくなる。また反対側より短くなる。ときには発熱や胆汁の嘔吐を引き起こす。二　尺骨が外側または内側に外れ出た場合も、前腕は伸びきるが、骨の離れた方向へ少し傾いた状態になる。

どの方向への脱臼が生じたとしても、元に戻す方法は一つである。その方法とは、肘だけでなく、関節において長い骨同士が結合している長い四肢すべてに当て嵌まる。すなわち、両側の肢を、骨同士のあいだに空間があくまで、反対方向に引っ張る。それから、外れた当の骨を、滑り落ちた方向から反対に向けて押し込むのである。

三　ただし、引っ張る方法には、腱筋の強さや骨がどちらに出っ張ったのかに応じて、あれこれ種類がある。ときには手だけで行ない、ときには何か別のものの助けを得ることもある。というわけで、前方へずれた場合には、引っ張るのは両手で、ときに革紐で補助するので十分である。次に、何か丸いものを力こぶの側において、その上で不意に、尺骨を上腕側へ動かす。

四　他の場合で最適なのは、前述したように、尺骨[1]が骨折したときに前腕を引っ張ったのと同じ方法である。そして、それから骨を元に戻す。その他の治療はすべての場合で同じである。ただし、包帯だけは早目に頻繁に解いて、より大量の湯を注ぎ掛け、長い時間をかけてオリーブ油とソーダと塩でマッサージする。というのも、肘においては、外に外れたままであろうと中に戻した状態であろうと、他の関節よりも早く周りに硬皮ができてしまうからである。もし安静にしているあいだに硬皮が成長してしまうと、後々その屈曲の妨げとなる。

第十七章　手首の脱臼

一　手〔手首〕もまた、全四方向に脱臼する。[2] 後方に外れると指を伸ばすことができなくなる。前方に外れると指を曲げられなくなる。いずれか横方向（すなわち親指のほうか、小指のほう）にずれると、手はそれと反対の方向を向いてしまう。元に戻すのは可能で、さほど難しくない。固くて抵抗力のある場所の上で、手を引っ張り、前腕は反対方向に引っ張る。骨が後方に外れたなら手を伏せた状態で、前方ならば仰向けの状態で行なう。

二　内側または外側にずれた場合は、側面を向けて行なう。十分に腱筋を引き伸ばしたところで、いずれかの方向に外れた骨を両手で反対方向に押しやる。ただし、前後に外れた骨は、何か固いものを置いて、その上で突出した骨を手で押す。このように力を加えることで骨はより容易に元の位置に押し込まれる。

（1）「前述したように」とあるが、尺骨と橈骨の中央部の骨折に関する記述は、欠落したとされている。コンスタンティヌスは cubiro（尺骨）ではなく humero（上腕）と読んでいる。

（2）手首の脱臼、および手掌や指の脱臼については、『関節について』二六―二九、六四、八〇、『梃子の原理を応用した整復法』一六―一九、さらに傷を伴う場合については『関節について』六七、六八も参照。

第十八章　掌《てのひら》における脱臼

一　掌〔手根骨と中手骨〕においても、ときには骨が本来の位置から、前方または後方に離れることがある。側面方向には、抵抗する骨があるので、動くことはない。徴候は一つだけあり、すべてに共通である。骨がずれて向かったところの場所が腫れて、ずれてなくなったところは凹んでしまうことである。しかし引っ張らなくても、指でしっかり押すだけで骨は元の位置に戻る。

第十九章　手の指の脱臼

一　指の脱臼は、手の脱臼とほぼ同じ数の場合があって、同じ徴候がある。ただし、これを引っ張るのに同じ力はいらない。なぜなら関節も短く腱も力が弱いからである。前方に外れていようと後方に外れていようと、机の上で引っ張るだけでよい。それから、掌《てのひら》の付け根で押し込む。横にずれた場合には、指で元に戻す。

第二十章　大腿骨（股関節）の脱臼

一　以上、上肢について述べたので、下肢についても述べたと見なすことができる。確かにこの種の怪我において、大腿骨と上腕骨、脛骨と尺骨、足の骨と手の骨には、ある程度一致点がある。が、下肢については別個に記すべきことがいくつかある。

二　大腿骨は四方向すべてに動くが、最も頻繁に外れるのは内側で[1]、次が外側、前後にずれるのはごく稀である。内側に滑り外れた場合、脚はもう一方より長くなり、弓なりになる。足先は外側を向く。外側に外れた場合は、短くなり内側に曲がり、足は内側に傾く。歩行において踵は地面を踏めず、つまさきだけがつく。この場合の下肢は、前者よりは、上半身を比較的よく支えられるし、杖を必要とすることも少ない。

三　前方に外れた場合、下肢は伸びきって曲げることができない。踵まではもう一方の下肢と同じだが、足の先が前方へ曲げられない。この場合では痛みが際立っており、とくに尿が押し出される。痛みとともに炎症が鎮まれば、一応歩けるが、足全体で歩く感じになる。後方にずれた場合、下肢は伸ばすことができず短くなる。立ったときに踵が地面につかなくなる。

四　大腿骨には大きな危険がある。少なくとも元に戻すのが困難を伴うこと、あるいは元に戻したものが再び外れてしまうことである。何人かの医師は、必ずまた脱臼すると主張している。しかし、ヒッポクラテスやディオクレス、ピュロティモス[2]、ネイレウス、タラスのヘラクレイデスら、きわめて高名で権威ある医師たちは、完全に回復させたと記録に残している。もしこの治療が無益なことだったとしたら、ヒッポクラ

(1) 大腿骨頭が寛骨臼から外れる、いわゆる股関節脱臼のことで、『関節について』五一―六一、七〇―七九、『梃子の原理を応用した整復法』二〇―二五参照。

(2) ガレノスによれば、前四世紀の外科医。

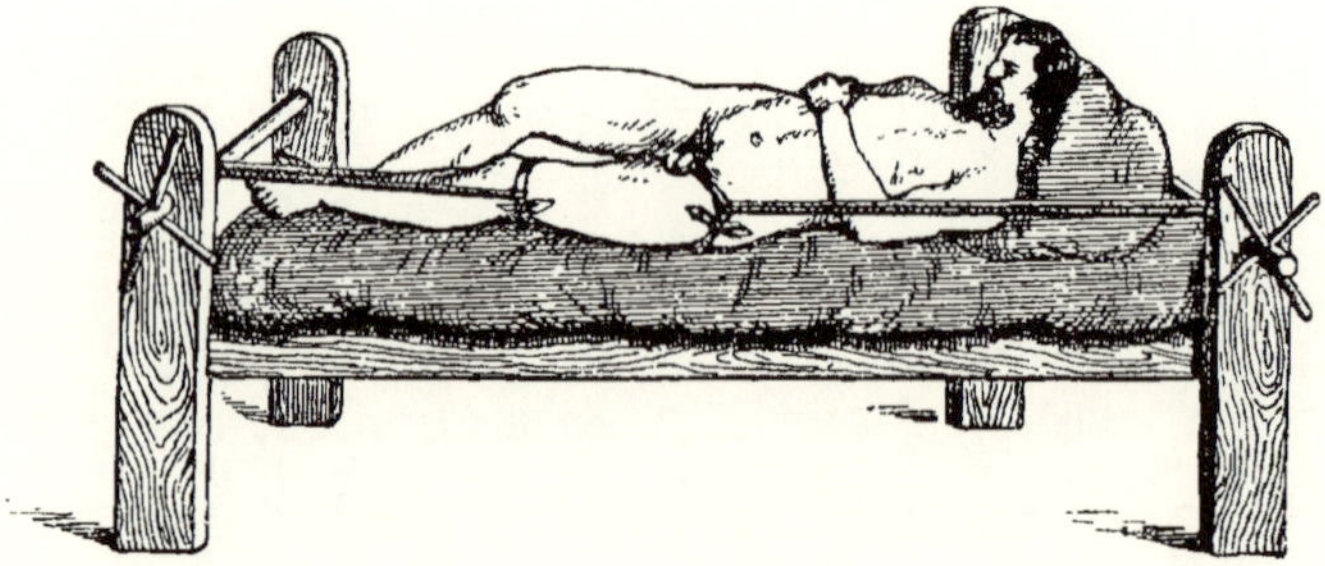

8図．大腿を引き伸ばす巻き上げ機のついた台

テス、アンドレアス、ネイレウス、ニュンポドロス[1]、プロタルコス、ヘラクレイデス、そして専門の技術者たちが、この症例において大腿を伸ばすための機械をこれほど多種多様に発明しなかったはずである。この見解が間違っているようなら、先の主張が正しいことになる。

五　大腿には、最も強力な腱筋と筋肉が存在し、もしその本来の強さを維持していたなら、嵌め込むことは至難の業であるし、もしその力を失っていたら、後々保持できないことになる。それゆえ、いろいろ試みてみなければならない。もし肢が弱いようなら、革紐を使って一つは鼠蹊部から、もう一つは膝あたりから引っ張れば十分である。比較的頑健であったなら、同じ革紐を丈夫な棒に結びつけて、もっとよく引っ張れるようにする。棒の最下部を力受けの止め具に挿し込み、上部を両手で自分の側に引き寄せるのである。

六　さらにもっと強力に肢を引っ張るには、両側に革紐を結びつける軸のついた台[2]の上に寝て[3]、ちょうどブドウ圧搾機を巻き揚げるようにする。ただし、その状態のままでいると、腱筋や筋肉を引っ張るだけでなく破壊してしまう可能性がある。患者はその台の上に寝るのだが、うつぶせか仰向けか横向きかは、骨が滑り出た方向がつねに上に、凹んだほうが下にくるようにする。

七　骨が前方に出た場合、腱筋を伸ばしたら、鼠蹊部の上に何か丸いものを置き、不意に患者の膝を上に引き上げる。これは前腕のところで行なったのと同じ方法、同じ理由による。大腿部が畳まれれば、骨はただちに中に入る。

八　その他の場合で、骨と骨が力ずくではわずかしか離れないときは、医師は飛び出た骨を無理やり押し込まねばならなくなる。そのとき助手は、腰の骨を反対方向へ押す。骨が元に戻ったら、患者はしばらく寝台の上でじっとしている。他に（新たな）治療は何も残っていない。腱筋がゆるくなっているのに、この時点で大腿を動かすようなことをすれば、再び脱臼するおそれがある。

第二十一章　膝の脱臼

一　膝[4]は、外・内側と後ろ側に外れることがよく知られている。多くの人が、膝は前方向には外れないと

（1）タラスのヘラクレイデス（前一世紀）が言及している外科医。

（2）この巻き上げ機付の台については、『関節について』七二―七七に詳しい解説がある。

（3）8図（シェーラーより）参照。

（4）膝の脱臼については、『骨折について』三七、『関節について』八二、『梃子の原理を応用した整復法』二六参照。

書いている。これは真実に近いと言える。なぜなら、そこには対峙するように膝蓋骨があり、脛骨頭も支えているからである。ただしメゲスは、前方向に外れたという骨を自ら治療したと記録に残している(1)。

二　これら膝の症例でも、大腿のところで行なったのと同じ方法で腱筋を伸ばすことができる。また、後方に外れた場合にも、同じ方法、すなわち何か丸いものを膝窩の上に置き、足を引き寄せると元に戻る。その他の場合は、骨を反対方向へ（引っ張りながら(2)）同時に手で押し込む。

第二十二章　足首の脱臼

一　足首(3)〔距骨〕は、どの方向にも外れる。内側に外れた場合、足の先端が外方向を向く。反対の場合には、反対の徴候が現われる。前方向に脱臼した場合、後ろ側の広い腱筋〔アキレス腱〕が硬く異常な状態になる。これには手が必要である。後ろ方向に脱臼すると、踵がほとんど隠れてしまい、足底が大きくなる。

二　これもまた手によって元に戻されるが、はじめに反対方向に足と脚を引っ張る。この場合もまた、しばらくあいだ寝台で安静にしていなければならない。そうでないと体全体を支える腱筋が、負荷を支えるのに十分硬くなっていないために、再び脱臼する羽目になる。履物も、最初の期間は比較的低いものを用い、結び紐が足首自体を傷つけないようにする。

第二十三章　足の骨の脱臼

一　足の骨は手のところで示したのと同じように外れ、同じようにして元に嵌られる。ただし、包帯だけは巻いて踵も包み込むべきである。足裏の中央も先端も包帯でしばる必要がある場合には、自由になったままの足首に病的物質が集まり、そのせいで化膿が起きないようにする。

第二十四章　足の指の脱臼

一　足の指においては、すでに手のところで述べたこと以上は何も起こらない。ただし整えられた関節の中央か先端を、樋状の副木で保護するとよい。

第二十五章　傷を伴う脱臼

一　傷がなく骨が脱臼した場合では、以上のことを行なうべきである。……（しかし、そこに傷を伴うこ

（1）これはおそらく、年少の者において、大腿骨の下の骨端が離脱したものであろう。膝を曲げることで元に戻る。

（2）マルクスに従って括弧内を補った。

（3）足首や足、足指の脱臼については、『骨折について』九一一一、一三、一四、『関節について』六七、六八、八三―八七、『梃子の原理を応用した整復法』二七―三一参照。

とはしばしばある。[1]）傷がある場合には危険もきわめて大きく、大きい肢であるほど、また強力な腱筋や筋肉で支えられているほど重症となる。

二　それゆえ、上腕や大腿の場合には死亡の危険性がある。しかも、骨が元に戻されると希望がまったくなくなる。[2]元に戻されなくても、危険がないわけではない。どちらにしても傷が関節の近くにあればあるほど危険は大きくなる。ヒッポクラテスは、手足の指や足裏や手掌以外は、安全に元に戻すことはまったくできないと述べた。またこれらにしても、破滅的な事態にならないよう慎重に行なうべきであると。[3]

三　前腕［肘］や脚［膝］を元に戻したという医師たちもいる。彼らは、癌や痙攣が生じないように腕から瀉血をした。この状態でこれらが起こるとたいていの場合死期が近づく。指の場合でさえ、たとえ危険が生じるほど悪い状態でなくても、元に戻すべきではない。それは炎症が起こっているときでも、後日すでに状態が古くなってからでも、である。**四**　もし骨が元に戻されたとき、そこの腱筋が引きつるようであれば、ただちにもう一度骨を押して外す。

四肢において、傷を伴って位置を外れ元に戻らない場合は、安静にしているのが適切であり、そうすることが最も治癒を助ける。単に動かさないだけでなく、下にぶらさげてもいけない。このような障害すべてにおいては、長期間にわたる節食による助けが大きい。あとは、骨折に傷が加わったとき述べたのと同じ治療法が助けとなる。[4]

五　剝き出しの骨が飛び出していたら、必ずその後の治癒の妨げとなるであろう。それゆえ、突出した部分は切除すべきである。そして上に乾いた亜麻布と脂っぽくない薬剤をあてがう。あてがう期間は、このような場合において健全になったと言いうる状態に達するまでである。というのも、肢の衰弱化は避けられないし、瘢痕もしっかり形成されないので、後々障害が起こりやすいことは仕方ないことだからである。

（1）マルクスに従って括弧内を挿入した。
（2）大きな関節で傷を伴なう骨折が生じた場合に整復が有益ではない（本巻第十章七B—C）のと同様に、脱臼においても、それが大きい関節で傷を伴う場合、整復はむしろ最も確実で早い死を招くというのが当時の通説であった。『関節について』六三—六六、『骨折について』三五参照。
（3）『関節について』六七—六八参照。
（4）本巻第十章七D。

解説

失われた大著『学術誌』

古代ローマの博物学者として名高いプリニウス Gaius Plinius Secundus（後二三—七九年）が壮大な著作『博物誌』を世に出す少し前、彼が世界の自然物を網羅しようとしたのとは趣を異にし、学問そのものを収集した「知の全集」とも言える大著『学術誌』を成したとされるローマ人がいた。本書『医学について』を書いたアウルス・コルネリウス・ケルススである。帝政国家が政治的にも落ち着き始め、版図も広がりつつあったローマでは、百科全書のような書物が大いに作られるようになっていた。ケルスス以前にも、各種学問について著わしたと伝わる人物に政治家として知られる大カトー（前二三四—一四九年）がいる。かなり失われているので明らかではないが、『息子のために』と題されていた。それは子弟の教育のためのもので、広く一般読者を念頭において書かれたものではなかったと思われる。一方、ケルススの『学術誌』はローマの知識階級・教養人に向けて各学問の歴史や諸学説やその内容を蒐集・編纂したかなり大がかりな著作集であった。

ここに翻訳した『医学について』は序巻と本篇全八巻であり、『学術誌』全六集のうちの第二集に位置すると考えられている。第一集は『農学について』全五巻で、残りの第三集から第六集は、軍事学、修辞学、哲学、法学について書かれたとされている。後半四つの学問それぞれが六巻ずつだったと仮定すれば、全部で三十七巻に及ぶ大著である。ちなみにプリニウスの『博物誌』も全三十七巻である。しかし、この大著は、『農学について』のわずかな断片と『医学について』とを除いて失われてしまった。なぜこれほどの大作が失われたかについては、その時期も経緯も不明である。

ケルススという著作家が実在していたことは、現存する本書によるほか、コルメラ（『農事論』の著者、後一世紀）やプリニウスが農業や植物について、またクインティリアヌス（修辞学者、後三五頃—一〇〇年）が修辞学に関連して、ケルススを引用していることから確かであると言える。そのほか、医学に関しては七世紀のパウルス・アエギネタが、そのまま引用したと思われる文章を残している。とくにプリニウスは、『農学について』から、いくつかの植物の情報をケルススの名前とともに引用しているし、また多くの巻（二〇巻）に典拠作家として名前を掲載している。が、不思議なことに、『博物誌』第二十九巻冒頭部分で「医学に関して記録を残したローマ人はいない」という趣旨の記述をしている。この矛盾の理由については、単にプリニウス個人が目にしていなかっただけなのか、あるいは本書が「まだ」もしくは「すでに」当時の人々の目に触れる状態になかったのか、やはり謎である。そして、現在まで生き残った『医学について』も不思議な運命をたどることになる。

一部が引用された形跡があるとはいえ、『医学について』も他の分野の巻と同様に、帝政期の早いうちに不明の状態にあったとされている。中世を通じても世に知られた書物ではなかった。それが、まさしく奇跡的に再生・再発見されたのはルネッサンス期真っただ中の十五世紀になってからである。ボローニャやミラノの図書館で十世紀頃の写本が発見されたという話や、一四六〇年頃、ローマ教皇ニコライ五世（一三九七―一四五五年）が購入した数々の手写本のなかに、『医学について』が含まれていたという話が伝わっている。簡便・簡潔に編集されたこの医学書は、実践的なハンドブックとしてよほど歓迎されたと見え、一四七八年には印刷本としてフィレンツェで初版が出版された。印刷されたものとしては、ヒッポクラテスやガレノスのものより先んじているという。教条的で難解な医学理論や身体理論に拘泥することなく、呪術や宗教的・風習的なしがらみからも解放されており、ヒッポクラテス由来のギリシア医学の伝統に裏打ちされた医療を基礎としつつ、さらには、当時（紀元前後一世紀）のものとはいえ多くの医薬・治療法を提供していることから、本書は時代を飛び越え、大いに人気を博した。一八四一年までに四九回の版を重ね、文字どおり世紀を越えた大ベストセラーとなる。医療を施す側にも治療を求める側にも、多くの人々の手に渡ったと考えられる。

やがて近代医学の発展とともに、実用書から離れ、古代ローマの重要文献として扱われることになる。一九一五年にマルクスが数々の写本を校訂し、ドイツのトイプナー社から初めての校訂本が刊行された。一般的に人々が手に取っているテクストは、このマルクスの校訂を採用したイギリスのロウブ古典叢書であろう。スペンサーによってラテン語と英語が対訳となっている（初版一九三五―三八年）。本訳は、このロウブ版に依っている。そのほかにはシェーラーによるドイツ語訳（一九〇六年）、また今回の訳では参照できなかったが、二〇一六年に羅独対訳本 Thomas Lederer, *A. Cornelius Celsus: De Medicina / Die Medizinische Wissenschaft*, 3 Bände, Darmstadt が出版されている。

著者ケルススについて

著者 A. C. Celsus と伝わっている名は、プリニウスの『博物誌』第一巻に載せられた各巻典拠著作家のなかに Cornerius Celsus コルネリウス・ケルススとあるので、この部分は明らかであろう。しかし個人名「A」については、Aulus アウルスのほかに Aurelius アウレリウスとする可能性もある。それほど彼の詳細はわかっていない。先述したように、ケルススへの言及から、コルメラ、プリニウス、クインティリアヌス以前の人物であり、また、『医学について』のなかに「優れた腹痛薬を作ったカッシウス」が「われわれの時代の中で最も才能ある医師である」（序巻六九）という記述があるので、彼とは同時代と目される。カッシウスは前一世紀から後一世紀前半に活躍したローマ人医師で、ティベリウス帝（前四二―後三七年）が用いた腹痛薬を作ったことで名を成している。ほかに同時代の医師として、エウエルピデスやトリュポン（後一世紀）が挙げられているが、彼らの正確な生没年は不明である。また、ヒッポクラテス以上に名前が挙げられている医師に、前九一年頃ローマに活躍の場を移したと言われているアスクレピアデス（前一二四—？年）がいるが、彼に対しては「われわれの時代の」とは言っていない。そのほか幾つかの情報からケルススの生没年はおそらく前二五—後五〇年頃であろうと考えられている。

職業としては、ローマ市民としての義務を果たすほかは、六分野の学問の収集・編纂者であり、いわゆる医師ではなかったであろう。現存する著作が『医学について』だけであることや、具体的で詳細な記述も見られるために、臨床経験があるのではないかという説もあるのだが、少なくとも生業にしていたとは思われない。

「医師たちがこれまで記録に残してきたことは、すべて簡単に述べたが……」（第六巻第六章三九C）とあるように、彼は主にギリシア語で書かれてきた数世紀にわたる数々の医学的記録を集めて、ラテン語の読者に読みやすく翻訳・解説しようとしている。病名や症状名、また外科治療系の用語に関してはギリシア語がそのまま多用されるが、相当する語彙がラテン語にないことを正直に断り書きしている。この書に付きまとう「単に集めて翻訳しただけで独創性に乏しい」という批判は著者の目的から見ても当たらないと言うべきであろう。

ラテン語そのものに関しては、文体が簡潔明瞭であり、ルネッサンス期の人文学者たちが大いに賞賛し、後世の科学論文の模範になったとも言われている。そして随所にきわめてローマ人らしい理路整然とした文言が見受けられる。上述のように、ギリシアの専門用語をラテン語に翻訳・解説するという功績も加わって、キケロ（前一〇六—四三年）が哲学分野で行なった偉業になぞらえて「医学分野のキケロ」と呼ばれてもいる。

ケルススの『哲学について』が現存していたら、キケロをどのように評していたか興味深いかぎりである。

ローマ医学とケルススのまなざし

プリニウスの『博物誌』には、動植物、鉱物由来の薬剤を扱った巻が多数あって、膨大な量が記載されている。ただし「医学」という面に関して言えば、実践的な医療のために書かれたものという性格は薄い。治療薬の価値は大いに認めても、医者たちを人殺し同然で暴利を貪る輩と激しい言葉で非難する記述が多々見られるほどである。「医者たちはわれわれの生命の犠牲において実験を行ない、われわれの危険を材料にして知識を得るのだ。全然咎められずに人殺しができるのは医者だけである」（第二十九巻一八、中野定雄他訳）。また「彼らは医術ですべての外国人を殺戮しようと共謀する。そういうことをやるにも報酬を取るのだ」というカトーの言葉も引用している（同巻一四）。医学知識がもっぱらギリシア語で書かれてきたこともあって、ほぼギリシア人の独占状態にあった医学業界に対する不信感や、多額の報酬への嫌悪感が根強い。

これに対してケルススは、上述のような悪評や問題があるのを承知のうえで、むしろ冷静で温かい目をこの学問に向けているように思われる。人間にとって切実な願いである健康を守る医学を、何とかラテン語で、ローマ市民に使いやすく紹介しようとする意志を感じるのである。

もちろん助けられないことが多くあったわけだから、ヒッポクラテスらと同様に「予後（これからどうなるかを明らかにすること）」を重視し、過度な責任を医師に負わせないよう説いている。「医学は推論の学問である」と繰り返し述べているし、「どのような病気においても、運の良し悪しが医学以上に幅を利かせているものである」（第三巻第一章四）と述べる。医療を施すにあたっては、患者の体質や体力、病気の程度、さらに季節や天候など多様な条件が複雑に絡み合っているので、確実なことはむしろ少ないと認めながら、それでも医師は最善を尽くすしかないと捉え、「まさに運命なるものが、こちらかあちらかを分ける一方で、何とか健康な状態を再び得ようと努力することは医師の分に属する」（第七巻第三章二）と言う。

ケルススは、自身が医師ではないからこそ、自分の理論や薬を推す必要もなく、無批判に権威に従うこともなく、学説や治療法について公平かつ合理的に評価を加えられる立場に立っていたと言える。たとえば、ヒッポクラテスを最も偉大な医師とし、さらに自身の誤診をも公表したことへ最大級の賛辞を送る一方で（第八巻第四章三—四）、彼の学派が掲げる大きな教示である「分利の日」の日数計算には、はっきりと批判的な意見を述べている（第四巻第四章一—一五）。ローマで非常に人気のあったアスクレピアデスとその継承者らに対しても、評価する点と批判する点をそれぞれ明確に示している（第三巻第四章一—三など）。また、「われわれ後世の人間としては、自ら発見したとか、正当に継承したとかいうことで嘘をついてはならず、古い時代の人々のあいだで確立されたことについては、その創始者に帰すべきである」（第二巻第十四章一）とし、アスクレピアデスの著書に対してなかなか辛辣な皮肉を記している。百科全書を編む者として、創始者や創案者に対してつねに敬意を払っていることがわかる。

『学術誌』第二集『医学について（全八巻）』の題名と内容概説

今回『学術誌』と訳したラテン語の原題は artes と伝わっている。ars の複数形で、英語の art の語源にあたるが、ここでは「芸術」というより「学問」「学術」の意味合いが濃い。現在も「リベラル・アーツ」が大学の教養学科を意味するように、自由市民が学ぶべき知識のことであり、もちろん実践的な技術も含まれる。そして訳者としては、プリニウスの *Naturalis Historia* が『博物誌』と定訳されていることから、その対にもなりえた大著にふさわしい題名にしたいと思い『学術誌』とした。

『医学について』は *De Medicina* である。あえて「医術」としなかったのは、ケルススがこれを単なる技術（手による仕事）としてではなく、哲学や法学などと同等に学問として扱っていること、古い文献から当時最先端であった情報も蒐集し、諸学派の理論を検討したうえで論理的に妥当な説を採択する姿勢が見られる、などが理由である。広く偏りなく記述しているので、知的な医学情報としてはもちろん、実際日常的に、読者自身やその家族の健康のために大いに役に立ったと思われる。民間療法については、適宜紹介する柔軟性も見せている。「この治療法は、医学の文献で見かけたことはないのだが、それなりの証人が世間にいることであり、また危険をもたらす可能性もないので、私の著書のこの箇所に挿入しておくべきだと考える」（第四巻第七章五）。ただし、産科に関しては、月経異常や死亡した胎児の摘出術などがあるものの、通常の妊娠や帝王切開などを含む分娩の記述はほぼなく、医学が扱う分野とは区別していたとも考えられる。

この著作は、復刻後の人気ぶりから見て、職業的医師にとってもハンドブックとしてありがたい存在となったはずである。なぜなら診察にあたっての注意事項や心得（「まずにこやかな顔をして……」（第三巻第六章六）など）も散見されるし、白内障や結石、開頭術などの外科治療は高度な専門技術を必要とするものであり、教養書という域には収まらないからである。「これを読んだからと言って医師になれるわけではないが、非常に参考になる医学書」という後世の評価もある。全体を通して、総論から各論へと整理・編集されていて、利便性が高いものとなっている。この書物が千年以上も埋もれていたことが不思議であり惜しまれる。最後に、序巻を含めた各巻の特色や概要を紹介する。さらに具体的に詳しい内容については訳者による便宜的な見出しを付けた内容目次を掲載した。

序巻

本篇八巻に先立ち、序巻が設けられている。当時の医学を取り巻く情報やケルスス自身の見地などについて記述されており、読み応えのある巻である。

「農学が健康な身体に栄養を約束するのと同様に、医学は病気の人に健康を約束する」というのが、第一文である。直前の集（おそらく第一集）が『農学について』であったのを受けての出だしであり、これによって農学→医学の順が推定される。ケルススの記述の特徴として、新しい章や節の冒頭に、「〜については上に述べたので、次は〜の話に移ろう」と主題の転換を紹介する文章が入ることが多い。

ケルススはこの序巻で、まず医の起源について簡単に触れた後、医学が人々の怠惰や贅沢な生活習慣を契機に誕生したことを指摘する。そしてこうした悪習慣が最初に始まったギリシアにおいて、まず自然哲学の一部として出発し、やがてヒッポクラテスの功績によって独立した研究領域をなすに至った過程を略述する。

また、医学の伝統的区分として、摂生療法、薬物療法、手術療法の三つを挙げ、そのうち当時最も主流であった摂生療法が、さらに理論派と経験派という二つの対立する立場に分かれていたこと、さらにそこから方法論派が派生したことへと解説が進む。序巻の大半は、それら各学派の立場を代表する医学者を列挙し、その見解の要旨を紹介することに当てられている。ケルススはそれらの見解に含まれる偏りをそれぞれ指摘しつつ、いわば折衷したところに医学の妥当なあり方を見ている。生体解剖に関する判断にもそれが如実に表われている（七四—七五）。ここに、健全な常識を重んじるローマの、教養ある人士の一つの典型を見ることができる。

第一巻

この巻は、一種の「健康法」であり、第二巻以降で扱われる各種の疾病や治療法のように臨床に則したものとは異なって、啓蒙的な内容を持っている。すなわち、一定の教養があり、時間や経費や行動を自らコントロールすることのできるローマの自由市民に対し、健康管理のための一般的な原則としての摂生法を綴ったものと見ることができる。

ここには食べ物や飲み物のとり方、運動や散歩や旅行の際の注意、入浴や塗油、マッサージ、休息の仕方、吐剤や下剤の用い方、季節と病気との関係や予防法など、日常生活の中で心掛けるべき諸注意が述べられている。ヒッポクラテスの摂生法などに大きく依拠していることは疑いないが、ワインの飲み方や入浴法など随所にローマ人特有の観察や記述があることも見逃せない。

第二巻

第二巻の前半では主に内科疾患の徴候と診断、治療時機や予後などが記述されている。ケルスス自身が「病気の徴候を説明するにあたって、私は躊躇なく古《いにしえ》の医師たち、とくにヒッポクラテスの典籍に従う」(序章一)と明記しているとおり、内容の大部分は、ケルススより約四〇〇年前のヒッポクラテスの『箴言』や『予後』、あるいはそれらと密接な関係にある文献に依拠している(巻末に対応表を掲載した)。後一世紀のローマ医学のなかでヒッポクラテスの著作がいかに権威を持ち、盤石たる基礎をなしていたかを実感することができる。いわゆる「ヒッポクラテス死相」についても記述がある(第六章一―二)。

次に、瀉血や吐瀉・瀉下、マッサージや入浴に関する丁寧な注意事項が述べられる。ケルススは過度の瀉血や飽食のための吐瀉には、反対の立場を採っている。

後半にまとめられた摂生療法(とくに食事法)のための飲食物の一覧には、栄養の強弱や温・冷作用など細かい項目があり、産地ごとの特徴によって分類されたり、小麦の種類や等級が細かく挙げられたりする。肉では部位にも区別があり、また調理法によっても分類がなされ、水の性質にも言及されている。ただし意外なことに、産地や花によって多種あったであろうハチミツに関しては、あまり記述がない。

第三巻

まず、病気の分類や判別(慢性病や急性病、その他)が概説されたあと、「全身に陣取っている病気」(第一章三)、すなわち「悪い箇所を特定できない種類の病気」(第四巻第一章二)が扱われる。権威者に頼った画一的な治療ばかりでなく、観察によって徴候を見逃さず、患者個人に適応する治療を試行する必要性が強調され(本巻第一章六、第二章七、第四章九—一〇)、また小児に対しては、大人と同じ扱いにしてはならないとされる(第七章一C)。

第三から十七章までは、さまざまな熱疾患が取り上げられ、その分類や特徴、治療の方法について具体的に記述される。とくに絶食と飲食物を与える時機に注意が払われており、発熱や消化等に関する当時の独特な考え方が示される。摂生法が中心で、ときには通常とは逆の療法も検討される(第九章四)。熱の合併症の説明のなかに、近代医学でも用いられる診断基準の一つとして有名なケルススの「炎症の四徴候(発赤・腫脹・熱感・痛覚)」についての記述がある(第十章三)。

後半の第十八から二十七章までは、そのほかの全身的病気——精神疾患、水腫症、癆症、癲癇、黄疸、卒中など——の診断と治療についての記述である。精神疾患の患者の人道的取り扱いについてはアスクレピアデスが先駆者とされるが、ケルススも受け継いでおり、治療にはストレスにあたるような不安や恐怖、さらに仕事上の煩わしさなどを取り除くための配慮が見られる。また第二十七章には、麻痺とリハビリの記述もある。

第四巻

第四巻は、人体各部位の病気についてである。まずは基礎知識として頭部から順に解剖学的説明が始まり臓器（内臓と消化器官）の位置関係について「治療者が知る必要のある範囲のこと」（第二章一）が簡略に説明される。しかし、ケルススは各々の構造や働き、能力、仕組といったことには踏み込まず、淡々と、各部位に生じる病気の解説ならびにその治療法へと話を進めている。

やはり頭部、顔、舌とおおむね上から順に述べられていく。臓器に関しては、消化器系の病気に比較的多くの頁が割かれている。服用薬やパップ剤なども登場するが、摂生法が中心である。生殖器・泌尿器関連の病気のあと、末端の部位として四肢（股関節や膝、手足の関節）の病気について、最後に回復期の養生についての追記がある。

第五巻

前半第二十五章までは、さまざまな薬物とその調合薬が分類・リストアップされる。巻頭の序章でケルススは、薬剤の有効性をはっきりと認め、薬を徹底排除したアスクレピアデスにも触れたうえで、摂生療法も薬剤療法も、学派の名前や主義にとらわれず互いに柔軟に取り入れるべきだと説いている。

まず第一から十六章までは、効能別に個々の薬物が列挙され、第十七章では各種の薬物の混合によって作られる薬剤（調剤）について、度量衡の説明を加えて、種類や製法、用途の違いが述べられる。第十八章からはパップ剤、硬膏、錠剤、その他の薬剤の処方と効能が多数紹介される。各種調剤の考案者として挙げられた人名を見ると、ギリシア人を中心とした医師らによる薬物研究についての長い歴史を窺うことができ、調合法に関しての基礎の確立、とくに情報の共有化が進んでいたことが分かる。必要に応じて服用量や服用時間なども付記される。

なお、古代からとくに支配階級に人気があったとされる解毒剤については、三つだけが紹介される。のちに万能薬のごとく重宝された有名な解毒剤「テーリアカ」のルーツを作ったとされるミトリダテス王（六世）も登場する（第二十三章三）。ちなみにプリニウスでは「テーリアカ」という単語が記されている（『博物誌』第二十九巻二四）。

転じて後半部では、身体の外傷――外部からの力や影響が原因となって生じるもの（創傷、咬傷、火傷など）――と若干の中毒、次に外的要因がないのに身体を侵食する病気（全身に起こりうるもので、癌様の潰瘍、瘻、膿疱など）について述べられる。治療法は、薬剤、包帯が主になるが、補助的にメスや焼灼器も用いられる。ここでも、古代ギリシア・ローマ医学の一般的な見解に立ち、「予後」に関する医師の予見能力が重視され、予想される経過を患者や家族に知らせることが医師の大切な心得として強調されている（第二十六章一C）。

第六巻

第五巻が全身に起こりうる各種の病気や怪我を扱っていたのに対し、第六巻は、身体の各部分に起こる特徴的な病気と薬剤による治療法の解説である。頭髪部に始まるが、あまり深刻ではない項目にも触れている。現代医学用語にも残る「ケルスス禿頭・禿瘡」は本巻の脱毛に関する記述に因んでいる。

次いで、眼（眼球とその周辺）、耳、鼻、歯、口、舌などと続き、へそ、外陰部、肛門、指の病気が説明される。治療法については薬剤が中心となっている。とくに眼に関しては、樹脂を加え細麺型に整えたコリューリウムと呼ばれる眼軟膏が数多く記述されている。また、それぞれの部位に適した道具や塗布の方法も紹介される。

耳の病気については、患者を狂気や死へと陥れるほどの痛みや苦しみを伴う場合があり、眼の病気と比べてもより危険が大きいと述べられている（第七章一）。このような見解は古代の医学文献では珍しく、一般的になったのは十九世紀中頃以降とも言われている。

後半の、外陰部や肛門の記述にあたっては、わざわざ前置きが付けられている。陰部を表わす用語について、外来語であるギリシア語ならば耳障りではないが、母国語のラテン語では読者の羞恥心に触れるかもしれないこと、それでも他人に見せるのが恥ずかしい部分だからこそ、一般の人々もその治療法を自らの知識としておかなければならないことが述べられている（第十八章一）。ケルススがローマ市民を念頭に記述しているという姿勢が、顕著に見受けられる。

第七巻

第七巻は、外科治療、すなわち手術に当てられている。第七巻の序章において、まずケルススは、手で治療するこの部門が、摂生法や薬による治療よりもその効果がはっきりわかると指摘している。ここでもあらためて最大の功労者ヒッポクラテスをはじめ、外科治療の進歩に功績のあった何人かの先人を称えている。メスや特殊な器具を必要とするうえ、衛生・麻酔などが不備であった時代において外科治療が特殊な分野であったことは、外科医の資質に関しての記述、すなわち若くて視力が優れ、左右の手が器用で、患者の悲鳴に動じない精神力を有する必要があるという一節（序章四）からも窺える。

おそらく内服の鎮痛剤くらいが頼りの外科治療なので、痛みや恐怖は計り知れないが、成功した事例もそれなりにあったと思われる。もっとも、手術の効果が期待できない病気や重度の障害の場合には、はじめから手を出さないという原則がここでも貫かれている。

前半は全身に起こりうる障害、後半は各部位ごとに起こるものについて述べられる。内容からは当時、比較的特異な病気や障害についての観察記録や知識が集積されていたこと、またそれに対する外科治療の技術が伝えられていたことが推定される。ケルススが広く文献を収集したうえで記述していたであろうことは、たとえばヘそヘルニアに関して、いわゆる権威ある著述家たちが何も述べていないと指摘しながら、比較的近い時代の医師による何種類かの原因説や治療法を提示していることからもわかる。

白内障墜下法という手術も記される。さらに、ヘルニアと結石については、治療に用いる器具の紹介や、手術を行なうときの患者の姿勢、術後の手当てに至るまで詳しく説明されている。これら手術に関しての記述は具体的な描写が多く、ケルスス自身が机上の編纂作業だけにとどまらず、当時の医療現場を見聞していたのではないかとも推察される。

第八巻

最終巻は、骨に関するものである。最初に全身の骨の解剖学的解説があり、骨折、脱臼の順で各部分の手当てについて述べられる。骨の形状や仕組みについては、実際にどこまで観察したかどうかわからないが、かなり正確な記述もある。

本巻は、ヒッポクラテスの『頭部の損傷について』『骨折について』『関節について』『梃子の原理を応用した整復法』などの著作に大きく依拠している。骨折・脱臼の整復については、できる範囲で元の自然な位置に戻し、副木や包帯その他の道具で固定するという基礎的な治療法を踏襲した記述が多い。その一方で新しい方法を取り入れた症例もいくつか紹介されている。

頭蓋骨の手術には特殊な器具や複雑な手順などが示されるほか、骨折や脱臼にもヒッポクラテスの著作に登場する機械器具の一部が紹介される。そして患者の痛みの軽減や体力の保持、術後の成果などについて細やかな記述が続く。ギリシア医学の業績を引き継ぎながら、比較的身近で実用的な視点で編纂された跡が窺える。

あとがき

本書を上梓するに至った経緯について紹介しておきたい。この翻訳は、一九七九年、岩手医科大学哲学研究室を中心に作られた「西洋古典語・古典文化研究会」の輪読会が母体となって始まった。ケルススの著作内容と優れた文章にひかれ、三年にわたって続けられた。その後の翻訳にあたっては、訳者の石渡隆司、小林（旧姓菅野）晶子のほかにも、何人かの方のご協力を得ている。そして一九八六年より、岩手医科大学医事学研究会発行の「医事学研究」第一―十六号に掲載された。

古典医学書の翻訳は地味な活動であり光が当たりにくいが、実りある成果が得られたのは、たえず温かい励ましと助力を惜しまれなかった岩手医科大学三田俊定元理事長、小原喜重郎第六代学長のおかげである。あらためて感謝したい。また、京都大学学術出版会への仲介の労をとって頂いた三宅正樹氏に心から謝意を表したい。ここに京都大学学術出版会西洋古典叢書の一冊として刊行の運びとなったのは、こうした方々との恵まれた出会いによる。この度の刊行の過程では、京都大学学術出版会の國方栄二氏、編集担当の和田利博氏にひとかたならぬお世話になった。深く御礼を申し上げたい。

石渡隆司
小林晶子

固有名詞索引

ギリシア語由来の名詞は、原文でラテン語形化されているものもギリシア語形で表記した。登場箇所の *Pr.* は「序巻」、ローマ数字の大文字は巻数、小文字は章数、*pr.* は「序章」、アラビア数字は節番号を示す。

ア　行

アイアス　Aias　サラミス王テラモンの子。ソポクレス『アイアス』参照。精神疾患の患者例。 *III. xviii. 19*

アガメムノン　Agamemnon　トロイア戦争でギリシア軍を率いた総大将。 *Pr. 3*

アジア　Asia　小アジアのことを指す。 *III. iv. 6; IV. xxxi. 7*

アスクレピアデス　Asclepiades　前 124 年にビテュニアに生まれる。デモクリトス流の原子論を生理学の基礎に置き、固体病理説を唱えた。ヒッポクラテスの体液病理説に反し、病気は身体を構成する微小物質、すなわち原子の不正な運動によって体液の流れが妨げられるために起こると考えた。また当時の一般的風潮であった過剰処置に対しては温和な方法を用いた。「安全に迅速に快適に治療する」がモットーで、ローマで非常に人気があり、その名を冠した医学校も創設された。すぐ後の時代のケルススは、熱病の治療法、瀉血、マッサージ療法、吐瀉や下瀉などに関して述べる際に、賛否合わせて数多く言及している。耳の薬を考案。 *Pr. 11, 16, 20, 28; I. iii. 7, 17–18; II. vi. 15, xii. 2A, xiv. 1–2, xv. 1, xvii. 3; III. iv. 1–3, 6, 12, 16, vi. 11–12, xiv. 1–2, xviii. 5–7, 14, xxi. 8, xxiv. 3; IV. vi. 2, ix. 2, xi. 6, xxvi. 4; V. pr. 2; VI. vii. 3A*

　『一般治療法』　*De communibus auxiliis　II. xiv. 1*

　『健康の維持について』　*De tuenda sanitate　I. iii. 17*

アスクレピオス　Asclepios / Aesculapius　ギリシア神話で、アポロンの子として生まれ、ケイロンに医術を授けられたとされる。医術の祖として古代より崇められ、数々の奇蹟を起こし、のちにオリュンポスの医神となる。当時のアスクレピオス神殿は診療所として機能していた。蛇杖を持った姿は古くから現在まで医学のシンボルとして知られている。眼軟膏の名前。 *Pr. 2; VI. vi. 25A, 32*

アッソス　Assos　小アジアのトロイア周辺にある町で、石灰石の産地。 *IV. xxxi. 7; V. vii. 1, xix. 19; VI. vi. 31A*

アッタロス　Attalos　おそらくペルガモン王アッタロス 3 世ピロメトル（在位、前 138 ～ 133 年）。薬物研究でも有名で、毒薬や抗毒薬について優れた論文を残したと言われる。硬膏や眼軟膏を考案。 *V. xix. 11A; VI. vi. 5B*

アッティカ　Attica　ギリシア東南部アテナイ周辺の地域。黄土（オークル）の産地。 *V. xiv. 1, xviii. 19*

アテニオン　Athenion　不詳。ソラノスによれば、おそらくエラシストラトスの信奉者。咳の丸薬を考案。 *V. xxv. 9*

アフリカ　Africa　*III. iv. 8*

　―人　Afri　*VII. vii. 15I*

アベラ　Abella　イタリア南部カンパニアの都市。アベラナナッツ（ヘーゼルナッツ）の産地。 *III. xxvii. 4B*

アポロニオス　Apollonios　この名の医師は何人かいて、ケルススも何箇所かで言及しているが、どの人物にあたるか、はっきりとはわからない場合もある。

　アンティオキアの―　A. Antiochenos　前 3 ～ 2 世紀に、アレクサンドリアで活躍した

親子。経験派の医師。 *Pr. 10*
―・ミュス　A. Mys　おそらくA. Herophilicos（ヘロピロス門下のアポロニオス）と呼ばれた人物。前1世紀アレクサンドリアで活躍した経験学派の医師で、ヒッポクラテス学派の流れをくむ学理派とは対立した。薬学の著書のほか、『ヘロピロスの学説について』（全29巻）をまとめたと言われる。 *V. pr. 1; VII. pr. 3*
キティオンの―　前1世紀に活躍。ゾピュロスの弟子で、ヒッポクラテス『関節について』の註釈書を著わす。 *VII. pr. 3*
メンピスの―　エラシストラトスの支持者で、人体の部位と名称について、また植物学の著作がある。 *VII. pr. 3*
アポロパネス　Apollophanes　セレウキア出身。前220年頃、シリア王大アンティオコスの侍医となる。エラシストラトスの信奉者であったと言われる。パップ剤を考案。 *V. xviii. 6*
アミナエア　Aminaea　イタリア南部アプーリアのワインの産地。 *IV. xxvi. 3, 9; V. xix. 19; VI. vi. 21*
アメリア　Ameria　イタリア中部のウンブリアにあった町。リンゴの産地。 *II. xxiv. 2*
アラビア人　Arabs　パップ剤を考案。 *V. xviii. 16*
アリストゲネス　Aristogenes　クニドス、もしくはタトス島の出身。クニドスのクリュシッポスの弟子。前3世紀にマケドニア王アンティゴノス・ゴナタスの侍医を務めた。パップ剤を考案。 *V. xviii. 27*
アリストン　Ariston　ガレノスの記録によれば、ヒッポクラテスの同時代人で、疝痛薬の調合者。足痛症のパップ剤を考案。 *V. xviii. 33*
アルカガトス　Archagathos　プリニウス（『博物誌』第29巻12）によれば、前219年ペロポネソス半島からローマに来た最初のギリシア人医師で、ヒッポクラテスらの著作を紹介した。ローマ市民権を与えられ、彼の診療を受けられるよう国費で診療所が建てられた。しかし外科医としては容赦ない切開や焼灼をするので、「肉屋」「死刑執行人」といったあだ名が付けられたという。硬膏を考案。 *V. xix. 27*
アレクサンドリア　Alexandria　エジプトの主要都市。古代から多くの医師や科学者、哲学者らが活躍している。カラムスの産地、硬膏の名前。 *III. xxii. 8; V. xix. 17, xxiv. 1, xxvi. 23F, xxvii. 1B; VII. pr. 3*
アロブロゲス　Allobroges　現ブルゴーニュ地方に近い地域で、ワインの産地。 *IV. xii. 8*
アンティゴノス　Antigonos　マケドニアの王で、おそらく2世のアンティゴノス・ゴナタス。前319頃～239年。 *III. xxi. 3*
アンドレアス／アンドリアス　Andreas / Andrias　前3世紀後半のカリュストスの医師。エジプト王プトレマイオス4世ピロパトルの侍医で当代の権威。薬学書を著わし、後世の大家ディオスコリデスやエピパニオスから高い評価を得たが、ガレノスからはいかさまで経験不足と酷評された。著書の多くは失われたが、『ナルテークス（薬箱）』と呼ばれたものは断片が伝えられている。大腿骨牽引機の開発者。 *V. pr. 1, xviii. 7A, 14; VI. vi. 16A; VIII. xx. 4*
アンドロン　Andron　アンドローニウム（のどびこの薬）や陰部の薬を考案。カリュストスのアンドレアスと同一視する校訂者もいる。 *VI. xiv. 1, xviii. 2F–G*
イオラス　Iollas　ビテュニア出身、おそらく前3～2世紀。『薬草の効能について』を著わす。傷口に用いる薬を考案。 *V. xxii. 5*
イタリア　Italia　*III. xxii. 8, xxv. 1; V. xxv. 4B, 9, xxvii. 10*
イリュリア　Illyria　アドリア海の東沿岸の地方。イリスおよびイリス油の産地。 *V. xviii. 3, 7B, 24, xxiii. 1B, 3A, xxiv. 1*
インド　India　ナルドの産地。 *V. xxiii. 2; VI. vi. 6, 9A*

エイレナイオス　Eirenaios　不詳。ウィティリーゴー（乾癬の一種）の薬を考案。 *V. xxviii. 19C*
エウエルピストス　Euelpistos　後1世紀にローマで活躍した外科医。 *VII. pr. 3*
エウエルピデス　Euelpides　不詳だが、ケルススが「われわれの時代で最も偉大な眼科医であった」と紹介し、6種類の眼軟膏を紹介している。 *VI. vi. 8A, 17, 20, 21, 25C, 31A*
エウテュクレス　Euthycles　不詳。関節のパップ剤を考案。 *V. xviii. 28*
エジプト　Aegyptus　*Pr. 30; III. iv. 6, xviii. 13; V. xxvii. 12I; VII. pr. 3*
エピクロス　Epicuros　前342～270年頃の哲学者で、エピクロス学派の開祖。水腫症患者メトロドロスの師。 *III. xxi. 4*
エペイロス　Epeiros　ギリシア北西部とアルバニア南部にあった古代国家。 *III. xxi. 3*
エペソス　Ephesos　トルコ西海岸の非常に栄えた古代都市。地名に因んだ硬膏エペシオンがある。 *V. xix. 21, xxvii. 3D*
エラシストラトス　Erasistratos　前4世紀終わりにケオス島イウリスに生まれ、クニドスのクリュシッポスの弟メトロドロスに学ぶ。ヒッポクラテスの見解と対立する原子論的立場をとり、プネウマ説の創始者となる。解剖学を重視し、生体解剖を行なったとされる。ヘロピロスと並ぶアレクサンドリア医学の巨匠の一人で、医学書を多く著わした。 *Pr. 8, 15, 20, 23, 47, 54, 58, 60; III. iv. 5, 9, ix. 2–3, x. 3, xxi. 15; IV. xi. 6, xviii. 4, xx. 2, xxxi. 9; V. pr. 1; VI. vii. 2B, xviii. 2E*
エレトリア　Eretria　エーゲ海エウボイア島の古代ギリシアの主要都市。ミョウバンを含む土の産地。 *V. xv. 1, xix. 7; VI. iii. 2*
エンペドクレス　Empedocles　前490～430年頃の哲学者でシケリア島アクラガス出身。万物の生成を、四元素（土、空気、水、火）とそれらを結合分離させる「愛」と「憎しみ」という相対立する力で説明し、病気はこれらの不調和によって生ずると考えた。彼の説はヒッポクラテスの医学理論、とくに四体液説の基盤となっている。四元素説はその後2千年近くの間、自然理論の基礎として通用した。 *Pr. 7*
オレステス　Orestes　ギリシア神話アガメムノンの子。エウリピデス『オレステス』参照。精神疾患の患者例。 *III. xviii. 19*

カ　行

カウノス　Caunos　小アジア南西部カリア地方の海岸部の町。 *V. xxi. 1B*
カッシウス　Cassius　C. Iatrosophista または Felix と呼ばれる。ケルススと同時代か少し前（紀元前後）に活躍したローマの医師。医学書を著わしたほか、ティベリウス帝も用いたという腹痛薬コリコスで有名。プリニウスも『博物誌』第29巻7で、有名な医師として名前を挙げている　*Pr. 69; IV. xxi. 2; V. xxv. 12*
カノプス　Canopus　エジプトのアレクサンドリア北東の貿易都市。眼軟膏の名前。 *VI. vi. 25B, 28*
ガリア　Gallia　*Pr. 30*　ナルドの産地。 *V. xxiii. 1B, 3A, xxv. 6*
　―・コマタ　Gallia comata　*VII. vii. 15I*
　―人　Galli　*V. xxvii. 3B*
カリュストス　Carystos　エーゲ海エウボイア島の町。ディオクレスやアンドレアスの出身地。 *Pr. 8; IV. xx. 1*
カンタブリア　Cantabria　イベリア半島北部の地方。薬草の産地。 *V. xxvii. 10*
カンパニア　Campania　イタリア南部の地方。薬草の産地。 *V. xi. 1, xv. 1, xxii. 2A; VI. vi. 9A, xviii. 8A*
キモロス　Cimolos　キュクラデス諸島の一つ。白亜土の産地。 *II. xxxiii. 3; III. xix. 2; V. i.*

1, xxvi. 33A, xxvii. 13A; VI. v. 3; VIII. ix. 1G
キュプロス　Cypros　地中海東部のキプロス島。さまざまな薬用物質の産地。 *V. vii. 1, xi. 1*
キリキア　Cilicia　小アジア南東部の海岸地域。サフランの産地。 *V. xxiii. 2; VI. vi. 33*
ギリシア　Graecia　*Pr. 5; V, iv. 1, xxviii. 15B; VII. vii. 15D–E*
　一人　Graeci　*passim*
　一文字　医療器具の形の例。 *VII. v. 2B*
クティリア　Cutilia　イタリア中部の町。薬効のある冷泉が湧く。 *IV. xii. 7*
クニドス　Cnidos　小アジア南西部カリアの都市。クニドス漿果の産地。*V. v. 2, viii. 1, xviii. 7B*
グラウキアス　Glaucias　前3～2世紀の医師で、最も古い経験主義派の一人。ヘラクレイデスの師とされる。ヒッポクラテスに関する多くの註釈書を著わした。プリニウスは薬物学の祖と評している。 *Pr. 10*
クラトン　Craton　不詳。耳の潰瘍の薬を考案。 *VI. vii. 2C, xviii. 2E*
クリュシッポス　Chrysippos　前350年頃、クニドスで活躍し、医学校を創設した医学者。クニドス学派の重鎮であり、エラシストラトスの師にあたる。それまで普通の治療術として行なわれていた瀉血に批判的で、それに代わる手や足の結紮を薦めたと言われる。解剖学や薬学上でも重要な役割を果たし、著作も多数あったとされるが残っていない。彼に関する情報は主としてガレノスによるが、詳しいことはわかっていない。関節痛のパップ剤を考案。 *Pr. 8; III. xxi. 3; V. xviii. 30*
クルストゥメリア　Crustumeria　ローマ北方にあったサビニ人の町。ナシの産地。 *II. xxiv. 2*
クレオパントス　Cleophantos　前280年頃のギリシア人医師。 *III. xiv. 1*
クレオン　Cleon　デモステネス時代（前4世紀）の眼科医。眼軟膏を考案。 *VI. vi. 5A, 8G, 11*
クレシポン　Clesiphon　不詳。パップ剤を考案。 *V. xviii. 31*
クレタ　Creta 地中海東部にあるクレタ島。クレタ（ミノア）文明の地。薬草や蠟の産地。 *V. xviii. 7B, 31, xxiii. 3B, xxv. 13*
ケイロン　Cheiron　ギリシア神話、半人半馬のケンタウロス族の一人で、賢者として名高い。医神アスクレピオスに医術を授けた。潰瘍の名前（キーローネーウム）。 *V. xxviii. 5*
ゴルギアス　Gorgias　生没年は不詳だが、前3世紀にアレクサンドリアで活躍した外科医。 *VII. pr. 3, xiv. 2*
コロポン　Colophon　小アジアのリュディアの都市。マツ樹脂の産地。 *V. xix. 11B, 17*

サ　行

サモス　Samos　エーゲ海東部の島。ミョウバンを含む土「アステール（星）」の産地。 *VI. vi. 12*
シキリア　Sicilia　現シチリア島。サフランの産地。 *VI. vi. 25C*
シグニア　Signia　ローマの北東、現セーニを中心とした地方。ナシ、刺激の強いワインの産地。 *II. xxiv. 2; IV. xii. 8, xxvi. 5, 9*
シノペ　Sinope　小アジアのポントス王国の都。辰砂（ミニウム）の産地。 *V. vi. 1, xix. 21; VI. vi. 19, viii. 2B, xviii. 2G*
シリア　Syria　現シリアを含む地中海東岸地方。ナルドの産地で、シリア産の油はナルドの油を指す。 *IV. vi. 4; V. xxiii. 1B; VI. vii. 2C, 3A, xi. 5*
シンブルウィウム　Simbruvium　薬効のある冷泉が湧くところ。イタリア中部ラティウ

ム地方のサビニ人の丘。 *IV. xii. 7*
スカンディア　Scandia　リンゴの名前。産地名と思われるが不詳。スカウディアという読みや、人名という説もある。 *II. xxiv. 2; IV. xxvi. 5*
スキュロス　Scyros　エーゲ海の島。黄土の産地。 *V. xiv. 1*
ゼノン　Zenon　前3世紀、ヘロピロスの門下で、アレクサンドリアで活躍した経験学派。アンティオキアのアポロニオスと同時代の人物。薬についての書を残した。ガレノスによれば、ヒッポクラテス医学の解説書も著わした。 *V. pr. 1*
セラピオン　Serapion　前3世紀のアレクサンドリアの医師で経験主義派の創始者の一人。 *Pr. 10; V. xxviii. 17C*
ソサゴラス　Sosagoras　不詳。関節の痛みに効くパップ剤を考案。 *V. xviii. 29*
ソストラトス　Sostratos　生没年などは不明だが、前1世紀のアレクサンドリアで活躍した外科医。ガレノスは、ヘビに咬まれた傷の治療薬に、彼の名に因んだものがあると言及している。 *VII. pr. 3, iv. 3A, xiv. 1*
ゾピュロス　Zopyros　前1世紀、アレクサンドリアで活躍した経験派の医師。プトレマイオス王のために解毒剤「アンブロシアー」を考案。 *V. xxiii. 2*

タ　行

タラス／タレントゥム　Taras / Tarentum　イタリア南部の港湾都市で、ヘラクレイデスの出身地。ナシの産地。 *Pr. 10; II. xxiv. 2; III. vi. 4, xv. 3; V. xxv. 10; VII. vii. 6C; VIII. xx. 4*
タリアス　Tharrias　不詳。嗜眠病、水腫症の治療法について記述した人物。 *III. xx. 2, xxi. 14*
ディオクレス　Diocles　前4世紀、カリュストス出身。プラクサゴラスの師。アテナイで活躍し、ヒッポクラテスの四体液説を継承し、「若いヒッポクラテス」と呼ばれた。のちにギリシア医学において重要な概念となる食餌療法という語をはじめ、いくつかの基礎的医学用語の命名者と言われている。ガレノスによれば、解剖（ἀνατομή）という語を最初に用いたのも彼であるという。キュアティスコス（鉗子の一種）の発明者。 *Pr. 8; III. xxiv. 1; IV. xx. 1; VII. v. 3A; VIII. xx. 4*
ディオゲネス　Diogenes　前5世紀のアポロニア出身の自然哲学者を指すのではないかとされている。万物の根源を空気とし、すべての物質はその濃縮化と希薄化によって派生すると説いた。アリストテレスの『魂について』第1巻第2章に、人間の血管について詳細な記述をしているディオゲネスの『自然について』の断片が見られ、当時の解剖学の事情を推察することができる。咬み傷に効く硬膏を考案。 *V. xix. 20, xxvii. 1A*
ディオニュシオス　Dionysios　不詳だが、スクリボニウス・ラルグス（後1世紀）が言及した人物とされる。眼軟膏や焼灼術を考案。 *VI. vi. 4, xviii. 9C*
ティマイオス　Timaios　不詳。狼瘡や癌の薬を考案。 *V. xxii. 7*
テオクセノス　Theoxenos　不詳。足の痛みのパップ剤を考案。 *V. xviii. 34*
テオドトス　Theodotos　眼科医として名が伝わるが、不詳。眼軟膏、効き目の早い「アカリストン（感謝されない薬）」を考案。 *VI. vi. 5B, 6*
デクシオス　Dexios　不詳。関節硬結のパップ剤を考案。 *V. xviii. 36*
テミソン　Themison　前1世紀、ラオディケイア出身でアスクレピアデスの弟子。師の原子理論を発展させ、方法論派の概念を拡張した創始者と目される。病気は、原子の移動を妨げる気孔の過度の広狭に起因するとし、緊張性と弛緩性の二種類とその混合タイプに分けられると考えた。耳の薬を考案。 *Pr. 11, 54, 62; III. iv. 6, 17; IV. xxii. 4; VI. vii. 1F*
デモクリトス　Democritos　前460～370年頃のギリシアの哲学者。師レウキッポスの

原子論を受け継ぎ完成させた。世界は原子の必然的な運動によって成り立っているとし、感覚や生命をも唯物論的に説明した。 *Pr. 7; II. vi. 14*

トリュポン　Tryphon 「父トリュポン *Τρύφων πατήρ*」と呼ばれた外科医。クレタ島ゴルティニア出身で、前 1 世紀後半頃、アウグストゥス時代にローマで活躍した。スクリボニウス・ラルグスによって「われわれの指導者」と呼ばれた。皮膚の薬を考案。 *VI. v. 3; VII. pr. 3*

ナ　行

ニコン　Nicon　キケロが『縁者・友人宛書簡集』の中で、多食症について著作を書いた人物として言及したが、それ以外は不詳。前 1 世紀頃の医師と思われる。腺腫などのパップ剤を考案。 *V. xviii. 14B, xxvi. 1*

ニュンポドロス　Nymphodoros　タラスのヘラクレイデスやガレノスが言及している外科医で、大腿骨牽引機の開発者。 *VIII. xx. 4*

ヌメニオス　Numenios　前 3 世紀、ヘラクレア出身の医師と思われる。入浴法や摂生法、薬物についての著作があるとされるが、わずかな断片しか残っていない。足痛症のパップ剤、子宮炎の薬を考案。 *V. xviii. 35, xxi. 4*

ネイレウス　Neileus　アレクサンドリア学派の当時最も優れた外科医で眼科医。調剤に関する著作がある。ガレノスやオレイバシオスも彼の薬剤に言及している。集積を散らすパップ剤、眼球突出の薬などを考案、骨の治療でも優れ、大腿骨牽引機を開発した。 *V. xviii. 8; VI. vi. 8G–11; VIII. xx. 4*

ハ　行

バイアエ　Baiae　イタリア、カンパニア地方の海岸にあった温泉保養地。 *II. xvii. 1; III. xxi. 6*

パンタイノス　Pantainos　不詳。体液の集積を散らすパップ剤を考案。 *V. xviii. 12*

ハンモニオス／アンモニオス　Hammonios / Ammonios　前 3 世紀に活躍したアレクサンドリアの外科医。膀胱結石の粉砕術の創案者で、リトトモス（ギリシア語で「砕石術者」）という別名を持つ。 *VII. pr. 3, xxvi. 3B*

ヒエラクス　Hierax　不詳。トラコーマの薬を考案。 *VI. vi. 28*

ヒッポクラテス　Hippocrates　前 460 頃～ 377 年、コス島出身。それまでの医術とは異なり、観察と原因追及を基にして診断法を確立したことから「医学の父」と呼ばれ、後世の医学に多大な功績を残した。体液病理説を唱え、自然治癒力を重んじた臨床治療を行なった。彼とその門下の著作は『ヒッポクラテス全集』としてまとめられた。ケルススはヒッポクラテスを最高の医師と明言し、その著作を最大の典拠とすると述べ引用している。 *Pr. 8, 15, 20, 28, 47, 66; II. pr. 1, xiv. 2; III. iv. 12, 14, ix. 2–3, xxiv. 1; IV. v. 2, xxiii. 3; VI. vi. 1E; VII. pr. 3; VIII. iv. 3, viii. 1B, xiv. 3, xv. 5, xx. 4, xxv. 2*

ピュタゴラス　Pythagoras　前 580 ～ 489 年頃。サモス島出身で、クロトンの医学校に学ぶ。ピュタゴラス学派を創設した哲学者・数学者にして宗教家。数が万物の根本原理であるとし、大宇宙を支配する数的調和の概念を、小宇宙としての人間に適用し、それにより病気を説明する道を開いた。 *Pr. 7; III. iv. 15*

ピュロティモス　Phylotimos　プラクサゴラスの弟子で、エラシストラトス（前 4 世紀）の同時代の外科医であると、ガレノスが言及している。 *VIII. xx. 4*

ピリッポス　Philippos　エペイロス出身の医師で、アンティゴノス王（2 世）の宮廷に仕えていた。 *III. xxi. 3*

ピロクセノス　Philoxenos　前 1 世紀に活躍したアレクサンドリアの外科の権威。優れた外科全書を著わしたとされるが現存していない。ガレノスが数多く言及している。

VII. pr. 3
ピロクラテス　Philocrates　不詳。膿を促進させる硬膏を考案。 *V. xix. 14, xxvi. 35C*
ピロタス　Philotas　おそらく、紀元前後のアンピッサ出身の医師。傷を膠着させる硬膏を考案。ガレノスも言及。 *V. xix. 7*
ピロン　Philon　鎮痛剤ピローニウムで有名なのはタルソスのピロン（前1世紀）だが、同一人物かどうかは不明。眼軟膏を考案。 *VI. vi. 3*
プシュリ族　Psylli　アフリカ北部の種族で、蛇毒にまつわる伝説がある。 *V. xxvii. 3B*
プトレマイオス (1)　Ptolemaios　アレクサンドリアの外科医であるが、不詳。耳の薬を考案。 *VI. vii. 2B*
プトレマイオス (2)　Ptolemaios　マケドニア王朝の王であるが、ゾピュロス（前1世紀）が仕えたのが何世かは不明。 *V. xxiii. 2*
プラクサゴラス　Praxagoras　前4世紀のコス島派の医師。古代の著名な医師であり、弟子も多い。理論面ではヒッポクラテスの体液説を発展させ、さらに多くの種類の体液を考えたとされる。臨床面でも、彼の書物は病因・徴候論や治療術の教科書として用いられていたという。 *Pr. 8, 20*
プリュギア　Phrygia　小アジア北西部の地方。ミョウバン石の産地。 *V. vii. 1; VI. vi. 30*
プレイストニコス　Pleistonicos　プラクサゴラスの弟子で、前4～3世紀に活躍した医師。プリニウスやガレノスも言及している。 *Pr. 20*
プロタルコス　Protarchos　いくつかの医学書のなかで著名な外科医と伝わるほかは、不詳。小腫瘍・皮膚病などの薬剤を考案。大腿骨牽引機の開発者。 *V. xviii. 18, xxviii. 16C, 17C, 18B; VIII. xx. 4*
ヘカタイオス　Hecataios　不詳。硬膏を考案。 *V. xix. 16, xxvi. 35C*
ペトロン　Petron　前4世紀ヒッポクラテスの時代の、アイギナ出身の医師。いわゆる独断論派の一人。ガレノスはエラシストラトスの書を介して、彼の「焼き豚とワイン」の治療法を記録している。 *III. ix. 2*
ヘラクレイデス　Heracleides　タラス出身。前1世紀頃、アポロニオスやグラウキアスの少し後に活躍した経験派の医師。主として薬物の研究に従事し、ケシの滲出液（アヘン）を治療薬として広めた人物。またヒッポクラテスの註釈書を著わしたことで知られている。外科医としても活躍、大腿骨牽引機を開発した。 *Pr. 10; III. vi. 4, xv. 3; V. xxv. 10; VII. vii. 6B; VIII. xx. 4*
ヘラス　Heras　紀元前後、カッパドキア出身の医師。経験派で、薬学の創始者の一人とも言われる。硬膏、歯痛薬を考案。 *V. xxii. 3, xxviii. 4E; VI. ix. 5*
ヘロピロス　Herophilos　カルケドン出身で、前4～3世紀に活躍したアレクサンドリア医学の巨匠。プラクサゴラス、クニドスのクリュシッポスのもとで医学を学び、主として解剖学上の貢献によって知られる。十二指腸、前立腺という用語は、彼の命名になるものと言われている。また、生理現象や病気をこうした解剖学的な基礎の上に立って科学的に理解しようとした。臨床に関しては、ヒッポクラテスに従ったと言われる。 *Pr. 8, 15, 23, 28; III. ix. 2–3; V. pr. 1; VII. vii. 13B*
ヘロン　Heron　おそらく前3世紀に活躍したアレクサンドリアの外科医。産婦人科医でもあったと言われる。 *VII. pr. 3, xiv. 2*
ボエトス　Boethos　不詳。膣座薬を考案。 *V. xxi. 3*
ポダレイリオス　Podaleirios　医神アスクレピオスの息子。トロイア戦争で傷の治療にあたった。 *Pr. 3*
ホメロス　Homeros　『イリアス』『オデュッセイア』を著わした古代ギリシアの詩人。作品の中で、トロイア戦争でのマカオンとポダレイリオスの活躍、当時の医学の状況を紹介した。 *Pr. 3*

ポリュアルコス　Polyarchos　不詳。緊張した部分を弛緩させる等のパップ剤を考案。 *V. xviii. 8; VIII. ix. 1D*

ポリュイデス　Polyides　外用薬の調剤者としてガレノスにも引用されているが、それ以外は不詳。スプラーギース（「印判」という名の錠剤）を考案。 *V. xx. 2, xxvi. 23F; VI. vii. 3B*

マ　行

マカオン　Machaon　医神アスクレピオスの息子。トロイア戦争で傷の治療にあたった。 *Pr. 3*

マケドニア　Macedonia　バルカン半島中央部の地域。イリスの産地。 *V. xviii. 27*

ミトリダテス　Mithridates　小アジアのポントス王、前 132 ～ 63 年のミトリダテス 6 世エウパトル。毒の研究に熱心で、解毒剤「ミトリダティウム」を考案した。 *V. xxiii. 3A*

ミュス　Mys　→アポロニオス・ミュス

ミュロン　Myron　不詳。皮膚病の薬を考案。 *V. xxviii. 18B, 19D*

メウィア　Mevia　不詳。地名だと思われるが、人名の可能性もある。ナシの産地。 *II. xxiv. 2*

メゲス　Meges　フェニキアのシドン出身。アレクサンドリア医学の最も有名な外科医の一人で、方法論派。前 1 世紀頃、ローマでも活躍し、功績が称賛されていた。著作は断片しか残っていないが、ケルススは多く引用している。瘻の薬や、さまざまな外科治療を考案。 *V. xxviii. 7A, 12K; VII. pr. 3, ii. 2, vii. 6C, xiv. 1, xxvi. 2N; VIII. xxi. 1*

メディオス　Medios　クニドスのクリュシッポス（前 4 世紀）の弟子。解剖を経験し、瀉血に反対したと、ガレノスが言及している人物と思われる。メディアスとする読みもある。体液の集積を散らすパップ剤を考案。 *V. xviii. 11*

メトロドロス　Metrodoros　前 4 世紀頃、ランプサコスのメトロドロスと呼ばれる哲学者。エピクロスの親友で弟子。水腫症の患者。 *III. xxi. 4*

メネマコス　Menemachos　不詳。歴史上知られているのはアプロディシア出身で方法論派のメネマコスだが、時代的に見て同一人物かどうか、きわめて疑わしい。歯痛の薬を考案。 *VI. ix. 5*

メノピロス　Menophilos　不詳。耳の薬を考案。 *VI. vii. 2C*

メロス　Melos　「ミロのビーナス」で有名なキュクラデス諸島南西部の島。ミョウバンの産地。 *V. i. 1; VI. xix. 1*

モスコス　Moschos　不詳。硬化した部分を和らげるパップ剤を考案。 *V. xviii. 10*

ヤ　行

ユダエウス　Iudaeus　不詳。「ユダヤ人の医師または調剤師」の意。硬膏を考案。 *V. xix. 11B, xxii. 4*

ラ　行

ラエティア　Rhaetia　古代ローマの州で、現スイス東部およびチロル周辺。ワインの産地。 *IV. xii. 8*

ラコニア　Laconia　ギリシア南部のスパルタを中心とする地域。ラコニア風蒸し風呂の発祥地。 *II. xvii. 1; III. xxi. 6*

リュキア　Lycia　小アジア南西部沿岸の地方。石や薬草の産地。 *VI. vi. 30, vii. 1F*

リュシアス　Lysias　不詳。肝臓・脾臓などに効くパップ剤を考案。 *V. xviii. 5*

ローマ　Roma　*Pr. 30, 49; VII. pr. 3*

薬物・薬剤索引

見出しの後は、ラテン語、ギリシア語（テクストで紹介されたもの）、学名（イタリック）、植物名（英語）の順とし、ギリシア語由来の名詞は、原文でラテン語形化されているものもギリシア語形で表記した。登場箇所のローマ数字の大文字は巻数、小文字は章数、アラビア数字は節番号を示す。

ア　行

アイシングラス　icthyocolla, *ἰχθυόκολλα*　「魚の膠」の意。魚類の浮袋を水で煮て作るゼラチンで、膠着剤。　*V. ii. 1, xix. 7-8*

垢　sordes　入浴や激しい運動の後に、専用器具（ストリギリス）で皮膚を掻いて除去して薬用とする。集積を散らす・軟化作用。　*V. xi. 1, xv. 1, xxv. 3B*

アカシア（アラビアゴム）　acacia, (cummis) acanthinum, *Acacia Arabica*, acacia, gum arabic　マメ科アカシア属。粘性の樹液がタンニンを含む。止血、収斂・膠着・侵食作用。眼軟膏に多用。　*IV. xxv. 2; V. i. 1, ii. 1, vii. 1, xx. 5, xxiii. 3A; VI. vi. 1I, 5B, 6-8A, 9A, 16B, 24, 25B, 30, vii. 2D, 4A, xviii. 8C*　→ゴム

アカリストン　acharistum, *ἀχάριστον*　「感謝されない薬」の意の眼軟膏。ガレノスによると、早く治りすぎて患者に感謝される間がなかったため。　*VI. vi. 6*

アコパ、アコプム　acopa, acopum　「苦痛をとる薬」の意。ギリシア人が疲労や痛みを治すのに用いたアコポス（疲労回復）と呼ばれる石に由来。　*IV. xxxi. 8; V. xxiv. 1*　→アノーデュナ

アシ　arundo ＝ harundo, *Arundo donax*, polereed　イネ科の多年草。根の汁が棘抜き薬や耳の薬になる。　*V. xxvi. 35C; VI. vii. 1D; VII. v. 2B-C*

—のペン、茎　矢柄。外科用にも。　*V. xxviii. 12L; VII. v. 2B-C*

アスクレーピオス　Asclepios　医神アスクレピオスに因んだ眼軟膏。　*VI. vi. 25A, 32*

アスパラトゥス　aspalathus, *Calcycotoma villosa*, aspalathus　マメ科エニシダ属。腱（神経）の鎮痛剤。　*V. xxiv. 1*

アッソスの石　lapis Assius　アッソスで産する石で、石灰石の一種。体をミイラ化させる働きがあり、石棺などに用いられた。侵食作用があり、手足の腫れ、増殖する肉組織を抑制する硬膏に用いられる。　*IV. xxxi. 7; V. vii. 1, xix. 19; VI. vi. 31A*　→サルコパゴス

アナストモーティカ　anastomotica, *ἀναστομωτικά*　「開口する薬」の意。血管の末端の孔を開き、鬱血を解消する。ストムーンと同様。　*V. xviii. 25*

アニス　anesum, *Pimpinella anisum*, anise　セリ科の植物。鼓腸、排尿、解毒など。　*II. xxi. 1, xxxi. 1; III. xxiv. 2; IV. xvii. 2, xxi. 2; V. xxiii. 1B, 3A, xxv. 5, 12*

アノーデュナ　anodyna, anodynes, *ἀνώδυνα*　「痛みを取る薬」の意。眠りを誘って痛みを軽減するが、胃に悪い。　*V. xxv. 1; VI. vi. 1M*　→アコパ、アコプム

アピウム　apium, *Apium graveolens*, *Petroselinum sativum*, celery, parsley　セリ科のパセリやセロリの類とその種子。排尿・冷やして抑える・腐食作用。　*II. xxxi. 1, xxxiii. 2; IV. xvi. 3, xxvii. 1D-E; V. vi. 2, xxv. 2*　→ペトロセリーヌム

アピュロン　*ἄπυρον*　「火を通していない」の意で、未加熱の硫黄を指す。　*V. xviii. 14A*　→硫黄

アベラナナッツ　nuces Abellanae, *Carylus avellana, hazelnut*　カキノキ科ハシバミ属。　*III. xxvii. 4B*

亜麻、アマ　linum, *Linum usitatissimum*, flax　アマ科の植物で、種が薬用となる。布や糸

は医療器具として多用される。

(1) ―の種子、―仁　lini semen　温める・膠着・集積を散らす・引き出す作用。パップ剤や浣腸剤にも。 *II. xxxiii. 5-6; IV. ix. 2, xvi. 4, xxii. 3; V. ii. 1, xi. 1, xii. 1, xxviii. 11F, 13B; VI. iii. 2, vi. 10, vii. 1B, xviii. 6A, xx. 3; VIII. ix. 1D.*

(2) ―布　linamentum（当て布や包帯）／詰め物、当てもの　penicillum／―糸　linum, lina／―片　linteolum／レームニスコス　ληµνίσκος　細長く巻いた形状のもの。 *VII. xxviii. 2*

雨水　aqua pulvialis　不純物が少なく腐敗しにくいので、薬用とくに眼軟膏に使われる。 *II. xviii. 12, xxx. 3, xxxiii. 3; IV. xix. 4, xxvi. 3; V. xxvi. 33A, 34D; VI. vi. 6-7, 9A, 12, 16B, ix. 3; VII. iii. 3*

アモームム　amomum, *Amomum cardamomum subulatum*, cardamomum balsam　ショウガ科で、カルダモンの近縁の植物で香油が採れる。精神錯乱患者の眠り薬など。 *III. xviii. 12; V. xviii. 3, 7B; VI. vii. 3A*

アリストロキア　aristolochia, *Aristolochia longa, A. rotunda*, aristolchia, birthwort　ウマノスズクサ科ウマノスズクサ属。安産の薬になると言われ「誕生草」とも呼ばれる。パップ剤のほか、内服もされる。 *V. xviii. 7B, 24, 35, xix. 7-8, 13-15, 19, xx. 4, xxii. 2B-3, xxv. 7, xxvi. 35C*

アリペー　alipe, ἀλιπῆ　「油脂分のない」の意で、油脂性でない材料から作られる硬膏。 *V. xix. 1A*

アルギモーニア　argimonia, *Papaver argemone*, agrimony, prickly poppy　ケシ科アザミゲシ属。ヘビの咬み傷に塗布する。 *V. xxvii. 10*　→ケシ

アルキュオネーウム　alcyoneum, alcyonium, *Alcyonium cortonium*　サンゴの一種で、焼いて生石灰を作る。腐食・侵食作用。パップ剤・皮膚病の薬。 *V. vi. 2, vii. 1, xviii. 26, xxviii. 19C-D*

アルセニコン　ἀρσενικόν　雄黄のギリシア名。 *V. v. 1*　→雄黄／鶏冠石

アルテーリアケー　arteriace　「arteria（気管・脈管）のための薬」の意。 *V. xxv. 17*

アレクサンドリア膏　Alexandrinum　エジプトのアレクサンドリアに伝わる、もしくは調合されている硬膏で、緑色をしている。 *V. xix. 17, xxvi. 23F, xxvii. 1B*

アロエ　aloe, *Aloe Socotrina*, aloe　ユリ科アロエ属。苦み成分があり、下剤や健胃薬になる。スペンサーが aloe を二種類（沈香とユリ科のアロエ）に訳し分けているのに従った。 *I. iii. 25; V. xxii. 3*　→沈香

アンテーラ　antherae, ἀνθηρά　焼灼作用。ギリシア語の ἀνθηρός「花の」に由来する名称。花の花弁から薬を作ったことから名付けられた。 *VI. xi. 2, xiii. 2, 4, xv. 1, xviii. 2F*

アンドローニウム　Andronium　アンドロンが作ったのどびこの炎症の薬　*VI. xiv. 1*

アンブロシアー　ambrosia, ἀμβροσία　「神々の食物」、転じて「不老不死の薬」の意。プトレマイオス王のための解毒剤。 *V. xxiii. 2*

硫黄　sulphur　多くの効能があり、ほぼ外用薬に用いられる。排膿・開口（孔）・浄化・侵食・集積を散らす・軟化作用がある。 *III. xxvii. 2B-C; IV. iii. 3, xii. 4, xiii. 3, xxvii. 1D; V. iii. 1, iv. 1, v. 2, vii. 1, xi. 1, xv. 1, xviii. 15-17, 26-27, xxii. 2C, xxvi. 33B, xxviii. 16B-C, 17C, 19C-D; VI. xix. 3*

―を加えた生卵　咳の薬。 *IV. x. 4*

火を通していない―　sulphur ignem non expertus, ἄπυρον　アピュロン（「火を通していない」の意）。腺腫のパップ剤、歯痛薬。 *IV. viii. 3; V. xviii. 14A, 15, xxviii. 18B; VI. ix. 5, xix. 2*

イカの墨　atramentum sepiarum　便通を促す。 *II. xxix. 2*

イチジク　ficus, *Ficus carica*, fig　クワ科イチジク属。青い未熟なもの f. viridis は便通や腐

食・引き出す作用、完熟（多汁）f. pinguis は肝・脾臓などの薬。 *II. xviii. 6, xxv. 1, xxvi. 2, xxix. 1, xxxiii. 1; III. xxi. 14; IV. vi. 3, x. 1, xix. 2, xxix. 2; V. xii. 1, xviii. 27, xxi. 1B, xxviii. 2E, 13C, 14D, 19C; VI. iii. 1-2, vi. 15A, 26-27A, 31B, ix. 2, 4-5, x. 3, xiii. 2, xix. 2; VII. xii. 1D; VIII. ix. 1E, x. 7O*

干し— ficus arida 浄化・集積を散らす・引き出す・軟化作用。パップ剤など。 *II. xxvi. 2, xxvii. 1, xxix. 1; III. xxi. 14, xxiv. 5; IV. vii. 3, xiv. 2, xvi. 4; V. v. 2, xi. 1, xii. 1, xv. 1, xviii. 27, 32, xxviii. 11B, 13B*

野生— →カプリフィークス

イトスギ cupressus, *Cupressus sempervirens*, cypress ヒノキ科イトスギ属。芳香・収斂性のタンニンを含む油が抽出される。冷やして抑える・排尿・止血・集積を散らす作用。 *II. xxxiii. 4; III. xxi. 7; IV. xvi. 4; V. xi. 1, xxvi. 33A; VI. vi. 16B, xiii. 1, xviii. 6A; VII. xxvii. 2; VIII. xi. 8*

イヌハッカ nepeta, *Calamintha nepeta*, *Nepeta cataria*, catmint, catnip mint シソ科ネペタ属。排尿を促し、感覚を刺激する。ヘビ毒の薬、うがい薬など。 *II. xxi. 1, xxv. 2, xxxi. 1, xxxii. 1; IV. iv. 1, vii. 3, xv. 3, xvi. 3, xxvii. 1D; V. xviii. 32, xxvii. 8; VI. ix. 2*

イヌホオズキ solanum, στρύχνον, *Solanum nigrum*, solanum, nightshade ナス科のソラニンを含む有毒植物の類。いくつかの種類を含んでいて、ハリカッカブムもこの仲間に入る。抑えて冷やす作用。精神疾患、子宮の病気、癌の瀉血時の止血・冷却剤・鎮痛剤などに用いられる。プリニウス『博物誌』第 27 巻 132 に、solanum のギリシア名に関するケルススの引用がある。 *II. xxxiii. 2; III. xviii. 9; IV. xxvii. 1C; V. xxvi. 33A-B*

イボタノキ ligustrum, *Ligustrum vulgare*, *sempivirens*, privet モクセイ科イボタノキ属の常緑低木。冷やして抑える作用。口内潰瘍の薬。 *II. xxxiii. 4; VI. xiii. 3*

イラクサ urtica, *Urtica urens*, nettle イラクサ科イラクサ属。消化に良く、便通を促す食材で、虫下しにも使用。麻痺患者の皮膚を刺激。 *II. xx. 1, xxix. 1; III. vi. 14, xxvii. 1D, 2C; IV. x. 4, xxiv. 2; V. xviii. 14A, xxiii. 15A*

イリス iris, *Iris pallida*, *florentina*, *illyrica*, iris アヤメ科アヤメ属。乾燥イリスやイリス油（oleum）irinum, イリス軟膏（unguentum）irinum のかたちで広範囲に用いられる。産地の指定がされる場合もある。浄化・集積を散らす・軟化作用があり、温める作用が痛みに効く。 *II. xxxiii. 5; III. x. 2, xviii. 12, xxi. 7; IV. vi. 5, viii. 3, xv. 2, xxvii. 1C; V. v. 1, xi. 1, xv. 1, xvi. 1, xviii. 3, 5-6, 7B, 18, 22, 24, 27-28, 33, 35, xix. 14-16, xxiii. 1B, 3A, xxiv. 1-2, xxv. 17, xxvi. 27C, xxvii. 13B; VI. vi. 8E, 34B, 37A, vii. 1B-C, 2A, 6, 7B, 8C, ix. 1, xi. 2, xv. 1, xviii. 6A; VIII. iv. 19*

ウイキョウ feniculum, *Foeniculum vulgare*, *Anethum foeniculum*, fennel セリ科の芳香性植物。鼓腸の軽減・排尿、種子に冷やして抑える作用。 *II. xxi. 1, xxvi. 2, xxxi. 1, xxxiii. 2*

ウェットニカ草 vettonica herba, *Betonica officinalis*, betony シソ科イヌゴマ属のカッコウチョロギ。「ウェットネス族の草」の意。医師アントニウス・ムサが薬草としてローマに紹介した（紀元前後 1 世紀）。ケルススではヘビ毒の薬。 *V. xxvii. 10*

ウェルベーナ verbena 芳香植物の束、またはクマツヅラ科クマツヅラ属の植物（*Verbena spina*）。葉や若枝に冷やして抑える作用、煮汁には冷やさず抑える作用がある。 *II. xii. 2D, xxxiii. 3-4; III. xviii. 8; IV. xxii. 2, xxiii. 1, xxv. 2, xxviii. 2, xxxi. 7; V. xxviii. 6A; VI. xv. 2, xviii. 8A, 9B, 10, xix. 2; VIII. x. 7K, M*

うがい薬 gargarizatio *IV. ix. 3; V. xxii. 9*

ウスベニアオイ malva, *Malva rotundifolia*, *silvestris*, mallow アオイ科アオイ属。便通を促し、浣腸剤にも用いられる。 *II. xii. 2D, xx. 1, xxix. 1; III. vi. 14; IV. x. 4; V. xxvii. 12B, xxviii. 11F; VII. xxvii. 6*

ウスベニタチアオイ ibiscus, hibiscus, *Althaea officinalis*, marsh mallow アオイ科タチアオイ

属。足痛症・手痛症のパップ剤。 *IV. xxxi. 4*

海レタス lactuca marina, τιθύμαλλος, *Euphorbia paralias*, sea-spurge, seaside spurge, wolf's milk トウダイグサ科トウダイグサ属。強力な下剤になり、侵食・焼灼作用もある *II. xii. 1A; III. xxi. 13; V. vii. 1, viii. 1, xviii. 14A*

エウオーデース εὐώδης アコパ（鎮痛剤）の一つで、「よい香りのする薬」の意。 *V. xxiv. 2*

液体ミョウバン →ミョウバン (1)

エゾデンダ filicula, *Polypodium vulgare*, polypody fern ウラボシ科エゾデンダ属。下剤。 *II. xii. 1A*

エナイマ ἔναιμα 止血剤 ἔναιμον φάρμακον のこと。 *V. xix. 1A*

エピスパスティカ ἐπισπαστικά 「引き寄せる薬」の意。パップ剤や硬膏などで、引き寄せる・引き出す作用が強いものの名称。 *V. xviii. 1, xix. 12*

エペシオン Ephesium 「エペソスの」硬膏。 *V. xix. 21, xxvii. 3D*

エラテリウム elaterium 野生のククミスの液汁。病的物質を引き出す作用。傷や歯痛の薬。 *V. xii. 1, xxi. 2, xxvi. 36B; VI. iii. 2, ix. 5* →野生のククミス

エリュシムム erysimum, *Sisymbrium polyceratium*, hedgemustard アブラナ科カキネガラシ属。開口（孔）作用のパップ剤のほか、難産に内服する。 *V. xviii. 25, xxv. 14*

エルウム ervum, *Ervum ervilia*, (bitter) vetch マメ科ソラマメ属。浄化作用。温めるパップ剤や瘻の薬。 *II. xxxiii. 5; V. v. 2, xvi. 1, xxvii. 13B, xxviii. 12M; VI. v. 3, xv. 2*

エレトリアの土 terra Eretria エレトリアに産するミョウバンを含む土。軟化作用。頭の潰瘍の薬。 *V. xv. 1, xix. 7; VI. iii. 2*

エレパンティネー elephantine, ἐλεφαντίνη 「象牙色の」硬膏。鉛白を含み白い色をしている。 *V. xix. 24*

エンクリスタ ἔγχριστα ギリシア語の ἐγχρίω「香油を塗る」から派生した名前。塗布用の液体薬で、傷を浄化するなどの作用。 *V. xxiv. 3*

エンダイブ intubus, *Cichorium intybus*, chicory キク科、チコリ。冷やして抑える作用。 *II. xxii. 2, xxiv. 2, xxx. 1, xxxiii. 2; IV. xii. 10, xvi. 2*

エンネアパルマコン ἐννεαφάρμακον 「九種の薬材から成る薬」の意。膿の促進・傷の浄化など、テトラパルマコンより強い硬膏。蠟、ハチミツ、硬脂、樹脂、没薬、バラ油、髄、羊毛脂、バターから成る。 *V. xix. 10, xxvi. 29; VII. xxvi. 5G*

鉛白 cerussa, ψιμύθιον 塩基性炭酸鉛。鉛の削り片に酢を注いで作る白い鉛で、顔料になるが有毒。頭痛・腫れを抑え、出血する傷や膿疱などに用いられる。 *III. x. 2; IV. xxxi. 7; V. xviii. 36, xix. 2, 20, 23-24, 26-28, xx. 3, xxii. 7, xxvi. 33A-B, xxvii. 12B, xxviii. 15E; VI. vi. 16A, 24-25A, 25C, 31A, 32, viii. 1A, xviii. 8B*

洗った— cerussa elota *VI. vi. 3, 6-7, 12, xvii. 1*

黄土 ochra 酸化鉄などを含む黄色い土。オークル。侵食・焼灼作用がある一方で、肉で傷を埋める作用もある。 *V. vii. 1, viii. 1, xiv. 1, xviii. 19*

オエナンテ oenanthe 野生のブドウ *Vitis alba silvestris* の花序（の液汁）。排尿・浄化焼灼作用。 *III. xxi. 7; V. v. 1, viii. 1, xxviii. 3D*

オオウイキョウ ferula, *Ferula communis*, (giant) fennel セリ科のオオウイキョウ属。腎臓病によい。樋状の副木の材料。 *IV. xvii. 1; VIII. viii. 1C*

オオバコ plantago, *Plantago* (*major*), plantain オオバコ科オオバコ属。便通を抑え、冷やして抑える作用。癆症、出血、血性下痢患者に摂取させるほか、象皮病、肛門脱などに用いられる。 *II. xxx. 1, xxxiii. 2; III. xxii. 13-14, xxv. 3; IV. xi. 6, xxiii. 2; VI. xviii. 10*

オオルリソウ lingua canina, *Cynoglossum officinale*, hounds-tongue 「犬の舌」の意。ムラサキ科オオルリソウ属。葉の液汁に収斂作用があり、火傷の薬になる。 *V. xxvii. 13A*

オトギリソウ　hypericum, *Hypericum perforatum crispum*, hypericum（St. Johns'wort）　オトギリソウ科オトギリソウ属。膀胱結石の内服薬、ミトリダテス王の解毒剤。　*V. xx. 6, xxiii. 3A*
オポパナクス　opopanax, *Opopanax hispidus*, *Panaces heracleium*, opopanax　セリ科の植物で、香りの強い樹脂が採れる。パナケス（万能薬）の候補の一つ。パップ剤、眼や耳の薬。　*V. xviii. 5, xxiii. 1B, 3B; VI. vi. 25A, vii. 1F*　→パナケス
オポバルサム　opobalsamum　バルサム樹の粘性の樹液。　*V. xxiii. 3B*　→バルサム
オリーブの葉　folia oleae 冷やして抑える・侵食作用。　*II. xxxiii. 4; V. vii. 1, xxii. 2A, xxviii. 3E; VI. xviii. 2A, E; VII. xxvii. 3*
オリーブ油　oleum　未熟なものや古い油も各々用途がある。冷やして抑える・温める・開口（孔）・浄化・軟化作用。薬の基材としても多用される。　*II. xxxiii. 3; V. iv. 1, v. 2, xv. 1* ほか *passim*
オンパキウム　omphacium　未熟オリーブや未熟ブドウの液汁。浄化・腐食・引き出す作用。扁桃腺や陰茎の薬など。　*V. v. 2, vi. 2, xii. 1, xxviii. 16B; VI. vii. 2B, viii. 1C, x. 2-3, xiv. 1, xviii. 2F-G*

カ　行

海水　aqua marina　塩水の代用で浣腸剤や罨法など。　*II. xii. 2E; III. xxvii. 1D; IV. ii. 7, iii. 3, xxxi. 4; V. xix. 28; VII. vii. 14A*
カイソウ（海葱）　scilla, *Scilla urginea maritima*, squill　ユリ科。大きい鱗茎が薬用となる。水腫症や咳、脾臓病の薬。皮膚の刺激・侵食作用があり、鼻や口の潰瘍の薬。　*III. xxi. 10, 13, xxvii. 1D; IV. x. 3, xvi. 2; V. xviii. 27, xix. 19, xxviii. 12K; VI. viii. 1C-D, xv. 3*
海綿　spongia　冷やして抑える作用。罨法やパップの道具。　*II. xxxiii. 3; IV. vii. 2; V. xxviii. 12H, 12N* ほか
カエサリアーヌム　Caesarianum　カエサルに因んだ眼軟膏。　*VI. vi. 27B*
カクリュス　cachrys　ローズマリーなど芳香植物の種子油。スペンサーによれば *Lecokia cretica*（セリ科のレコキア）の可能性もある。　*V. xviii. 5*
カシア　casia, *Cinnamomum cassia*, casia　クスノキ科。桂皮、肉桂。シナモンと同じ植物を指していると思われるが、併記されている箇所があるので、使う部分や産地などによって区別があったと思われる。集積を散らす作用。　*III. xxi. 7; IV. xxvii. 1E; V. xi. 1, xviii. 3, 33, xx. 6, xxiii. 1B-3A, xxv. 8, 17, xxvii. 7; VI. vi. 24, vii. 2C, 3A, x. 2*
煆焼鉛、焼いた鉛　plumbum combustum　硫化鉛を焼いて溶解したもの。止血・腐食作用。　*V. i. 1, xviii. 11, 29, xxviii. 5; VI. vi. 5A*
煆焼銅　aes combustum　銅を焼いたもの。腐食・軟化作用。眼軟膏にも多用。　*V. vi. 1, xv. 1, xix. 7-8, 11B, 27, xx. 1A-B; VI. vi. 6, 8A, 13, 17, 24, 25B, 30, vii. 2B, xviii. 2D*
カストレウム　castoreum　ビーバーの生殖器付近の腺から採取される分泌物。特異な匂いだが、香油にもなる（海狸香）。服用するほか、眼軟膏などに用いられる。　*III. xvi. 2, xx. 1, 4, 6, xxiii. 7; IV. vi. 3, xxi. 2, xxvii. 1C; V. xxiii. 1B, 3B, xxv. 3B, 9, 12, 16; VI. vi. 5B, 6, 8A, 24, vii. 1D-F, 2C, 3A, 7B-C, 8B-D*
カタツムリ　coclea　殻とともに焼いてすり潰し、膣座薬、生殖器の障害に用いられる。膠着・軟化作用。　*II. xviii. 3, xx. 1, xxiv. 3, xxviii. 2, xix. 2; V. ii. 1, xv. 1, xxi. 6*
カタポティウム　→丸薬
カドミア　cadmia（terra）　キュプロス産の亜鉛鉱で、加熱すると亜鉛華（酸化亜鉛）が生じる。侵食作用。　*V. vii. 1, xx. 1, xxviii. 5, 12I, 16B; VI. vi. 5B, 8A, 21, 24, 25A-C, 27B, 31A-B; VII. vii. 5, 11*　→スポディウム
カノプス　Canopus　エジプトの都市カノプスに因んだ名で、瘢痕を薄くする眼軟膏。

VI. vi. 25B, 28
カプリフィークス　caprificus　野生のイチジクで、乳状液に侵食・焼灼作用。 *V. vii. 1, viii. 1*
カマエピテュス　chamaepitys, *Ajuga chamaepitys*, ground pine thistle　シソ科キランソウ属。開口（孔）作用。 *V. iv. 1*
カマエレオーン　chamaeleon, *Atractylis gummifera*, chameleon　アザミ類の植物。粘性の樹脂。足痛症のパップ剤。 *V. xviii. 33*
粥　pulticula　一般的に食される粥。便通を抑える。ほかに、クレモルや非常に薄いソルビティオーがある。 *II. xviii. 10, xxii. 1, xxx. 1; IV. vi. 6* ほか
カラシ　sinapis alba, nigra, *Brassica alba, nigra*, mustard　アブラナ科アブラナ属、シロカラシとクロカラシ。嗜眠病、水腫、脾臓・子宮の病気、麻痺などに刺激剤として用いられる。引き出す・侵食作用。種子に腐食作用。 *II. xxi. 1, xxii. 2, xxxi. 1, xxxiii. 1; III. xvi. 2, xx. 4, xxi. 10, xxvii. 1D; IV. ii. 8-9, iii. 3, iv. 1, vi. 5, x. 2, xiii. 2, xvi. 2, 4, xviii. 5, xix. 3, xxiii. 1, xxvii. 1C-D; V. xviii. 12, 14B, xxii. 9; VI. vi. 29, 34B, ix. 4-5; VIII. x. 7O*
カラムス（アレクサンドリア産）　calamus (Alexandrinus)　ショウブの一種　*V. xxiv. 1; VII. xxvii. 3*
　筆用ー　calamus scriptorius　耳、鼻、瘻などの外科治療に用いる。 *V. xxviii. 12L; VII. xxvii. 3*
軽石　pumex　火山活動により生じた珪酸・炭酸アルミニウムの類。浄化・引き出す作用。 *V. v. 1, xii. 1, xviii. 18, 26*
カルカントン　χάλκανθον　靴墨のギリシア名。 *V. i. 1*
カルキーティス　chalcitis　スペンサーは単に銅鉱 copper ore としているが、硫化銅が含まれた鉱物で、黄銅鉱や輝銅鉱が考えられる。止血・抗炎症・浄化・腐食・侵食・焼灼・痂皮形成・引き出す作用。 *V. i. 1, . ii. 1, v. 2, vi. 1, vii. 1, viii. 1, ix. 1, xii. 1, xix. 7, 15, xx. 1A, xxii. 2B-3, xxviii. 3D, 12I; VI. vi. 31B, viii. 2B, xi. 6, xv. 1, xviii. 3B, 5, 8A, xix. 2; VII. vii. 7C*
カルダモン　cardamomum, *Elateria* (*Elettaria*) *cardamomum*, cardamon　ショウガ科。種子は香油や香辛料となる。排尿・傷の膠着・腐食・軟化作用。 *III. xxi. 7; V. ii. 1, vi. 1, xv. 1, xviii. 3, 7B, 8, 14B, xxiii. 1B, 3A, xxiv. 1; VI. ix. 4-5*
ガルバヌム　galbanum, *Ferulago galbanifera*, galbanum　セリ科オオウイキョウ属。ゴム状の芳香樹脂が採れ、パナケス（万能薬）の候補の一つ。排尿・排膿・開口（孔）・腐食・軟化作用がある。気付け薬から呼吸困難の舐め薬、パップ剤、解毒剤にも。 *III. xx. 2, xxi. 7; IV. viii. 3; V. iii. 1, iv. 1, vi. 1, xv. 1, xviii. 2, 5, 10, 14A, 20-24, 28, xix. 3, 14, 16, 20-22, xxiii. 1, 3B, xxv. 1, 10-11, 16, xxvii. 12A, xxviii. 8, 11C; VI. v. 2, vii. 6, ix. 3, 5* →パナケス
岩塩　sal fossile　ほくろの除去、眼軟膏。 *VI. v. 3, vi. 25C, xiii. 1*
カンゾウ（甘草）　radix dulcis, *Glycorrhiza glabra*, liquorice　マメ科。根に甘味がある。結石を排出させるときの飲み薬や解毒剤、うがい薬など。 *V. xx. 6, xxiii. 1B; VI. x. 1*
カンタブリア草　herba Cantabrica, convolvulus　スペイン北部「カンタブリア周辺の薬草」の意で、サンシキヒルガオ属の植物。根の液汁に下剤作用がある。ヘビ毒の薬。 *V. xxvii. 10* →スカンモニア
カンタリス　cantharis　ハンミョウ科の甲虫、ヨーロッパミドリゲンセイ。焼灼作用があり、潰瘍やパプラの薬。飲むと有毒。 *V. viii. 1, xxii. 2C, xxvii. 12A, xxviii. 18B*
眼軟膏　collyrium　眼に用いるコリューリウム（細麺型軟膏）は「眼軟膏」と訳す。この名は現在も点眼薬の意で用いられる。 *VI. vi. 2-22*
丸薬　catapotium　丸い形の薬剤で、主に内服。ギリシア語の καταπίνω「飲み干す、一飲みにする」の派生語。睡眠、鎮痛、咳など。 *III. xxi. 6; V. xxv. 1-17*

キイチゴ　rubus, *Rubus*, blach-berries, bramble, black-berries　バラ科キイチゴ属の総称。葉などに冷やして抑える作用。　*II. xxxiii. 4; III. xxiii. 2; IV. xxvi. 8; V. xxii. 9; VI. xiv. 1, xviii. 8A; VII. xxvii. 3*

キジムシロ　quinquefolium, *Potentilla* (*reptans*), cinquefoil　バラ科キジムシロ属。「五つ葉」の意。液汁にタンニンが含まれる。温める作用。血性下痢の薬、パップ剤、歯痛薬など。　*II. xxxiii. 5; IV. xxii. 2; VI. ix. 2*

キダチハッカ　satureia, *Satureia hortensis*, *Satureia thymbra*, savory　シソ科トウバナ属。排尿を促し、感覚を刺激する。ヘビ毒には、たくさん食べるとよい。　*II. xxi. 1, xxv. 2, xxxi. 1, xxxii. 1; IV. xv. 3, xvi. 3, xxvii. 1D; V. xxvii. 8*

キヅタ　hedera, *Hedera helix*, ivy　ウコギ科キズタ属のつる植物。葉や若枝、漿果に冷やして抑える作用。嗜眠病、丹毒の薬、歯の治療。　*II. xxxiii. 4; III. xx. 4; V. xxviii. 4E; VI. ix. 6; VIII. x. 7K*

ギト（黒クミン）　git, *Nigella sativa*, *melanthium*, *melanospernum*, git, black cumin　キンポウゲ科クロタネソウ属。種子がクミンに似る。温める作用のパップ剤、排尿薬、皮膚病の薬。　*II. xxxiii. 5; IV. xxvii. 1C; V. xxviii. 18B*

キモロスの白亜土　creta Cimolia　キモロス島に産する灰白色の軟質の石灰岩。ミョウバンを含む。抑えて冷やす・制汗・止血作用。　*II. xxxiii. 3; III. xix. 2; V. i. 1, xxvi. 33A, xxvii. 13A; VI. v. 3; VIII. ix. 1G*

キャベツ（薬用）　brassicae folia　冷やして抑える作用。　*II. xxxiii. 2; IV. xxiv. 2*

球根植物　bulbus　精液を引き寄せる。傷の膠着作用。　*IV. xxviii. 2; V. ii. 1*

キュクノン　κύκνον　＝テプロン τεφρόν（灰色軟膏）。白鳥 κύκνος に似た形の印、または型押しされた眼軟膏であることから名付けられた。この軟膏にはガレノスやアエティウスも言及している。灰色をしているのは、配合されている密陀僧のため。　*VI. vi. 7*

キュティスス、スパルテー　cytisus, σπάρτη, *Cytisus scoparius*, *Medicago arborea*, broom　エニシダ属、またはウマゴヤシ属の総称。有毒なアルカロイドを含む。脾臓や歯の薬。　*IV. xvi. 3; VI. ix. 4-5*

キュプロスのマヨラナ　sampsychus Cyprius, Cyprian marjoram　シソ科ハナハッカ属。集積を散らす作用。　*V. xi. 1*

キュペロン　κύπερον　ユンクスの丸い種子。　*III. xxi. 7*　→ユンクス

凝結乳　coagulum　浄化・軟化作用。野ウサギのものが強い。　*V. v. 2, xv. 1*

ギョリュウ　tamarix, *Tamarix tetrandra*, tamarisk　ギョリュウ科タマリクス属の木。糖とタンニンが豊富。冷やして抑える作用。　*II. xxxiii. 4*

ギリシアナッツ、（甘）アーモンド　nuces Graecae, *Prunus amygdalus*, (sweet) almonds　バラ科、苦アーモンド（苦扁桃）と対比して甘アーモンドと言われる。喉の潰瘍、腎臓の痛みに用いられる。　*III. xxvii. 4B; IV. ix. 2, x. 2, xvii. 2*

ギンバイカ　murtus, myrtus, *Myrtus communis*, myrtle　フトモモ科ギンバイカ属の常緑低木。漿果の液汁を煮詰めて下痢止めにする。葉や若枝に冷やして抑える作用、葉の粉に冷やさず抑える作用。　*II. xxx. 3, xxxiii. 4; III. xix. 2; IV. xxvi. 6; V. xxviii. 19D; VI. vi. 9B, 16B; VII. xxvii. 2; VIII. x. 7I-K*

—油　(oleum) myrteum　漿果をオリーブ油に漬けて作る。冷やして抑える作用。硬膏や傷の手当てなど。　*II. xxxiii. 3; III. vi. 16, xix. 2; V. xix. 26, 28, xxii. 2A, xxiv. 4; VI. ii. 2, viii. 1A*

—の群生地　myrtetum　温泉保養地バイアエ上流にある群生地で、発汗場が作られた。　*II. xvii. 1; III. xxi. 6*

—の葉の形に切る切開術　*VII. ii. 6, xvii. 1B*

靴墨　atramentum sutorium, χάλκανθον　硫酸銅や炭酸銅に樫の樹皮や没食子などを混ぜて

作った皮の黒色染料。止血・抗炎症・腐食・侵食・焼灼作用。プリニウス第34巻123参照。 *V. i. 1, ii. 1, vi. 2, vii. 1, viii. 1, xix. 15, 19, xx. 2-4, xxii. 2B, 7, xxviii. 12I; VI. vi. 22, 24, 27B, viii. 1C-1D, 2B, xi. 6, xiv. 1; VII. vii. 5, 7C, xxv. 3*

クニドス漿果 coccum,（＝granum）Cnidium, *Daphne Gnidium*, Cnidian berry spurge laurel（from Cnidus） ジンチョウゲ科ジンチョウゲ属の植物の実。浄化・焼灼作用があり、パップ剤になる。一般的に知られている下剤としての用法にケルススは言及していない。 *V. v. 2, viii. 1, xviii. 7B*

クミン cuminum, *Cuminum cyminum*, cummin セリ科の植物で、実を薬用、調味料とする。利尿作用。 *II. xxi. 1; IV. xvi. 3, xxiv. 2; V. xviii. 2, 15, xxviii. 19C; VI. xviii. 6A-B, 8C; VIII. ix. 1E, xxvii. 1D* →ギト

クモの巣 aranea 膠着作用。 *V. ii. 1*

クリューソコラ（珪孔雀石） chrysocolla 銅の含水珪酸塩鉱物。腐食・侵食・焼灼作用。 *V. vi. 2, vii. 1, viii. 1, xx. 3*

クルミ nux juglans, *Jovis glans, Juglans regia*, walnuts クルミ科クルミ属。鉛白の解毒剤。 *II. xviii. 6, xxv. 2; V. xxvii. 12B*

クレモル cremor 粥の一種。浣腸剤にもなる。 *III. vii. 1B, 2B, xix. 5; IV. xiii. 5, xx. 2, xxii. 3; V. xxii. 9; VI. x. 4, xi. 1, xiii. 1*

クローバー trifolium, *Trifolium fragiferum*, trefoil マメ科シャジクソウ属。脾臓病によい。ヘビ毒用の飲み薬にも用いられる。 *IV. xvi. 3; V. xxvii. 7*

黒ブリオニア tamus, *Tamus communis*, black bryony ウリ科ブリオニア属。実がブドウのような房状になる（uva taminia）。排尿作用・開口（孔）・浄化・腐食・焼灼・集積を散らす・軟化作用。薬剤も多岐にわたり、吐剤や下剤、関節、子宮、シラミ予防、歯痛、睾丸の腫れなど。なお、ギリシア名はスタピス・アグリアーであると記述されているが、実際には異なる植物と見なされている。プリニウス『博物誌』第23巻17参照。 *III. xxi. 7; V. iv. 1, v. 2, vi. 2, viii. 1, xi. 1, xv. 1, xviii. 32, xxi. 2, xxii. 2C, xxvii. 9, xxviii. 13C; VI. vi. 15B, ix. 3, 5, xviii. 6B* →スタピス・アグリアー

黒ヘレボロス →ヘレボロス（1）

クワ（の実） morum, συκάμινος, *Morus nigra*, mulberry（tree） クワ科クワ属の木や実。催眠・便通作用がある。口蓋やアプタの薬、虫下し薬にも。シューコモロス（エジプトイチジク）と同一視されているが、別の植物。 *II. xxiv. 2, xxvii. 1, xxix. 1, xxxii. 1; III. xviii. 13; IV. vii. 3, xxiv. 1; VI. xi. 5* →シューカミーノス／シューコモロス

鶏冠石（サンダラカ） sandaraca ヒ素の硫化鉱物（二硫化）で赤色系、熱すると雄黄（三硫化、黄色系）になる。浄化・腐食・侵食・焼灼作用。雄黄と同じく、多くのパップ剤や潰瘍の薬に用いられる。なお、ケルススは植物樹脂や蜂パンのサンダラカには言及していない。 *V. v. 1, vi. 1, vii. 1, viii. 1, xviii. 30, xxii. 2C, 5-7, xxviii. 12I, 14E; VI. vi. 15B, vii. 4B, viii. 2B, xi. 2, xviii. 9C, xix. 3*

ケシ papaver, *Papaver rhoea*, poppy ケシ科のケシ属の植物で、主に涙（浸出液）lacrima papaveris が内外用ともに多用される。葉・実や外皮にも効能がある。ケルススは鎮痛・催眠作用について記述しているが、第5巻第27章11-12Bの毒物リストには入れていない。このことから、今日の強力な栽培種 *Papaver somniferum* ではなく、穏やかな種類のものに言及していると考えられている。冷やして抑える・軟化作用。 *II. xxxii. 1, xxxiii. 2; III. x. 2, xviii. 12-13; IV. xxi. 2, xxxi. 5-6; V. xv. 1* ほか *passim*

　黒い**ー**（の実） papaver nigrum *IV. xxvii. 1E*

　白い**ー**（の実） papaver album *IV. xvii. 1*

　野生の**ー** papaver silvestre 鎮痛や催眠の丸薬。 *V. xxv. 4A-B*

月桂樹 laurus, *Laurus nobilis*, laurel クスノキ科ゲッケイジュ属で、栽培された品種。ロー

リエ。煮だした湯や油、葉も有用。冷やして抑える作用。漿果に引き出す作用があり、エピスパスティカやディア・ダプニドーン（硬膏）に用いられる。 *III. xx. 4, xxxiii. 4; IV. ii. 7-8, xv. 3; V. xii. 1, xviii. 35, xix. 12-13, xxiv. 1; VI. vii. 7B, 8B-D, ix. 5*

解毒剤　antidota, antidotes　古代から数多く開発されてきたが、ケルススは三つ紹介している。それぞれ30種、10種、37種と、他の調合薬より比較的多数の薬物から成っている。 *V. xxiii. 1A-3B, xxvii. 2D, 3E, 11*

ケドルス　cedrus, *Juniper communis*, cedar-oil　ヒノキ科。抽出した油に集積を散らす作用。足痛症の薬。 *V. xi. 1, xviii. 35*

ケパリカ　κεφαλικά　「頭の」硬膏。頭の骨折に効く。 *V. xix. 7*

ケリードニウム　chelidonium, *Chelidonium maius*, chelidonium (greater celandine)　ケシ科クサノオウ。「ツバメの草」の意。ツバメ（χελιδών）に因んだ名が付けられたのは、ツバメが傷を癒すために食べるという伝説による。ツバメの血を目の薬に用いる根拠とされる。液汁には催眠性のアルカロイドが含まれている。のどびこの炎症の薬。 *VI. vi. 39B, xiv. 1*

堅果　nuces　いわゆるナッツ類。→苦アーモンド／ギリシアナッツ／アベラナナッツ／クルミ／マツ（1）

ケンタウリオス　centaurios, *Centaurea salonitana*, centaury　リンドウ科シマセンブリ属。根の苦い液汁が毒に対する薬となる。耳の注入薬など。 *V. xxvii. 10; VI. vii. 2A*

コアーコン　Κωακόν　「コスの」硬膏。ヒッポクラテスの出身地、コスに因む。 *V. xix. 2*

硬膏　emplastra　*V. xvii. 2A-B, xix. 1-28*

硬脂　sebum　主にウシ・子ウシとヤギの硬脂が外用に用いられる。脂肪adepsとは区別されている。排膿・浄化・軟化作用があるとされ、多くの薬剤に添加される。 *II. xxx. 2; IV. xxvii. 1C; V. iii. 1, v. 2, xv. 1, xviii. 6, 27, 29, 33-34, xix. 9-10, 11B, 15, 23, 28, xxi. 3, xxiv. 1, 3, xxvi. 23F*

香辛料類　aromata　*III. xxi. 7*

酵母　fermentum　パン種。癰の膿を出す。 *II. xxiv. 1, xxv. 1, xxviii. 1-2, xxix. 1, xxx. 1; V. xxviii. 8*

膏薬、パップ　cataplasma　*II. xxxiii. 5-6* ほか

コエンドロ（コリアンダー）　coriandrum, *Coriandrum sativum*, coriander　セリ科の芳香植物。排尿・冷やして抑える作用など。 *II. xxvii. 1, xxxi. 1, xxxiii. 2; V. xviii. 1, xxviii. 15E*

黒檀　ebenus, hebenus, *Diospyrus ebenum*, *melanoxylon*, ebony　カキノキ科カキノキ属の木。古代エジプトでも治療薬として用いられた。排尿・侵食・引き出す作用、ヒリヒリ痛を軽減。 *III. xxi. 7; V. vii. 1, xii. 1, xiii. 1*

コケ　muscus　抑えて冷やす作用。 *II. xxxiii. 2*

コショウ　piper, *Piper nigrum*, pepper　黒・白コショウも丸コショウも同種とされるが、長コショウは *Piper officinarum* と考えられる。温める作用・排尿作用があり、熱患者、肝臓・脾臓病患者に与えられる。開口（孔）作用・腐食・焼灼作用があり、温めるパップ剤、丸薬、解毒剤、くしゃみの誘引など多様に用いられる。 *II. xxvii. 1, xxxiii. 5; V. iv. 1, vi. 1, viii. 1* ほか *passim*

　白ー　piper album　*V. xxiii. 1B, xxviii. 16B; VI. vi. 17, 24, 25B-C, 27B, 31A, vii. 3A*

　長ー　piper longum　*II. xxxi. 1; IV. xxi. 2; V. vi. 1, xviii. 14A, 25, xxiii. 3A, xxv. 10, 12, 16; VI. vi. 24, 31A, vii. 2C, 3A*

　丸ー　piper rotundum　*II. xxxi. 1; IV. vi. 3, xxi. 2; V. vi. 1, xvii. 7B, 14A, xxv. 12*

コショウソウ　nasturtium = nasturcium, *Lepidium sativum*, cress　アブラナ科の植物。刺激があり暖める作用、便通・排尿作用、膠着作用がある。種子に腐食作用。 *II. xxi. 1,*

xxii. 2, xxv. 1, xxix. 1, xxxi. 1, xxxiii. 1; IV. viii. 3, xvi. 3-4, xxiv. 2; V. ii. 1

ゴマ　sesamum, *Sesamum indicum*, sesame　軟化作用。　*IV. xv. 3; V. xv. 1, xviii. 27*

ゴム　cummis　粘性の高い樹液で、止血、膠着・ヒリヒリ痛の軽減作用。アカシア（アラビアゴムノキ）以外のゴム状樹脂。メッカバルサムなどを指すと思われる。眼軟膏に多用。　*IV. xxvii. 1E; V. i. 1, ii. 1, xiii. 1, xviii. 1, xx. 5, xxiii. 1B, 3A, xxviii. 12I; VI. vi. 1I, 3-8A, 9A, 13, 16A, C-18, 20-21, 24-25C, 27B, 30-31A, 32; VIII, v. 1*　→アカシア

コリコス　colicos　カッシウスが考案した有名な腹痛薬。　*IV. xxi. 2; V. xxv. 12*

コリューリウム　collyrium　極細のパスタ（collyra）に由来する語で、細長い形に作った眼炎用の軟膏やその他の薬膏。　*V. xxviii. 12G-N; VI. vi. 2, vii. 8B; VII. iv. 1, 4D, vii. 8G*　→眼軟膏

コロハ　foenum Graecum, *Trigonella foenum-graecum*, fenugreek　マメ科。種子が浣腸剤、温めるパップ剤、温浴に用いられる。　*II. xii. 2D, xxxiii. 5-6; IV. vi. 5; V. xviii. 12, xxi. 2, xxviii. 11F, 15E; VI. vii. 1B, xviii. 6A; VII. xxvii. 6*

根菜類　radix holerum　鼓腸を引き起こす。　*II. xxv. 1, xxvi. 1*

サ　行

サガペーヌム　sagapenum, *Ferula persica*, sagapenum　セリ科オオウイキョウ属。樹脂は「阿魏」に近い。ミトリダテス王の解毒剤や眼軟膏。　*V. xxiii. 3A; VI. vi. 25A*

ザクロ　malum Punicum, *Malum granatum*, *Punica granatum*, pomegranate　ザクロ科。全体にタンニンを含むが、部位によってそれぞれ用法が異なる。

（1）—の果実・液汁　便通を抑える作用があり、胃の病気や下痢の薬。耳の膿、口の潰瘍などの薬に多用。　*II. xxiv. 2, xxx. 3; IV. xii. 10, xxiv. 1, xxvi. 6-7; V. xxviii. 6B, 11E; VI. vii. 2A-B, 3B, x. 2, xi. 1, 4-5, xviii. 8A, 9B, 10, xix. 2*

（2）—の外皮　malicorium, cortex mali Punici　冷やさず抑える作用。下痢の薬。膣座薬、眼耳や歯、傷の薬など。調剤の器。　*II. xxxiii. 4; IV. xxiii. 2, xxvi. 6-9; V. xxi. 5, xxii. 3, xxvi. 35A; VI. vi. 9A, vii. 2A, 2C, ix. 3; VII. xii. 1E, xix. 10, xxvii. 3; VIII. x. 7M*

（3）—の小頭　capitulum　引き出す作用の硬膏、腐食剤、膠着剤など。　*V. xix. 15, xx. 1A, 2, 4, xxii. 2B*

（4）—の花　flor　穏やかな腐食作用の薬。　*V. xxii. 2B*

（5）—の若枝・葉　tenuis colis (folia)　冷やして抑える作用。　*II. xxxiii. 4*

サフラン　crocus, *Crocus sativus*, (autumn flowering) crocus　アヤメ科の植物で、花柱を乾燥させたものには料理から薬用までさまざまな用途がある。排尿作用があり、腎臓の薬、解毒剤に。浄化・集積を散らす作用があり、皮膚病薬や眼軟膏ディア・クロクーなどに多用。　*III. xxi. 7; IV. xvii. 2; V. v. 2, xi. 1, xxiii. 2, xxv. 12; VI. vi. 32-33* ほか *passim*

—の搾りかす　crocomagma　花柱から油を搾ったあとの残留物。パップ剤。　*V. xviii. 9, 16; VI. vi. 25*

—の軟膏　unguentum crocium　精神安定剤。　*III. xviii. 12*

サボンソウ　struthium, *Saponaria officinalis*, soepwort　ナデシコ科サボンソウ属。一般には洗剤。サポニンを含み、薬用になる。引き出す薬、くしゃみの誘因剤。　*V. xviii. 2, xxii. 8; VI. v. 3*

サモスの土　terra Samia　サモス島に産する、ミョウバンを含む陶土。アステール（星）の印がある。　*VI. vi. 12*

サラマンドラ　salamandra　サンショウウオを指す。伝説では火の中に住む火トカゲとして知られている。灰に石灰が含まれるので、侵食・焼灼作用がある。　*V. vii. 1, viii. 1*

サルコパゴス　σαρκοφάγος　「肉を食べる」という意味で、肉を腐食させる作用があるといわれる石。石箱の中に手足を入れると腫れに効く。アッソス石と同じ効果がある。こ

れら石灰岩系の石には体をミイラ化させる働きがあり、石棺などに用いられた。 *IV. xxxi. 7*
サンゴ corallium, *Corallium rubrum* 灰には生石灰が含まれ、焼灼作用がある。 *V. viii. 1*
→アルキュオネーウム
サンダラカ →鶏冠石
塩 sal 適度な塩は胃によく温める作用がある。塩漬けは胃に悪いが、便通を促し、脾臓によい。吐瀉剤や下剤・浣腸剤。皮膚の腐食・温める・侵食・焼灼・引き出す作用があり多用される。 *II. xii. 1A, 2E; V. vii. 1, viii. 1, xii. 1* ほか *passim*
—を用いた罨法やマッサージ *I. iii. 5; II. xvii. 9; III. vi. 16, ix. 1, xxi. 11, xxvii. 1; IV. ii. 7-8, iii. 3, vi. 4, vii. 2; VI. xiii. 1; VIII. x. 7O, xvi. 4* ほか →ハンモーニアクム（2）／岩塩／海水
シカの角、鹿角 cornu cervinum 焼いた灰に生石灰が含まれ、傷の浄化作用がある。炭酸アンモニウムも少量含まれるので、焼いた刺激臭が嗜眠病の薬になる。膠質は穏やかな作用の薬としてガレノスも言及している。眼軟膏（ディア・トゥー・ケラトス）や歯痛の薬。 *III. xx. 2; V. v. 2; VI. vi. 16C, ix. 2*
シコウカ →ヘンナ
シダ felix 刺が怪我の原因となるシダ類だが、すり潰して塗るとアシの刺の薬になる。 *V. xxvi. 35C*
シナモン cinnamomum, *Cinnamomum cassia, C. zeylanicum*, cinnamon, casia クスノキ科クスノキ属。桂皮、肉桂。カシアと同一の植物を指していると思われるが、併記されている箇所があるので、使用する部分や産地などによって区別があったと思われる。未熟な実または樹皮に排尿・鎮痛作用。開口（孔）・腐食・集積を散らす作用。 *III. xxi. 7; IV. xxvii. 1E; V. iv. 1, vi. 2, xi. 1, xviii. 3, 33, xx. 6, xxiii. 2, 3B, xxv. 3B, 8, 10, 17, xxvii. 7; VI. vi. 22, 24, 25B, vii. 2C, 3A, x. 2* →カシア
脂肪 adeps 排膿・浄化・軟化作用がある。硬脂とは区別されている。主にブタの脂肪。 *II. xviii. 2; III. xxvii. 2C; IV. vi. 4, xiv. 3, xvi. 4, xxii. 3, xxvii. 1D; V. iii. 1, v. 2, xv. 1, xix. 25, 28, xxvi. 33B, xxviii. 11B; VII. xxvi. 5G*
ガチョウの— adeps anserina 潰瘍の浄化薬。 *V. xxi. 4, xxiv. 3; VIII. iv. 19*
ネコの— adeps ex fele 温める作用。 *II. xxxiii. 5*
ライオンの— adeps leonina 不妊症の膣座薬。 *V. xxi. 7*
搾りかす（サフランの） magma, crocomagma →サフラン
赤銅 aes rubrum 止血・腐食作用。 *V. i. 1, vi. 1, xix. 11B; VI. xiv. 1*
シューカミーノス *συκάμινος* クワのギリシア名。 *V. xviii. 7B* の記述では、シューコモロスと同一視されているが、別の植物。 *III. xviii. 12-13* →クワ
シューコモロス *συκόμορος, Ficus Aegyptiaca* エジプトで採れるイチジクのギリシア名で、クワとイチジクの合成語。シューカミーノス（クワ科）と混同された。 *III. xviii. 13*
樹脂 resina とくに指定のない樹脂一般。排膿・腐食・集積を散らす・軟化作用。 *III. xxii. 5, xxvii. 1D; IV. ii. 8; V.* iii. 1, *vi. 2, xi. 1, xv. 1, xviii. 7B, 8, xix. 11B, 13* ほか *passim* →マツ（2）、（3）／テレビン／ピッチ
ショウガ zingiber, ginger ミトリダテス王の解毒剤に用いられる。 *V. xxiii. 3B*
錠剤、トロキスコス pastillum, *τροχίσκος* 円盤型または丸い薬剤で、内用と外用がある。 *V. xvii. 2A-C, xx. 1-6*
ショウブ acorum, *Acorus calamus*, sweet flag ショウブ科の植物。根茎に芳香がある。排尿・解毒作用。 *III. xxi. 7; V. xxiii. 1B, 3A, xxv. 3A*
シル（＝セセリス） sil（＝ seselis） セリ科ユキノシタ属。解毒剤や痛みを緩和する丸薬。 *V. xxiii. 1B, 3A, xxv. 3B*
—で風味付けしたワイン *V. xxiv. 4*

白ヘレボロス　→ヘレボロス (2)
沈香　aloe, *Aquilaria agallocha*, lign-aloe　ジンチョウゲ科の樹木。香油はタンニンを含み、止血作用を持つ。傷の膠着剤、眼軟膏や耳の薬など。スペンサーが aloe を二種類（沈香とユリ科のアロエ）に訳し分けているのに従った。 *V. i. 1, xx. 2, xxii. 2B, xxviii. 3D; VI. vi. 5B, 6, 8A, 24, vii. 2C*　→アロエ
辰砂　minium　朱色が特徴の、硫化水銀。他の鉱物が混入して、色が異なる場合もある。ケルススでは主にシノペ産が用いられる。浄化・腐食作用があり、浣腸剤、硬膏、眼軟膏、潰瘍の薬となる。 *IV. xxii. 5; V. v. 2, vi. 1, xix. 2, 21, 25, xx. 3; VI. vi. 19, viii. 2B, ix. 3, xviii. 2G*
酢　acetum　若いワインと同じ、中くらいの強さ。さまざまな内服薬、冷やして抑える・止血・侵食作用を活かした外用薬、手術後の手当に広く使われる。 *II. xxiii. 3;V. i. 1, vii. 1* ほか *passim*
髄、骨髄　medulla 温める・軟化作用。 *II. xxiii. 5; IV. xxii. 3, xxvii. 1C; V. xv. 1, xix. 10, xxiv. 3; VII. xxvi. 5G*
スイセン　narcissus, *Narcissus serotinus*, narcissus　ヒガンバナ科スイセン属。根や種子に腐食・集積を散らす・軟化作用。 *V. vi. 2, xi. 1, xv. 1*
スイバ　lapatium ＝ lapathum, *Rumex acetosa*, sorrel　タデ科ギシギシ属。消化や胃に悪い食材で、便通を促す。 *II. xxi. 1, xxv. 2, xxix. 1; III. vi. 14*
スカンモニア　scammonia, scam(m)onea, *Convolvulus scammonia*, scammony　ヒルガオ科サンシキヒルガオ属。根の液汁が強力な下剤となり、黄疸や虫下しに用いられる。腐食作用。 *III. xx. 6, xxiv. 2; IV. xxiv. 1; V. vi. 2*　→カンタブリア草
スキストン　*σχιστόν*　割れミョウバンのギリシア名。 *V. ii. 1*　→ミョウバン (2)
スコイノン　*σχοῖνον* ＝ iuncus quadratus　ユンクスの方形種子。 *III. xxi. 7*　→ユンクス (1)
スコーリアー・モリュブドゥー　*V. xv. 1, xix. 26*　→鉛の鉱滓
スーシヌム（軟膏）　unguentum susinum　ユリの軟膏。「スーサ産の軟膏」と解する説もある。月経のための膣座薬に用いられる。 *V. xxi. 1B*　→ユリ
錫　plumbum album　直訳すると「白い鉛」だが、鉛白とは違うもので、錫と考えられている。 *V. xxvi. 36A*
スタクテー　*στακτή*　ミルラの一種。 *V. xxiii. 2; VI. vii. 2A*
スタピス・アグリアー　*σταφὶς ἀγρία*　字義的には「野生の干しブドウ」だが、キンポウゲ科ヒエンソウ属（*Delphinium staphisagria*）と考えられている。種子は有毒で催吐性が強い。ケルススは黒ブリオニアのギリシア名と記述しているが、これとは異なる植物と思われる。 *III. xxi. 7*　→黒ブリオニア
スティビウム　stibium　硫化アンチモン、輝安鉱を指す。軟化作用があり、外用薬とくに眼軟膏に用いられる。一般には、酸化鉛や木炭が混ぜられ、目の周りの化粧に用いられた。スペンサーはミシュを同じものと解釈している。 *V. xv. 1, xix. 28, xx. 5; VI. vi. 5B, 6, 8A, 12-13, 16A, 24, 27B, xviii. 8C*
ステュラクス　styrax, *Storax officinalis*, storax　エゴノキ属の芳香のある樹脂が採れる木。あるいは蘇合香が採れる小アジア産のマンサク科ソゴウコウジュ *Liquidambar orientalis* が考えられる。排尿・排膿・浄化・腐食・集積を散らす・軟化作用があり、解毒剤や鎮痛剤、小腫瘍のパップ剤などに用いられる。 *III. xxi. 7; V. iii. 1, v. 1, vi. 2, xi. 1, xv. 1, xviii. 5, 22, 24, 29, xxiii. 1B, 3A, xxvi. 16*
ストエカス　(herba) stoechas, *Lavandula stoechas*, French lavender　ストエカデス諸島（ガリア南岸）で産するシソ科ラベンダー属の植物。肋骨骨折時の咳の薬。 *VIII. ix. 1E*
ストムーン　*στομοῦν*　「身体の口（毛穴や孔）を開く」作用がある薬物類を指すギリシ

ア語。鬱血を解消する。 *V. iv. 1*
ストモーマ　στόμωμα　銅のスケールのギリシア名。止血作用。 *VI. vi. 5A*
ストリュクノン　στρύχνον　イヌホオズキのギリシア名。 *II. xxxiii. 2*
スパイリオン（球状軟膏）　σφαιρίον　「球のような」の意の眼軟膏。 *VI. vi. 21, 23, 25A, 26, 28*
スパルテー　σπάρτη　キュティススのギリシア名。 *VI. ix. 4-5*
スプラーギース　sphragis　「印判」の意の錠剤。新しい傷を癒合させる。 *V. xx. 2, xxvi. 23F*
スベリヒユ　portulaca, *Portulaca oleracea*, purslane　スベリヒユ科スベリヒユ属。便通・利尿作用、抑えて冷やす作用。毒キノコの解毒や歯茎の止血剤。 *II. xx. 1, xxix. 1, xxxiii. 2; IV. xi. 5, xvi. 3, xxii. 2; V. xxvii. 12C; VI. vi. 38*
スポディウム（酸化亜鉛）　spodium　酸化亜鉛の蒸気が付着したものを削り取って作る。侵食・ヒリヒリ痛の軽減作用。 *V. vii. 1, xiii. 1; V. xxviii. 16B; VI. vi. 3-5A, 12-13, vii. 3B; VII. vii. 11*　→カドミア
ズマラグディヌム　zmaragdinum, σμαράγδινον　鮮やかな緑色で「エメラルドのような」硬膏。 *V. xix. 4*
ズミーリオン＝スミーリオン　σμίλιον　「小さなメス」の意の眼軟膏。効き目が鋭いことから名付けられた。 *VI. vi. 18-19, 25B*
スミレ　viola, *Viola odorata*, violet　スミレ属。白と紫の花と種子に薬効がある。開口（孔）・集積を散らす作用。 *IV. xxvii. 1D; V. iv. 1, xi. 1*
石灰　calx　酸化カルシウム。腐食・侵食・焼灼作用。 *V. vi. 1, vii. 1, viii. 1, xviii. 12, 20, 25, 36, xxii. 2C, 4-6, xxviii. 12K; VI. viii. 2B, xv. 1, xviii. 3B, 11*　→灰／火打石／挽き臼用の石／アッソスの石／サルコパゴス
—石　saxum calcis　瘻の治療薬に用いる。 *V. xxviii. 12I; VI. xviii. 9C, xix. 2*
石膏　gypsum　冷やして抑える作用。 *II. xxxiii. 3; III. xix. 2*
セープタ　σηπτά　侵食性の硬膏。 *V. xix. 18; VII. xxi. 1B*
セルトゥラ（カンパニア産）　sertula Campana, melilot　いくつかの植物を含むと思われるが、おそらくマメ科シナガワハギ属の植物。集積を散らす・軟化作用。 *V. xi. 1, xv. 1, xxii. 2A; VI. v. 3, xviii. 8A*
セルピュルム　serpyllum, serpullum, *Thymum serpyllum*, creeping thyme　シソ科の多年草で、タイムの一種。抑えて冷やす・集積を散らす作用があり、熱頭痛、精神疾患、脾臓病に用いられる。 *II. xxxiii. 2; III. x. 2, xviii. 9; IV. xvi. 3; V. xi. 1*
象牙　ebur　粉に傷の浄化作用。 *V. v. 2*
ソーダ　nitrum　ナトリウムの化合物で、炭酸ナトリウムのほかに、水酸化ナトリウム等が含まれている。腐食・侵食・引き出す・軟化・皮膚の浄化・温める作用。 *II. xii. 2E, xxxiii. 5; V. vi. 1, vii. 1, xii. 1, xv. 1, xvi. 1* ほか *passim*
—の浮きかす　spuma nitri　腐食作用。パップ剤や耳の薬。 *V. vi. 1, xviii. 7B, 14B, 18, 20, 27, 35, xx. 1A, xxii. 8; VI. vi. 15B, vii. 3A*
ソリ　sori　おそらく白鉄鉱。鉄の硫化鉱物で銅や鉛も含む。歯の薬。 *VI. ix. 5*
ソルビティオー　sorbitio　かなり薄い粥。便通を抑える。 *passim*

タ 行

タイム　thymum, *Thymus vulgaris, Thymbra capitata*, thyme　シソ科イブキジャコウソウ属のタチジャコウソウ。排尿作用。舌の麻痺やうがい薬など。 *II. xxi. 1, xxv. 2, xxxi. 1, xxxii. 1; IV. iv. 1, vii. 3, xv. 3, xvi. 3; V. xxviii. 14B*
太陽の草　herba solaris, ἡλιοτρόπιον, heliotropion (sunflower, turnsole)　ギリシア名も「太陽に

向かってまわるもの」の意で、ヒマワリの類と思われる。種子や葉がサソリ毒の薬となる。 *V. xxvii. 5B*

ダウコス　daucus Creticus, *Athaminta Cretensis*, Cretan or Candy carrot　セリ科ニンジンの類。解毒剤。 *V. xxiii. 3B*

タプシア　thapsia, *Thapsia garganica*, scorching fennel　セリ科の植物。フェンネルに似ているが、液汁が焼灼作用を持つ。打撲や禿頭の治療。 *V. xviii. 24; VI. iv. 3*

卵　ovum　調理の仕方（生・半熟・固ゆで）や白身と黄身で効能が異なる。膠着・ヒリヒリ痛の軽減作用。浄化・集積を散らす・軟化作用。 *V. ii. 1, v. 2, xi. 1, xiii. 1, xv. 1* ほか *passim*

胆汁（主にウシの）　fel　浄化・腐食・侵食・引き出す作用。 *IV. vii. 3; V. v. 2, vi. 2, vii. 1, xii. 1, xx. 2; VI. vi. 28, vii. 6*

血　sanguis

剣闘士の━　sanguis gladiatoris　癲癇の民間療法で、生温かいまま飲む。 *III. xxiii. 7*

ハト、ジュズカケバト、ツバメの━　sanguis columbae vel palumbi vel hirundinis　浄化作用。眼の薬。 *V. v. 1; VI. vi. 39A*

血止め草　herba sanguinalis, πολύγονον, *Polygonum aviculare*, knotgrass　タデ科タデ属のミチヤナギ。タンニンや没食子酸が多く、冷やして抑える・止血作用があるので付いた名前。肝臓病によく、膿疱や耳の薬にも。 *II. xxxiii. 2; III. xxii. 13; IV. xv. 3; V. i. 1, xxviii. 15E; VI. vii. 3B*

塵（道路上の）、土の粉　pulvis (ex via)　衰弱症の発汗時、胃が熱を持っているときにパップとして用いる。 *III. xix. 2; IV. xii. 1*

ツバメの雛　pullum hirundinum　民間療法で、灰をアンギナ（咽喉炎）の治療薬とする。 *IV. vii. 5*

ディア・クロクー　διὰ κρόκου　「サフラン入りの」眼軟膏。 *VI. vi. 33*　→サフラン

ディア・ダプニドーン　διὰ δαφνίδων　「月桂樹の漿果を含む薬」の意。膿を促進させ、引き出す作用が強いのでエピスパスティカとも呼ばれる。 *V. xix. 12-13*　→月桂樹

ディア・トゥー・ケラトス　διὰ τοῦ κέρατος　「角入りの」眼軟膏。 *VI. vi. 16C*　→シカの角

ディア・リバヌー　διὰ λιβάνου　「乳香入りの」軟膏。 *VI. vi. 13*　→乳香

ディクタムノス　dictamnus Creticus, *Origanum dictamnum*, Cretan dittany　クレタ島のディックテ山に因んだ名前。シソ科ハナハッカ属でマヨラナの近種。野生のハッカ類で、揮発性の油が傷薬として有名。死んだ胎児や後産の排出薬。 *V. xxv. 13*

ティテュマロス　τιθύμαλλος　海レタスのギリシア名。 *V. vii. 1*

ディプリュゲス（鉱滓）　diphryges　金属の溶融・精錬の際に出るかす。おそらく銅の鉱滓。侵食・焼灼作用。 *V. vii. 1, viii. 1, xxii. 2C*

ディル　anethum, anetum　*Anethum graveolens*, dill　セリ科の植物。利尿作用。匂いを嗅ぐ用法もある。 *II. xxi. 1, xxvi. 2, xxix. 1, xxxi. 1; III. x. 2; IV. xxvii. 1C*

鉄　ferrum　酸化鉄、硫化鉄などを含む多くの化合物や形態がある。主に外用。唯一内用として、鍛冶屋の熱した鉄器を浸した水が脾臓の薬になる。鉄の水酸化物が貧血に効くためと考えられる。 *IV. xvi. 2*　→ヘマタイト／黄土／ソリ

━のスケール　squama ferri　熱した鉄にできる鱗状の酸化鉄（FeO）。止血・腐食作用。 *V. i. 1, vi. 2*

医療器具としての━　ferrum, ferramentum　小刀メス、焼灼器、金属器具など。 *passim*

デーツ、ナツメヤシ　palmula, *Phoenix dactilifera*　ナツメヤシの実。穏やかに抑える・便通を抑える作用。ミュロバラノスとも呼ばれるが、別の植物。 *I. ii. 9, II. xviii. 5, xx. 1, xxiv. 3, xxx. 3, xxxiii. 2; IV. ix. 3, xvi. 4, xxvi. 8; V. xxii. 9; VI. vi. 5B*

テテラペウメナ　*τεθεραπευμένα*, curata　「謹製硬膏」のギリシア名。注意深く異物を取り除き、精製された薬物から作られた薬剤。　*V. xix. 11B*

テトラパルマコン　*τετραφάρμακον*　「四種の薬材から成る薬」の意。膿の促進・傷の浄化など穏やかな硬膏。蠟、ピッチ、樹脂、牛の硬脂から成る。　*IV. xxv. 2; V. xix. 9, xxvi. 27C, 29, 30A, 35B, xxviii. 4E; VI. iii. 2, xviii. 2I, 7A*

テプロン　*τεφρόν*　「灰色の」眼軟膏。→キュクノン

テレビン　terebinthus, *Pistacia terebinthus*, turpentine（tree）　ウルシ科の木、テレビンノキ。主にテレビン樹脂（terebinthina resina）、テレビンの木タール（液体樹脂）（terebenthina liquida）が用いられる。開口（孔）・浄化・腐食・引き出す作用。呼吸困難の舐め薬、パップ剤、硬膏など。　*III. xxii. 14; IV. viii. 3; V. iv. 1, v. 1, vi. 1, xii. 1, xviii. 3, 6, 7B, 15, 23, 27, 31, 35, xix. 11A, 12, 14-16, 18-19, 21, 26-27, xxi. 3, xxiii. 1B, 3B, xxiv. 2-3, xxv. 8, 11, 16, xxvi. 36B, xxvii. 13B, xxviii. 13C, 18B; VI. iv. 3, vii. 9A, viii. 1B, xviii. 2C, 7B*

銅　aes　さまざまな化合物がさまざまな薬剤に用いられる。医療器具（管）にも。→緑青／カルキーティス／煆焼銅／赤銅／靴墨（＝カルカントン）／クリューソコラ／ディプリュゲス／ストモーマ／プソーリクム／ミシュ

—スケール　squama aeris, *λεπὶς χαλκοῦ*　溶けた銅の表面にできる酸化銅で、鱗のような皮膜。ケルススによれば普通の銅と赤銅の二種類ある。ギリシア名はレピス・カルクーとストモーマ。下瀉作用、止血・浄化・腐食・侵食・焼灼作用。　*II. xii. 1A; V. i. 1, v. 2, vi. 1, vii. 1, viii. 1, xviii. 2, 11, xix. 2, 5, 7-8, 11A-B, 15, 17-20, 22, xxii. 1, 6-7, xxvi. 30C, xxviii. 2F, 5, 12G; VI. vi. 5A, 16C, vii. 4B, xiv. 1, xviii. 2K, 9C, 11, xix. 2; VII. xxx. 2; VIII. iv. 22*

—華　flos aeris　粟粒状になった銅の酸化物。腐食・痂皮形成作用。　*V. vii. 1, ix. 1, xx. 1A*

陶工の粘土　creta figularis　止血作用。　*V. i. 1*

ドクニンジン　cicuta, *Conium maculatum*, hemlock　セリ科ドクゼリ属の有毒植物。種子も用いる。腐食・侵食・軟化作用。鎮痛のためのパップ剤のほか、内服することもある。*V. vi. 2, vii. 1, xv. 1, xviii. 1, xxv. 5 xxvii. 12B; VI. vi. 1I, xvii. 1*

ドクムギ　lolium, *Lolium temulentum*, darnel, Italian ryegrass　イネ科の植物で、茎や種子に毒があるほか、これに寄生するカビにも毒性がある。引き出す作用があり、温めるパップ剤または腐食・焼灼する薬に用いられる。ミトリダテス王の解毒剤にも。　*II. xxxiii. 5; IV. xxix. 2; V. xii. 1, xxii. 2C, xxiii. 3A, xxvii. 9, xxviii. 18B; VIII. ix. 1E*

トラガカントゴム　tragacantha ＝ tracanta, *Astragalus creticus*, tragacanth　小アジア、ペルシアなどに産するマメ科ゲンゲ属の低木。樹脂が増粘剤になる。膠着作用、ヒリヒリ痛の軽減作用があり、咽喉の出血の内服薬や眼軟膏に用いられる。　*IV. ix. 2; V. ii. 1, xiii. 1; VI. vi. 7, 12*

トラゴリーガヌム　tragoriganum, *τραγορίγανον*, *Origanum vulgare*, goats'marjoram　シソ科ハナハッカ属。「ヤギのマヨラナ」の意。排尿・集積を散らす作用。　*III. xxi. 7; V. xi. 1*

トラスピス　thlaspis, *Capsella bursa pastoris*, shepherds'purse　アブラナ科ナズナ属のナズナ。種子にカラシに似た風味がある。ミトリダテス王の解毒剤。　*V. xxiii. 3B*

トリクサーゴー　herba trixago, *Teucrium chamaedrys*, germander　シソ科ニガクサの一種で、ポリウム polium の別名とされている。脇腹の痛みの薬（民間療法）。　*IV. xiii. 3; V. xxvii. 10; VIII. ix. 1E*

トリュゴーデス　*τρυγῶδες*　エウエルピデスの眼軟膏で、ワインの澱（*τρύξ*）に似ていることから名付けられた。　*VI. vi. 8A*

トリュゴーン　→パスティナーカ

トルミナーリア　torminalia　「腹痛薬」の意。ナナカマドの実で、便通を抑える作用の強いものの名称。　*II. xxx. 3; IV. xxvi. 6*

トロキスコス　→錠剤

ナ　行

ナシ　pirum　梨の類。冷やして抑える作用。　*II. xxiv. 2, xxvii. 1, xxx. 3, xxxiii. 3; IV. xxvi. 5; V. xxvii. 12C; VI. xi. 1, xiii. 4*

ナツシロギク　herba muralis, παρθένιον または περδείκιον, *Chrysanthemum parthenium*, *Parietaria officinalis*, pellitory　「壁の草」の意。キク科のナツシロギクなど。抑えて冷やす作用。パプラ（膿疱）、熱患者、関節痛に用いる。呼び名について、プリニウス（『博物誌』第21巻176）に引用がある。　*II. xxxiii. 2; III. xviii. 9; IV. xxxi. 7; V. xxviii. 18B*

ナナカマド　sorba, *Sorbus domestica*, sorbus　バラ科ナナカマド属の木。胃によく、便通・下痢を抑える食材。薬効の強い種類はトルミナリア（腹痛薬）と呼ばれる。　*II. xxiv. 2, xxx. 3; IV. xxvi. 6, 8*

鉛　plumbum　さまざまな化合物があり、外用薬や医療器具（管）に多用される。→煆焼鉛／鉛（洗った）／密陀僧／鉛白

　一の鉱滓　plumbi stercus, plumbi recrementum, σκωρία μολύβδου　ギリシア名も「鉛のかす」の意。軟化作用があり、穏やかな硬膏、火傷や潰瘍部の薬に用いられる。　*V. xv. 1, xix. 26, xxvii. 13B; VI. viii. 1A*

　洗った一　plumbum elotum　硫化鉛を洗浄したもの。瘢痕を浄化。眼軟膏など。　*V. xviii. 27, xxvi. 36B; VI. vi. 12, 16C, xvii. 1, xviii. 7A; VII. xxvii. 3*

ナルド　nardum, *Nardostachys jatamansi*, spikenard, nard　オミナエシ科の芳香植物。排尿・排膿・集積を散らす作用があり、多用される。産地で違いがある。穂も薬用。　*III. xxi. 7-8; IV. xxi. 2, xxvii. 1E; V. iii. 1, xi. 1, xviii. 3, 33, xx. 6, xxiii. 3B, xxv. 7-8, 12, 17; VI. vi. 8A, 22, 24, vii. 2C, 3A, x. 2*

　インド産一　nardum Indicum　解毒剤や眼軟膏。　*V. xxiii. 2; VI. vi. 6, 9A*

　ガリア産一　nardum Gallicum, *Valeriana celtica*, Gallic nard　肝臓の薬、解毒剤。　*V. xxiii. 1B, 3A, xxv. 6*

　シリア産一　nardum Syriacum, oleum Syriacum　「シリア産の油」はナルド油を指す。　*IV. vi. 4; V. xxiii. 1B; VI. vii. 2C, 3A*

軟膏　unguentum　→コリューリウム／眼軟膏

苦アーモンド　amarae nuces, *Prunus Amygdalus*, bitter almonds　バラ科、苦扁桃。排尿作用があり、黄疸、咳の薬。腐食・集積を散らす・軟化作用。葉の粉末に冷やさず抑える作用。　*II. xxxiii. 4; III. x. 2, xxi. 7, xxiv. 2; IV. xxxi. 7; V. vi. 2, xi. 1, xv. 1, xxii. 2A, xxviii. 15E; VI. v. 3, vii. 1D-E, 2A, C, 8C, x. 5*

ニガハッカ　marrubium, *Marrubium vulgare*, horehound　シソ科ニガハッカ属。咳止めの薬として近年まで使用された。癆症の咳、喉の潰瘍、空咳などに、また侵食・皮膚の浄化作用があるので、潰瘍部や火傷などに広く用いられる。　*III. xxii. 14, xxvii. 4C; IV. ix. 2, x. 3; V. vii. 1, xvi. 1, xxii. 2A, xxvii. 13B, xxviii. 3E; VI. vii. 5, viii. 1C, xviii. 2A, F-G; VII. xxvii. 2*

ニガヨモギ　absinthium ＝ apsinthium, *Artemisia absinthium*, wormwood　キク科ヨモギ属。葉や種から苦みのあるアブシント油を抽出する。健胃、排尿に効き、黄疸の薬など多くの薬剤のほか、駆虫薬、ワインの風味付けにも。近代では「アブサン（リキュール）」で有名。　*II. xxiv. 3, xxxi. 1; III. xxi. 6, xxiv. 2; IV. vii. 3, xii. 2, 4, 6, xv. 2-3, xvi. 2, xviii. 5, xxiv. 2; V. xxv. 16*

膠　gluten　傷を膠着・浄化する作用。　*V. ii. 1, v. 2; VII. vii. 8D; VIII. v. 1-2*

乳香（樹）　tus (thus)　カンラン科ボスウェリア属。主に樹脂。止血・膠着・浄化・腐食・侵食・焼灼作用。麻痺の刺激剤、パップ剤、眼軟膏など。　*III. xxvii. 1D; IV. xi. 6; V. i. 1, ii. 1, v. 1, vi. 1, vii. 1 viii. 1, xviii. 16; VI. vi. 13, vi. 25B, vii. 2C-2D, xviii. 2I* ほか *passim*　→

ディア・リバヌー
（1）雄性の— tus masculus プリニウス『博物誌』第12巻61によると、丸い滴状になって垂れているものを、宗教上の理由または睾丸に似た形から雄性と呼ぶ。雌性はない。 *V. xviii. 7B, 24, xix. 7, xxiii. 1B, 2; VI. vii. 3A*
（2）—の樹皮 turis cortex 排膿・浄化・腐食作用。 *V. iii. 1, v. 1, vi. 1, xxvii. 13A*
（3）—の煤 turis fuligo 排膿・侵食作用。 *V. iii. 1, vii. 1, xviii. 6, 8, 10, 17-18, 27-28, xix. 4, 11A-B, 14, 16, 21-22, xxii. 1, 6; VI. ix. 5; VIII. 2, vii. 3*
乳汁（哺乳動物の） lac 集積を散らす・ヒリヒリ痛の軽減作用。 *V. xi. 1, xiii. 1, xxii. 9, xxvi. 30C, xxvii. 12A; VI. vi. 9C, 10, 12, x. 4; VIII. iii. 3*
女性の— lac muliebris 穏やかな眼軟膏の材料。 *VI. vi. 14*
ニンニク allium, *Allium nigrum*, garlic さまざまな作用を持つ食べ物で、腐食・焼灼作用もあり、幅広く内外用の薬になる。 *II. xviii. 5, xxi. 1, xxii. 2, xxvi. 1, xxvii. 1, xxix. 1; III. xii. 4, xx. 1, xxii. 11; IV. iv. 1, x. 3-4, xix. 3, xxiv. 1-2; V. vi. 2, viii. 1, xxi. 1B, xxii. 2A, xxvii. 6; VI. x. 4*
濃縮ブドウ果汁 mustum defrutum 栄養価が高い。便通を抑える。 *II. xviii. 11-12, xx. 1, xxii. 1, xxiv. 3, xxv. 1, xxviii. 1, xxx. 3*

ハ 行
灰 cinis さまざまなものを焼いた灰。腐食・侵食作用など。 *II. xxxiii. 3; IV. vii. 4; V. vi. 2, vii. 1; VI. vi. 22; VII. i. 2* →アルキュオネーウム／シカの角／パピルス（紙）／ツバメの雛／サラマンドラ／ブドウの蔓や葉／ヘンナ／パスティナーカ
ハウチワ豆（ルピナス） lupinum, *Lupinus alba*, lupin マメ科ハウチワマメ属の植物の総称。煮出した水を条虫・回虫の虫下し薬とするほか、温めるパップ剤に用いる。 *II. xxxiii. 5; IV. xxiv. 1-2; V. xxviii. 16C*
バシリコン βασιλικόν 「王の」の意。硬膏とエウエルピデスの眼軟膏。 *V. xix. 3; VI. vi. 31A-B*
バジル ocimum, *Ocimum basilicum*, basil シソ科メボウキ属。刺激が強く、癆症によい。便通・排尿、抑えて冷やす作用。 *II. xxii. 2, xxix. 1, xxxi. 1, xxxiii. 2; IV. xxii. 11*
パスティナーカ pastinaca, τρυγών 平たい魚で、アカエイを指す。尾に刺がある。ギリシア名はトリュゴーン。骨を焼いて、歯を溶かす薬を作る。 *VI. ix. 6*
パースニップ pastinaca, parsnip セリ科の根菜類。脾臓病によい。 *II. xviii. 5, xxiv. 2, xxvi. 1, xxxi. 1; IV. xvi. 2*
海の— pastinaca marina, sea parsnip ヘビ毒の薬。 *V. xxvii. 10*
バター buturum 傷を埋める・軟化作用。硬膏などの材料。 *III. xxii. 14; IV. xxii. 3, xxv. 2; V. xiv. 1, xv. 1, xix. 10, xxi. 4, xxiv. 3, xxvi. 30A; VI. xviii. 2C, I; VIII. iv. 19*
ハチミツ、蜂蜜 mel 生や煮詰めたりして使う。膠着・傷や皮膚の浄化・腐食・侵食・集積を散らす作用。 *V. ii. 1, v. 2, vi. 2, vii. 1, xi. 1, xvi. 1* ほか *passim*
—水 （aqua）mulsa スペンサーによれば、ハチミツと湧き水を混ぜ、防腐のため三分の一ほどに煮詰めた飲料。真水より強い浣腸剤。 *II. xii. 2D; III. xviii. 16* ほか
—（入り）ワイン mulsum ワインに蜂蜜を混ぜたもの。 *I. iii. 22; II. xviii. 12; III. ix. 2; IV. xvii. 2* ほか *passim*
蜂蠟 propolis. 蜂の巣から作る蠟で、抗菌作用がある。排膿・開口（孔）・引き出す作用など。 *V. iii. 1, iv. 1, xii. 1, xix. 15, xxviii. 11C*
ハツカダイコン radix, radicula, *Raphanus sativus*, radish アブラナ科ダイコン属、野性的な品種であったと考えられる。刺激が強く、便通・排尿作用があり、吐瀉する前に食べておくとよいとされる。浄化作用。種子に腐食作用。 *I. iii. 22; II. xviii. 5, xxi. 1, xxii. 2, xxix. 1, xxxi. 1, xxxiii. 1; III. xvi. 2; IV. iv. 1, xii. 10; V. v. 2, xxviii. 12H*

パップ剤（緩和性）（軟化剤）　malagma　軟らかくするという語から派生。 *V. xvii. 1C, 2A,* 主に *xviii. 1-36*

パナケス　panaces, panax, *πανάκεια*　「万能薬」の意だが不詳の植物。排尿作用・開口（孔）・軟化作用。ヘビ毒の薬など。さまざまな植物が候補に挙げられる。 *III. xxi. 7; V. iv. 1, xv. 1, xviii. 11, xix. 3, 15, xxv. 3B, 11, xxvii. 7-8, 12A; VI. ix. 3*

パピルス　papyrus, *Cyperus papyrus*, papyrus

（1）焼いた（―）紙（―の灰）charta combusta　苛性カリウムや苛性ソーダを含む。焼灼作用があり、傷、禿頭、潰瘍などに。 *V. viii. 1, xxii. 2B, 5; VI. iv. 3, xv. 1, xix. 2*

（2）―を巻いたもの　papyrus intortus　瘻の治療器具。 *V. xxviii. 12K*

ハブロトヌム　habrotonum ＝ abrotonum, *Artemisia abrotonum*, southernwood　キク科ヨモギ属。ニガヨモギの一種で苦味のある油が抽出される。浄化・集積を散らす作用。排尿剤や足痛症などの薬。 *III. xxi. 7; IV. viii. 3; V. v. 2, xi. 1, xviii. 35*

バラ　rosa, *Rosa Gallica*, rose　バラの folium は「葉［花弁］」とする。抑えて冷やす・集積を散らす・軟化作用。 *II. xxxiii. 4; III. xxi. 7-8; IV. xxii. 3, xxvii. 1D; V. xi. 1, xv. 1, xviii. 20, 35, xxii. 9, xxiii. 1B, 3A, xxviii. 2F; VI. vi. 1I, 5A, 9A-B, vii. 4A, 7C, xi. 2, 5, xvii. 2G, 9B; VII. xii. 1E*

―（の）油　oleum ex rosa, oleum rosae　一般的にバラ油は乾燥した花弁から作られ、香水用のバラ香油は新鮮な花弁で作られると言われている。散らす・軟化・冷やして抑える作用があり、制汗剤、塗布剤、罨法剤、浣腸剤などに広く用いられる。 *passim*

バラノス・ミュレプシケー　*βάλανος μυρεψική* ＝ミュロバラノス *μυροβάλανος*, *Hyperanthera decandra*, bennut　ワサビノキ科のワサビノキ属。堅果の皮が脾臓病の薬に用いられる。 *V. xviii. 4*　→ミュロバラノス

ハリカッカブム　halicaccabus, *Physalis Alkekengi*, winter cherry　ナス科のソラニンを含む有毒植物。 *V. xx. 3; VI. xvii. 1*　→イヌホオズキ

バルサム　balsamum, *Balsamodendron opobalsamum*, balsam of Mecca, B. myrrha　カンラン科ミルラノキ属。利尿剤、鎮痛剤、眼軟膏などの材料として、多用途の樹脂が採れる。排膿・浄化・腐食・軟化作用。 *III. xxi. 7; V. iii. 1, v. 1, vi. 1, xv. 1, xviii. 3, xx. 6, xxiii. 1B; VI. vi. 34A*　→オポバルサム／バルサム樹

バルサム樹（クシュロバルサモン）　xylobalsamum, balsam wood　*V. xviii. 7B, xxiv. 1*

パルテニオン　*παρθένιον*　→ナツシロギク

バルバルム　barbarum, *βάρβαρον*「蛮族・異国の」硬膏の意だが、ケルススは優れた薬として二度取り上げている。 *V. xix. 1B, xxvi. 23F*

ハンモーニアクム　Hammoniacum ＝ Ammoniacum　リビアにあるハンモン（アモン）神殿の近郊で産することを意味する名前で、燻蒸用香料と塩の二つに冠せられるが、どちらか明記されていないものもある。

（1）燻蒸用―　Hammoniacum thymiatum, *Dorema ammoniacum*, *Ferula tingitana* ammoniacum for fumigation　燻蒸・薫香のためのセリ科オオウイキョウ属の植物の乳液状の汁または小塊。パップ剤や眼軟膏。 *V. xviii. 7B, 9-10, 14A, 24, 34, xix. 11B, 13, xxviii. 12K; VI. vi. 25C, 28*

（2）ハンモンの塩（ハンモーニアクム塩）　Hammoniacum sal　塩化ナトリウムに塩化カルシウムと塩化マグネシウムなどが加わったものとされる。石膏（硫酸カルシウム）が混ぜられることもある。主にパップ剤や硬膏など。 *V. xviii. 2, 7B, 14B, 16-17, xix. 14-15, 17, 19, 22, xxv. 13; VI. vi. 39C*

（3）―　Hammoniacum　（1）か（2）か明記されていないもの。浄化・集積を散らす・軟化作用。 *V. v. 2, xi. 1, xv. 1, xviii. 2, 5-6, 22-23, 28, xix. 11A, 20, xxiv. 1, xxviii. 11C; VI. vi. 19*

火打石　lapis pyrites　硫化鉱物を含む石灰石。集積を散らす作用。膿疱の薬。 *V. xi. 1*
→ピュリーテース
挽き臼用の石　lapis molaris　集積を散らす作用。 *V. xi. 1*
ヒソップ　hysopum, *Hyssopus officinals*, hyssop　シソ科のヤナギハッカのほか、*Capparis spinosa*, *Origanum aegypticum* が考えられている。内服薬・うがい薬として、吐瀉・排尿・刺激・駆風・去痰などの作用がある。 *I. iii. 22; II. xxi. 1, xxv. 2, xxxi. 1, xxxii. 1; IV. iv. 1, vii. 3, viii. 3, x. 1, xii. 2, xiii. 4, xiv. 2, xv. 3, xvi. 3, xxiv. 1-2, xxvii. 1D; V. xxv. 11, xxviii. 13C*
ピッチ　pix　植物の樹脂、また鉱物系のタール（瀝青など）のどちらも指す語だが、樹脂の一種と思われる。排膿・浄化・軟化作用。穏やかな硬膏（テトラパルマコン）に使われる。ほかの樹脂と併記されることも多い。 *III. xx. 1; IV. xxxi. 6; V. iii. 1, v. 2, xv. 1, xviii. 10, 26, xix. 1B-3, 9, 12-13, 16, xxii. 2C, xxviii. 16B-C, 18B*
ビート　beta, *Beta vulgaris*, beet　アカザ科サトウダイコン属。脾臓病によい。 *II. xviii. 5, xxi. 1, xxii. 2, xxvii. 1, xxix. 1, xxx. 1; IV. xvi. 2; V. xxvi. 33B, xxvii. 13A*
ビトゥーメン　bitumen　死海やその周辺で採れる炭化水素を含む瀝青。排膿・集積を散らす作用。膏薬に多用。 *III. xxvii. 2C; V. iii. 1, xi. 1, xix. 2, 6, 20, xx. 1B; VI. ix. 5*
ヒマシ　cicinum, *Ricinus communis*, castor (castor oil plant)　トウダイグサ科のヒマシ（トウゴマ)。穏やかな硬膏、潰瘍を浄化する薬。ヒマシ油は一般に通じを付けるために用いられ、ディオスコリデスもガレノスも下剤として言及しているが、ケルススは記述していない。 *V. xix. 26, xxiv. 3*
ピュクシノン　πύξινον　「πύξος（ツゲ）製の」の意であるが、薬材として軟膏に含まれるのではなく、ツゲの木で作られた専用の保存容器に因んで名付けられたもの。ポンペイなど各地の薬局跡から、この名の印をつけた箱が発掘されている。 *VI. vi. 25C, 28, 30*
ヒュポキスティス　hypocistis, *Cytinus hypocistis*, hypocistis　キティヌス科の寄生植物。侵食作用。液汁が解毒剤。 *V. vii. 1, xxiii. 1B, 3B*
ピュリーテース　πυρίτης　「火の石」の意で、火打石。黄鉄鉱など。 *V. xviii. 15-16, xxviii. 15E*
ピュレトルム　pyrethrum, *Anacyclus pyrethrum*, *Anthemis pyrethrum*, chamomile　キク科カミツレ属。揮発性の油とタンニンを含む。開口（孔）・焼灼作用。パップ剤や硬膏。 *V. iv. 1, viii. 1, xviii. 7B, 14A, xix. 13; VI. ix. 4-5*
ピュロン　πυρρόν　「火の色の」眼軟膏。配合された赤色の酸化銅による。 *VI. vi. 20*
ヒヨス　hyoscyamus, hyocimus, *Hyoscyamus niger*, hyoscyamus (henbane)　ナス科の有毒植物。催眠・抑えて冷やす・鎮痛作用があり、葉・樹皮・液汁・根が関節や歯の痛みなどに用いられる。 *II. xxxiii. 2; III. xviii. 12, xxvii. 2C; V. xviii. 29, xxv. 2; VI. vi. 9A, vii. 2D, ix. 2*
―による中毒　*V. xxvii. 12B*
麩、麦糠　furfur　塩水か酢で煮て使うことが多い。穏やかに抑えて柔らかくするパップ、うがい薬、脾臓やサソリ毒の薬に用いられる。 *II. xxxiii. 2; IV. vii. 3, xvi. 4; V. xxii. 9, xxvii. 5B, 9; VI. x. 4*
フウチョウソウ　capparis, *Capparis spinosa*, caper　フウチョウソウ科フウチョウソウ属。花蕾の酢漬けがケイパー。排尿作用があり、根がパップ剤に用いられる。 *II. xviii. 3, xxix. 1, xxxi. 1; IV. viii. 3, xvi. 4, xxix. 2; V. xviii. 21*
プシュレウム　psylleum, *Plantago psyllium*, fleawort　オオバコ科オオバコ属。膠着作用。 *V. ii. 1*
プソーリクム　psoricum　「プソーラー（疥癬）の薬」の意。銅鉱（酸化銅）とカドミア（酸化亜鉛）などから成る調剤で、眼軟膏の材料。調合の仕方をディオスコリデスやプリニウスも記述している。 *VI. vi. 31A-B, 33*

フダンソウ　beta alba,　white beet　アカザ科フダンソウ属。黄疸の薬。　*III. xxiv. 2*

ブデリウム、ブデリオン、ブデラ　bdellium, bdellion, bdella, *Borassus flabelliformis*, Palmyra palm　ヤシ科オウギヤシ、アラビアシュロ。開口（孔）・浄化・引き出す・軟化作用。　*V. iv. 1, v. 2, xii. 1, xv. 1, xviii. 5-6, 7B, 14A, 22, 24, 28, xix. 15, xxiii. 1B*

ブドウ　vitis, *Vitis vinifera*, grape　新鮮な果実（uva vitis）は鼓腸を引き起こし、便通を促す。　*II. xviii. 6, xxv. 1, xxvi. 2, xxix. 1; III. vii. 2A; IV. xxvi. 5-6; VI. vii. 7C*

ーの蔓や葉　抑えて冷やす作用。　*II. xxxiii. 2; VII. i. 2; VIII. iv. 19*

（壺詰めやシロップ漬け）ー　便意が頻繁に起こる人に。　*I. vi. 2; II. xxiv. 2, xxix. 1*

プリュギアの石　lapis Phrygius　プリュギアやカッパドキアに産するミョウバン石で、鉄や銅も含む。侵食作用。　*V. vii. 1; VI. vi. 30*

糞　stercus

サルのー　stercus simini　*V. xviii. 15*

トカゲのー　stercus lacerti　浄化・焼灼作用がある。　*V. v. 1, viii. 1*

ヒツジのー　stercus ovillus　焼灼作用。　*V. viii. 1, xxvii. 8; VI. xviii. 5*

ハト・ジュズカケバト・ツバメのー　stercus columbae et palumbi et hirundinis　焼灼作用。ハトの糞には引き出す作用。　*V. viii. 1, xii. 1*

ペウケダヌム　peucedanum, *Peucedanum officinale*, sulphurwort　セリ科カワラボウフウ属。根から採れる樹脂を用いる。関節痛や歯痛の薬。　*V. xviii. 29; VI. ix. 3*

ペッソス（膣座薬）　*πεσσός*　羊毛に薬剤を染み込ませて用いる膣座薬。　*V. xxi. 1A-7*

ペトロセリーヌム　petroselinum, *Petroselinum crispum*, parsley　セリ科、パセリの類。解毒剤にも用いられる。　*IV. xxi. 2; V. xxiii. 1B, 3A, xxv. 12*　→アピウム

ペプリュメノン　peplymenon, *πεπλυμένον*　語源は不明だが、洗った蠟膏 ceratum elotum を指す。　*V. xviii. 1; VI. vi. 21, 26, 30*

ヘマタイト　lapis haematites　赤鉄鉱石。酸化第二鉄を主成分とする。浄化・侵食作用。　*V. v. 2, vii. 1;VI. vi. 21, 26, 30*

ヘーリオトロピオン　*ἡλιοτρόπιον*　太陽の草のギリシア名。　*V. xxvii. 5B*

ペルソニナ　personina planta, *Arctium lappa*, burdock　キク科ゴボウ属。ヘビ毒の解毒剤。　*V. xxvii. 10*

ペルデイキオン　*περδείκιον*　→ナツシロギク

ヘレニウム　helenium ＝ inula, *Inula helenium*, elecampayne　キク科オオグルマ属。根に薬効がある。集積を散らす作用。パナケス（万能薬）の候補の一つ。　*IV. xxix. 2; V. xi. 1*　→パナケス

ヘレボロス　veratrum　根が吐下瀉のために用いられるが、黒と白とでは効能・用法に違いがある。おおよそ、黒は下剤、白は吐剤とされる。精神疾患の治療においては、浣腸や瀉血に選択的に用いられる。

（1）黒ー　veratrum nigrum, *Helleborus cyclophyllus*, black hellebore　キンポウゲ科クリスマスローズ属。根を下剤として、陰鬱な幻想、癲癇、象火病や肝臓病に用いる。焼灼作用。　*II. xii. 1A-B; III. xviii. 20, xxiii. 3-4, xxv. 2; IV. xv. 2; V. viii. 1*

（2）白ー　veratrum album, *Veratrum album*, white hellebore　ユリ科バイケイソウ属。根を吐剤・下剤に用いる。精神疾患、顔の痙攣、ストルマ患者らに与えられる。焼灼作用もある。　*II. xiii. 2; III. xviii. 17, 20, xxiii. 5, xxvi. 1; IV. iii. 2, xxiii. 3; V. viii. 1, xxii. 8, xxviii. 7B; VI. vii. 5*

（3）ー（黒・白と明記されていないもの）　灰に腐食作用がある。　*II. vi. 7; III. xviii. 20, xx. 1; V. vi. 2; VI. vii. 8B*

ヘンナ　cyprus, *Lawsonia (inermis) alba*, cyprus　ミソハギ科シコウカ属。

ーの油　(oleum) cyprinum　温めたり軟化させたりする作用があり、マッサージ、目や

耳の軟膏などに用いる。 *II. xxxiii. 5; IV. vi. 5, viii. 3, xxvii. 1B, xxxi. 8; V. xxiv. 3; VI. vi. 34A, vii. 1C, xviii. 6A*
—の灰 cinis Cyprius 侵食作用。 *V. vii. 1*
ヘンルーダ ruta, *Ruta graveolens*, garden rue または、*Peganium harmala*, wild rue ミカン科ヘンルーダ属。香りも刺激も強い。種子も薬用。排尿・開口（孔）・浄化・痂皮除去・軟化作用があり、嗜眠病や子宮の病気、精液漏にも用いられる。 *II. xxi. 1, xxii. 2, xxxi. 1, xxxii. 1; III. xviii. 8, xx. 4; IV. xii. 2, xiii. 4, xiv. 2, xxiv. 4, xxvii. 1B, D, xxviii. 2; V. iv. 1, v. 2, x. 1, xv. 1, xvi. 1, xxii. 2C, xxv. 3B, 4B, xxvii. 5B, 6-8, 12B, 13B; VIII, ix. 1E*
干しブドウワイン passum 干しブドウから作ったワインで栄養価が高い。多数の薬剤に使用。集積を散らす作用。 *II. xviii. 11, xx. 2, xxii. 1; V. xi. 1* ほか *passim*
ポスカ posca 酢を水で割った飲料。頭部の罨法。 *IV. ii. 8, xii. 9; VI. ix. 2*
ホースラディッシュ armoracia, *Cochlearia armoracia, Armoracia rusticana*, horse radish アブラナ科。脾臓病によい。 *IV. xvi. 2*
ポプラ（白楊） populus, *Populus alba*, white poplar ヤナギ科ハコヤナギ属の高木。根の皮を歯痛に用いる。 *VI. ix. 2*
ポリウム polium, *Teucrium polium*, (poly-)germander, hulwort シソ科ニガクサ属。別名トリクサーゴー trixago. 脇腹の痛みの薬（民間療法）、ヘビ毒、咳止めの薬に用いられる。 *V. xxvii. 7*
ポリュゴノン *πολύγονον* 血止め草のギリシア名。 *II. xxxiii. 2*

マ 行

マツ pinus, *Pinus pinea*, pine, stone pine
(1) —の実（仁、核） nux pinea, nucleus pineus 排尿作用。肺や腎臓の病気、精液漏に摂取。アプタの薬。 *II. xxii. 1, xxiv. 3, xxvi. 2, xxxi. 1; III. xxvii. 4B; IV. xiv. 3, xvii. 2, xxviii. 2; VI. ix. 2, xi. 5*
(2) —脂 resina pinea 開口（孔）・浄化・引き出す・傷を埋める作用。 *V. iv. 1, v. 1, xii. 1, xiv. 1, xviii. 18, 22, 36, xix. 1B, 4, 17, 20; VI. xviii. 6B; VII. xix. 10*
(3) コロポン産の樹脂 おそらく松脂。 *V. xix. 11B, 17*
(4) 若い—かさ片 flos pini 利尿作用があり、肝臓の病気に摂取。 *IV. xv. 3*
(5) —の樹皮 cortex pineus 歯痛薬 *VI. ix. 3*
(6) 筆記用の墨 atramentum scripotorium 松明の煤から作ったインク。 *VI. iv. 3; VII. xxvii. 3; VIII. iv. 6*
マヨラナ amaracus, *Origanum majorana*, (sweet) marjoram シソ科ハナハッカ属。集積を散らす作用。 *V. xi. 1* →キュプロスのマヨラナ／ディクタムノス／トラゴリーガヌム
マーラバトルム malabathrum, *Folia Malabathri Indica*, malabathrum マラバル（インド南西海岸）に産する植物でシナモンの類、葉や油を解毒剤に用いる。ミトリダテス王の解毒剤。 *V. xxiii. 1B, 3B*
丸ミョウバン →ミョウバン (3)
マルメロ malum Cotoneum, *Cydonia vulgaris*, quince バラ科マルメロ属。西洋カリン。抑える作用。 *II. xxiv. 2, xxx. 3, xxxiii. 3-4; IV. ix. 3, xv. 3, xxvi. 6, 8; V. xxii. 9, xxviii. 4E; VI. vi. 1L, xviii. 8A*
—油 melinum 発汗、炎症を抑える作用。 *II. xxxiii. 3; III. vi. 16, xix. 2; V. ii. 1*
マンドラゴラ mandragora, *Mandragora officinarum*, mandrake ナス科の、麻酔性のある有毒植物。根と実にアルカロイド類がある。催眠剤や鎮痛剤、眼や歯の薬に用いられる。ナス科の有毒植物ベラドンナ (*Atropa belladonna*) の可能性もある。 *III. xviii. 12; V. xxv. 2, 3B; VI. vi. 1I, ix. 2*

ミシュ　misy　おそらく銅鉱。止血・浄化・腐食・侵食・焼灼・痂皮形成作用と効能が広い。未加工・煮た・焼いた・洗ったものと指定される場合がある。スペンサーは硫化アンチモンと解釈し、スティビウムと同一視している。 *V. i. 1, v. 2, vi. 1, vii. 1, viii. 1, ix. 1, xix. 7-8, 15, 27, xx. 1A, xxii. 1; VI. vi. 22, 27B, vii. 2B, xiv. 1, xviii. 2D*

密陀僧（一酸化鉛）　spuma argenti, *λιθάργυρος*　鉛と銀の鉱石を熱して得られる一酸化鉛。浄化・侵食・集積を散らす作用があり、硬膏などに多用される。 *III. x. 2, xix. 2; V. v. 2, vii. 1, xi. 1, xix. 1B, 2, 5-6, 14, 18, 20-21, 24-28, xx. 1B, 3, xxii. 2A, xxiv. 4, xxvi. 36B, xxviii. 15E; VI. vi. 7, 16A-B, vii. 1F, viii. 1A, xviii. 7B, 8B; VII. ix. 5, xi. 1*

ミュロバラノス　*μυροβάλανος* = *βάλανος μυρεψική*, *Hyperanthera decandra*, bennut　ワサビノキ科ワサビノキ属。種子から油を抽出。脾臓病の薬のほか、ふけ症にも。ナツメヤシ（デーツ）の呼称。 *IV. xvi. 4; VI. ii. 2, vii. 3A*

ミョウバン　alumen　硫酸アルミニウムや珪酸塩などの化合物。さまざまな種類と用途がある。 *IV. xxv. 2, xxxi. 6; V. iv. 1, vii. 1; V. xviii. 12, xix. 1B, 18, xxviii. 6B, 12G, I, 14E; VI. vii. 1E, xi. 2, 5, xix. 1*　→軽石／プリュギアの石／エレトリアの土／キモロスの白亜土／サモスの土

（1）液体ー　alumen liquidum　抗炎症・開口（孔）・腐食作用。 *V. ii. 1, vi. 1*

（2）割れー　alumen scissile, *σχιστόν*　抗炎症・開口（孔）・侵食・焼灼作用。 *V. ii. 1, viii. 1, xviii. 11, xix. 6, 15, 17, xx. 1A-4, xxii. 2B-3, xxviii. 19D; VI. v. 2, vi. 30, vii. 2D, ix. 5-6, x. 2, xi. 1-2, 6, xiv. 1, xviii. 2E, G, 8B*

（3）丸ー　alumen rotundum　腐食・引き出す作用。メロス産のミョウバンには、止血作用もある。プリニウスでは、最上級のミョウバンとされる。 *V. i. 1, vi. 1, xii. 1, xviii. 11, xix. 7-8, 15; VI. xix. 1*

ミルラ、没薬　myrra, murra *Balsamodendron myrrha*, myrrh　アラビア半島や北アフリカ原産のカンラン科ミルラノキ属の数種類の植物、および樹脂。香りが強く、古くからミイラ製造に利用されていた。樹脂はスタクテーと呼ばれる。刺激、排尿作用、膠着・排膿・腐食・焼灼作用があり、解毒剤、耳の薬など。 *V. ii. 1, iii. 1, vi. 1, viii. 1, xxiii. 2; VI. vii. 2A* ほか *passim*

ミルラナシ（没薬ナシ）　myrapia =（pirum myrapium）　ミルラの香りがする梨。腸を穏やかに抑える薬の材料。 *IV. xxvi. 5*

ミント（ハッカ）　menta, *Mentha spicata* または *Mentha viridis*, mint, greenmint　シソ科ハッカ属。おそらくスペアミント（ミドリハッカ）。排尿、咳止め、虫下し薬にも。 *II. xxxi. 1; IV. x. 2, xii. 10, xv. 3, xviii. 3, xxiv. 2; VI. viii. 1C, xi. 5*　→イヌハッカ／キダチハッカ／メグサハッカ／メンタストルム／ニガハッカ

ムカゴニンジン　siser, *Sium sisarum*, skirret　セリ科。カブラギキョウ（*Campanula rapunculus*）とする説もあるが、スペンサーに従った。抑えて冷やす作用。 *II. xxi. 1, xxiv. 1, xxvi, 1, xxxi. 1, xxxiii. 2*

メグサハッカ　pulleium, *Mentha pulegium*, pennyroyal　シソ科ハッカ属。感覚を刺激し、抑えて冷やす作用。開口（孔）作用。 *II. xxxii. 1, xxxiii. 2; IV. xviii. 3, xxvii. 1D; V. iv. 1, xviii. 32*

メミグメノン　memigmenon　「混ぜ合わされた」の意の眼軟膏。 *VI. vi. 17-18*

メンタストルム　mentastrum, wild mint　野生ハッカの類と考えられる。ディオスコリデス『植物誌』第3巻43のカラミント（*Mentha sylvestris*）シソ科ハッカ属の植物と用法が近い。ヘビ毒や、歯痛に用いられる。 *V. xxvii. 7; VI. ix. 7*

モッコウ　costus, *Saussurea Lappa*, costmary　キク科。根や油を用いる。排尿・排膿・浄化作用があり、解毒剤、ヘビ毒の薬、腹痛薬コリコスにも用いられる。 *III. xxi. 7; IV. xxi. 2, xxvii. 1D; V. iii. 1, v. 2, xviii. 3, xx. 6, xxiii. 1B-3A, xxiv. 1, xxv. 10, 16, xxvii. 7; VI. vi. 24*

没食子　galla　ブナ科ナラ属の植物にできる虫癭。没食子酸を含み、一般には染料に使われる。浄化・腐食・侵食作用、炎症や潰瘍を抑える作用など。　*V. v. 2, vi. 1, vii. 1, xvi. 1, xviii. 1, xx. 1A, 4, xxii. 1, 2B-3, 7, xxviii. 12I; VI. vi. 24, vii. 2B, ix. 3, xi. 1-2, xiv. 1, xviii. 2G, VII. xii. 1E*

ヤ　行

焼いた紙　charta combusta　→パピルス（1）

野生のククミス　cucumis agrestis, cucumis silvester, *Ecbalium*, *Mormodica elaterium*, wild cucumber　ウリ科。根や液汁がパップ剤、傷の薬、膣座薬に用いられる。　*V. xviii. 7B, xxi. 1B, xxvi. 36B; VI. vii. 7C*　→エラテリウム

ヤドリギ　viscum, *Viscum album* または *Loranthus Europaeum*, mistletoe　ヤドリギ科の寄生植物。未熟な実からゴム状の粘性の液汁が採れる。パップ剤や硬膏。　*V. xviii. 6, 7B, 15, 23, xix. 15, xxviii. 11C, 13B; VI. xviii. 2D*

ヤナギ　salix, *Salix alba*, white willow　ヤナギ科ヤナギ属、セイヨウシロヤナギ。肛門脱・子宮脱にあてがう薬。　*VI. xviii. 10*

雄黄　auripigmentum, ἀρσενικόν　ヒ素の硫化鉱物（三硫化）で、黄色。鶏冠石（二硫化、赤色系）を加熱すると雄黄となる。抗炎症・浄化・腐食・侵食・焼灼・痂皮形成作用があり、パップ剤や潰瘍の薬などに広く用いられる。　*V. ii. 1, v. 1, vi. 1, vii. 1, viii. 1, ix. 1, xxii. 2B, 5-7, xxviii. 12I; VI. xv. 1, xviii. 3B, 9C, xix. 2-3*

ユリ　lilium, *Lilium candidum*, white lily　ユリ科ユリ属のシラユリ。根から薬効を採る。集積を散らす作用。　*V. xi. 1, xxvii. 13A*　→スーシヌム

ユンクス　iuncus, rush, sweet flag, sedge, galingale　イグサ属またはカヤツリグサ属。あるいはトウシンソウやスゲの類。根、花、種子が用いられる。ユンクスは種子の形によって二種類に区別されている。どちらも利尿作用がある　*III. xxi. 7*

（1）方形―　iuncus quadratus, σχοῖνος, *Cyperus longus*, square rush　開口（孔）・集積を散らす作用。子宮の浄化剤。　*IV. xxvii. 1D; V. iv. 1, xi. 1, xviii. 8, xxiv. 1; VI. xi. 2*

（2）丸　―　iuncus rotundus, κύπερος, *Cymbopogon schoenanthus*, *Cyperus rotundus*, round rush　花が解毒剤に用いられる。　*IV. xxi. 2, V. xviii. 3, 33, xxiii. 1B-2, 3B, xxiv. 1, xxv. 3B, 12; VI. vii. 3A*

羊毛　lana, lanula

（1）―脂、―の脂分　oesypum　羊毛に付着する脂肪質の分泌物ラノリンを指す。傷や腫瘍にあてがう薬の材料。　*V. xix. 10; VI. xviii. 7A, 8A*

（2）硫黄をつけた―　lana sulpurata　ケルススにのみに登場する用法。　*IV. xii. 4, xiii. 3*

（3）未脱脂の―、未洗浄の―　lana sucida　匂いを刺激物とする。油、酢、パップ剤などをあてがうときに頻用される。　*passim*

（4）―の詰め物、―ガーゼ、傷当て　absus, penicillum　*passim*

ラ　行

ラーセル　laser ＝ laserpitium ＝ laserpicium, *Ferula silphium*, laser　セリ科オオウイキョウ属。粥や飲み物とともに与えられる。舌の麻痺に塗る。　*III. xvi. 2; IV. iv. 1, vi. 3, x. 3-4, xix. 4; V. xxvii. 8, 12B-C; VI. xiv. 2*

ラダヌム　ladanum, *Cistus villosus creticus*, rock-rose　ハンニチバナ科ゴジアオイ属。芳香性の樹脂が採れる。排尿・引き出す作用。腐食性の硬膏セープタ、抜け毛やふけの薬。　*III. xxi. 7; V. xii. 1, xix. 18, xxvi. 32; VI. i. 1, ii. 2*

ラプサナ　lapsanum, *Sinapis arvensis*, *Raphanus raphanistrum*, white charlock　アブラナ科。排尿を促す。　*II. xxv. 2, xxxi. 1*

ラプトゥーサ　ῥάπτουσα「縫い合わせる」硬膏。傷を膠着させる。　*V. xix. 6, xxvi. 23F*

リーキ　porrum, *Allium porrum*, leek　ユリ科ネギ属。止血・浄化・痂皮除去作用。　*II, xviii. 5, xxi. 1, xxxii. 1; III. xxii. 11, xxvii. 4C; IV. ix. 3, x. 3-4, xi. 6, xiii. 4, xiv. 4, xvii. 1, xxvii. 1D; V. i. 1, v. 2, x. 1, xxvii. 8, 13B; VI. vii. 2A, 7A*

リーニオン　ῥινίον　「小さなやすり」の意。眼軟膏としては、ガレノスが言及している。　*VI. vi. 30-31A*

リパラ　λιπαρά　「油脂分の多い」硬膏。　*V. xix. 25, xxvi. 35A, xxvii. 13B*

リュキウム　lycium, *Rhamnus infectorius*, lyceum, boxthorn　クロウメモドキ属の植物で、とげのある灌木。リュキア産で、染色剤として広く使われていた。タンニンを含む収斂性の液汁を薬用とする。止血・傷の瘢痕化などの作用。眼軟膏にも。　*IV. ix. 2; V. i. 1, xxvi. 30C, xxviii. 16C; VI. vi. 5B-6, 8A, 24, vii. 2A, C, 3B-4A, viii. 1C, xviii. 2C, E, G, xix. 1; VII. xi. 1; VIII. vi. 2*

リュポーデース　ῥυπώδης　引き出す作用に優れた硬膏で、「汚物のような」の意。　*V. xix. 15, xxvi. 23G, 27C, xxviii. 2E; VI. xviii. 7A*

リンゴ　malum　果肉と核をもつ果実全般を指す語。単独ではリンゴとする。産地によっていくつかの種類がある。冷やして抑える作用。　*I. ii. 9; II. xxiv. 2, xxvii. 1, xxxiii. 3; IV. xxvi. 5; VI. xiii. 4*

リンドウ　gentiana, *Erythraea centaurium*, gentian, fever-wort　リンドウ科リンドウ属。根を強壮剤、苦味健胃剤などに用いるのが一般的だが、ケルススはミトリダテス王の解毒剤の材料としてのみ記述。　*V. xxiii. 3A*

ルース　rhus (Syriacum), *Rhus coriacius* (*Syriacus*), sumach, currier's or tanner's tree　ウルシ科ウルシ属。収斂性が高い。シリア産が口の潰瘍に塗布される。　*VI. xi. 5*

ルッコラ　eruca, *Erucca sativa*, *Brassica eruca*, rocket　アブラナ科の植物で辛く刺激の強い油がある。排尿作用、脾臓を小さくする作用。種子に腐食・焼灼作用。　*II. xxi. 1, xxii. 2, xxxi. 1, xxxiii. 1; IV. xvi. 3, xxviii. 2; V. viii. 1*

ルバーブ　radix Pontica, *Rheum Ponticum*, rhubarb　タデ科ダイオウ属。近縁種に健胃薬・下剤として有名な大黄がある。ミトリダテス王の解毒剤。　*V. xxiii. 3B*

レウカ　λευκά　「白い」硬膏。　*V. xix. 23*

レピス・カルクー　λεπὶς χαλκοῦ　「銅の鱗」の意で、銅のスケールのギリシア名。　*II. xii. 1A*

レンズ豆　lenticula　粥を口の洗浄剤として用いる以外は、粥か粉か明記されていない場合が多いが、粥状のものは浄化作用、乾燥粉は侵食作用があると考えられる。冷やして抑える作用もある。　*passim*

レンティスクス　lentiscus, *Pistacia lentiscus*, mastic　ウルシ科の常緑低木。マスチック。キオス島原産でテレビン樹脂に似た樹脂が採れ、古代からチューイングガムとして親しまれてきた。また薫香樹脂は、一般には燻蒸やワインの風味付けなどに使われる。抑えて冷やす作用。　*II. xxxiii. 4; IV. xxvii. 1E, xxxi. 7; V. xviii. 22, 24; VI. vii. 2B, xviii. 2F*

蠟　cera　集積を散らす・傷の肉を育てる・軟化作用。　*V. xi. 1, xiv. 1, xv. 1* ほか *passim*

蠟膏　ceratum　蠟で仕上げた軟膏類。　*V. xviii. 1* ほか *passim*

緑青　aerugo　塩基性酢酸銅、塩基性炭酸銅など。酢に浸した銅の表面を削って作る。抗炎症・浄化・腐食・侵食・焼灼・痂皮形成作用がある。　*V. ii. 1, v. 1, vi. 1, vii. 1, viii. 1, ix. 1, xvi. 1, xviii. 2, xix. 1B-2, 4, 7-8, 19-20, xx. 5, xxii. 1, xxvi. 36B, xxviii. 12G, I-K, 16B-C; VI. vi. 18, 22, 25A, C, 28, 31A, vii. 2D, 4B, 6-7A, xviii. 2E-G; VI. xviii. 5, 8C, xix. 2; VII. vii. 7C, xi. 1*

ワ　行

ワイン　vinum　製法・産地・添加物などによって多種あり、強弱もある。冷やして抑え

る・止血・膠着・腐食・侵食作用。さまざまな治療に多用される。 *II. xviii. 2, xxxiii. 3; V. i. 1, ii. 1, vi. 2, vii. 1* ほか *passim* →ハチミツワイン／干しブドウワイン／濃縮ブドウ果汁

—の澱 faex vini 粉末に冷やさず抑える作用。 *II. xxxiii. 4; III. xix. 2; IV. xxix. 2; V. xxviii. 11B, 14E; VI. viii. 1C*

—の澱を焼いたもの faex combusta 焼灼作用。 *V. viii. 1, xviii. 23, xxii. 2C; VI. xviii. 10*

塩（入りの）— vinum salum ギリシア風とも称される。 *I. vi. 2; II. xxix. 2; III. vi. 14, xvi. 2, xxiv. 4; IV. xix. 1*

割れミョウバン →ミョウバン (2)

外科用医療器具（一部紹介）

鉤 uncus, hamus 死胎の摘出、結石摘出などに専用の鉤が用いられる。 *VII. vii. 15E, xii. 5, xxvi. 1C, 2K, xxix. 4* ほか *passim*

鉗子、ハサミ forfex *VII. v. 2B-C, xii. 1B, 1F, xvi. 3* ほか

金属器具（特殊なもの） ferramentum

ギリシア文字型の— *VII. v. 2B*

結石摘出用 *VII. xxvi. 1C*

メゲスの— *VII. xxvi. 2N*

管 fistula 銅製や鉛製で尿や水腫症の水抜き用。 *VII. xv. 2, xxvi. 1A-B*

小鋸 serrula *VII. xxxiii. 2*

コルウス corvus カラス (corvus) のくちばしのような鉤が付いた道具。 *VII. xix. 7*

消息子 specillum 外科治療には、各専用の消息子が用いられる。 *VI. vi. 27A* ほか *passim*

ストリギリス strigilis 耳に液状の薬を滴状に垂らすための道具。一般的にはＳ字型の垢取り器を指す。 *VI. vii. 1C*

穿孔器 terebra 骨に穴を開ける道具。鍛冶屋用に似ているもの、刃の部分がより長いものの二種類がある。 *VII. v. 4B; VIII. ii. 4-5, iii. 1-7, iv. 8, 14*

台（大腿骨牽引機） scamnum *VIII. xx. 6*

ディオクレウース・キュアティスコス（ディオクレスの鉗子） Διοκλέους κυαθίσκος 幅の広い飛び道具が突き刺さった場合に用いる鉗子。 *VII. v. 3A*

留金、アンクテール fibula, ἀγκτήρ 縫合や性器封鎖など。 *V. xxvi. 23B; VII. iv. 1B, xxv. 3* ほか

鑿 scalprum *VIII. iii. 2, 8, iv. 14* ほか

針 acus 縫合のほかに、白内障手術、焼灼用がある。 *passim*

ピンセット、ペンチ volsella, vulsella *VII. xii. 4; VIII. x. 7G* ほか

副木、樋状の副木 ferula, canalis, canaliculus オオウイキョウ ferula で作られることが多い。 *VIII. viii. 1C, x. 1K, 2D-5B, 7E, L, xxiv. 1*

耳用洗浄器 clyster oricularius 耳道のほか、膀胱・陰茎の洗浄にも。 *VI. vii. 3B, 9A, xviii. 2A, 5; VII. xxvi. 5E, xxvii. 6*

メーニンゴピュラクス μηνιγγοφύλαξ 脳膜を保護する銅製の板。μῆνιγξ（膜、とくに脳膜）と φύλαξ（守るもの）の合成語で、「脳膜保護器」。同様の器具が同様の目的で、今日も用いられることがある。 *VIII. iii. 8, iv. 17*

モディオルス（筒鋸）、コイネイキス modiolus, χοινεικίς モディオルスはもともと「コップ」、コイネイキスは「装着用に冠の底部に取り付けられた鉄の輪」を指す。筒形の鋸で、ある程度切り込みが付いて安定するまでのために、中央に鋲を付けて用いる。 *VIII. iii. 1*

リザグラ　ῥιζάγρα　「根 (rhiza) つかみ器」の意で、抜歯用の鉗子。アエギネタ（後７世紀）は、この抜歯の項をそのまま引用。　*VII. xii. 1F*

度量衡

固体重量

単位名（記号）	約
リーブラ libra ＝ポンドゥス pondus（P.）	336 *g*
1/2 リーブラ selibra（P. S.）	168 *g*
1/3 リーブラ triens librae（P.==）	112 *g*
1/4 リーブラ quadrans librae（P.=–）	84 *g*
1/6 リーブラ sextans librae（P.=）	56 *g*
1/12 リーブラ＝ウーンキア・リーブラ uncia librae（P.–）	28 *g*
デーナーリウス denarius（P.*）	4 *g*
1/2 デーナーリウス semi denarius（P.* S.）	2 *g*
1/3 デーナーリウス triens denarii（P.*==）	1.33 *g*
1/4 デーナーリウス quadrans denarii（P.*=–）	1 *g*
1/6 デーナーリウス sextans denarii（P.*=）	0.66 *g*
1/12 デーナーリウス uncia denarii（P.*–）	0.33 *g*
スクリープルム scripulum ＝ 7/24 デーナーリウス	1.16 *g*
オボロス obolus ＝ 1/6 デーナーリウス	0.66 *g*

※重量単位は、ポンドゥスではなく、リーブラに統一する。
※デーナーリウスの換算については諸説あるが、ケルススの「1 ウーンキア・リーブラ（28 *g*）は 7 デーナーリウス」（第 5 巻第 17 章 1C）という記述に基づき、1/84 リーブラ（4 *g*）とする。同節に、1 オボロスは 1/6 デーナーリウスと等しい重さとの記述がある。
※テクストの記号を使った例。

P. I S.　1 と 1/2 リーブラ（504 *g*）
P.*III　3 デーナーリウス（12 *g*）
P.*V=–　5 と 1/4 デーナーリウス（22 *g*）

液体体積

単位名	約
アンポラ amphora ＝壺	30 *l*
セクスターリウス sextarius	500 *ml*
ヘーミーナ hemina ＝ 1/2 セクスターリウス	250 *ml*
アケータブルム acetabulum ＝ 1/8 セクスターリウス	63 *ml*
キュアトゥス cyathus ＝ 1/12 セクスターリウス	42 *ml*

※アケータブルムはもともと酢を量る小さなカップ。液体以外にも用いられる。
※その他、体積の目安として豆（エジプト豆、ソラ豆、エウルム、ハウチワ豆、レンズ豆）の大きさが用いられるが、実際の数値はわからない。

第2巻ヒッポクラテス参照箇所一覧

※参照箇所は順不同。

ケルスス		ヒッポクラテス
序　章	2	『流行病』第1巻10 (23)
		『箴言』第3章19
第1章	1	『箴言』第3章9
	2	『箴言』第3章1, 8～9
	4	『箴言』第3章8
		『流行病』第2巻第1章5
	5	『箴言』第2章54
	6	『箴言』第3章20
	7	『箴言』第3章21
	8	『箴言』第3章22
	9	『箴言』第3章23
	10	『箴言』第3章17
	11	『箴言』第3章5, 16～17
	12	『箴言』第3章16～17, 23, 25
	13	『箴言』第3章11
	14	『箴言』第3章12
	15	『箴言』第3章6, 13
	16	『箴言』第3章14
	17	『箴言』第3章18
	18	『箴言』第3章24～25
	19	『箴言』第3章26～27
	20	『箴言』第3章27～28
	21	『箴言』第3章29～30
	22	『箴言』第3章31
	23	『箴言』第2章44, 第3章1
第2章	1	『箴言』第1章3
第3章	1	『箴言』第2章35
		『予後』3, 7, 9～10
	2	『予後』5～7
	3	『箴言』第2章32
		『予後』14
	4	『予後』12～13
	5	『予後』11
		『コス学派の予後』285
第3章	6	『箴言』第4章73
		『予後』11
		『コス学派の予後』285
第4章	1	『予後』3, 10
	2	『箴言』第2章1, 3
		『予後』10
		『コス学派の予後』487
	3	『箴言』第3章29, 第4章52～53, 第7章83
		『コス学派の予後』15
		『予後』7
	4	『箴言』第7章1, 3～4
	5	『箴言』第4章43
		『予後』6
	7	『箴言』第4章66～67
		『予言』第2巻14
		『予後』13
	8	『箴言』第4章72
		『予後』12
		『コス学派の予後』568
	9	『予後』11
		『箴言』第7章6
第5章	2	『予後』6
		『箴言』第2章28, 第4章37, 40, 51, 56
		『コス学派の予後』562
	3	『予後』12
		『箴言』第7章31, 34
第6章	1	『予後』2
		『コス学派の予後』188, 209
	2	『予後』2
	3	『予後』2
	4	『予後』2
		『箴言』第4章49
		『コス学派の予後』72
	5	『予後』3
	6	『予後』4～5, 9, 19

ケルスス	ヒッポクラテス
第 6 章 7	『箴言』第 4 章 34 ～ 35, 46, 48, 50, 第 5 章 1, 5, 第 7 章 73
	『コス学派の予後』113, 271 ～ 272, 556
8	『箴言』第 2 章 1, 第 4 章 22 ～ 23, 第 5 章 5, 30
9	『予後』15
10	『予後』6, 13
	『箴言』第 7 章 37
11	『予後』12
12	『予後』11
15	『術について』4 ～ 8
18	『箴言』第 2 章 19
第 7 章 3	『予言』第 2 巻 31
	『コス学派の予後』333
	『重複妊娠について』18
5	『予後』8
6	『箴言』第 4 章 11
7	『予言』第 2 巻 24
9	『予後』21, 24
	『コス学派の予後』156
10	『予言』第 2 巻 17
11	『予言』第 2 巻 4
	『箴言』第 4 章 75
12	『箴言』第 4 章 76
13	『箴言』第 4 章 79 ～ 81
14	『箴言』第 4 章 79 ～ 81
16	『箴言』第 5 章 13, 34, 52
	『コス学派の予後』425
17	『箴言』第 5 章 65, 第 7 章 17
18	『箴言』第 6 章 12
19	『箴言』第 5 章 15, 第 6 章 23
	『コス学派の予後』398
20	『予言』第 2 巻 35 ～ 36
21	『予言』第 2 巻 35 ～ 36
	『箴言』第 2 章 6, 第 6 章 20
22	『予後』19
24	『予言』第 1 巻 44
25	『予後』3
26	『予後』18, 22
第 7 章 27	『箴言』第 4 章 44, 68, 第 5 章 10, 40
	『コス学派の予後』115
28	『箴言』第 5 章 10, 第 7 章 11, 14, 18, 21
	『コス学派の予後』361
	『予後』23
29	『予後』24
30	『予後』7, 21
31	『予後』7, 18
32	『箴言』第 4 章 31
	『予後』12
33	『予後』15
34	『予後』16
	『コス学派の予後』420
35	『予後』17
36	『予後』9
	『コス学派の予後』483
第 8 章 1	『予後』19
2	『予後』14 ～ 15
3	『箴言』第 5 章 15, 第 7 章 45
	『コス学派の予後』398
4	『予後』7, 17
5	『予後』18
6	『予後』17
	『予言』第 2 巻 7
7	『予言』第 2 巻 7
8	『予言』第 2 巻 6
9	『予言』第 2 巻 6
10	『箴言』第 6 章 30
	『予言』第 2 巻 8
11	『箴言』第 5 章 7
	『予言』第 2 巻 9
12	『予言』第 2 巻 23
13	『予言』第 2 巻 22
14	『予言』第 2 巻 23, 41
	『箴言』第 6 章 17
	『コス学派の予後』220
15	『箴言』第 6 章 13, 21
	『予言』第 2 巻 40
16	『箴言』第 2 章 25, 第 5 章 32 ～ 33, 第 6 章 15, 26, 48

ケルスス	ヒッポクラテス
第8章	『コス学派の予後』129
17	『箴言』第2章26, 第4章57, 第6章40, 44, 第7章52
	『コス学派の予後』348, 350, 465
19	『箴言』第4章28, 58, 60
	『コス学派の予後』27, 132, 617
20	『箴言』第4章82
21	『予後』19
22	『予後』14～15
	『コス学派の予後』42, 441
	『箴言』第6章16
23	『予後』7, 17～19
24	『予言』第2巻7
	『箴言』第3章10, 第5章11～12, 14, 第7章16
	『予後』12
	『コス学派の予後』428
25	『予言』第2巻7
	『箴言』第6章51～52
	『予後』2
26	『予後』8
	『箴言』第7章47
27	『箴言』第6章27
28	『予言』第2巻8
29	『予言』第2巻9
30	『予言』第2巻22
	『箴言』第5章34
31	『箴言』第4章22～23
	『予言』第2巻22
32	『予言』第2巻23
第8章 33	『予言』第2巻23
34	『箴言』第6章42～43, 第7章10
	『コス学派の予後』457
35	『箴言』第6章44
	『予後』5
36	『予後』21
	『予言』第2巻30
38	『予言』第2巻41
39	『予言』第2巻40
40	『予言』第2巻39～40
	『箴言』第2章42
41	『箴言』第5章37, 39
42	『箴言』第2章25, 第5章3～4, 第7章9, 25～26
	『コス学派の予後』332, 554
43	『箴言』第2章43, 第4章21
	『コス学派の予後』596
第9章 2	『体内風気について』1
第10章 1	『箴言』第5章31
12	『箴言』第6章27
13	『人間の自然性について』11
第11章 1	『医師について』7
6	『箴言』第1章6
第13章 3	『箴言』第2章37, 第4章13
第14章 2	『診療所内において』17
11	『箴言』第4章48, 第7章73
	『コス学派の予後』113
第18章 12	『箴言』第5章26

訳者略歴

石渡隆司（いしわた　りゅうじ）

岩手医科大学名誉教授
一九三二年　神奈川県生まれ
一九六四年　東北大学大学院博士課程修了（哲学）
日本大学工学部講師、助教授、岩手医科大学助教授、教授を経て
二〇〇〇年退職

主な著訳書
E・ノイマン『深層心理学と新しい倫理――悪を超える試み』（人文書院）
B・サイモン『ギリシア文明と狂気』（共訳、人文書院）
『新しい医療観を求めて』（共編訳、時空出版）
S・スピッカー『医学哲学への招待』（共訳、時空出版）
『医学哲学はなぜ必要なのか』（時空出版）
『新訂ヒポクラテス全集』（共訳、エンタプライズ）
W・エッカルト『医学の歴史』（監訳、東信堂）

小林晶子（こばやし　しょうこ）

元岩手医科大学教養部助手、非常勤講師
一九五九年　岩手県生まれ
一九八一年　岩手大学人文社会科学科卒業（西洋史専攻）

主な著訳書
『医・歯学生のためのラテン語・12章』（共著、芸林書房）
『新訂ヒポクラテス全集』（共訳、エンタプライズ）
『プリニウス博物誌』植物篇、植物薬剤篇（共訳、八坂書房）

医学《いがく》について　西洋古典叢書　2022 第5回配本

二〇二五年三月五日　初版第一刷発行

訳　者　石《いし》渡《わた》隆《りゅう》司《じ》
　　　　小《こ》林《ばやし》晶《しょう》子《こ》

発行者　黒澤隆文

発行所　京都大学学術出版会
606-8315 京都市左京区吉田近衛町六九 京都大学吉田南構内
電　話　〇七五-七六一-六一八二
FAX　〇七五-七六一-六一九〇
http://www.kyoto-up.or.jp/

印刷／製本・亜細亜印刷株式会社

ISBN978-4-8140-0427-0

定価はカバーに表示してあります

プラウトゥス／テレンティウス　ローマ喜劇集（全5冊・完結）
1　木村健治・宮城徳也・五之治昌比呂・小川正廣・竹中康雄訳　4500円
2　山下太郎・岩谷　智・小川正廣・五之治昌比呂・岩崎　務訳　4200円
3　木村健治・岩谷　智・竹中康雄・山沢孝至訳　4700円
4　高橋宏幸・小林　標・上村健二・宮城徳也・藤谷道夫訳　4700円
5　木村健治・城江良和・谷栄一郎・高橋宏幸・上村健二・山下太郎訳　4900円
ボエティウス　哲学のなぐさめ　松﨑一平訳　3600円
リウィウス　ローマ建国以来の歴史（全14冊）
1　岩谷　智訳　3100円
2　岩谷　智訳　4000円
3　毛利　晶訳　3100円
4　毛利　晶訳　3400円
5　安井　萠訳　2900円
6　安井　萠訳　3500円
9　吉村忠典・小池和子訳　3100円

3　食客　丹下和彦訳　3400 円
4　偽預言者アレクサンドロス　内田次信・戸高和弘・渡辺浩司訳　3500 円
6　ペレグリノスの最期　内田次信・戸高和弘訳　3900 円
8　遊女たちの対話　内田次信・西井　奨訳　3300 円
ロンギノス／ディオニュシオス　古代文芸論集　木曽明子・戸高和弘訳　4600 円
ギリシア詞華集（全 4 冊・完結）
1　沓掛良彦訳　4700 円
2　沓掛良彦訳　4700 円
3　沓掛良彦訳　5500 円
4　沓掛良彦訳　4900 円
ホメロス外典／叙事詩逸文集　中務哲郎訳　4200 円

【ローマ古典篇】
アウルス・ゲッリウス　アッティカの夜（全 2 冊）
1　大西英文訳　4000 円
アンミアヌス・マルケリヌス　ローマ帝政の歴史（全 3 冊）
1　山沢孝至訳　3800 円
ウェルギリウス　アエネーイス　岡　道男・高橋宏幸訳　4900 円
ウェルギリウス　牧歌／農耕詩　小川正廣訳　2800 円
ウェレイユス・パテルクルス　ローマ世界の歴史　西田卓生・高橋宏幸訳　2800 円
オウィディウス　悲しみの歌／黒海からの手紙　木村健治訳　3800 円
オウィディウス　恋の技術／恋の病の治療／女の化粧法　木村健治訳　2900 円
オウィディウス　変身物語（全 2 冊・完結）
1　高橋宏幸訳　3900 円
2　高橋宏幸訳　3700 円
カルキディウス　プラトン『ティマイオス』註解　土屋睦廣訳　4500 円
クインティリアヌス　弁論家の教育（全 5 冊）
1　森谷宇一・戸高和弘・渡辺浩司・伊達立晶訳　2800 円
2　森谷宇一・戸高和弘・渡辺浩司・伊達立晶訳　3500 円
3　森谷宇一・戸高和弘・吉田俊一郎訳　3500 円
4　森谷宇一・戸高和弘・伊達立晶・吉田俊一郎訳　3400 円
クルティウス・ルフス　アレクサンドロス大王伝　谷栄一郎・上村健二訳　4200 円
サルスティウス　カティリナ戦記／ユグルタ戦記　小川正廣訳　2800 円
シーリウス・イタリクス　ポエニー戦争の歌（全 2 冊・完結）
1　高橋宏幸訳　4000 円
2　高橋宏幸訳　4000 円
スパルティアヌス他　ローマ皇帝群像（全 4 冊・完結）
1　南川高志訳　3000 円
2　桑山由文・井上文則・南川高志訳　3400 円
3　桑山由文・井上文則訳　3500 円
4　井上文則訳　3700 円
セネカ　悲劇集（全 2 冊・完結）
1　小川正廣・高橋宏幸・大西英文・小林　標訳　3800 円
2　岩崎　務・大西英文・宮城徳也・竹中康雄・木村健治訳　4000 円
トログス／ユスティヌス抄録　地中海世界史　合阪　學訳　4000 円
ヒュギヌス　神話伝説集　五之治昌比呂訳　4200 円

1　秦　剛平訳　　3700 円
ピンダロス　祝勝歌集／断片選　内田次信訳　　4400 円
フィロン　フラックスへの反論／ガイウスへの使節　秦　剛平訳　　3200 円
プラトン　エウテュデモス／クレイトポン　朴　一功訳　　2800 円
プラトン　エウテュプロン／ソクラテスの弁明／クリトン　朴　一功・西尾浩二訳　　3000 円
プラトン　饗宴／パイドン　朴　一功訳　　4300 円
プラトン　パイドロス　脇條靖弘訳　　3100 円
プラトン　ピレボス　山田道夫訳　　3200 円
プルタルコス　英雄伝（全 6 冊・完結）
1　柳沼重剛訳　　3900 円
2　柳沼重剛訳　　3800 円
3　柳沼重剛訳　　3900 円
4　城江良和訳　　4600 円
5　城江良和訳　　5000 円
6　城江良和訳　　5000 円
プルタルコス　モラリア（全 14 冊・完結）
1　瀬口昌久訳　　3400 円
2　瀬口昌久訳　　3300 円
3　松本仁助訳　　3700 円
4　伊藤照夫訳　　3700 円
5　丸橋　裕訳　　3700 円
6　戸塚七郎訳　　3400 円
7　田中龍山訳　　3700 円
8　松本仁助訳　　4200 円
9　伊藤照夫訳　　3400 円
10　伊藤照夫訳　　2800 円
11　三浦　要訳　　2800 円
12　三浦　要・中村　健・和田利博訳　　3600 円
13　戸塚七郎訳　　3400 円
14　戸塚七郎訳　　3000 円
プルタルコス／ヘラクレイトス　古代ホメロス論集　内田次信訳　　3800 円
プロコピオス　秘史　和田　廣訳　　3400 円
ヘシオドス　全作品　中務哲郎訳　　4600 円
ホメロス　オデュッセイア　中務哲郎訳　　4900 円
ポリュビオス　歴史（全 4 冊・完結）
1　城江良和訳　　3700 円
2　城江良和訳　　3900 円
3　城江良和訳　　4700 円
4　城江良和訳　　4300 円
ポルピュリオス　ピタゴラス伝／マルケラへの手紙／ガウロス宛書簡　山田道夫訳　　2800 円
マルクス・アウレリウス　自省録　水地宗明訳　　3200 円
リバニオス　書簡集（全 3 冊）
1　田中　創訳　　5000 円
2　田中　創訳　　5000 円
リュシアス　弁論集　細井敦子・桜井万里子・安部素子訳　　4200 円
ルキアノス　全集（全 8 冊）

　1　内山勝利・木原志乃訳　　3200 円
クイントス・スミュルナイオス　ホメロス後日譚　　北見紀子訳　　4900 円
クセノポン　キュロスの教育　松本仁助訳　　3600 円
クセノポン　ギリシア史（全 2 冊・完結）
　1　根本英世訳　　2800 円
　2　根本英世訳　　3000 円
クセノポン　小品集　松本仁助訳　　3200 円
クセノポン　ソクラテス言行録（全 2 冊・完結）
　1　内山勝利訳　　3200 円
　2　内山勝利訳　　3000 円
クテシアス　ペルシア史／インド誌　　阿部拓児訳　　3600 円
セクストス・エンペイリコス　学者たちへの論駁（全 3 冊・完結）
　1　金山弥平・金山万里子訳　　3600 円
　2　金山弥平・金山万里子訳　　4400 円
　3　金山弥平・金山万里子訳　　4600 円
セクストス・エンペイリコス　ピュロン主義哲学の概要　金山弥平・金山万里子訳　　3800 円
ゼノン／クリュシッポス他　初期ストア派断片集（全 5 冊・完結）
　1　中川純男訳　　3600 円
　2　水落健治・山口義久訳　　4800 円
　3　山口義久訳　　4200 円
　4　中川純男・山口義久訳　　3500 円
　5　中川純男・山口義久訳　　3500 円
ディオニュシオス／デメトリオス　修辞学論集　木曽明子・戸高和弘・渡辺浩司訳　　4600 円
ディオン・クリュソストモス　弁論集（全 6 冊）
　1　王政論　内田次信訳　　3200 円
　2　トロイア陥落せず　内田次信訳　　3300 円
テオグニス他　エレゲイア詩集　西村賀子訳　　3800 円
テオクリトス　牧歌　古澤ゆう子訳　　3000 円
テオプラストス　植物誌（全 3 冊）
　1　小川洋子訳　　4700 円
　2　小川洋子訳　　5000 円
デモステネス　弁論集（全 7 冊・完結）
　1　加来彰俊・北嶋美雪・杉山晃太郎・田中美知太郎・北野雅弘訳　　5000 円
　2　木曽明子訳　　4500 円
　3　北嶋美雪・木曽明子・杉山晃太郎訳　　3600 円
　4　木曽明子・杉山晃太郎訳　　3600 円
　5　杉山晃太郎・木曽明子・葛西康徳・北野雅弘・吉武純夫訳・解説　　5000 円
　6　佐藤　昇・木曽明子・吉武純夫・平田松吾・半田勝彦訳　　5200 円
　7　栗原麻子・吉武純夫・木曽明子訳　　3900 円
トゥキュディデス　歴史（全 2 冊・完結）
　1　藤縄謙三訳　　4200 円
　2　城江良和訳　　4400 円
パウサニアス　ギリシア案内記（全 5 冊）
　2　周藤芳幸訳　　3500 円
ピロストラトス／エウナピオス　哲学者・ソフィスト列伝　戸塚七郎・金子佳司訳　　3700 円
ピロストラトス　テュアナのアポロニオス伝（全 2 冊）

西洋古典叢書［第Ⅰ～Ⅳ期、2011～2023］既刊全162冊（税別）

【ギリシア古典篇】

アイスキネス　弁論集　木曽明子訳　4200円

アイリアノス　動物奇譚集（全2冊・完結）

1　中務哲郎訳　4100円

2　中務哲郎訳　3900円

アキレウス・タティオス　レウキッペとクレイトポン　中谷彩一郎訳　3100円

アテナイオス　食卓の賢人たち（全5冊・完結）

1　柳沼重剛訳　3800円

2　柳沼重剛訳　3800円

3　柳沼重剛訳　4000円

4　柳沼重剛訳　3800円

5　柳沼重剛訳　4000円

アポロニオス・ロディオス　アルゴナウティカ　堀川　宏訳　3900円

アラトス／ニカンドロス／オッピアノス　ギリシア教訓叙事詩集　伊藤照夫訳　4300円

アリストクセノス／プトレマイオス　古代音楽論集　山本建郎訳　3600円

アリストテレス　政治学　牛田徳子訳　4200円

アリストテレス　生成と消滅について　池田康男訳　3100円

アリストテレス　魂について　中畑正志訳　3200円

アリストテレス　天について　池田康男訳　3000円

アリストテレス　動物部分論他　坂下浩司訳　4500円

アリストテレス　トピカ　池田康男訳　3800円

アリストテレス　ニコマコス倫理学　朴　一功訳　4700円

アリストパネス　喜劇全集（全3冊）

1　戸部順一訳　4500円

アルクマン他　ギリシア合唱抒情詩集　丹下和彦訳　4500円

アルビノス他　プラトン哲学入門　中畑正志編　4100円

アンティポン／アンドキデス　弁論集　髙畠純夫訳　3700円

イアンブリコス　ピタゴラス的生き方　水地宗明訳　3600円

イソクラテス　弁論集（全2冊・完結）

1　小池澄夫訳　3200円

2　小池澄夫訳　3600円

エウセビオス　コンスタンティヌスの生涯　秦　剛平訳　3700円

エウリピデス　悲劇全集（全5冊・完結）

1　丹下和彦訳　4200円

2　丹下和彦訳　4200円

3　丹下和彦訳　4600円

4　丹下和彦訳　4800円

5　丹下和彦訳　4100円

ガレノス　解剖学論集　坂井建雄・池田黎太郎・澤井　直訳　3100円

ガレノス　自然の機能について　種山恭子訳　3000円

ガレノス　身体諸部分の用途について（全4冊）

1　坂井建雄・池田黎太郎・澤井　直訳　2800円

2　坂井建雄・池田黎太郎・福島正幸・矢口直英・澤井　直訳　3100円

ガレノス　ヒッポクラテスとプラトンの学説（全2冊）